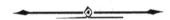

ISBN 978-0-666-97133-3
PIBN 10328625

Gesammelte Arbeiten

zur

mmunitätsforschung.

Herausgegeben

von

Professor Dr. P. Ehrlich,

Geheimer Medicinal-Rath.

Mit 12 Figuren.

36584 9/39.
27. 4. 39.

Berlin 1904.

Verlag von August Hirschwald.

NW. Unter den Linden 68.

Herrn Wirklichen Geheimen Ober-Regierungsrath

Dr. Althoff,

Director im Ministerium der geistlichen, Unterrichts- und
Medicinal-Angelegenheiten zu Berlin,

dem thatkräftigen Förderer der medicinischen Wissenschaft,

als Zeichen dankbarer Verehrung

zugeeignet.

Vorwort.

Wenn ich hier den grösseren Theil der Untersuchungen über Immunität, welche in den letzten Jahren von mir und meinen Mitarbeitern veröffentlicht worden sind, in einem Bande vereinigt vorlege, so möchte ich damit nicht nur einem aus Fachkreisen mehrfach geäusserten Wunsche entgegenkommen, sondern ich gedenke auch durch diese Sammlung zu zeigen, dass die von mir aufgestellte Immunitätstheorie auf einer so umfangreichen experimentellen Basis beruht, dass sie im wesentlichen nicht viel anderes mehr darstellt, als die übersichtliche Abstraction aus einer ausserordentlich grossen Zahl durch exacte Versuche gewonnener Erfahrungen[1]).

Als Behring's grosse Entdeckung der Antitoxine dem Studium der Immunität neue Bahnen eröffnet hatte, war es von Anfang an klar, dass es der Forschung möglich ist, nach zwei Richtungen hin auf dem neuen Gebiete vorzudringen. Der erste Weg ist der, dass man, practisch-therapeutische Ziele im Auge, auf die Gewinnung einzelner bestimmter heilkräftiger Sera mit aller Energie

---

1) Um dem der Immunitätslehre ferner stehenden Leser eine Uebersicht über die hier zumeist angewandte Technik zu geben und die Einführung in dieselbe zu erleichtern, haben meine Mitarbeiter, Dr. Morgenroth und Prof. Neisser, ihre reichen technischen Erfahrungen über hämolytische und bacteriologische Reagensglasversuche in zwei neu eingefügten Aufsätzen niedergelegt.

ausgeht; der zweite Weg besteht darin, dass man in das Wesen
der Immunitätsvorgänge tiefer einzudringen und so die allgemeinen
Principien aufzufinden sucht, welche ihrerseits die Basis für den so
nöthigen practischen Fortschritt abgeben.

Bei der Verfolgung dieses letzteren Weges hat sich nun vor
allem herausgestellt, dass die Immunitätsreaction nur die Reproduction gewisser Vorgänge des normalen Stoffwechsels ist, und dass
ihre anscheinend so wunderbare Zweckmässigkeit nichts anderes
darstellt, als das Widerspiel uralter Protoplasmaweisheit. Ich habe
mich bemüht, für diese Erkenntniss den experimentellen Nachweis
zu erbringen und zu zeigen, dass es im wesentlichen eine Vorstellung allereinfachster Art ist, welche das Band zwischen den auf
den ersten Blick so verschiedenartigen biologischen Processen der
Immunität knüpft.

Die giftigen Stoffwechselproducte der Bakterien, die künstlich
erzeugten Bakteriolysine, Hämolysine und Cytotoxine wirken wohl
ebenso wie die Mehrzahl der Fermente stets in der Weise, dass
zwei wirksame Gruppen des Molecüls in Action treten, von welchen
die eine die Verankerung an das Substrat vollzieht, die andere die
eigentliche charakteristische Wirkung hervorruft.

Dass dieses einfache Princip entsprechend der immensen
Mannigfaltigkeit der Lebensvorgänge die grössten Varietäten in
seiner Einzeldurchführung aufweist, darf nicht Wunder nehmen und
entspricht durchaus dem, was wir auf allen Gebieten der Biologie
zu beobachten gewohnt sind. Kehrt doch auch dasselbe Schema
der Zelle, von der niedrigsten Pflanze bis zum höchsten Thier stets
wieder, im Princip immer das gleiche, in der Durchführung von
unendlicher Mannigfaltigkeit.

Aber selbst aus den complicirtesten Erscheinungsformen, wie
sie uns z. B. bei den künstlich erzeugten Bakteriolysinen ent-

gegentreten, ist es möglich, das Grundprincip meiner Theorie zu entwickeln und dadurch die mannigfachen Erscheinungen mit ihren so sonderbar specifischen Beziehungen einheitlich zu erklären.

Meine Theorie ist im wesentlichen auf dem Boden chemischer Vorstellungen erwachsen und ich bin immer mehr und mehr zu der Anschauung gelangt, dass die Wichtigkeit der morphologischen Gestaltungen für das Verständniss der biologischen Grunderscheinungen weit zurücktritt hinter der Bedeutung des Chemismus. Dass zur Ermöglichung bestimmter chemischer Vorgänge auch eine gewisse mechanische Anordnung Grundbedingung ist, dass zur Erzeugung einer bestimmten chemischen Verbindung das Vorhandensein und eine geeignete Anordnung von Apparaten nothwendig ist, ist eigentlich selbstverständlich; das Wesentliche ist aber nicht der Apparat, die Form, sondern der Inhalt, denn mit derselben Einrichtung können hunderte von Verbindungen erzeugt werden, je nach den Componenten. So sehe ich auch in der Biologie das Wesentliche nicht in der morphologischen Gliederung der Organe und Zellen, sondern in der chemischen Differenzierung der Inhaltsmassen.

Ich bin überzeugt, dass die Einwirkung meiner Theorie weit über den Rahmen der reinen Immunitätsforschung hinausgehen wird, und dass sie für die Auffassung der Lebensvorgänge und für die Kenntniss der das ganze Leben beherrschenden intracellulären Stoffwechselvorgänge in ihren Hauptphasen der Assimilation und Desassimilation von erheblicher Bedeutung ist. Durch den Nachweis, dass die künstlich auf dem Wege der Immunisirung gewonnenen Substanzen nichts anderes sind, als die Werkzeuge des normalen Zelllebens, die wir durch den Immunisirungsvorgang gleichsam aus ihrer Bildungsstätte loslösen können, um sie isolirt zu untersuchen, eröffnen sich ganz neue Bahnen für das Studium der vitalen Vorgänge, welches, abgesehen von der Physiologie und Pathologie· des Stoffwechsels noch andere wichtige Probleme der Physiologie, wie die Secretion und die Vererbung, umfasst.

———————

Der jüngste Congress für Hygieneund Demographie in Brüssel, auf dem die wichtigsten Fragen der Immunitätslehre zur Discussion standen, hat gezeigt, wie es auch nicht anders zu erwarten war, dass meine Theorie nicht von allen Forschern auf diesem Gebiet acceptirt ist, sondern dass meine Anschauungen noch einzelne Gegner finden. Nichts kann ja einer wissenschaftlichen Frage mehr nützen, als wenn Meinungsverschiedenheiten auftauchen, welche auf Grund experimenteller Forschungen zur kritischen Beleuchtung und zur weiteren Vertiefung des Gegenstandes führen, und so darf ich wohl sagen, dass es gerade die Gegnerschaft von Bordet und anderen hervorragenden Forschern des Instituts Pasteur gewesen ist, die mich und meine Mitarbeiter zu immer neuer experimenteller Arbeit und damit immer festerer Begründung meiner Theorie angespornt hat. Weniger erfreulich ist es dagegen, wenn Autoren wie Gruber, die in den Hauptfragen jeder eigenen Erfahrung entbehren, hauptsächlich auf Grund einiger literarischer Studien hin einen erbitterten Kampf führen, ohne dass sie in der Lage sind, sich in der Ueberfülle richtiger uud falscher Beobachtungen, welche die täglich anwachsende Literatur bringt, genügend zu orientiren, und wenn solche Gegner dann der Schwäche ihrer Argumente durch die heftige und persönliche Art ihres Angriffes aufzuhelfen suchen.

Demgegenübcr war es mir eine Genugthuung, dass bei dieser Gelegenheit einer der Mitbegründer der Immunitätslehre, R. Pfeiffer und ein so ausgezeichneter Forscher wie R. Kraus als Vertreter

des Paltauf'schen Instituts in Wien erklärt haben, dass sie eigentlich von Anfang an Gegner meiner Theorie gewesen seien und ihre
ganzen Versuche darauf angelegt hatten, die Unhaltbarkeit derselben
zu beweisen, dass aber gerade ihre Erfahrungen sie davon überzeugt haben, dass nur auf dem Boden der Seitenkettentheorie die
von ihnen beobachteten Erscheinungen erklärt, ja sogar vorausgesagt werden könnten. Ich glaube, dass in den zur Discussion
stehenden Fragen, so besonders der Zusammensetzung der wirksamen cytotoxischen Körper aus zwei functionell getrennten An-
theilen, der Vereinigung der specifischen Amboceptoren mit den
Complementen, der Pluralität der Complemente und Amboceptoren
und noch mancher anderen die allernächsten Zeiten so zahlreiche
weitere Beweise für die Richtigkeit meiner Anschauungen bringen
werden, dass alle diese Fragen nicht nur im Allgemeinen, sondern
bis in ihre Einzelheiten in meinem Sinne zur Entscheidung kommen
werde. Ich befinde mich also gegenüber meinen Gegner in der
Situation eines Schachspielers, der durch die Hartnäckigkeit seines
Partners gezwungen ist, eine Partie nicht an dem Punkte abzubrechen,
wo sie für den Sachverständigen als gewonnen erscheint, sondern
sie Zug für Zug bis zur Mattsetzung des Gegners durchzuführen.

Wenn es mir und meinen Mitarbeitern möglich gewesen ist,
die zahlreichen hier gesammelten Arbeiten auszuführen, so ver-
danke ich es an erster Stelle der verständnissvollen Unterstützung
meiner wissenschaftlichen Ziele, die ich bei meiner vorgesetzten
Behörde, dem preussischen Ministerium der geistlichen, Unter-
richts- und Medicinal-Angelegenheiten gefunden habe. Insbesondere bin ich Herrn Ministerialdirector Althoff, der mir amt-
lich und persönlich stets das weitgehendste Entgegenkommen er-

wiesen hat und sich unablässig bemühte, meinen wissenschaftlichen
Arbeiten die Wege zu ebnen, zu tiefem, aufrichtigem Danke verbunden. Ich darf wohl hervorheben, dass die erste Anregung zu
den Arbeiten über theoretische Immunitätsforschung, die in der
„Werthbestimmung des Diphtherieheilserums" enthalten sind und die
zur Aufstellung der Seitenkettentheorie führten, auf die Initiative
des Herrn Ministerialdirector Althoff zurückgeht, der mir bei
der Begründung des Instituts als die erste Aufgabe desselben an's
Herz legte, durch eine erschöpfende Untersuchung die Schwierigkeiten, wie sie sich im Laufe der Zeit bei der Werthbestimmung
des Diphtherieheilserums ergeben hatten, aufzuklären. Als ein
Ausdruck meines Dankes sei es mir daher gestattet, dem warmen
Freunde und thatkräftigen Förderer aller wissenschaftlichen Bestrebungen dieses Buch zu widmen.

Frankfurt a/Main, Februar 1904.

P. Ehrlich.

Inhalt.

XII Inhalt.

Zur Theorie der Lysinwirkung.[1]

Von

Professor Dr. **P. Ehrlich** und Dr. J. **Morgenroth**.

Als einer der wichtigsten Fortschritte auf dem Gebiete der Immunitätslehre erscheint die Entdeckung des Pfeiffer'schen Phänomens. Pfeiffer's vortrefflichen Beobachtungen verdanken wir die ersten und wichtigsten Einbliche in die Wirkungsweise der bacteriolytischen Immunsera.

Der Vorgang der Bacteriolyse, wie ihn Pfeiffer zuerst am cholera-immunisirten Meerschweinchen zeigte, besteht bekanntlich darin, dass die Choleravibrionen, in die Bauchhöhle des immunen Thieres eingebracht, der sofortigen Auflösung unterliegen. Dasselbe findet statt, wenn die Bacterien zusammen mit einer geringen Menge Immunserum in die Bauchhöhle eines normalen Meerschweinchens eingebracht werden. Später zeigte Metschnikoff (Annal. Inst. Past., Juni 1895), dass dieses Phänomen der Bacteriolyse auch ausserhalb des Thierkörpers in vitro statthat, wenn man dem Immunserum eine kleine Quantität des Peritonealexsudats eines

1) Sonderabdruck aus der Berliner klin. Wochenschr. 1899. No. 1.

normalen Meerschweinchens beimischt. Bordet (Ann. Inst. Past.,
Juni 1895) stellte dann fest, dass das Immunserum an und für
sich die Bacteriolyse in vitro vollbringt, vorausgesetzt, dass es
ganz frisch gewonnen ist. Bei längerem Stehen wird es inactiv,
wird aber durch den Zusatz schon geringer Mengen normalen Serums
reactivirt.

Die Vorstellungen, die sich Pfeiffer von dem Wesen der
Bacteriolyse bildete, fasste er im Jahre 1896 (Deutsche med.
Wochenschr. 1896. No. 7 u. 8) in einer geistreichen Theorie zu-
sammen, die hier nur kurz in den Grundzügen wiedergegeben sei.

Die im Choleraserum enthaltenen immunisirenden Substanzen
besitzen an sich nur schwach entwickelungshemmende Eigenschaften.
Sie sind nichts als eine Vorstufe der im Meerschweinchenperitoneum
sich bildenden, specifisch Vibrionen auflösenden Stoffe. Sie sind
zunächst im Thierkörper in einer inactiven, aber stabilen, wider-
standsfähigen Form aufgespeichert, etwa wie das Glykogen als
Vorstufe des Traubenzuckers in den Zelldepots angesammelt ist.
Im Bedarfsfall werden diese inactiven Substanzen des Serums durch
das active Eingreifen der Körperzellen in die specifisch wirksame
Form übergeführt. Diese Umwandlung kann in gleicher Weise
durch die Zufügung geeigneten normalen Serums geschehen. In
dem zugefügten Serum ist ein „Etwas“ in sehr geringen Mengen
vorhanden, was die Umwandlung in die active Form einleitet, bald
aber wieder verbraucht wird, während im Thierkörper dieses Princip
so lange von den Körperzellen secernirt wird, wie der durch die
Anwesenheit der Cholerabacterien gesetzte Reiz andauert. Die
Wirkung dieses Princips ist eine fermentartige. Auch die Bacteriolyse als solche wird als Fermentwirkung aufgefasst, hervorgebracht
durch Fermente ganz besonderer Art. Diese Fermente sind in
absolut specifischer Weise auf ein einziges Bacterienprotoplasma

·abgestimmt, indem sie auf die Vibrionensubstanz ganz so wirken,
wie Pepsin oder Trypsin auf geronnenes Eiweiss. Ein entferntes
Analogon bilden nach Pfeiffer E. Fischer's Hefenfermente, die
nur Zuckerarten von ganz bestimmter chemischer Constitution zersetzen können. Diese specifischen Fermente müssen also, wenn
die Theorie richtig ist, in einer activen und einer inactiven Modification bestehen.

Vor Kurzem veröffentlichte nun Bordet (Ann. Inst. Past.,
Bd. 12, No. 10) eine Reihe von Versuchen, durch die er zeigte,
dass die Gesetze, die für die specifisch bacteriolytische Wirkung
der Immunsera gelten, auch für gewisse specifische Auflösungs
erscheinungen, die sich an rothen Blutkörperchen abspielen, Geltung haben.

Bordet behandelte Meerschweinchen mit wiederholten Injec-
·tionen von defibrinirtem Kaninchenblut. Das Serum derartig vorbehandelter Meerschweinchen löst in vitro Kaninchenblut schnell und·
.mit grosser Intensität auf, während das Serum normaler Meerschweinchen keine Auflösung des Kaninchenblutes hervorbringt.
Der Auflösung voraus geht eine starke Agglutination der Erythrocyten. Halbstündiges Erwärmen auf 55° beraubt das Meerschweinchenserum der hämolytischen Function, die agglutinirende Wirkung
wird dadurch nicht zerstört. Das durch Erhitzen inactivirte Serum
erhält seine hämolytische Wirkung wieder durch Zufügung einer
.gewissen Menge normalen Meerschweinchenserums, ja selbst normalen Kaninchenserums. Das active Meerschweinchenserum ist unwirksam gegenüber den Blutkörperchen des Meerschweinchens selbst
·und der Taube, wirksam, jedoch in beträchtlich geringerem Grade,
den Blutkörperchen der Ratte und der Maus gegenüber. Das active
Meerschweinchenserum wirkt, in die Ohrvene des Kaninchens injicirt,
stark giftig.

1*

Die Analogie dieser Vorgänge mit den Erscheinungen der Bacteriolyse ist, wie Bordet betont und wie ja ohne Weiteres klar
ist, eine weitgehende, und es dürfte der Mechanismus der Hämolyse
dem der Bacteriolyse sehr ähnlich sein. Das Studium der Hämolyse gewinnt somit eine nicht geringe theoretische Bedeutung.

Wir haben deshalb den glücklichen Umstand, dass wir über
grössere Mengen eines geeigneten Serums gerade verfügten, dazu
benutzt, etwas weiter in das Wesen der Hämolyse einzudringen.

Das Serum, das uns zur Verfügung stand, stammte von einer
Ziege, die 8 Monate lang in etwas unregelmässiger Weise mit subcutanen Injectionen eines stark blutkörperchenhaltigen Hammelserums behandelt worden war.

Zu den Versuchen musste, der Vorbehandlung entsprechend,
natürlich Hammelblut dienen. Wir verwandten stets frisch gewonnenes defibrinirtes Hammelblut, das mit 0,85 proc. Kochsalzlösung verdünnt wurde, zu einem Gemisch mit 5 pCt. Blutgehalt.
Durch die starke Verdünnung wurden die Störungen ausgeschaltet,
die aus dem Serumgnhalt des Blutes entstehen, und die in Bordet's Versuchen sich geltend machten.

Das Serum unserer Ziege löst die Erythrocyten des Hammelblutes rasch in vitro auf. Der Wirkungswerth des Serums lässt
sich leicht in genauer Weise feststellen. Bringt man zu je 5 ccm
des erwähnten Blutgemisches absteigende Mengen des Ziegenserums, so werden die Proben mit 1,5—0,8 Serumgehalt bei 37° C.
vollkommen lackfarbig. Lässt man nach einem 2stündigem Aufenthalt im Thermostaten die Blutkörperchen in der Kälte sich absetzen, so findet man in regelmässiger Abstufung eine immer geringere Lösung, bis endlich bei einem Serumgehalt von 0,1 ccm die
Grenze der Einwirkung erreicht ist. Das Serum von normalen
Ziegen — es wurden die Sera verschiedener Thiere untersucht —

löst selbst in grossen Quantitäten die Blutkörperchen des Hammels
nicht auf. Zu bemerken ist, dass bei Anwendung des Immunserums auch bei sorgfältiger continuirlicher Beobachtung eine der
Auflösung vorangehende Verklumpung der rothen Blutkörperchen
bei den angewandten Serummengen nicht wahrzunehmen ist[1]).

Erwärmt man das Immunserum während einer halben Stunde
auf 56°, so verliert es vollständig seine lösende Wirkung. Setzt
man diesem „inactivirten" Serum das Serum normaler Thiere zu,
so wird es wieder wirksam. Man kann zu diesem Zwecke normales Ziegenserum, aber auch Hammelserum verwenden. Das
letztere wirkt jedoch etwas schwächer. Auch das normale Serum
verliert die Eigenschaft, activirend zu wirken, sehr leicht. Schon
bei kurzer Aufbewahrung des Serums in Eispackung und unter
Lichtabschluss kann eine Abschwächung eintreten. Es empfiehlt
sich also, zu Versuchen, bei denen es auf quantitative Bestimmungen
ankommt, das inactivirte (stabile) Immunserum jedesmal durch
frisch gewonnenes normales Serum zu activiren.

Man ist also auch für die Hämatolyse gezwungen, wie nach dem
Vorgang von Pfeiffer für die Bacteriolyse, zwei Substanzen anzunehmen, eine specifisch wirksame, widerstandsfähige, die wir in
Anschluss an Pfeiffer im Folgenden kurz Immunkörper nennen
wollen, und eine normal vorhandene, höchst labile Substanz, der
wir vorläufig den in nichts vorgreifenden Namen „Addiment"
geben wollen.

---

1) In hohen Dosen, von 1,5 ccm an, kann das Serum normaler Ziegen
eine agglutinirende Wirkung auf Hammelblut ausüben, doch scheint diese
Eigenschaft starken individuellen und zeitlichen Schwankungen unterworfen
zu sein. Diese Agglutination fremder Blutarten durch gewisse normale Sera,
die wohl der normalen, agglutinirenden Wirkung der Sera auf Bacterien entspricht, ist schon vor langer Zeit von Creite (Z. f. rat. Med., Bd. 36) beobachtet und dann von Landois (Die Transfusion des Blutes, 1875) wieder betont worden.

Stimmen auch unsere Versuche im Wesentlichen mit den von
Bordet erhaltenen Resultaten überein, so müssen wir doch eine
Differenz unserer Beobchtungen gleich an dieser Stelle betonen.
Wie schon erwähnt, geht bei der Einwirkung unseres Ziegenserums
auf Hammelblut eine Agglutination der Auflösung nicht voraus.
Daraus ergiebt sich ohne Weiteres, dass die Agglutination keineswegs als eine Vorbedingung des hämolytischen Vorganges aufgefasst werden darf, wie dies Bordet anzunehmen scheint. Die
specifische Agglutination steht in gar keinem Zusammenhang mit
dem die Auflösung bewirkenden Immunkörper. So stehen auch
nach der Anschauung namhafter Bacteriologen die specifisch bacteriolytischen Sfoffe in keiner Beziehung zu den Agglutininen.
Die Lysine kommen unabhängig von den Agglutininen und diese
umgekehrt ohne die bacteriolytischen Substanzen vor. Wir erinnern
nur an den interessanten Befund von Pfeiffer und Kolle, die
ein Immunserum beschrieben haben, das zwar stark bacteriolytisch,
aber nicht agglutinirend wirkte (Centralbl. f. Bact. 1896, Bd. 20,
No. 4 u. 5). Auf der anderen Seite erhält nach E. Fraenkel
und Otto (Münchener med. Wochenschr. 1894, No, 39) das Blutserum junger Hunde durch Fütterung mit Typhusculturen agglutinirende, aber keineswegs bacteriolytische Eigenschaften. In
gleicher Weise werden die Typhusbacillen durch das Serum entsprechend vorbehandelter Frösche agglutinirt, bleiben jedoch im
Lymphsack der Thiere lebend und virulent (Widal und Siccard,
Compt. rend. soc. de Biol., Sitzung vom 27. XI. 97).
      Die ursprüngliche Theorie Pfeiffer's beschränkte sich darauf,
den Mechanismus der bacteriolytischen Vorgänge im Allgemeinen
aufzuklären, die Fragen nach dem Entstehungsmodus und
dem Entstehungsort der specifisch bacteriolytischen Stoffe liess
sie unberührt. Auf diese Probleme einiges Licht zu werfen, gelang

vor Kurzem Ehrlich durch die Aufstellung seiner Seitenkettentheorie.

Die Ausführungen Ehrlich's bezogen sich zunächst auf die
Entstehung der Antitoxine und die chemischen Beziehungen der
Toxine zu gewissen Atomgruppen des Protoplasmoleküls. Pfeiffer
(Pfeiffer und Marx, Zeitschr. f. Hyg., Bd. 27, Heft 2, 1898)
selbst zog die Consequenzen der Theorie für die auf den Choleravibrio specifisch bacteriolytisch wirkenden Stoffe und war in der
Lage, als den Entstehungsort derselben die Milz, das Knochenmark
und die Lymphdrüsen eperimentell nachzuweisen. Derselbe Nachweis gelang zu gleicher Zeit für die Typhusbacillen auflösenden
Stoffe Wassermann, der ja durch seine bekannten Tetanusver-
suche den ersten thatsächlichen Beweis für die „Seitenkettentheorie"
beigebracht hatte.

An uns trat nun die Forderung heran, einige Fragen von
principieller Wichtigkeit, die sich aus der Betrachtung der bacteriolytischen Vorgänge unter dem Gesichtspunkte der Seitenkettentheorie ergeben, einer experimentellen Prüfung zu unterziehen.

Besitzt irgend ein Körper, sei es nun ein Toxin oder ein
ungiftiges Toxoid, ein Ferment oder ein Bestandtheil der Bacterienzelle oder des Erythrocyten, die Fähigkeit, sich mit Seitenketten
des Protoplasmas zu verbinden, so ist nach Ehrlich's Theorie
dadurch die Möglichkeit für die Bildung des betreffenden Antikörpers gegeben. Der Antikörper muss nach der Theorie diejenige
Gruppe besitzen, die in die haptophore, die specifisch bindende
Gruppe, des Ausgangskörpers eingreift. Der lösliche Stoff also,
der durch die Einwirkung des Ausgangskörpers (Toxin, Toxoid
oder dergl.) entsteht, muss sich mit diesem Ausgangskörper chemisch vereinigen. Ist der Ausgangskörper ein von Anfang an gelöster Stoff, wie es die Toxine sind, so verläuft die Neutralisation

in der Lösung. Ist dagegen der Ausgangskörper nicht direct löslich, sondern bildet ursprünglich einen unlöslichen Bestandtheil z. B.
der Bacterienzelle oder einer Blutzelle, so wird der ja im Blute
gelöste Antikörper durch jenen unlöslichen Stoff seiner Lösungsflüssigkeit entrissen und an die genannten Zellen selbst verankert
werden. Ihn ähnlicher Weise wird ja in den bekannten Wassermann'schen Versuchen der Ausgangskörper (das Tetanustoxin)
durch die an den zerriebenen Hirnzellen festsitzenden, also unge-
lösten Seitenketten der Lösungsflüssigkeit entrissen.

In Analogie mit dem eben Gesagten müssten wir daher in
unserem Falle fordern, dass der im Ziegenserum gelöste
Immunkörper von den Erythrocyten des Hammelblutes
gebunden werden muss.

Die Versuchsanordnung ist eine sehr einfache, indem man
Hammelblut oder eine Verdünnung desselben mit Immunserum versetzt, das durch Erwärmen auf 56° seiner lösenden Eigenschaften
beraubt ist. Scheidet man dann durch Centrifuren die Blutkörperchen von der Zwischenflüssigkeit, so wird in dem Fall, dass die
rothen Blutkörperchen den Immunkörper verankert haben, die
Flüssigkeit von demselben frei sein müssen. Um diesen Nachweis zu
führen, hat man nur die centrifugirte Flüssigkeit mit entsprechenden Mengen Hammelblutkörperchen wieder zu versetzen und eine
ausreichende Menge Addiment in Form von normalem Serum hinzu-
zufügen. Es werden dann, wenn die Flüssigkeit von Immunkörper
frei ist, die rothen Blutkörperchen ungelöst bleiben. Audererseits
muss das Sediment in analoger Weise auf die Anwesenheit des
Immunkörpers geprüft werden. Es geschieht dies dadurch, dass
man das von Flüssigkeit möglichst befreite Sediment in Kochsalzlösung aufschwemmt und gleichfalls eine genügende Menge Addiment zufügt. Sind entsprechende Mengen des Immunkörpers ge-

bunden, so tritt Lösung der rothen Blutkörperchen ein. Wir lassen als Beispiel einen unserer zahlreichen Versuche folgen:

4 ccm 5proc. Hammelblutgemisches werden mit 1,0 resp. 1,3 des inactivirten Serums unserer Ziege versetzt. Die Mischung bleibt 15 Minuten bei 40⁰ und wird dann sorgfältig centrifugirt. Die klare Flüssigkeit wird abgegossen, mit 0,2 ccm normalen Hammelblutes versetzt und dann 0,8 ccm Serum einer normalen Ziege zugefügt. Nach zweistündigem Verweilen im Thermostaten bei 37⁰ und Sedimentirung in der Kälte ist keine Spur von Lösung wahrzunehmen. Das centrifugirte Sediment wird durch Absaugen mit Fliesspapier von den Resten der Flüssigkeit möglichst befreit, in 4,0 ccm physiologischer Kochsalzlösung aufgeschwemmt und gleichfalls mit 0,8 ccm normalem Ziegenserum versetzt. Nach zweistündigem Aufenthalt im Thermostaten bei 37⁰ ist vollständige, resp. fast vollständige Lösung eingetreten. Es ist also bei dieser Versuchsanordnung, bei welcher die ausreichende Menge von Immunkörper verwandt wurde, complete Bindung von seiten der rothen Blutkörperchen eingetreten, derart, dass der Zwischenflüssigkeit der Immunkörper vollständig entzogen wurde. Dasselbe finden wir bei niederen Temperaturen, auch bei 0⁰.

Dass es sich hier um eine chemische Bindung und nicht um eine Absorption handelt, geht aus Versuchen mit anderen Blutarten hervor, indem die Blutkörperchen des Kaninchens, der Ziege keinerlei Anziehung auf den Immunkörper ausüben.

Auf Grund dieser Versuche müssen wir also annehmen, dass der Immunkörper eine specifisch haptophore Gruppe besitzen muss, die ihn an die rothen Blutkörperchen des Hammels fesselt, wie dies den Forderungen der Seitenkettentheorie entspricht.

Die nächste wichtige Frage ist nun die, wie sich denn das

Addiment zu den rothen Blutkörperchen verhält. Die Entscheidung dieser Frage wurde in ganz entsprechendor Weise vorgenommen, indem Blut mit Addiment versetzt wurde, dann Körperchen und Flüssigkeit mechanisch geschieden und beide durch Zufügen von Immunkörper auf Vorhandensein des Addiments geprüft wurden. Wir haben unsere Versuche hinsichtlich Zeit und Temperatur mannigfach variirt, aber stets das Resultat erhalten, dass die rothen Blutkörperchen keine Spur des Addiments — im Gegensatz zum Immunkörper — aufnehmen.

Nachdem wir nun das Verhalten des Immunkörpers und des Addiments für sich untersucht haben, kommen wir zu der wichtigen und entscheidenden Frage, wie sich die Bindungsvorgänge der Erythrocyten bei der Anwesenheit beider Substanzon gestalten.

Die Beantwortung dieser Frage bietet manche technische Schwierigkeiten. Am zweckmässigsten wird man die Versuche an Mischungen anstellen, die so gewählt sind, dass sie gerade diejenigen Mengen von beiden Componenten enthalten, die für die complete Lösung der rothen Blutkörperchen ausreichen. Wenn wir zu 5,0 ccm unserer 5 proc. Hammelblutmischung 1,0 bis 1,3 ccm des inactivirten Serums sowie 0,5 ccm normalen Ziegenserums zufügten, war das gewünschte Verhältniss der Aequivalenz erreicht.

Bringt man dieses Gemisch in den Thermostaten, so tritt complete Lösung ein, die aber, da ein grösserer Ueberschuss von lösender Substanz vermieden ist, nicht schnell verläuft, sondern erst nach $1\frac{1}{2}$ bis 2 Stunden vollendet ist.

Hält man dieses Gemisch bei Temperaturen von 0 bis $+ 3^0$, so tritt keine Lösung ein. Centrifugirt man diese Flüssigkeit und untersucht sie nach den oben erwähnten Methoden, so constatirt man ohne Weiteres, dass die rothen Blutkörperchen sich mit dem

Immunkörper beladen haben, während das Addiment in der Flüssigkeit zurückbleit.

Dieser Versuch spricht ganz eindeutig dafür, dass unter den gewählten Versuchsbedingungen Addiment und Immunkörper unabhängig von einander in der Flüssigkeit bestehen. Es galt nun, die Bindungsverhältnisse bei höheren Temperaturen festzustellen. Ein Vorversuch zeigte, dass, wenn man die oben erwähnten Mischungen von Blut, Immunkörper und Addiment 6, 10, 13 und 18 Minuten in dem Ostwald'schen Wasserbade auf 40⁰ erwärmte und centrifugirte, nur in den ersten beiden Röhrchen die Zwischenflüssigkeit hell geblieben war, während sie nach längeren Zeitfristen deutliche Rothfärbung erkennen liess. Es wurden daher die Versuche auf Zeiträume bis 10 zu Minuten limitirt. Centrifugirt man ein so beschicktes Röhrchen, welches 10 Minuten bei 40⁰ verweilt hatte, so ergeben sich folgende Resultate:

Das Sediment, mit Kochsalzwasser versetzt, zeigt Lösungserscheinungen mittleren Grades. Dieselben treten auch ein, wenn man, um jeden Rest der Zwischenflüssigkeit zu eliminiren, das Sediment in eisgekühltem Kochsalzwasser aufschwemmt und nach nochmaligem Centrifugiren von Neuem mit Kochsalzlösung versetzt. Die Lösung wird complett, wenn man der Aufschwemmung neues Addiment (normales Serum) zusetzt. Die durch Centrifugiren gewonnene Flüssigkeit löst an und für sich zugefügtes Blut nicht oder nur in minimalem Maasse, complet dagegen nach Zufügung von neuem Immunkörper.

Wir können diesen Versuchen entnehmen, dass im Sediment diesmal beide Componenten enthalten waren, jedoch nicht in äquivalenten Verhältnissen, sondern so, dass ein Ueberschuss des Immunkörpers vorhanden war, der erst nach Zufügung von neuem Addiment manifest wurde. Dementsprechend war die Zwischenflüssigkeit bis

auf Spuren frei von Immunkörper, enthielt dagegen einen Ueberschuss an Addiment. Die Erklärung dieser Erscheinung bietet keine
Schwierigkeiten, indem man annehmen muss, dass der Immunkörper unter gewissen Bedingungen mit dem Addiment eine lockere
chemische, sehr leicht dissociationsfähige Verbindung eingeht. Den
Anschauungem, die Ehrlich (Werthbemessung des Diphtherieheilserums, Jena 1897) ausgesprochen hat, entspricht es, dass die
Temperaturerhöhung den Zusammentritt beschleunigt, Kälte den
umgekehrten Einfluss ausübt. Im Gegensatz hierzu ist die Verwandtschaft der Blutkörperchen zu dem Immunkörper eine sehr
hohe, so dass sie auch schon in der Kälte zur vollen Wirkung
kommt. Wir werden uns also vorzustellen haben, dass der Immunkörper zwei verschiedene haptophore Complexe hat,
einen, welcher eine grosse Verwandtschaft zu der entsprechenden haptophoren Gruppe des rothen Blutkörperchens besitzt, und eine zweite haptophore Gruppe von
geringer chemischer Energie, welche das im Serum vorhandene Addiment mehr oder weniger vollständig zu
verankern im Stande ist. Es reisst daher bei Temperaturen
über 30° das rothe Blutkörperchen sowohl freie Moleküle des
Immunkörpers an sich, als auch solche, die sich schon in der
Flüssigkeit mit dem Addiment verbunden haben· Im letzteren
Falle stellt der Immunkörper gewissermaassen die Kette dar, welche
das Addiment an das rothe Blutkörperchen fesselt und so unter
seinen Einfluss stellt. Da unter dem Einfluss des Addiments Erscheinungen auftreten, die man mit Pfeiffer als der Verdauung
analog ansehen muss, so werden wir nicht fehlgehen, wenn wir
dem Addiment den Charakter eines Verdauungsferments vindiciren.

    Dass auch bei Fermenten, ähnlich wie bei den Toxinen, zwei
verschiedene Gruppen, von denen die eine haptophor, die andere

der Träger der eigentlichen Fermentwirkung ist, existiren, hat Morgenroth durch Versuche am Labferment wahrscheinlich gemacht durch den Nachweis der Existenz eines specifischen, durch Immunisirung erzeugten Antikörpers, über den demnächst berichtet werden soll.

Unter dieser Voraussetzung lassen sich die verschiedenen Erscheinungen ungezwungen erklären, indem man annimmt, dass der Immunkörper die im Blute normaler Weise vorhandenen geringen Mengen von (verdauenden) Fermenten an sich fesselt und dann auf diejenigen Substanzen überträgt, auf die er vermöge seiner anderen haptophoren Gruppe eingestellt ist, z. B. auf Blutkörperchen oder Bacterien. Schon hieraus ergiebt sich ein Grund dafür, warum die verdauende Thätigkeit erst bei Zufügung des Immunkörpers manifest wird. Durch diesen wird ja aus der an Verdauungsferment procentisch sehr armen, und daher an und für sich unwirksamen Serumflüssigkeit jenes Ferment auf die rothen Blutkörperchen in verhältnissmässig sehr grossen Mengen übertragen, so dass seine Concentration in diesen viel stärker, also wirksamer wird, als das ursprünglich in der Blutflüssigkeit der Fall war. Es ist möglich, ja wahrscheinlich, dass im Blute nur sehr wenige, vielleicht nur ein einziger Körper von verdauenden Eigenschaften existirt, dass aber zahllose verschiedene specifische Immunkörper bestehen können, ähnlich wie dies Gruber u. A. auch annehmen. Man wird dann voraussetzen müssen, dass in verschiedenen Immunkörpern nur die auf die jeweilige immunitätserzeugende Substanz eingestellte Gruppe verschieden ist, dass aber allen diesen Körpern eine Atomgruppe gemeinsam ist, die die Verbindung mit der verdauenden Substanz herstellt. Von diesem Standpunkt aus erklärt sich nun ganz ungezwungen die so dunkle Entstehung der Lysine durch die Seitenkettentheorie. Nach Ehrlich's Definition sind die Seitenketten Träger

bestimmter Atomcomplexe, welche befähigt sind, gewisse Atomgruppen an sich zu ketten und so das Molekül des Protoplamas zu vergrössern. Schon 1885 (Sauerstoffbedürfniss des Organismus) hat
Ehrlich darauf hingewiesen, dass diese von den Seitenketten
assimilirten Complexe durch den Eintritt in die lebende Substanz
leichter der Oxydation anheimfallen, und dass sie so die Nährstoffe
κατ' ἐξοχην darstellen. Das Studium der Immunität hat diese
Anschauung erheblich erweitert und gelehrt, dass die Antikörper
derartige abgestossene Seitenketten darstellen und dass der Immunisirungsvorgang darin besteht, dass man die betreffenden Organzellen zwingt, die Seitenketten im Uebermaass zu produciren, im
Einklang mit Weigert's Schädigungstheorie. Es ist nun sehr
wahrscheinlich, dass die Seitenketten je nach ihrer besonderen
Function verschiedene Eigenschaften haben müssen. Wenn von
den Seitenketten relativ einfache Körper assimilirt werden sollen,
so wird hierzu die Anwesenheit je einer einzigen bindungsfähigen
Gruppe genügen. Solche einfach gebauten Seitenketten sind es
offenbar, welche die Toxine an sich fesseln. Ganz anders liegen
die Verhältnisse, wenn es sich um die Assimilation von Riesenmolekülen (Eiweissmoleküle) handelt. In diesem Falle ist mit der
Fixation der Moleküle für die Zellernährung nur die Vorbedingung
geschaffen. Ein solches Riesenmolekül ist zunächst für die Zelle
unverwendbar und kann derselben nur nutzbar gemacht werden,
wenn es durch fermentative Processe in kleinere Bruchstücke zerlegt wird. In sehr zweckmässiger Weise wird solches erreicht
werden können, wenn der „Fangarm" des Protoplasmas zu gleicher
Zeit als Träger einer fermentativen Gruppe diese sofort in nahe
räumliche Beziehung zu der zu verdauenden und zu assimilirenden
Beute bringt. Derartige zweckmässige Einrichtungen, dass der
Fangapparat zugleich verdauende Wirkung ausübt, finden wir ja in

der ganzen Reihe der verdauenden höheren Pflanzen in der verschiedensten Art und Form. So secerniren die Tentakeln der Drosera, also „Fangarme" im allergröbsten Sinne, die das gefangene Object umgeben, eine Flüssigkeit, die stark verdauende Wirkung ausübt.

Wenn wir also sehen, dass lysinartige Wirkungen nicht bei Toxinen, sondern da, wo der Inhalt von Zellen, sei es von Bacterien oder Blutzellen, resorbirt wird, entstehen, so erklärt sich dies einfach dadurch, dass es sich hier offenbar um hochmolekulaere Eiweissstoffe handelt, die viel complicirter gebaut sind, als die Toxine, die ja nur Zellsecrete darstellen. Wir nehmen also an, dass bei der Ergreifung dieser und ähnlicher hochcomplicirter Körper Seitenketten besonderer Art vorhanden sind, die ausser dem fangenden Complex noch einen anderen Complex enthalten, der durch Fixation geeigneter Fermente Verdauungswirkung auslösen kann. Erzwingt man durch Immunisirung die übermässige Production der Seitenketten, so wird diese ganze Seitenkette mit ihren beiden functionirenden Gruppen erzeugt und als Immunkörper ins Blut abgestossen. Auf diese Weise ist die so überraschend zweckmässige Einrichtung, dass durch Einführung einer Bacterie ein Stoff erzeugt wird, der die Bacterie durch Auflösung vernichtet, einfach und natürlich erklärt. Es ist diese Erscheinung nichts als die Reproduction eines Vorganges des normalen Zelllebens.

II.

Ueber Haemolysine.[1)]

Zweite Mittheilung

von

Professor Dr. **P. Ehrlich** und Dr. **J. Morgenroth.**

In einem vorhergehenden Aufsatz[2)] haben wir die Beziehungen nachgewiesen, die zwischen den beiden Componenten eines specifischen, durch Immunisirung erzeugten Haemolysins, die wir als Immunkörper und Addiment bezeichneten, und den der Auflösung unterliegenden rothen Blutkörperchen bestehen. Wir konnten zeigen, dass der Immunkörper von den Erythrocyten der zur Immunisirung benutzten Blutart, zu welchen er eine specifische Affinität besitzt, chemisch gebunden wird, und weiterhin, dass das Addiment, jener labile, fermentartig wirkende Körper, der die Auflösung der Blutkörperchen bedingt, durch die Vermittlung des Immunkörpers an die Erythrooyten gekettet wird.

Damit war der Beweis gegeben, dass der Immunkörper, den Forderungen der Seitenkettentheorie entsprechend, eine haptophore

1) Sonderabdruck aus der Berliner klin. Wochenschr.. 1899. No. 22.
2) Siehe SS. 1—15.

Gruppe besitzt, die ihn zu den Erythrocyten des correspondirenden Blutes in Beziehung setzt, und dass derselbe ferner durch Vermittelung einer zweiten haptophoren Gruppe von geringerer Affinität eine Verbindung mit dem Addiment eingeht und so dessen Wirkung auf die Blutkörperchen überträgt.

Wir bedienten uns damals zu den Versuchen des gerade zur Verfügung stehenden Serums einer Ziege, die längere Zeit hindurch mit subcutanen Injectionen eines blutkörperchenhaltigen Hammelserums behandelt war. Dieser Vorbehandlung entsprechend übte das Serum der Ziege eine lösende Wirkung mässigen Grades auf Hammelblutkörperchen aus.

Zur Fortsetzung der Untersuchung erschien es natürlich zweckmässig, sich eines Serums zu bedienen, das durch fortgesetzte Behandlung eines Thieres mit Vollblut gewonnen war, und das demgemäss auch einen höheren Grad der Wirksamkeit besass. Zu diesem Zwecke hatten wir die Immunisirung zweier Böcke (am 12. November und am 24. Februar) in Angriff genommen, die mit steigenden Mengen defibrinirten Hammelblutes subcutan injicirt wurden. Wir erzielten bei beiden Thieren binnen kurzem ein stark wirkendes Serum und konnten zugleich die den allgemeinen Regeln der Immunisirung entsprechende Steigerung der Wirkung desselben fortgesetzt beobachten. Der Verlauf der Immunisirung bot im ganzen keine Besonderheiten, doch sei bemerkt, dass in den Tagen nach der Injection einer beträchtlichen Blutmenge (350 ccm) nicht das geringste Sinken im Wirkungswerth des Serums zu beobachten war, im Gegensatz zu den Erfahrungen bei Tetanus und Diphtherieimmunisirung.

Was die allgemeine Ausführung der folgenden Versuche betrifft, so schliesst sich dieselbe der in dem ersten Aufsatz beschriebenen

Versuchsanordnung an. Das Blut wurde stets in 5proc. Aufschwemmung in physiologischer Kochsalzlösung verwandt.

Das Serum des ersten Bockes löste zur Zeit unserer Versuche
in der Menge von 0,2—0,3 ccm 5 ccm der Hammelblutmischung
vollständig auf, 0,03—0,07 brachten noch eine eben merkliche
Lösung hervor. Von dem Serum des anderen Bockes genügten
0,15—0,2 ccm zur vollständigen Lösung.

Es sei hier erwähnt, dass das Serum von Bock II schon vor
der Immunisirung eine äusserst schwach lösende Wirkung auf
Hammelblut ausübte, so schwach nur, dass 4,0 ccm des Serums bei
weitem noch nicht im Stande waren, 5 ccm 5proc. Hammelblut
vollständig zu lösen und 1,2 eine eben merkliche Lösung hervor-
brachten. Erwärmen auf 57⁰ während einer halben Stunde hob
diese Wirkung, ebenso wie die Lösung von Kaninchen- und Meerschweinchenblut, vollständig auf[1]).

Mit dem Serum der beiden Böcke konnten wir den grundlegenden
Versuch anstellen. Die Bindung des Immunkörpers durch die Erythrocyten des Hammels bei 0⁰ lässt sich ohne Weiteres demonstriren,
da bei dieser Temperatur und bei Anwendung entsprechender
Serummengen eine Lösung nicht eintritt. Das Serum wirkte 24 Stunden
auf das Hammelblut, das sorgfältig bei 0⁰ gehalten wurde, ein.
Die Blutkörperchen wurden dann durch Centrifugiren abgeschieden
und zeigten nun das typische Verhalten, welches die Anwesenheit

---

1) Wenn man das Serum einer grösseren Zahl normaler Ziegen untersucht, so findet man einige Sera, die diese schwach lösende Wirkung auf
Hammelblut ausüben. So hatten die normalen Ziegensera, die bei unseren
ersten Versuchen zur Controle dienten und die, wie aus unseren früheren Angaben ersichtlich ist, in grosser Menge angewandt wurden, nicht die mindeste
lösende, sondern höchstens eine wechselnde agglutinirende Wirkung. Auf die
Variationen der Agglutinationsfähigkeit der Sera hatten wir in der ersten Mittheilung schon aufmerksam gemacht.

des gebundenen Immunkörpers beweist. Sie lösten sich nicht auf bei Zusatz von ·physiologischer Kochsalzlösung, wohl aber dann, wenn Addiment in der Form von normalem Ziegenserum zugefügt wurde. Im Gegensatz hierzu wurden bei Zimmertemperatur (ca. 20⁰) und schon nach einer Einwirkung von 8 Minuten beide Componenten von den rothen Blutkörperchen gebunden. In diesem Falle lösten sich die abgeschleuderten, durch Waschen mit physiologischer Kochsalzlösung auch von Spuren anhaftenden Serums befreiten Blutkörperchen, in Kochsalzlösung wieder aufgeschwemmt bei Brutofentemperatur in ausgiebigem Maasse.

Es wiesen also die neu gewonnenen und stärker wirkenden Immunsera den Erythrocyten gegenüber Eigenschaften auf, die denen des früher beschriebenen Serums vollständig entsprachen. Dagegen zeigten die Sera nach anderer Richtung hin ein ganz abweichendes Verhalten.

Sowohl das von Bordet beschriebene, als auch das Serum unserer Ziegen verloren, entsprechend dem von Buchner festgestellten allgemeinen Verhalten normaler haemolytischer Sera, ihre Wirkung durch halbstündiges Erwärmen auf 56⁰. Die Sera der beiden Böcke zeigten nach dreiviertelstündigem Erwärmen auf 56⁰ nur eine kaum erkennbare Verminderung ihrer Wirkung auf Hammelblut, während zugleich ihr normales, recht erhebliches Lösungsvermögen für Meerschweinchen- und Kaninchenblut vollständig vernichtet war. Ja selbst dreistündiges Erwärmen auf 56⁰ und eineinhalbstündiges Erwärmen des mit gleichen Theilen Wasser verdünnten Serums auf 65⁰ vermochte nur die haemolytische Wirkung für Hammelblut abzuschwächen, keineswegs aber zu vernichten.

Da die vorausgegangenen Bindungversuche keinen Zweifel liessen, dass auch diese Haemolysine complexer Natur seien und ihre Wirkung

2*

auf der Anwesenheit eines specifischen Immunkörpers und eines Addiments beruhte, so erschien es klar, dass man hier einem Addiment ganz besonderer Art gegenüberstand, das sich von dem Addiment aller bisher bekannt gewordenen haemolytischen Sera durch eine ausserordentliche Resistenz gegenüber den thermischen Einflüssen auszeichnete. Dieses Verhalten konnte nur auf einer eigenartigen Beschaffenheit des Addiments selbst beruhen und nicht etwa auf dem Vorhandensein einer weiteren Substanz im Serum, die die Resistenz desselben erhöhte, denn diese hätte ihre Wirkung ja auch den normal vorhandenen haemolytischen Stoffen gegenüber äussern müssen.

Für die vollständige Analyse der Phänomene war es aber dringend geboten, beide Componenten des complexen Serums, sowohl den Immunkörper als das Addiment, in freiem Zustande zu gewinnen. Für den Immunkörper ist bei dem gewöhnlichen specifischen Haemolysin diese Aufgabe dadurch sehr leicht zu lösen, dass das Addiment durch geringes Erwärmen zerstört wird. Da dieses Verfahren hier versagte, war es nothwendig, einen anderen Weg einzuschlagen. Ausgehend von der Erfahrung, dass die Addimente im Allgemeinen leichter zerstörbar sind als die Immunkörper, konnten wir erwarten, durch stärker zerstörende Mittel chemischer Art zum Ziel zu gelangen. Nach einigen Vorversuchen haben wir zu diesem Zwecke folgendes Verfahren als bewährt gefunden. Versetzt man einen Theil unseres Serums mit dem zehnten Theil normaler Salzsäure, digerirt das Gemisch 30—45 Minuten bei 37° und neutralisirt dann, so hat durch diesen Eingriff das Serum seine lösende Wirkung auf Hammelblutkörperchen vollkommen eingebüsst. Dass aber in ihm der Immunkörper noch in fast unveränderter Menge vorhanden ist, lässt sich durch die Reactivirung ohne Weiteres feststellen.

Die so gelungene Isolirung des Immunkörpers ermöglichte uns endlich, auch die Bindung desselben in freiem Zustand bei höherer Temperatur (20°—35°) nachzuweisen. Dieselbe geschieht, quantitativ, d. h. die rothen Blutkörperchen des Hammels sind im Stande, den gesammten Immunkörper derjenigen Serummenge zu binden, die in activem Zustand zu ihrer vollständigen Lösung gerade ausreicht. Man versetzt z. B. 5 ccm des 5proc. Blutgemisches mit 0,15 ccm des durch Salzsäure inactivirten Immunserums, nachdem man sich vorher versichert hat, dass diese Menge des activen Serums eben zur Lösung genügen würde. Nach halbstündigem Verweilen bei Zimmertemperatur centrifugirt man und versetzt das Sediment mit 2,0 ccm normalem Ziegenserum, den Abguss mit neuem Hammelblut und gleichfalls 2,0 ccm normalem Ziegenserum. Während das so behandelte Sediment vollständig gelöst wird, bleiben die dem Abguss zugesetzten Blutkörperchen trotz der Anwesenheit des Addiments intact. Aller Immunkörper ist also auf das Sediment übergegangen.

Das zu dieser Reactivirung nöthige Addiment ist, wie aus den eben geschilderten Versuchen über die Bindung des Immunkörpers schon hervorging, im normalen Ziegenserum enthalten. Diese Fähigkeit kommt allen von uns untersuchten Ziegenseris, wenn auch in wechselndem Maasse, zu. Da wir nun nachgewiesen hatten, dass das ursprüngliche, an den Immunkörper passende Addiment wärmebeständig war, musste sofort die Frage auftauchen, ob nicht in dem normalen Serum solche wärmebeständige Addimente nachweisbar sind. In der That konnten wir für eine Reihe von Ziegen diese Voraussetzung bestätigt finden. Erwärmt man solches Ziegenserum $^1/_2$—$^3/_4$ Stunden auf 56°, so ist das Serum, welches die ihm vorher eigene normale Lösungsfähigkeit für andere Blutkörperchen vollkommen eingebüsst hat, nichtsdestoweniger im Stande, den hier in Frage kommenden Immunkörper in typischer Weise zu reactiviren[1]).

Bei einer Reihe von anderen Ziegen gelang dieser Versuch indessen nicht, indem durch das Erwärmen auf 56° das Serum seine activirende Fähigkeit vollständig einbüsste. Es war also in diesen Fällen ausschliesslich ein thermolabiles Addiment vorhanden, das in gleicher Weise wie das resistente Addiment auf den Immunkörper passte. Wir kommen daher zu dem Schluss, dass der bei der Immunisirung im Serum gebildete Immunkörper durch zwei verschiedene Arten von Addimenten, die sich durch ihre Resistenz gegen thermische Einflüsse unterscheiden und die beide im normalen Ziegenserum vorkommen, activirt werden kann.

Wahrscheinlich ist es, dass im Ziegenserum diese beiden Addimente gleichzeitig vorhanden sein können, dass aber in manchen Fällen nur ein einziges, und zwar das thermolabile vorhanden ist. Durch diese Auffassung würden sich die Unterschiede, die wir im Verhalten des Serums unserer immunisirten Thiere gegen thermische Einflüsse gefunden haben, sehr leicht erklären. Wir können annehmen, dass in beiden Fällen derselbe Immunkörper vorhanden war, dass aber das Serum der zuerst immunisirten Ziege nur das thermolabile, das Serum der späteren Versuchsthiere auch das thermostabile Addiment enthalten habe. In dieser Beziehung ist es vielleicht von besonderem Interesse, dass wir in der That bei dem dritten Versuchsthiere

---

1) Da man durch Wärme sämmtliche normale Lysine, die ja den Versuch sehr erheblich stören würden, ausschalten kann, wäre es möglich, die Frage zu entscheiden, ob ein derartiges wärmebeständiges Addiment auch im Serum anderer Species vorkäme. Wir konnten es in wechselnden Mengen im Serum des Hammels und des Kalbes, nicht aber im Hunde- und Kaninchenserum nachweisen.

(Bock II) vor Beginn der Immunisirung einen reichlichen Gehalt des Serums an hitzebeständigem Addiment nachgewiesen hatten.

Nachdem wir uns über den Wirkungsmodus der durch Immunisirung erzeugten haemolytischen Sera klar geworden waren, erschien es nur als eine nothwendige Consequenz, die Untersuchung auch auf die blutlösenden Eigenschaften der normalen Sera, die schon lange bekannt und von Buchner und seinen Schülern besonders eingehend erforscht sind, auszudehnen[1]).

Schon die Thatsache, dass die haemolytische Fähigkeit der normalen Sera durch mässiges Erwärmen zerstört wird, schien uns dafür zu sprechen, dass auch die normalen Haemolysine nicht einfacher Natur seien. Die experimentelle Behandlung der Frage bot allerdings recht erhebliche Schwierigkeiten.

Die ersten nothwendigen Versuche, um die complexe Zusammensetzung eines Lysins nachzuweisen, gelingen bei einer Reihe von Seris mit Leichtigkeit. Dieselben bestehen darin, dass man ein bestimmtes Serum, z. B. Ziegenserum, welches gewisse Erytrocyten, wie die des Meerschweinchens, in der Wärme auflöst, in der Kälte (0°) auf die Blutkörperchen einwirken lässt. Man centrifugirt, versetzt die Flüssigkeit mit neuen Blutkörperchen und bestimmt dann in üblicher Weise die Lösungskraft. Es gelang so, leicht nachzuweisen, dass durch diese Behandlung das Serum einen gewissen Theil seiner Wirkungskraft einbüsst, dass aber diese

---

1) Es ist sehr wahrscheinlich, dass auch gewisse Formen der Hämoglobinämie durch analoge Hämolysine entstehen. Für die Hämoglobinuria ex frigore hat Ehrlich schon vor langen Jahren den Nachweis erbracht, dass diese nicht auf eine Kälteempfindlichkeit der Erythrocyten zu beziehen ist, sondern auf die Anwesenheit specieller Giftstoffe, welche die Gewebe, insbesondere die Gefässe unter dem Einfluss der Kälte entstehen lassen. Vielleicht spielen solche Autolysine auch in der Genese schwerer Anämien eine erhebliche Rolle.

durch Zusatz des gleichen, aber durch Erwärmen inactivirten Serums
wieder regenerirt wird. Es sprechen diese Versuche nach unseren
früheren Erfahrungen dafür, dass auch hier in dem Serum ein
Analogon des Immunkörpers, ein mit zwei haphtophoren Gruppen
versehener Complex, der als Zwischenkörper bezeichnet werde,
und ein Addiment, das wir im Folgenden mit dem allgemeinen
Ausdruck Complement bezeichnen wollen, besteht, und dass von
den Blutkörperchen vorwiegend der Zwischenkörper gebunden
worden ist. Es erklärt sich so die Abschwächung der Wirkung
durch den Defect des Zwischenkörpers, der durch Zusatz von
neuen Mengen desselben — in Form von inactivem Serum —
wieder ausgeglichen wird.

Wir haben derartige Versuche mit positivem Erfolg ausgeführt
bei den Combinationen: Ziegenserum, Hammelscrum, Kalbsserum
und Hundeserum mit Meerschweinchenblut.

So einfach in diesen Versuchen die Constatirung des Zwischen-
körperdefects ist, auf so grosse Schwierigkeiten stösst es, die
Gegenprobe anzustellen, die darin besteht, dass man in dem Blutkörperchensediment den von diesem fixirten Zwischenkörper nachweist. Denn man bedarf zu diesem Behufe eines vollkommen isolirten Complements. Die Beschaffung desselben ist für das specifische, aus dem Serum unserer immunisirten Ziegen durch Erwärmen hergestellte Zwischenglied, eine sehr leichte, indem dasselbe
in jedem normalen Ziegenserum enthalten und auch aus dem
Immunserum selbst durch elective Absorption leicht herstell-
bar ist.

Es lohnt sich wohl, die Bedingungen der Abtrennung des
Zwischenkörpers durch Absorption einer analytischen Betrachtung
zu unterziehen. Die vollständige Trennung von Zwischenkörper
und Complement wird dann eintreten, wenn die Avidität der mit

den Blutkörperchen sich verbindenden haptophoren Gruppe zu
diesen unter den gewählten Versuchsbedingungen eine wesentlich
höhere ist, als die zwischen der zweiten haptophoren Gruppe des
Zwischenkörpers und dem ihr angepassten Complement. Ein Maass
der relativen Avidität finden wir in der Temperatur, bei welcher
die Vereinigung erfolgt, In dem Fall des beschriebenen durch
Immunisirung erzeugten Lysins tritt die Vereinigung der Blutkörperchen und der entsprechenden haptophoren Gruppe des
Immunkörpers bei 0^0 ein, die Vereinigung der zweiten haptophoren
Gruppe mit dem Complement erst bei hëberer Temperatur. Bei
einer Temperatur von 0^0 enthält also die Flüssigkeit Immunkörper und Complement in ungebundenem Zustande, und ist daher
die Möglichkeit gegeben, aus einer solchen Mischung durch die
rothen Blutkörperchen den Immunkörper quantitativ zu entreissen.
Das ist natürlich der günstigste Fall. Der entgegengesetzte Fall
wird darin bestehen, dass die Avidität beider Gruppen genau die
gleiche ist. In diesem Falle wird von den Blutkörperchen stets
die Verbindung Zwischenkörper + Addiment gebunden, derart,
dass die Flüssigkeit an beiden Componenten gleichmässig ver-
armt. Zwischen diesen beiden ¦Extremen können natürlich alle
Uebergänge bestehen, die die Aviditätsunterschiede beider Gruppen
aufweisen können. Der häufigste Fall scheint uns der zu sein, dass
die Avidität der haemotropen Gruppe des Zwischenkörpers nicht
sehr erheblich stärker ist, als der auf das Addiment reagirenden.
In diesem Falle gelingt es nicht, durch Behandlung mit Erythrocyten
freies Addiment darzustellen, sondern es bleibt im Serum stets eine
gewisse Menge Zwischenkörper zurück, sodass die Lösungskraft
nicht vollständig verloren geht. Derartige Sera, die an und für
sich noch Lösungskraft besitzen, können natürlich zu reinen Acti-
virungsversuchen nicht verwandt werden.

Dem zuletzt geschilderten Verhalten sind wir nun bei normalen Blutseris ausserordentlich häufig begegnet, und dieser Umstand erschwerte die Untersuchung des Complements in so hohem Maasse. Wir haben uns deshalb die Frage vorlegen müssen, ob wir nicht auf einem anderen Wege diese Schwierigkeit beseitigen könnten.

Für analytische Versuche brauchen wir, wie erwähnt, die beiden Componenten in isolirter Form 1. den Zwischenkörper, der jederzeit durch Erwärmen aus dem normalen activen Serum gewonnen werden kann, 2. das Complement, dessen Darstellung aus dem activen Serum durch Bindung des Zwischenkörpers an Erythrocyten aus den oben geschilderten Gründen nicht vollständig gelingt.

Wir gingen nun von · der Ansicht aus, dass in jedem Blutserum eine ganze Reihe von verschiedenen fermentartigen Körpern vorhanden sein könnte, unter denen auch einige geeignet wären, die Rolle des Complements zu übernehmen. Natürlich war a priori klar, dass ein solches Zusammentreffen nur ein glücklicher Zufall sein könnte, und dass man nur durch die Untersuchung einer grossen Reihe von Einzelfällen einer günstigen ¡Combination begegnen könne. In der That haben wir nach ziemlich langem Suchen derartige Fälle gefunden.

Hundeserum löst, wie bekannt, Meerschweinchenblut mit grosser Energie. Erwärmt man das Hundeserum auf 57°, so büsst es der Regel entsprechend seine Lösungskraft ein. Fügt man aber dem 5 proc. Meerschweinchenblut derartig inactivirtes Hundeserum und ausserdem eine reichliche Menge normalen Meerschweinchenserums zu, ca. 2,0 ccm auf 5 ccm des 5 proc. Blutes, so tritt nun vollständige Lösung ein. Es kann diese Thatsache nur so erklärt werden, dass in dem Meerschweinchenserum ein Complement vorhanden ist, das zufällig auf die eine der haptophoren Gruppen des vom Hunde stammenden Zwischenkörpers passt und dieses daher activirt. Es ist dieser Versuch um so beweisender, als hier die Lösung durch Zusatz des Serums derselben Species, von der auch das Blut stammt, vermittelt wird, das von allen möglichen Zusätzen derjenige ist, welcher für die Blutkörperchen das physiologische und sie daher am besten conservirende Medium darstellt[1]).

Durch diese Versuche halten wir es für sicher erwiesen, dass die hämolytische Wirkung, die das Serum, sei es nach gewissen immunisirenden Eingriffen, sei es auch normaler Weise zeigt, in den von uns untersuchten Fällen auf der combinirten Wirkung zweier Körper beruht.

Jetzt erst, nachdem wir sowohl den Zwischenkörper des Meerschweinchenblut lösenden Hämolysins des Hundeserums, als auch ein diesen reactivirendes Complement in Händen hatten, konnten wir zu dem letzten beweisenden Versuch übergehen.

Zwei Reagensröhrchen mit 5 ccm 5proc. Meerschweinchenblut wurden mit je 0,2 ccm inactiven Hundeserums versetzt, nachdem

---

1) Es gelang ferner, noch andere Combinationen zu finden, bei denen ein analoges Verhalten in mehr oder weniger ausgesprochenem Maasse nachzuweisen war. Wir erwähnen von diesen: 1. Meerschweinchenblut — inactives Kalbserum — Meerschweinchenserum, 2. Hammelblut — inactives Kaninchenserum — Hammelserum, 3. Ziegenblut — inactives Kaninchenserum — Ziegenserum, 4. Meerschweinchenblut — inactives Hammelserum — Meerschweinchenserum. Die Thatsache, dass ein derartiger, d. h. von einer anderen Thierspecies stammender Zwischenkörper die passenden Complemente nicht nur in dem eigenen, sondern in dem Serum fremder Species finden kann, ist für die Frage, ob es gelingt, durch Pasteurisiren der Heilsera dieselben für den Menschen vollkommen unschädlich zu machen, von grosser Bedeutung. Vielleicht dürfte es sich auf diese Weise erklären, dass die von Spronck eingeführte Erwärmung des Diphtherieserums nicht das gehalten hat, was man a priori von ihr erwarten durfte.

durch eine Versuchsreihe festgestellt war, dass 0,2 ccm Hundeserum vor dem Erwärmen die angegebene Menge Meerschweinchenblut gerade complet löste. Die Gemische blieben $\frac{1}{2}$ Stunde bei
20° stehen und wurden dann centrifugirt. Die so erhaltenen Sedimente wurden, um etwa anhaltendes Serum zu entfernen, noch
einmal mit Kochsalz ausgewaschen und wiederum abcentrifugirt.
Fügte man nun dem einen Sediment physiologische Kochsalzlösung,
dem anderen Sediment 1,5 ccm Meerschweinchenserum zu, so erfolgte in der letzteren Probe complete Lösung, während die erstere
ungelöst blieb. Es ist hierdurch bewiesen, dass der Zwischenkörper von den rothen Blutkörperchen quantitativ gebunden worden
ist. Die durch Centrifugiren gewonnene Flüssigkeit löste auch
bei reichlichem Zusatz von Meerschweinchenserum frisch zugesetztes
Meerschweinchenblut nicht auf. Dieselbe enthielt also keine
freien, aus dem zugesetzten Hundeserum stammenden Zwischenkörper.

Aus diesen Untersuchungen mussten wir die Ueberzeugung gewinnen, dass bei der Hämolyse im allgemeinen nicht ein einfacher
Körper, sondern zwei distincte, sich mit einander verbindende Substanzen in Action treten. Eine allgemeine Methode, dies für jeden
Einzelfall nachzuweisen, besitzen wir zur Zeit nicht. Die Lösung
des Problems ist vorläufig nur unter den oben präcisirten günstigen
Bedingungen möglich, d. h. wenn die beiden haptophoren Gruppen
des Zwischenkörpers in ihrer Avidität sehr verschieden sind, oder
wenn es gelingt, durch eine Combination, deren Auffindung vom
Zufall abhängt, ein activirendes Complement zu erlangen. Wo diese
Bedingungen nicht zutreffen, ist die Lösung der Aufgabe vorläufig
unmöglich. Dies ist z. B. der Fall bei dem Ichthyotoxin, dem blutlösenden Princip des Aalserums. Es gelingt zwar ausserordentlich
leicht, durch geringes Erwärmen — 15 Minuten auf 54° — das

Aalsèrum vollkommen inactiv zu machen, dagegen ist uns die Reactivirung nicht gelungen, da wir uns das hierfür benöthigte Complement nicht beschaffen konnten.

Es ist natürlich, dass wir uns angesichts der so mannigfaltigen
Bestandtheile des normalen Blutserums erst im Beginn der tiefer
eindringenden Erkenntniss befinden, und dass speciell für die von
uns besprochenen Substanzen sich eine grosse Reihe von Fragen
eröffnet, deren Aufklärung von Bedeutung ist.

Die erste Frage, die hier in Betracht kommt, ist die nach der
Multiplicität der in einem bestimmten normalen Serum enthaltenen
Hämolysine. Es ist nach unseren Beobachtungen sehr wahrscheinlich,
dass die Fähigkeit einer Serumart, die Blutkörperchen verschiedener
Species zu lösen, nicht auf die Action eines einzigen, sondern mehrerer
Lysine zurückzuführen ist. Wenn also z. B. das Hundeserum
die - Blutkörperchen des Meerschweinchens, des Kaninchens etc.
löst, so ist anzunehmen, dass hierbei eine Vielheit von Zwischenkörpern und den entsprechenden Complementen in Wirkung tritt.
Von den Wegen, der Lösung dieser Aufgabe näher zu treten, seien
hier nur folgende erwähnt:

1. Die isolirte Zerstörung einzelner Lysine durch thermische
und chemische Einflüsse. 2. Die Bindung der einzelnen Lysine durch
entsprechende Blutarten und die dadurch mögliche elective Entfernung derselben. Dieses Verfahren, auf das wir in einem späteren
Aufsatze zurückkommen werden, bietet bei den rothen Blutkörperchen
manche technischen Schwierigkeiten. Dagegen gelingt es bei einer
anderen Art specifisch wirkender Substanzen des Serums, den Agglutininen, auf diesem Wege relativ leicht, zum Ziele zu gelangen, wie
dies aus den Bordet'schen Versuchen[1]) hervorgeht, die im Anschluss

---

1) Inst. Pasteur, März 1899.

an unsere ersten Untersuchungen und mit der von uns angewandten
Methode ausgeführt sind. 3. Eine Trennung der Lysine scheint
ferner möglich auf dem Wege der Immunisirung, indem man hierdurch im Stande ist, Antikörper gegen die normale Lysine zu gewinnen. So haben schon Kossel, Camus und Gley durch entsprechende Behandlung von Thieren mit dem äusserst stark globuliciden Aalserum ein die Wirkung des Aalserums neutralisirendes,
also antilysinhaltiges Serum gewonnen. Offenbar handelt es sich
hier um einen reactiv gebildeten Antikörper der an der hämotropen
Gruppe des Zwischenkörpers eingreift und denselben so von den
Erythrocyten ablenkt. Unsere Versuche, von dieser Voraussetzung
ausgehend, einen Antikörper für einzelne der Lysine isolirt zu erzeugen, haben jedoch vorläufig noch zu keinem Resultate geführt.
So schützte zwar Serum von Kaninchen, die mit Ziegenserum vorbehandelt waren, Kaninchenerythrocyten gegen die Auflösung durch
Ziegenserum. Aber es schützte auch zugleich das Blut des Meerschweinchens und der Ratte gegen die gleiche Schädlichkeit, ja es
verhinderte sogar die Hämolysinwirkung des Hundeserums gegenüber
Kaninchenblut. Aus dieser Thatsache müssen wir zunächst
schliessen, dass durch Immunisirung mit einem Serum eine ganze
Reihe verschiedener Antilysine erzeugt werden. Offenbar ist dies so
zu erklären, dass im Serum eine grosse Zahl verschiedener Complexe
mit haptophoren Gruppen vorhanden ist, von denen viele — gleichgültig, ob sie toxisch sind oder nicht — entsprechende Antikörper
zu erzeugen im Stande sind.

Mit den Anschauungen, die Ehrlich über die Entstehung der
Antikörper ausgesprochen hat, lässt sich die überraschende Vielheit
der im Blut vorhandenen, mit haptophoren Gruppen versehenen
Substanzen (Hämolysine, Agglutinine, Fermente, Antifermente)
auf's leichteste in Einklang bringen. Nach Ehrlich's Auffassung

entsprechen alle diese Stoffe abgestossenen und in den Kreislauf gelangten Seitenketten des Protoplasmas. Diese Seitenketten des Protoplasmas sind, wie Ehrlich schon im Jahre 1885[1] aussprach, physiologisch dafür bestimmt, assimilirungsfähige Complexe, die zur Ernährung des Protoplasmas dienen sollen, an dasselbe zu fesseln. Ein grosser Theil dieser Seitenketten wird unter geeigneten Bedingungen abgestossen werden können und so im Blute auftauchen.

Bei der grossen Zahl der Organe und bei dem mannigfaltigen Chemismus ihres Protoplasmas darf es uns daher nicht Wunder nehmen, dass das Blut, gleichsam als Repräsentant aller Gewebe, von einer Unzahl derartiger Seitenketten erfüllt sein kann. Bei dem ständig wechselnden Chemismus des Organismus, auf den eine grosse Reihe von Factoren — Rasse, Geschlecht, Ernährung, Arbeitsleistung, Secretionen, Verhältnisse des umgebenden Mediums — Einfluss haben, ist es daher nicht wunderbar, dass das Serum in diesen seinen Qualitäten einem beständigen Wechsel unterliegt. Schon aus den hier gegebenen Beispielen vom Verhalten des Serums normaler Thiere treten solche Variationen hervor. Ziegenserum besitzt bald eine gering lösende Wirkung auf Hammelblut, bald fehlt diese vollständig. Hundeserum löst in dem einen Fall die rothen Blutkörperchen der Katze stark auf, in einem anderen Falle überhaupt nicht Eine ganz besondere Variabilität zeigt auch die Wirkung des Kaninchenserums auf Meerschweinchenblut.

Ein sehr interessantes Beispiel dieser wechselnden Wirkung bietet das Muränenserum, welches bekanntlich im Allgemeinen für Versuchsthiere und für rothe Blutkörperchen in vitro eine ausserordentlich starke Giftwirkung besitzt. Herr Dr. Schönlein in

---

1) Ehrlich, Sauerstoffbedürfniss des Organismus. Berlin 1885.

Neapel, der leider vor Kurzen zu früh der Wissenschaft entrissen
wurde, hat die Güte gehabt, für uns derartige Versuche auszuführen,
aus denen hervorging, dass bei einem gar nicht unerheblichen
Theil der Muränen das Serum keine toxische Wirkung besitzt und
in grossen Mengen — 2 ccm und mehr — ohne jeden Nachtheil
Kaninchen intravenös injicirt werden kann.

Es ist klar, dass diese so weitgehende Variabilität die Untersuchungen der Sera ausserordentlich erschwert. So haben wir z. B.
bei der Wiederholung des bekannten, von Buchner beschriebenen
Versuches, dass eine in bestimmtem Verhältniss hergestellte Mischung
von Hunde- und Kaninchenserum im Laufe von 24 Stunden ihre
hämolytischen Eigenschaften für Meerscheinchen verliert, in 3 Fällen
den Befund Buchner's ohne Weiteres voll bestätigen können,
während in 5 anderen Fällen der Effect mehr oder weniger ausblieb.

So glauben wir denn, dass alle diese Untersuchungen die
Anschauung, die wir vom Wesen der complexen Gifte der Blutsera ausgesprochen haben, auf's beste stützen. v. Dungern (M.
med. W. 1899, No. 14) hat sich auf Grund eigener neuer Versuche dieser unserer Anschauung angeschlossen. Wir können uns
daher damit begnügen, eine andere Auffassung, wie sie jüngst von
Bordet[1]) geäussert worden ist, nur kurz zu berühren. Bordet hat
die von uns gemachten Angaben über die Fixation des specifischen
Immunkörpers durch die entsprechenden Erythrocyten bestätigt.
Er hat auch zugegeben, dass die Fixation mit dem Lösungsvorgang selbst in Zusammenhang steht, glaubt aber über die Art des
Zusammenhangs eine besondere Hypothese aufstellen zu müssen.

„On pourrait rapprocher, si une comparaison un peu grossière
était permise, la modification apportée par la substance sensi-

---

1) Ann. Inst. Past. April 1899.

bilatrice (unser „Immunkörper") sur le globule, de celle qui consisterait à changer la structure d'une serrure, de façon à y permettre l'introduction facile d'une ou de plusieurs clefs qui n'y entraient pas auparavant ou n'y pénétraient qu'avec difficulté. Deux clefs suffisamment semblables entreront dès lors indifféremment."

Man könnte sich also den Wirkungsmechanismus der beiden Substanzen, wie ihn Bordet auffasst, an dem Beispiel eines Sicherheitsschlosses veranschaulichen, zu dessen Eröffnung zwei Schlüssel benötigt werden, von denen der erste lediglich den Zugang zum Hauptschloss wegsam macht.

Dieser grob mechanischen Auffassung steht zunächst das Bedenken entgegen, dass die Schlüssel nicht aus eigenem Antrieb in die Schlösser hineinfliegen, sondern dass dazu gewisse Kräfte nöthig sind. Unsere Theorie giebt hierfür eine sehr einfache Erklärung; die treibende Kraft ist die chemische Verwandtschaft der auf einander eingestellten bindenden Gruppen. Gerade unsere gesammte Versuchsanordnung lief ja darauf hinaus, die Frage zu entscheiden, ob die beiden Substanzen gemeinschaftlich an einer Stelle oder getrennt an zwei verschiedenen Orten an den Blutkörperchen angriffen. Maassgebend war für unsere Entscheidung der Nachweis, dass das Addiment in keiner Weise von den rothen Blutkörperchen fixirt wird. Hätte Bordet sich nicht damit benügt, nur einen einzigen unserer Versuche auszuführen, sondern hätte er die ganze Reihe der von uns beschriebenen Versuche nachgemacht, so hätte ihm das Unzutreffende seiner Anschauung klar werden müssen.

Wenn man, wie dies in unserem ersten Aufsatz beschrieben ist, actives Immunserum bei 0^0 mit Blutkörperchen behandelt, wobei der Immunkörper fixirt wird, so wäre ja das Schloss wegsam gemacht, und es wären so nach Bordet die Bedingungen für das Eindringen des Addiments (Bordet's Alexin) in die Blutkörperchen gegeben. Es tritt aber unter diesen Umständen thatsächlich das Addiment nicht an die rothen Blutkörperchen heran. Auch die neuen, im vorliegendem Aufsatz beschriebenen Thatsachen harmoniren auf's beste mit unserer Theorie.

Wird aber dieser Wirkungsmodus der Lysine acceptirt, so wird man nicht umhin können, die gleiche Anschauung auf das lebende Protoplasma zu übertragen und in ihm Seitenketten besonderer Art anzunehmen, die für die Ergreifung hochcomplicirter Stoffe bestimmt sind, und welche ausser dem fangenden Complex noch einen anderen Complex enthalten, der durch Fixation geeigneter Fermente Verdauungswirkung ausüben kann.

III.

Ueber Haemolysine.[1]

Dritte Mittheilung.[2]

Von

Professor Dr. **P. Ehrlich** und Dr. J. **Morgenroth.**

Die Möglichkeit, durch Einführung thierischer Zellen in einen fremden Organismus im Serum desselben Substanzen auftreten zu lassen, welche diese Zellen in specifischer Weise schädigen oder zerstören, hat in kurzer Zeit die theoretische Immunitätslehre nach verschiedenen Richtungen hin gefördert. Nachdem Belfanti und Carbone als die ersten gezeigt hatten, dass durch die Behandlung von Thieren mit den Blutkörperchen einer fremden Species das Serum dieser Thiere eine hohe Giftigkeit für eben diese Species gewann, gelang Bordet der Nachweis, dass dieser Giftwirkung in corpore die Fähigkeit einer specifischen Haemolyse in vitro entspricht. Dieser Nachweis, der von v. Dungern und Landsteiner unabhängig geführt und etwas später veröffentlicht wurde, erfuhr auch durch unsere früher mitgetheilten Versuche eine Bestätigung. Das Ergebniss des Versuchs ist jedesmal, dass durch die Einfüh-

---

1) Sonderabdruck aus der Berliner klin. Wochenschr. 1900. No. 21.
2) Siehe SS. 1—34.

3*

rung rother Blutkörperchen einer beliebigen Species in den Organismus einer anderen die Bildung eines Haemolysins ausgelöst
wird, welches die Blutkörperchen dieser Species so schädigt, dass
ihr Haemoglobin in Lösung geht. Bordet hatte auch gezeigt,
dass bei dem Vorgang der Haemolyse zwei Substanzen des haemolytischen Serums zusammenwirken.

Die Wichtigkeit des Gegenstandes, die besonders auf der vollkommenen Analogie der haemolytischen mit den bacteriolytischen
Vorgängen beruht, veranlasste uns, den Mechanismus dieser Vorgänge eingehend zu untersuchen und aufzuklären. Wir konnten
nachweisen, dass die durch die Immunisirung erzeugte Substanz —
der Immunkörper — eine maximale chemische Verwandtschaft zu
den betreffenden Blutkörperchen besitzt. Diese Verwandtschaft beruht auf dem Vorhandensein einer specifisch bindenden Gruppe im
Molekül des Immunkörpers, welche auf eine entsprechende Gruppe
im Protoplasma der Erythrocyten eingestellt ist. Der Immunkörper
besitzt ausser dieser noch eine zweite bindende Gruppe, die einer
Gruppe eines normal im Serum vorhandenen, fermentartigen Körpers, des Complements (Addiments) entspricht. Vermöge dieser
beiden haptophoren Gruppen functionirt der Immunkörper als Bindeglied oder „Zwischenkörper", indem er die Wirkung des Complements auf die rothen Blutkörperchen überträgt.

Wir wollen im Folgenden stets, um eine grössere Kürze des
Ausdrucks zu ermöglichen, diejenige bindende Gruppe im
Protoplasmamolekül, an welche eine fremde, neu eingeführte Gruppe angreift, allgemein als „Receptor" bezeichnen. Die Seitenkette, welche also z. B. im Organismus das Tetanustoxin bindet, würde einen solchen Receptor darstellen. Das Tetanusantitoxin selbst ist nach der Seitenkettentheorie nichts Anderes,
als der im Ueberschuss erzeugte und ins Blut abgestossene Re-

ceptor. Ebenso ist derjenige Complex, der später als Immunkörper functionirt, vor seiner Abstossung ein Receptor.

Es hat sich nun im weiteren Verlauf der Untersuchungen
herausgestellt, dass die Function, eigenthümliche, dem Immunkörper analoge Antikörper zu erzeugen, nicht etwa auf Bacterien
und Erythrocyten beschränkt ist, sondern dass die verschiedensten
Ze.len, wenn sie im fremden Organismus zur Resorption gelangen,
Immunkörper auslösen, wie dies den Forderungen der Seitenkettentheorie entspricht. So war es möglich, gegen eine Anzahl anderer
thierischer Zellen specifisch wirksame Immunsera zu erhalten. Es
erzielten Landsteiner, Metschnikoff, Moxter ein Immunserum
gegen Spermatozoen, v. Dungern ein specifisches Serum, welches
auf Flimmerepithel wirkte, Metschnikoff ein Immunserum gegen
Leukocyten und Nierenepithel. Auch hier liess sich in den darauf
.untersuchten Fällen nachweisen (v. Dungern, Moxter), dass die
specifisch wirsamen Substanzen complexer Natur sind, aus einem
Immunkörper und entsprechendem Complement bestehen, und dass
der Immunkörper eine specifische Verwandtschaft zu den betreffenden Zellen besitzt.

Die hohe theoretische Bedeutung dieser Untersuchungen,
die der Immunitätsforschung ein neues Gebiet erschliessen, liegt
klar zu Tage, ob sie schon in näherer Zeit auch practische Erfolge bringen werden, ist allerdings noch abzuwarten.

Bei der Beschäftigung mit diesen Fragen wurden wir veranlasst, diese Versuche nach einer anderen Richtung hin zu übertragen, die uns von besonderer Bedeutung für das Verständniss
pathologischer Vorgänge erschien.

Die experimentelle Forschung hat sich vorläufig ausschliesslich
mit den Veränderungen des Serums beschäftigt, die eintreten, wenn
bei Thieren fremdartiges Zellmaterial zur Resorption gebracht

wird. Es handelt sich aber hier um eine Versuchsanordnung, die
keineswegs durch das Wesen der Sache begrenzt, sondern auf die
Willkür des Experimentators zurückzuführen ist, und die einer physiologischen Analogie naturgemäss entbehrt.

Für die Pathologie kommen in erster Linie solche Veränderungen in Betracht, die in Folge der Resorption des eigenen
Zellmaterials hervorgebracht werden können. Bietet sich doch
hierzu ausserordentlich oft die Veranlassung im Laufe von mancherlei Krankheiten. Wenn, um beim Blut zu bleiben, ein Mensch
eine erhebliche subcutane oder Höhlenblutung erleidet, wenn durch
bestimmte Blutgifte ein Theil seiner Blutkörperchen zerstört und
in Lösung gebracht wird, sind ganz wie im Experiment die Grund-
bedingungen gegeben für die reactive Bildung von Substanzen, die
specifische schädigende Beziehungen zu den Blutkörperchen besitzen.
Aehnliches kann aber auch für andere Gewebe gelten, indem jede
acute Atrophie eines Organparenchyms die Resorption von Zellmaterial und ihre Folgen veranlassen kann. Wenn spontan oder
unter dem Einfluss des Arsen grosse Lymphdrüsentumoren zur Resorption gelangen, wenn eine Struma unter dem Einfluss einer
specifischen Behandlung zur Einschmelzung kommt, wenn die weissen
Blutkörperchen unter der Einwirkung von Toxinen und anderen
Stoffen zum Zerfall gebracht werden, wenn durch den Verlauf gewisser Stoffwechsel- oder Infectionskrankheiten acute Atrophie der
Leber eintritt, könnte ja die Voraussetzung für die Entstehung
specifischer Zellgifte gegeben sein. Wir werden aber annehmen
müssen, dass diese Bedingungen im weiteren Sinne auch erfüllt
sein können, wenn es sich nicht um Atrophie eines einzelnen Or-
gans handelt, sondern wenn unter dem Einfluss bestimmter Allge-
meinkrankheiten lebhafte Einschmelzung von organisirtem Material
überhaupt stattfindet.

Es ist demnach für die Pathologie von grösster Bedeutung, zu ermitteln, ob die Resorption des eigenen Körpermaterials reactive Veränderungen hervorrufen kann, und welcher Art diese sind. Am einfachsten und dem Experiment am leichtesten zugänglich scheinen auch hier die Verhältnisse zu liegen, wie sie durch Resorption von Blutkörperchen entstehen. Wir stehen in diesem Fall vor einem gewissen Dilemma. Wenn ein bestimmtes Individuum stets, wenn ihm Blutkörperchen irgend einer anderen Species zugeführt werden, gegen jede dieser zugeführten Blutkörperchenarten ein specifisches Hämolysin producirt, so folgt es offenbar einer allgemeinen Gesetzmässigkeit. Es wäre unwahrscheinlich, dass dieses Gesetz, das für eine beliebig grosse Zahl von Fällen gilt, da, wo es sich um die eigenen Blutkörperchen handelt, auf einmal einfach aufgehoben sein sollte. Andererseits ist nicht zu verkennen, dass eine derartige Bildung hämolytischer Substanzen, die auf das eigene Blut des Thieres wirken, ein Vorgang wäre, der im höchsten Grade dysteleologisch erscheinen müsste. Wenn in einem Individuum z. B. nach Resorption einer grossen Höhlenblutung ein Blutgift entstehen sollte, das den Rest der Blutkörperchen zerstörte, so wäre dies ein Vorgang, den anzunehmen sich jeder sträuben würde, und der auch thatsächlich durch keine klinische Beobachtung bewahrheitet ist.

Es kann von vornherein nicht zweifelhaft erscheinen, dass der Organismus aus diesem Dilemma durch gewisse regulatorische Vorrichtungen gleichsam einen Ausweg sucht, die festzustellen von dem grössten Interesse sein muss. Allerdings bot die Bearbeitung dieser Frage zunächst nicht geringe Schwierigkeiten, an denen auch vereinzelte frühere Versuche in dieser Richtung (Belfanti und Carbone, Bordet) gescheitert sind.

Wir haben von vornherein bei unseren Versuchen den Grund-

satz befolgt, dass es nur dann möglich ist, Einblick in diese Vorgänge zu gewinnen, wenn man etwaigen Veränderungen des Blutes
und des Serums in continuirlichen, häufigen Untersuchungen nach-
geht. Da bei kleinen Thieren eine solche Möglichkeit beständiger
Blutentziehungen ausgeschlossen ist, haben wir zu den Versuchen
Ziegen als die geeignetsten Versuchsthiere ausgewählt.

Nachdem es feststand, dass eine einmalige Injection einer
grösseren Blutmenge ausreicht, um die specifisch hämolytischen
Substanzen des Serums zu erzeugen, haben wir unseren Versuchsthieren in der Regel auf einmal eine grössere Menge Ziegenblut
injicirt (800—900 ccm für eine Ziege von 35—40 kgr).

Um eine möglichst rasche Ueberschwemmung des Körpers mit
den Bestandtheilen der Blutkörperchen zu erzielen, wählten wir die
intraperitoneale Injection. In der gleichen Absicht haben wir es
auch für zweckmässig gehalten, nicht das intacte Blut zu injiciren,
sondern durch Wasserzusatz lackfarben gemachtes, indem wir von
der Voraussetzung ausgingen, dass die Blutkörperchen der eigenen
Species in der Bauchhöhle nur ganz langsam zerstört würden und
die Resorption in Folge dessen eine so allmähliche sein könnte,
dass hierdurch der „Ictus immunisatorius", um diesen Ausdruck
zu gebrauchen, Einbusse erleiden könnte. Von den so behandelten
Thieren haben wir vom 2. oder 3. Tag an Serumproben entnommen
und dieselben auf ihre lösende Wirkung dem Blut zahlreicher anderer Ziegen gegenüber untersucht. Wir verfuhren zu dem Behufe
so, dass wir, um zunächst etwaige Andeutungen von Hämolysinen
aufzufinden, einen Tropfen normales Ziegenblut in unverdünntes
Serum der behandelten Ziege einfliessen liessen und auf ein Auftreten von Rothfärbung achteten. Naeh positivem Ausfall dieser
Probe bestimmten wir das Hämolysin in der üblichem Weise, indem

wir 1 ccm einer 5 proe. Aufschwemmung von Ziegenblut in 0,85 proc. Kochsalzlösung mit absteigenden Mengen Serum versetzten und die Wirkung der verschiedenen Mengen feststellten.

Wir gehen nach diesen Vorbemerkungen zu unserem ersten positiven Versuch über (am 16. II. 1900). Es handelte sich um einen kräftigen Ziegenbock von 33,5 kg (Bock A), der 920 ccm Ziegenblut (gemischt aus dem Blut von Ziege No. 1, 2 und 3), durch Zusatz von 750 ccm Wasser lackfarben gemacht, intraperitoneal injicirt erhielt. Vom 2. Tag an wurden täglich kleine Mengen Blut zur Serumgewinnung entnommen. Niemals zeigte das Serum, wie wir eigentlich erwartet hatten, eine Spur von Hämoglobinfärbung. Schon am 2. Tag trat eine sehr geringe Lösungsfähigkeit auf gegenüber dem Blut der Ziegen No. 4 und 5. Ein Tropfen des Blutes, in das unverdünnte Serum des Bockes A einträufelt, erlitt eine partielle Lösung, so dass eine eben deutliche Rothfärbung des Serums nach der Sedimentirung der Blutkörperchen zurückblieb. Am 5. Tag war die Lösungskraft bedeutend gestiegen. 0,5 des Serums löste 1,0 ccm der 5 proe. Blutaufschwemmung der Ziege No. 4 vollständig auf. Am 7. Tag erreichte die Wirkung ihren Höhepunkt. 0,3 ccm des Serums löste (No. 4) complet, 0,07 eben noch merklich.

Da wir also Hämolysin in genügender Menge zur Verfügung hatten, stellten wir zunächst fest, ob dieses Hämolysin Ziegenblutkörperchen generell ohne Ausnahme löst. Wir constatirten hier zunächst, dass unter 9 Ziegen, die wir geprüft haben, weitaus die Mehrzahl gegenüber diesem Hämolysin erheblich empfindlich war. Wir konnten constatiren, dass unter diesen Ziegen No. 1, 2, 4, 5, 6, 9 stark empfindlich waren, andere besassen eine etwas geringere Empfindlichkeit (No. 3, 8) und nur eine einzige von ihnen

(No. 7), die vorher lange Zeit mit dem Presssaft aus Aalmuskeln behandelt war, zeigte eine geringe Empfindlichkeit, so dass selbst unverdünntes Serum keine starke Lösung hervorbrachte.

Nach diesen Resultaten war es von Wichtigkeit, festzustellen, wie sich die Blutkörperchen des Bockes selbst gegenüber dem Hämolysin des eigenen Serums verhalten. Wenn ein Tropfen Blut in vitro in das Serum gebracht wurde, trat auch nicht die Spur einer Lösung ein. Die Blutkörperchen des Thieres waren also, worauf ja schon das Fehlen einer Hämoglobinfärbung des frisch entnommenen Serums hinwies, gegen das Hämolysin des eigenen Serums vollkommen unempfindlich.

Wenn wir die specifischen Hämolysine, welche durch Injection des Blutes fremder Species erzeugt werden, als Heterolysine bezeichnen, so müssen wir das Hämolysin, welches in diesem Falle durch Injection des Blutes der eigenen Species erzeugt wurde, Isolysin benennen. Keineswegs handelt es sich aber hier, was besonders betont werden muss, um ein Autolysin, d. h. ein Lysin, welches die Blutkörperchen des Thieres selbst auflöst, in dessen Serum es circulirt.

Ein derartiges Verhalten ist aber durchaus nicht selbstverständlich und es entsteht die Frage, warum das Isolysin in diesem Falle nicht auch als Autolysin functionirt.

Die Toxine und auch die Hämolysine können nur wirken, wenn sie durch bestimmte haptophore Gruppen, die Receptoren, verankert werden und so die Wirkung des Giftes auf die Zellen, welche diese Receptoren besitzen, concentrirt wird. Fehlen diese Receptoren, so verliert das Gift seine Angriffsstelle. Da wir nun nachgewiesen haben, dass ein Hämolysin, resp. der Immunkörper desselben von den Erythrocyten verankert, gebunden wird, war die

Entscheidung dieser Frage eine ausserordentlich leichte. Wir haben zunächst für das Isolysin festgestellt, dass dasselbe sich wie ein typisches Hämolysin der bereits bekannten Arten verhielt. Es verliert seine Wirksamkeit durch halbstündiges Erwärmen auf 55⁰ (Zerstörung des Complements) und wird reactivirt durch Zusatz entsprechender Mengen normalen Ziegenserums.

Wir haben weiterhin festgestellt, dass der Immunkörper des Isolysins von den empfindlichen rothen Blutkörperchen in typischer Weise gebunden wird, dagegen nehmen die eigenen Blutkörperchen des immunisirten Thieres von dem Immunkörper in vitro nur Spuren auf, die noch hinter den geringen Mengen zurückbleiben, die von den wenig empfindlichen Blutkörperchen der Ziege No. 7 gebunden werden. Man kann diese Erscheinung ohne weiteres auf eine geringe mechanische Adsorption zurückführen. Wir sehen also, dass die eigenen unempfindlichen rothen Blutkörperchen nicht im Stande sind, den specifischen Immunkörper des Isolysins an sich zu reissen.

Dieses Resultat kann man entweder dadurch erklären, dass man annimmt, dass der Receptor in den Blutkörperchen überhaupt fehlt oder man könnte daran denken, dass die mangelnde Bindung darauf zurückzuführen wäre, dass die Blutkörperchen den Receptor zwar besitzen, dass aber dieser schon in der Blutbahn mit dem Immunkörper sich gesättigt hätte. In diesem Falle würde man aber zunächst nicht verstehen, warum die Blutkörperchen von dem gleichfalls kreisenden Complement nicht schon in der Blutbahn gelöst worden sind.

Weitere Gründe, die gegen diese Annahme sprechen, werden sich aus den folgenden Ausführungen ergeben, und wir wollen hier zunächst nur eine Thatsachenreihe besprechen, die nach unserer

Ansicht vollkommen beweist, dass die Unempfindlichkeit in diesem Falle auf ein **absolutes Fehlen der Receptoren** zurückzuführen ist. Nehmen wir an, dass ein beliebiges Toxin im Organismus Receptoren findet, die es verankern können, so werden die betreffenden Antikörper entstehen. Besitzt aber ein zweiter Organismus für das gleiche Gift keine Receptoren, so fehlt eben die erste Voraussetzung für die Antikörperbildung. Wir werden deshalb in dem Auftreten oder Nichtauftreten von Antikörpern eine Indication zu erblicken haben auf das Vorhandensein oder Nichtvorhandensein von Receptoren.

Was nun die Hämolysine im Allgemeinen anbetrifft, so gehören dieselben in die Reihe der Antikörper bildenden Gifte. So haben wir selbst nachgewiesen, dass die normalen Hämolysine des Hunde- und Ziegenserums im fremden Thierkörper Antihämolysine erzeugen. Es war nun die Frage, ob das Isolysin nach der Einführung in den Organismus anderer Ziegen im Stande wäre, Antiisolysin zu erzeugen. Um Material zu sparen, injicirten wir einer jungen Ziege (No. 10), deren Blutkörperchen, wie vorher nachgewiesen war, gegen das Isolysin stark empfindlich waren, mehrere Male grössere Mengen des Serums A. In der That trat ein Antikörper auf. Das durch die Behandlung erzielte Serum schützte in der Menge von 0,4 ccm empfindliche Ziegenblutkörperchen, die in 1 ccm 5 proe. Blutaufschwemmung enthalten waren, vor der Auflösung durch das Isolysin A (0,5 ccm). Dagegen waren die Blutkörperchen der kleinen Ziege (No. 10) selbst, nachdem sie durch mehrmaliges Auswaschen mit physiologischer Kochsalzlösung von dem Serum befreit waren, genau so empfindlich gegen das Isolysin, wie vorher. Es geht daraus hervor, dass das hier in Frage kommende Isolysin A, sobald es im Körper der gleichen Species Receptoren vorfindet, Antiisolysin bildet.

Wir können aus diesem Resultat mit Sicherheit schliessen, dass die Unempfindlichkeit der rothen Blutkörperchen nur dem Mangel an Receptoren für das Isolysin zuzuschreiben ist. Es muss ferner geschlossen werden, dass diese Receptoren auch in keinem anderen Gewebe des Bockes A vorhanden sind, also im ganzen Organismus desselben vollständig fehlen, da ja im anderen Falle eine Antiisolysinbildung hätte eintreten müssen.

Es war selbstverständlich, dass wir diese Versuche, um Zufälligkeiten auszuschliessen, an einer grösseren Anzahl von Thieren wiederholten, und es zeigte sich hierbei bald, dass zahlreiche und interessante Variationen in der Isolysinreaction bestehen.

Besonders bemerkenswerth erscheint eine Ziege B, die genau so vorbehandelt war, wie der beschriebene Bock A. Es schien hier zunächst, als ob der Versuch in principiell anderer Weise verlaufen würde, wenigstens konnten wir im Laufe der ersten 14 Tage auch nicht die Andeutung eines Isolysins beobachten. Die rothen Blutkörperchen des Thieres blieben dabei vollkommen empfindlich gegenüber dem uns von Bock A zur Verfügung stehenden Isolysin. Da trat am 15. Tage nach der Blutinjection kritisch im Serum der Ziege ein auf Ziegenblut wirkendes Haemolysin auf, welches etwa ebenso stark als das erst erhaltene Isolysin des Bockes A war. Die Blutkörperchen des Thieres selbst waren ganz wie im ersten Fall gegen das eigene Haemolysin unempfindlich, es handelt sich also auch hier um ein Isolysin, nicht um ein Autolysin. Die Empfindlichkeit des Blutes gegen das Isolysin A dauerte fort. Wir haben nun das Blut der Mehrzahl unserer Ziegen auf die Empfindlichkeit diesem Isolysin gegenüber untersucht und dabei die weitere Thatsache constatirt, dass sich das Blut einzelner Thiere, das gegen das Isolysin A hochempfindlich war, dem Isolysin B gegenüber sehr wenig empfindlich zeigte

und umgekehrt. Eine besondere Stellung nahm das Blut des
Bockes A ein. Es war gegen das Isolysin B ebenso vollkommen
unempfindlich, wie gegen das seines eigenen Serums.

Schon aus diesem differenten Verhalten des Blutes der verschiedenen Thiere den beiden Isolysinen gegenüber war zu schliessen,
dass diese beiden Isolysine wesentlich verschieden sein müssten.
In ganz sicherer Weise konnte dies dadurch erwiesen werden, dass
das schon erwähnte Antiisolysin A vollkommen wirkungslos war
gegen Isolysin B.

Die Differenz der beiden Isolysine wird auch weiterhin durch
die Verschiedenheit des Intervalls zwischen Blutinjection und Isolysinbildung illustrirt, das im einen Fall nur wenige Tage, im
zweiten 14 Tage betrug.

Es war nun gewiss eine auffallende Erscheinung, dass durch
die Injection von Ziegenblut zwei vollkommen verschiedene und
leicht zu unterscheidende Isolysine gebildet werden. Damit war
aber die Mannigfaltigkeit der Isolysine noch nicht erschöpft.

Bei einer dritten Ziege C (welche am selben Tage wie B dieselbe Menge des gleichen Blutes injicirt erhielt) trat am 7. Tage
eine Haemolysin C auf, welches wiederum von den Isolysinen A
und B verschieden war. Auch in diesem Falle charakterisirte sich
das Haemolysin als ein Isolysin, denn die Blutkörperchen des
Thieres waren wiederum vollkommen unempfindlich gegen dasselbe,
empfindlich aber gegen die Isolysine A und B. Aus dieser letzteren Thatsache allein ergiebt sich schon, dass das Isolysin C
wiederum von den Isolysinen A und B verschieden war. Besonders bemerkenswerth ist, dass die beiden Ziegen B und C, trotzdem sie gleichzeitig mit derselben Menge desselben Blutes injicirt
waren, verschiedene Isolysine lieferten. Diese Beobachtung erscheint deshalb von besonderer Wichtigkeit, weil sie zeigt, dass

die Beschaffenheit des gebildeten Isolysins von der Individualität des Versuchsthieres abhängig ist.

Sehr bemerkenswerth ist es, dass diese drei Isolysine (A, B, C) ausser Ziegenblutkörperchen auch diejenigen des Hammels zerstören. Es enthalten also die Erythrocyten des Hammels drei verschiedene Gruppen, welche mit denen der Ziegenblutkörperchen identisch sind, oder ihnen wenigstens sehr nahe stehen. Ein weiteres Isolysin D löst dagegen Hammelblutkörperchen nicht auf.

Nachdem wir so bei drei verschiedenen Ziegen drei Isolysine beobachtet haben, deren Verschiedenheit unter sich nachgewiesen werden konnte, dürfen wir keineswegs annehmen, dass hiermit alle Möglichkeiten schon erschöpft sind[1]). Vielmehr erscheint es höchst wahrscheinlich, dass man bei Fortführung der Versuche noch weitere Isolysine kennen lernen wird. Andererseits darf aber keineswegs vorausgesetzt werden, dass die Variation der Isolysine eine unbeschränkte sein wird. Es ist zu erwarten, dass bei genügend häufiger Wiederholung der Versuche schliesslich ein gewisser Cyclus von immer wiederkehrenden Typen sich erkennen lässt. Die Erreichung dieses Zieles wird aber dadurch recht langwierig, dass durchaus nicht in allen Fällen, in denen in der geschilderten Weise die Erzeugung eines Isolysins versucht wird, die Bildung eines solchen erfolgt. Wir haben eine Anzahl von Ziegen zu verzeichnen, an denen die Injection von Ziegenblut anscheinend spurlos vorübergegangen ist, darunter eine, der ihr eigenes Blut injicirt worden war.

---

1) Anmerkung bei der Correctur. Wir haben inzwischen ein viertes Isolysin D erhalten, welches vom Isolysin B und C dadurch zu unterscheiden ist, dass es die Blutkörperchen von B und C auflöst. Erythrocyten von A werden nicht gelöst, dagegen manifestirt sich der Unterschied gegen Isolysin A durch ein völlig differentes Verhalten gegenüber verschiedenen normalen Ziegenblutarten. Das Verhalten von Isolysin D gegen Hammelblut ist schon oben erwähnt.

Die Verschiedenheit der Isolysine in ihrer Abhängigkeit von dem injicirten Blut und der Individualität des Versuchsthieres, die Thatsache, dass stets ein Isolysin und kein Autolysin gebildet wird, die besonderen Bedingungen der Antiisolysinbildung, das Ausbleiben der Isolysinreaction in bestimmten Fällen, dies alles lässt die Probleme, welche sich an die geschilderten Thatsachen knüpfen, als sehr verwickelte erscheinen und macht es zunächst nothwendig, diese Probleme einer analytischen Betrachtung zu unterwerfen.

Jedes rothe Blutkörperchen enthält eine grosse Anzahl von Seitenketten mit haptophoren Gruppen, von denen jede mit geeigneten Receptoren im Thierkörper in Verbindung treten kann. Bezeichnen wir in unserem Fall eine beliebige derartige Gruppe der injicirten Ziegenerythrocyten als Gruppe α (einen entsprechenden Receptor als α-Receptor), so werden zunächst zwei Möglichkeiten vorhanden sein können. Die erste Möglichkeit ist die, dass im Organismus der Ziege, der das Blut injicirt worden ist, die α-Receptoren vollständig fehlen. Ist dieses der Fall, so fehlt auch die Voraussetzung für die Bildung jeden reactiven Productes, es wird also der Erfolg der Injection ein ganz negativer sein.

Ist dagegen die zweite Möglichkeit vorhanden, und sind im Körper des Thieres α-Receptoren zugegen, so sind wiederum zwei Fälle zu unterscheiden, die für den Verlauf der Reaction bestimmend sind. In dem einen Fall nämlich kann es sich handeln um das ausschliessliche Vorhandensein von α-Receptoren, während im zweiten Fall ausser diesen im Organismus selbst die gleiche Gruppe α sich vorfindet, die in den injicirten Blutkörperchen vorkommt.

Wir betrachten diese beiden Fälle gesondert und beginnen mit dem einfachsten Fall, dass nur der α-Receptor vorhanden ist. In diesem Fall sind die Bedingungen für eine Haemolysinbildung gegeben, und es wird die Besetzung, Ueberregeneration und endliche Abstossung des α-Receptors als Immunkörper statt-finden. Dieser neugebildete Immunkörper wird im Verein mit dem Complement, das ja stets normal vorhanden ist, alle und nur die-jenigen Ziegenblutkörperchen auflösen, die die Gruppe α enthalten. Da aber nach unserer Voraussetzung diese Gruppe α im Organis-mus des Thieres selbst vollkommen fehlt, findet der Immunkörper hier keinerlei Angriffsstelle. Es wird eine ungehinderte Anhäufung derselben im Blute stattfinden, die dem Organismus selbst nicht den geringsten Nachtheil bringt. Dieser hier besprochene Fall ist aber derjenige, welcher in den von uns beschriebenen Bei-spielen der Isolysinbildung vorliegt, denn er ist der einzige, der die Bedingungen für die dauernde Existenz eines freien Haemolysins erfüllt.

Ganz anders ist der Verlauf, wenn der an zweiter Stelle an-geführte Fall eintritt, dass die Gruppe α der fremden Blutkörper-chen, welche in die Receptorgruppe eingreift, auch im Organismus des Versuchsthieres selbst vertreten ist, in den Blutkörperchen des Thieres und in dessen Geweben sich vorfindet. Es wären also hier in einem und demselben Organismus Gruppen vorhanden, die von vornherein auf einander eingestellt sind.

Ein prägnantes Beispiel dieser Art ist darin zu erblicken, dass im Organismus gleichzeitig die Labgruppe und die Antilab-gruppe vorkommen können. Wir glauben sogar, dass dieses gleich-zeitige Vorkommen solcher correspondirender Gruppen eine ganz häufige Erscheinung im Haushalt des Organismus ist, und dass es besonders in den Fällen Platz greift, wo eine bestimmte Zelle in ihrer Ernährung abhängig ist von den Producten einer andersartigen Zelle[1].

---

[1] Im Gegensatz hierzu werden wir die singulären haptophoren Gruppen da anzunehmen haben, wo dieselben bestimmt sind, gewisse exogene, aus der

50   P. Ehrlich und J. Morgenroth,

Ist also dieser Fall gegeben, d. h. ist die Gruppe α neben der Receptorgruppe schon im Organismus vertreten, so wird die erste Phase ebenso verlaufen, wie im ersten Fall. Es wird eine Bindung, Regeneration und Abstossung des Receptors als Immunkörper erfolgen. Der Unterschied des Verlaufs macht sich aber in einer zweiten Phase dadurch geltend, dass die abgestossenen Receptoren von der Gruppe α aufgenommen werden.

Diese Aufnahme könnte unter gewissen Bedingungen, wenn nämlich die Abstossung der Receptoren als Immunkörper so plötzlich und massenhaft erfolgt, dass dieselben den Körper überschwemmen, einen schweren Schaden hervorrufen, indem die rothen Blutkörperchen die Receptorgruppe verankern und dann durch das stets vorhandene Complement aufgelöst werden. Es könnte also in diesem Fall ein Autolysin auftreten. Eine solche Wirkung muss jedoch keineswegs nothwendig stattfinden. Sie kann dadurch aufgehoben werden, dass zunächst nur kleine Mengen des frei gewordenen Receptors (Immunkörpers) an die Gewebe gelangen, die reactiv die Neubildung und Abstossung der correspondirenden Gruppe α bewirken, welche dann als Antiautolysin circulirt und das weiterhin gebildete Autolysin von den Blutkörperchen ablenkt.

Nahrung stammende Complexe zu fangen. Für den Vorgang der Immunisirung ist es ausschlaggebend, ob als Receptor eine singuläre Gruppe fungirt oder eine mit einer anderen correspondirende. Der erste Fall trifft wohl bei den Toxinen zu und erlaubt eine ausserordentliche Steigerung der Antitoxinproduction, die ja durch keine regulative Einrichtung in Schranken gehalten wird. Ist dagegen die Gegengruppe im Organismus vorhanden, so wird durch die secundäre Beeinflussung eine regulatorische Neubildung derselben eintreten. Hierin dürfte auch der Grund liegen, dass es nicht möglich erscheint, die Antilabbildung zu einer beliebigen Höhe zu steigern. Das Antilab findet im Organismus die ihm correspondirende Labgruppe normalerweise vor und veranlasst deren Neubildung und Abstossung. Als ein Resultat dieses Wechselspiels erscheint es auch, dass man bald im Serum eines normalen Thieres freies Antilab findet, und dass bald durch den Harn Lab ausgeschieden wird.

Wie dem aber auch sei, ob eine Schädigung des Organismus auftritt bei einer acuten Ueberschwemmung mit dem abgestossenen
Receptor, oder ob dieselbe durch langsamen Verlauf hintangehalten
wird, der Endeffect in dem 2. Fall wird regelmässig in dem Auftreten eines Antiautolysins bestehen.[1])

Die drei Möglichkeiten, die sich aus der Injection des Blutes
der eigenen Species ergeben, sind also: 1. das Ausbleiben jeglicher Hämolysinbildung, 2. die Bildung eines Isolysins,
3. die Entstehung von Antiautolysin.

Jede haptophore Gruppe der rothen Blutkörperchen — und
wir haben Veranlassung, bei jedem Erythrocyten einer jeden Thierspecies eine grosse Zahl differenter Gruppen anzunehmen — wird
im Thierkörper nach dem aufgestellten Schema reagiren müssen.
Es ergiebt sich hieraus eine grosse Zahl der Mannigfaltigkeit der
möglichen Fälle. Besitzt z. B. ein injicirtes rothes Blutkörperchen
3 haptophore Gruppen α, β, γ, so kann z. B. α ein Isolysin,
β eine Antiautolysin auslösen, während γ überhaupt keinen Effect
macht.

Das Problem wird hierdurch ausserordentlich complicirt. Es
ergiebt sich eine Fülle von Variationen, deren erschöpfende Untersuchung viel Zeit und Arbeit erfordern dürfte. Die von uns auf-

---

1) Diese hier besprochenen beiden Fälle sind von allgemeiner Bedeutung
für die Existenz eines Hämolysins überhaupt und determiniren auch die Bedingungen, unter denen die Hämolysine des normalen Serums existenzfähig
sind (s. auch II. Mittheilung SS. 16—34). Die Thatsache, dass ein normales
Hämolysin die Blutkörperchen fremder Species auflöst, die eigenen verschont,
dass z. B. das Hundeserum Meerschweinchenblut, Rattenblut, Kaninchenblut,
Ziegenblut, Hammelblut etc. auflöst, nicht aber Hundeblut, stellt nur einen
Einzelfall des oben abgeleiteten allgemeinen Gesetzes dar, dass im Organismus
Autolysine nicht existenzfähig sind. Denn das Vorhandensein von Receptoren,
welches die Voraussetzung der Autolysinwirkung wäre, würde, falls Autolysine
auftreten, baldigst eine Compensation durch Antiautolysinbildung herbeiführen.

gestellten 3 Schemata reichen aber vollkommen aus, unsere bisherigen Beobachtungen zu erklären. Die Verschiedenheit der drei
beobachteten Isolysine ist auf die Action dreier verschiedener haptophoren Gruppen der rothen Blutkörperchen zurückzuführen und
die Thatsache, dass ein und dasselbe Blut, zwei Thieren injicirt,
verschiedene Isolysine hervorruft, findet ihre Erklärung in der individuellen Verschiedenheit der Receptoren. Die Abwesenheit entsprechender Receptoren entspricht dem Ausbleiben jeder Isolysinreaction.

Dagegen ist es uns bis jetzt nicht gelungen, die theoretisch
mögliche Anwesenheit von Antiautolysinen in einem Falle nachzuweisen. Hierzu müsste man zunächst das entsprechende Autolysin in Händen haben. Ein solche Möglichkeit wäre aber nur in
dem besonders günstigen Fall denkbar, dass das betreffende Autolysin zu einer gewissen Zeit kritisch und in grossen Mengen producirt würde, was in den von uns beobachteten Fällen sicher nicht
zutraf. Wir waren deshalb gezwungen, einen anderen Weg zum
Nachweis eines solchen Antikörpers zu versuchen. Wir kennen ja
eine Reihe von Hämolysinen, welche Ziegenblut lösen und welche
also auch in eine bestimmte haptophore Gruppe der Ziegenblutkörperchen eingreifen. Es ist nun denkbar, dass eine dieser haptophoren Gruppen identisch sein könnte mit der des gesuchten Auto-
lysins, und dass ein Antiautolysin in diese eingreift.[1]

Wir haben nach dieser Richtung hin eine Anzahl von Versuchen
angestellt und die Einwirkung des inactivirten Serums unserer
Ziegen auf die Ziegenblut lösende Wirkung des Serums des Hundes,

---

1) Für die Vielheit der bindenden Gruppen eines Blutkörperchens giebt
das Blut des Bockes A ein gutes Beispiel. Das Blut ist gegen die besprochenen
Isolysine unempfindlich. Aber unabhängig davon bewahrt es volle Empfindlichkeit gegen Hämolysine anderen Ursprungs (Schweineserum, Gansserum,
specifisches Gansserum vom Kaninchen).

Schweines, der Gans und eines mit Ziegenblut vorbehandelten Kaninchens geprüft, jedoch ohne positives Resultat. Daraus lässt sich natürlich nicht der Schluss ziehen, dass in diesen Fällen Antiautolysine überhaupt nicht vorhanden sind. Vielmehr werden wir die Versuche weiterhin nach Möglichkeit ausdehnen und variiren, bis uns ein günstiger Zufall ein passendes Haemolysin finden lässt.

Vielleicht die wichtigste der sich hier eröffnenden Fragen ist die, ob der Mangel der bindenden Gruppen der rothen Blutkörperchen präformirt ist oder ob es sich hier um ein neues Regulationsvermögen des Organismus handelt, das im höchsten Grade zweckmässig wäre, um auch ohne Bildung von Antiautolysinen den Körperbestand zu schützen.

In einem Falle (Ziege E) schien es allerdings, als ob die Unempfindlichkeit erst in Folge der Blutinjection eingetreten sei. Es handelte sich um eine Ziege, die wiederholt injicirt worden war, deren Blutkörperchen primär gegen das Isolysin A und B empfindlich waren. Nach der Injection entstand eine vollständige Unempfindlichkeit gegen das Isolysin B, während die Empfindlichkeit gegen Isolysin A erhalten blieb. Ein Isolysin trat in diesem Falle nicht auf, so dass, falls Zufälligkeiten ausgeschlossen sind, es den Anschein hätte, als ob hier unter dem Einfluss der Blutinjection direkt eine Veränderung oder Vernichtung der bindenden Gruppen eingetreten sei.

Auch die vollkommene Unempfindlichkeit des Bockes A gegen das Isolysin B dürfen wir wohl zunächst als eine secundäre, im Anschluss an die Behandlung eingetretene, ansehen, da wir bis jetzt unter den vielen untersuchten normalen Ziegen keine einzige mit rothen Blutkörperchen angetroffen haben, die vollkommen unempfindlich gegen Isolysin A oder B waren.

Diese Vorgänge bedürfen noch weiterer umfangreicher Untersuchungen, mit denen wir noch beschäftigt sind.

Zum Schluss möchten wir noch darauf hinweisen, dass der von uns betonte Unterschied zwischen Isolysinen und Autolysinen einige neuere Bestrebungen, die auf die Aufklärung gewisser pathologischer Vorgänge und besonders der Autointoxicationen beim Menschen gerichtet sind, als einigermaassen bedenklich erscheinen lässt. Man hat vielfach. constatirt, dass das Serum, die Secrete und Excrete des kranken Körpers im Thierversuch giftig wirken und hat daraus geschlossen, dass dieselben Stoffe, die dieser Giftwirkung zu Grunde liegen, auch im Organismus des Kranken eine schädliche Wirkung ausüben müssten. Dieser Schluss ist nach den vorausgehenden Ausführungen nicht ohne weiteres zwingend. Wenn z. B. das Serum eines Scharlachkranken für Meerschweinchen besonders giftig ist, so kann dasselbe Serum für den Menschen absolut ungiftig sein, besonders für den Kranken selbst. Sogar wenn man nachweist, dass das Serum von Anaemischen die Blutkörperchen anderer Individuen auflöst, so ist nach dem ausgeführten nicht bewiesen, dass diese Fähigkeit für die Entstehung der Anaemie von Bedeutung war, ja im Gegentheil, es ist äusserst wahrscheinlich, dass dieses Haemolysin nur ein Isolysin, kein Autolysin ist.!

Die vorstehenden Untersuchungen dürften gezeigt haben, wie complicirt sich die Verhältnisse gestalten müssen, wenn das Material des eigenen Körpers zur Resorption gelangt. Wenn man aber das Resultat derselben verallgemeinern darf, kann man schliessen, dass eine derartige Resorption, die, wie schon in der Einleitung ausgeführt, auf die verschiedenartigsten Zellen sich erstrecken kann und in zahlreichen Fällen vorkommt, zu einer dauernden Schädigung des Organismus durch reactive Producte im Allgemeinen nicht führen wird. Erst wenn die internen Regulationsvorrichtungen nicht mehr intact sind, können schwere Gefahren auftreten. Man wird zur Erklärung vieler Krankheitserscheinungen nothwendigerweise in Zukunft dem möglichen Versagen der internen Regulation dieselbe Beachtung schenken müssen, wie der Einwirkung direct schädlicher exogener oder endogener Substanzen.

IV.

Beiträge zur Immunitätslehre.[1]

Von

Dr. Freiherrn **v. Dungern,**

Privatdocent an der Universität Freiburg i. Br.

A. Neue Experimente zur Seitenkettentheorie.

Durch die Bindungsversuche von Ehrlich und Morgenroth[2] ist mit Sicherheit gezeigt worden, dass die zur haemolytischen Wirkung nothwendigen, von Bordet zuerst nachgewiesenen beiden Componenten eines Immunserums, der Immunkörper, wie er auch nach der Erwärmung auf 56° bestehen bleibt, und das Complement (Addiment), welches auch im normalen Serum vorhanden ist, unter bestimmten Bedingungen ungebunden nebeneinander im Serum bestehen können. Der specifisch zugehörige Immunkörper besass eine starke Affinität zu den rothen Blutzellen, er wurde von denselben schon bei 0° gebunden und so von dem im Serum zurückbleibenden Complement getrennt. Das Complement wurde von den Erythrocyten nur bei höherer Temperatur aus dem Blutserum herausgenommen und auch nur dann, wenn zu gleicher Zeit Immun-

---

1) Separatabdruck aus der Münchener med. Wochenschr. No. 20. 1900.
2) Siehe SS. 1—34.

körper vorhanden war, ohne denselben aber von den Blutkörperchen
nicht im geringsten gebunden. Da also das Complement für sich
allein der mangelnden Affinität wegen nicht wirkte und auch die
Bindung des Immunkörpers ohne Complement keine Haemolyse
hervorrief, so war die verständlichste Erklärung für diese Thatsachen
die, dass nur das Complement die Auflösung bedingt, aber erst
durch die Vermittlung des Immunkörpers angreifen kann.

Gegen die entgegengesetzte Annahme, dass der Immunkörper
unabhängig vom Complement an die Substanz des Erythrocyten
herantritt, dieselbe aber so verändert, dass sie jetzt das Complement bindet, wie sie z. B. von Bordet[1]) gemacht wird, lässt sich
vor Allem einwenden, dass thatsächlich ein Zusammenhang zwischen
Immunkörper und Complement der gleichen Thierart besteht.

Ein auf 56⁰ erwärmtes und dadurch inactivirtes Immunserum
wird nämlich immer dann wirksam, wenn das frische Blutserum
eines Thieres zugesetzt wird, das derselben Art angehört, wie dasjenige, welches den Immunkörper producirt hat.   Die Complemente
anderer Thierarten reactiviren den Immunkörper dagegen in der
verschiedensten Weise.

Das Ergebniss der Bindungsversuche liess sich sehr gut mit
den Forderungen der Seitenkettentheorie in Einklang bringen.   Der
Immunkörper ist nichts Anderes als eine Seitenkette mit zwei haptophoren Complexen, die übermässig producirt in's Blut abgestossen
ist.   Die eine haptophore Gruppe besitzt grosse chemische Verwandtschaft zu dem entsprechenden haptophoren Complex des Erythrocyten, sie dient im gewöhnlichen Zellleben dazu, Nahrungsstoffe
mit entsprechenden haptophoren Gruppen an die Zellen zu binden.
Die andere haptophore Gruppe ist im Stande, im Serum verhan-

---

1) Annales de l'Institut Pasteur 1899. No. IV.

denes Complement mehr oder weniger vollständig zu verankern;
sie ist wohl dazu bestimmt, das fermentartig wirkende Complement
aus dem Blutplasma herbeizuschaffen, welches die Assimilation
mancher Nahrungsstoffe durch Zerkleinerung grosser Moleküle erst
ermöglicht.

Dieser Anschauung könnte man eine andere Auffassung entgegensetzen. Es wäre auch denkbar, dass die Zelle als solche die
beiden für die Haemolyse nothwendigen Componenten, den Immunkörper und das Complement, gleichzeitig und im Zusammenhang
producirt, derart, dass sie bei der Verarbeitung der verankerten
Stoffe ihren jeweiligen Bedarf an Complement durch eigene Thätigkeit deckt und nicht auf den Bedarf von aussen her aus dem Blutplasma angewiesen ist. Auf die Schwierigkeiten, welche die Annahme eines solchen complexen Systems von zwei in innigem Zusammenhang und doch wiederum so leicht dissociationsfähigen
Gliedern bietet, braucht hier nicht näher eingegangen zu werden,
da die Experimente, wie später gezeigt werden soll, diese Möglichkeit überhaupt ausschliessen.

Ist dagegen die Seitenkettentheorie richtig, so werden wir erwarten müssen:

1. Dass Immunkörper und Complement sich nicht in äquivalenten Verhältnissen im Immunserum vorfinden, sondern quantitativ von einander unabhängig sein können.

2. Dass dieselbe Gruppe des rothen Blutkörpers, welche bei
der Haemolyse mit dem Immunkörper in Verbindung tritt, auch
zur Production des Immunkörpers Veranlassung giebt.

3. Dass die Zellen, welche mit derartigen complexen Seitenketten versehen sind, durch die Anwesenheit der complementophilen Gruppen befähigt sind, Complemente dem Blutserum zu entziehen.

Nach diesen Richtungen hin habe ich Versuche angestellt.

1. Die Frage, ob bei der Immunitätsreaction nur der inactive Immunkörper producirt wird und erst secundär mit dem im Blute vorhandenen Complement zusammentritt oder ob beide Substanzen gemeinsam in die Circulation gelangen, kann unter günstigen Bedingungen durch eine genaue quantitative Analyse des Immunserums auf Immunkörper und Complement experimentell beantwortet werden.

Ich habe daher eine Reihe von Kaninchen mit Rinderblut, Kuhmilch, von Rindern stammendem Trachealepithel vorbehandelt und die so gewonnenen haemolytischen Immunsera genau auf ihren Gehalt an Immunkörper und Complement untersucht. Als Reagens dienten immer, dem Ausgangsmaterial entsprechend, Rindererythrooyten. Die Versuchsanordnung war stets die gleiche: Die verschiedenen Blutsera wurden in abgestuften Mengen mit je $1/2$ ccm eines mit 8 p. M. NaCl-Lösung verdünnten 5 proc. Rinderblutes zusammengebracht, die Mischungen dann bei 37^0 gehalten und nach 2 Stunden auf Haemolyse geprüft. Es liess sich dann leicht zeigen, dass eine Aequivalenz zwischen Immunkörper und Complement im Immunserum durchaus nicht besteht.

Wäre eine solche vorhanden, so müsste der Immunkörper im frischen Immunserum mit Complement gesättigt sein und daher durch weiteren Zusatz von Complement nicht wirksamer werden. Die Versuche bewiesen das Gegentheil, die haemolytische Wirkung der Immunsera wurde durch Zusatz von normalem Kaninchenserum, das für sich allein in den angewandten Dosen nicht die geringste Auflösung der Rinderblutkörper hervorrief, in einzelnen Fällen ganz ausserordentlich verstärkt. War das frische Serum eines mit Rinderblut vorbehandelten Kaninchens z. B. im Stande, die 10fache Menge 5 proc. Rinderblutes vollständig lackfarben zu machen, so

vermochte es bei genügendem Complementzusatz die 320 fache
Menge vollkommen aufzulösen.

Vergleicht man die einzelnen Immunsera untereinander, so
erweist sich die Verstärkung der haemolytischen Wirkung durch
Complementzusatz um so grösser, je mehr Immunkörper vorhanden ist.

Die Versuche liefern demnach den Nachweis, dass
der Immunkörper quantitativ vollkommen unabhängig
vom Complement ist.

Wir können nun aber noch weiter gehen und auch die Menge
des Complementes quantitativ genau feststellen, welche das Normalserum einerseits, das Immunserum andererseits enthält.

Der Complementgehalt der einzelnen Normalsera wurde durch
Prüfung mit einem Blutimmunkörper bestimmt, dessen Menge immer
genau dieselbe war. Zur Aufstellung eines solchen Stan-
dardserums darf nur die Wirkung des mit Complement gesättigten Immunkörpers als Maassstab gebraucht werden,
da gleiche Mengen Immunkörper bei verschiedenem Complementgehalt verschieden wirksam sind. Bei allen Prüfungen auf Complementgehalt habe ich immer soviel inactivirtes
Blutimmunserum zugesetzt, dass der Immunkörper das 16 fache der
vorhandenen Blutmenge auflösen konnte, wenn er mit Complement
gesättigt war.

Die Experimente bewiesen, dass der Complementgehalt des
normalen Kaninchenserums ziemlich constant und auch bei verschiedenen Thieren erheblichen Schwankungen nicht unterworfen
ist. Bei der angegebenen Versuchsordnung trat die totale Auflösung in allen Fällen bei Zusatz von $1/40$ bis $1/20$ ccm Normalserum ein. Das Kaninchenblut ist demnach auf eine bestimmte
Complementmenge eingestellt.

Der Complementgehalt der Immunsera konnte dadurch bestimmt werden, dass die haemolytische Wirkung derselben in ganz
frischem Zustande mit ihrer blutlösenden Action nach der Inactivirung durch 20 Minuten langes Erwärmen auf 56° bei Zusatz verschiedener Mengen von normalem Kaninchenserum, dessen Complementgehalt bekannt war, verglichen wurde.

Das Serum der mit Rinderblut behandelten Kaninchen, bei dem wir ja einen so grossen Ueberschuss an
Immunkörper nachgewiesen haben, zeigte nun, 1, 2, 3, 4
und 11—14 Tage nach der Injection geprüft, in keinem
einzigen der zahlreichen Fälle auch nur die geringste Zunahme an Complement. Da nun die haemolytische Wirkung
vom Immunkörper nur soweit bedingt wird, als sich dieser mit dem
Complement zu der wirklich activen Verbindung vereinigen kann,
so sehen wir die eigenthümliche Erscheinung, dass die haemolytische Wirkung des frischen Immunserums nur bis zu einer gewissen Grenze, welche durch den Complementgehalt des normalen
Blutserums gegeben ist, gesteigert werden kann.

Alle weiteren Mengen von Immunkörper, die im Verlauf der
Immunitätsreaction gebildet werden, bleiben daher latent und entfalten ihre Wirkung erst dann, wenn der Immunkörper künstlich,
sei es im Reagensglas durch Zusatz von Normalserum, oder experimentell durch Einführung in einen passenden Thierkörper, mit
grösseren Complementmengen in Verbindung gebracht wird[1]).

Das Immunserum unterscheidet sich von dem nor

---

1) Auch die früheren Beobachtungen, wie die von R. Pfeiffer am
Choleraserum, meine eigenen am Epithelimmunserum, sowie die von Moxter
am Antispermatozoenserum, nach denen an und für sich wenig oder gar nicht
wirksame Immunsera nach Einführung in den passenden Thierkörper ihre volle
Wirksamkeit zeigen, sind auf relative Armuth an präformirtem Complement zu
beziehen.

malen, also einzig und allein durch seinen Gehalt an inactivem Immunkörper. Es wird demnach bei der Immunitätsreaction nur inactiver Immunkörper von den Zellen im Ueberschuss
geliefert, ein Ergebniss, das auf Grund der Seitenkettentheorie ohne
Weiteres verständlich ist, wenn wir annehmen, dass die Production
des Complementes unabhängig von der Bindung der eingeführten
Substanz durch die Seitenketten erfolgt und wohl auf andere Zellgebiete zurückzuführen ist. Uebersteigt die Bildung und Abstossung
der betreffenden Seitenketten eine gewisse Grenze, so finden sie im
Blute kein Complement mehr vor, dessen haptophore Gruppe noch
verfügbar wäre. Es tritt dann die geschilderte Disproportionalität
zwischen Immunkörper und Complement ein. Am deutlichsten
wird dieselbe in denjenigen Fällen sein, bei denen das Normalserum nur wenig Complement enthält, und eine erhebliche Production von Immunkörper erreicht werden kann.

2. Versuche, die ich in einer früheren Mittheilung über globulicide Wirkungen des thierischen Organismus[1]) beschrieben habe,
führten mich zu der Anschauung, dass der Immunkörper sich mit
einer besonderen Gruppe der rothen Blutkörper verbindet und dadurch die Auflösung derselben einleitet. Diese Auffassung gründete
sich auf die Thatsache, dass zwischen Erythrocyt und zugehörigem
Immunkörper eine specifische Affinität besteht, die sowohl bei der
Entstehung wie bei der Wirkung des Immunkörpers dieselbe sein
muss. Nach der Seitenkettentheorie ist diese specifische Affinität
gerade die treibende Kraft, welche einerseits bei der Haemolyse
den Immunkörper und mit ihm das Complement an das Blutkörperchen fesselt und andererseits die betreffende haptophore
Gruppe des Erythrocyten an die präformirte Seitenkette verankert,

---

1) Münch. med. Wochenschr. 1899, No. 13 u. 14.

die später als Immunkörper in's Blut abgestossen wird. Den
Gegnern dieser Anschauung wird man immerhin zugestehen müssen,
dass die Beweisführung gerade bei so complicirten Vorgängen, wie
sie nach der Einverleibung von Blut an den Zellen auftreten
werden, keine ganz zwingende zu sein braucht. Man könnte, wenn
man auf eine Erklärung der Specifität verzichten will, auch annehmen, dass die Immunitätsreaction auf der Steigerung der normalen Function bestimmter Zellen beruht, deren Producte producirt
werden, ohne dass eine bestimmte Gruppe in die entsprechende
einschnappen muss.

Es musste daher von grossem Interesse sein, durch das Experiment nachzuweisen, dass thatsächlich diejenige Gruppe, welche
bei der Haemolyse mit dem Immunkörper in Verbindung tritt,
auch zur Production des Immunkörpers Veranlassung giebt. Dieser
Beweis war dadurch zu erbringen, dass man das Blut zusammen
mit inactivirtem Blutimmunserum injicirte.

Entsteht der Antikörper unabhängig von der Gruppe, an
welcher der Immunkörper angreift, so wird die Immunitätsreaction
genau ebenso erfolgen müssen, ob das eingeführte Blut mit Immunkörper beladen ist oder nicht. Ist die Production des Immunkörpers aber ausschliesslich an den Molcülceomplex gebunden, der
zum Immunkörper specifische Affinität besitzt, so wird bei genügendem Zusatz von inactivirtem Blutimmunserum kein Immunkörper gebildet werden können, da diese Gruppe schon durch
Immunkörper besetzt ist und den Zellen daher keinen Angriffspunkt mehr bietet.

Die Versuche bestätigen die letztere Annahme vollkommen.
Injicirte man das Blut mit Immunkörper gesättigt, so
entstand bei dem Versuchsthier gar kein Immunkörper,
während ein Controlkaninchen, dem genau die gleiche Menge

Rinderblut (30 ccm) nur ohne Immunkörper injicirt wurde, soviel
producirte, dass sein Serum 11 Tage nach der Injection im Stande
war, bei genügendem Complementzusatz die 8 fache Menge Vollblut vollständig aufzulösen.

Diese Thatsache spricht auch, wie viele andere, gegen die Auffassung, dass die Immunkörper, oder auch die analogen Antitoxine
nicht ein Reactionsproduct des Organismus sind, sondern durch
Modification aus den eingeführten Substanzen hervorgehen, eine
Anschauung, die noch von hervorragender Seite vertreten wird.

Auf Grund der Seitenkettentheorie ist die Erscheinung dagegen vollkommen verständlich. Da die betreffenden, sonst Immunitätsreaction auslösenden Gruppen der Erythrocyten schon mit
Immunkörper gesättigt sind, so können sie auch von den, dem
Immunkörper völlig gleichartigen Seitenketten der Zellen nicht mehr
gebunden werden.

3. Nach den Versuchen von Ehrlich und Morgenroth be-
sitzen die Erythrocyten des Hammels gar keine Affinität zum
Complement des normalen Ziegenserums. Nimmt man statt des
Hammelblutes Rinderblutkörper und lässt dieselben auf Kaninchenblutserum einwirken, so beobachtet man ganz genau die gleiche
Erscheinung, das Kaninchenblutserum zeigt, wenn nach längerem
Contact mit den rothen Blutkörperchen centrifugirt wird, gar keine
Abnahme des Complementgehaltes. Werden dagegen andere
Zellen, z. B. Flimmerepithelzellen aus der Trachea des Rindes,
mit Kaninchenserum zusammengebracht, so ist das Er-
gebniss jetzt das entgegengesetzte, das Complement
nimmt ab und verschwindet unter Umständen ganz aus
dem Serum. Ebenso wie durch Flimmerepithelzellen des Rindes
verliert das Kaninchenserum auch durch andere Zellen Complement.
Sämmtliche zur Untersuchung benützten Organe, Leber, Milz, Niere,

Hoden, Lunge, Gehirn verschiedener Säugethiere und Vögel und
ebenso auch Hefezellen und Spaltpilze waren im Stande, das
Kaninchenserum mehr oder weniger complementarm zu machen.
Besonders bemerkenswerth ist aber die Thatsache, dass auch die
Körperzellen des gleichen Thieres dieselbe Erscheinung bedingen.

Bei genauer quantitativer Untersuchung zeigten sich deutliche
Unterschiede. So waren z. B. Milz und Niere der Ratte wirksamer
als die gleichen Organe des Meerschweinchens, während das Lebergewebe bei beiden Thierarten gleichmässig wirkte; Milz und Niere
nahmen bei der Ratte mehr Complement aus dem Kaninchenserum
heraus als die gleiche Menge Lebergewebe, beim Meerschweinchen
dagegen die Leber mehr als die Milz, und diese wieder mehr als
die Niere. Virulente Choleravibrionen übten eine etwa 4 fach geringere Wirkung aus, als die gänzlich unvirulente Cholera Kalkutta.
(Die Zahl der wirksamen Individuen konnte allerdings nicht berücksichtigt werden.) Hefezellen waren schwach, Milzbrandbacillen
stark wirksam. Bei Milzbrandbacillen habe ich auch den Einfluss
der Erwärmung auf die Eigenschaft, dem Kaninchenserum Complement zu entziehen, geprüft und gefunden, dass dieselbe durch
20 Minuten langes Erwärmen der Milzbrandbacillen auf 56° nicht
aufgehoben, durch kurzes Erhitzen auf 98° dagegen zerstört wird.
Gerade diese Thatsache weist darauf hin, dass das Verschwinden
des Complementes aus dem Kaninchenserum durch labile organische
Verbindungen bedingt ist und mit dem Salzgehalt nichts zu thun hat.

Die Fähigkeit der Zellen, das Kaninchenserum complementarm zu machen, geht aber nicht nur durch hohe Temperatur verloren, sie kann auch dadurch verschwinden, dass die betreffenden Zellen vor der Einführung in das Kaninchenserum schon in anderem Serum verweilt haben. Wenn man
z. B. 1 g fein zerriebenes Nierengewebe vom Rind in 2 ccm

Rinderserum bringt, nach einer halben Stunde bei 37⁰ das Rinderserum durch Centrifugiren entfernt und jetzt 2 ccm Kaninchenserum zusetzt, so zeigt dieses nach einer halben Stunde bei 37⁰
bei der Prüfung mit Rinderblutimmunkörper keine Abnahme des
Complementgehaltes, während eine solche eintritt, wenn bei sonst
völlig gleichem Verfahren statt des Rinderserums 8 prom. NaCl-
Lösung verwandt wird.

Die Vorgänge sind am besten dadurch zu erklären, dass die
betreffenden Zellen im Gegensatz zu den Erythrocyten Gruppen
besitzen, welche zu dem den Rinderblutimmunkörper reactivirenden
Complement grosse chemische Verwandtschaft haben. Die Affinität
der Zellen zum Complement kann sogar grösser sein als diejenige
zu einem Immunkörper, der gegen andere Zellen der gleichen
Thierart gerichtet ist. Setzen wir z. B. Flimmerepithelzellen aus
der Trachea des Rindes dem Immunserum von Kaninchen zu, die
mit Rinderblut vorbehandelt sind, so wird bei geeigneter Versuchsanordnung der Immunkörper nur partiell, das Complement dagegen
vollkommen aus dem Serum herausgenommen, die Bindungsverhältnisse liegen hier also gerade umgekehrt wie sie zwischen Blutkörperchen und specifisch zugehörigem Immunserum nach den
Beobachtungen von Ehrlich und Morgenroth bestehen. Es
müssen also in der Zelle complementophile Gruppen vorhanden sein.

Da die Immunkörper, welche ja nach der Seitenkettentheorie
nichts anderes als solche in's Blut abgestossene complexe Seitenketten sind, nun aber ebenso mit solchen complementophilen
Gruppen versehen sind, so sprechen auch diese Thatsachen für die
Richtigkeit der Ehrlich'schen Annahme, zumal wenn wir bedenken,
dass in der Zelle entsprechend ihrer vielseitigen Function nicht
nur eine Art solcher Complexe, sondern sehr vielseitig ausgebildete
Seitenketten vorhanden sein werden.

Im Gegensatz zu den Gewebszellen scheinen die Erythrocyten der Säugethiere keine complexen Seitenketten zu besitzen, was leicht verständlich ist, wenn man bedenkt, dass die rothen Blutkörper dieser Thiere als kernlose Gebilde, die sich nicht selbstständig ernähren können, keine vollständigen Analoga der Zellen darstellen und dass ihre Ernährungsverhältnisse entsprechend der einfacheren Function viel weniger complicirt sein müssen, als die der typischen Gewebszellen. Die rothen Blutkörper stellen unter den lebenden Bestandtheilen des Körpers den einfachsten Fall dar und eignen sich daher zur Lösung mancher speciellen Probleme in der Immunitätslehre ganz besonders, wie aus dem Verlauf der letzten Forschungen hervorgeht.

Die Erscheinung, dass die Körperzellen dem Serum Complement entziehen, giebt uns auch eine gute Erklärung für die Thatsache, dass Immunsera im anders geartetem Organismus häufig so wenig wirksam sind. Der Immunkörper, der, wie wir gesehen haben, bei stärkerer Concentration auch im ganz frischen Immunserum nicht mit Complement gesättigt ist, kann im Körper eines anders gearteten Thieres sein Complement vollkommen verlieren; er wird daher nur dann wirksam sein können, wenn er in dem neuen Organismus ein zu ihm passendes Complement vorfindet. Für die Serumtherapie beim Menschen empfiehlt es sich daher, wie Ehrlich schon vorgeschlagen hat, dem Menschen näherstehende Arten zur Immunisirung zu benutzen und ausserdem nach anthropostabilen Complementen zu suchen.

B. Phagocytose und globulicide Immunität.

In einer früheren Mittheilung[1]) habe ich die Ansicht ausgesprochen, dass die specifische Steigerung der globuliciden Function

---

1) Münch. med. Wochenschr. 1899, No. 13 u. 14.

5*

des Organismus durch Einverleibung von Hühner- und Taubenblut
auf der Wirkung des Serums und nicht auf der Thätigkeit der
Phagocyten beruht. Dass die Aufnahme der rothen Blutkörper
durch Phagocyten bei den specifisch vorbehandelten Meerschweinchen zur Auflösung derselben nothwendig ist, war schon dadurch
ausgeschlossen, dass die Haemolyse in der Bauchhöhle dieser
Thiere ausserhalb der Zellen erfolgte. Eine Uebertragung der zur
Auflösung nothwendigen Substanzen durch die Phagocyten anzunehmen, war aber deshalb nicht angezeigt, weil leukocytenreiche
Exsudate, die bei specifisch immunisirten Meerschweinchen durch
Injection von Aleuronatsuspension erzeugt waren, einen viel geringeren Gehalt sowohl an Immunkörper wie auch an Complement
zeigten, wie das an Leukocyten ärmere Blut.

Metschnikoff hat gegen diese Versuche eingewandt[1]), in den
Aleuronatexsudaten seien hauptsächlich Mikrophagen vorhanden,
während das Blut reicher an Makrophagen sei, die für die Haemolyse allein in Betracht kämen. Ich habe daher auch die an Makrophagen reichere Milz normaler Kaninchen und Meerschweinchen
mit dem von Kaninchen erzeugten Rinderblutimmunkörper auf
Complementgehalt geprüft.

Die Versuche ergaben, dass auch die Milz viel weniger Complement enthält als das Blutserum. Wurde z. B. 1 g Milz eines
entbluteten Kaninchens sehr fein zerrieben und in 4 ccm 8 prom.
NaCl-Lösung suspendirt, so war diese Flüssigkeit genau ebenso
wie die mit Leber und Niere gewonnenen Suspensionen bei gewöhnlicher Versuchsanordnung 8—16 mal weniger wirksam als das
Blutserum. Waren die suspendirten Organtheile aber vorher mit
physiologischer NaCl-Lösung ausgewaschen, so gaben sie gar kein

---

1) Annales de l'Institut Pasteur 1899, No. X.

Complement mehr an den Immunkörper ab. Meerschweinchenmilz besass noch weniger Complement, obgleich das Serum des gleichen Thieres den vom Kaninchen erzeugten Rinderblutimmunkörper vollkommen activirte, sogar in etwas geringerer Menge als Kaninchenserum.

Wir müssen daher der Seitenkettentheorie entsprechend im Blutplasma die hauptsächlichste Complementquelle erblicken.

Selbstverständlich kann das Complement nicht im Blutplasma entstehen, es muss natürlich von irgendwelchen Zellen abstammen. Dass es aber in den Phagocyten besonders reichlich vorhanden ist, dafür geben die Versuche nicht den geringsten Anhaltspunkt.

Was nun den Immunkörper anbetrifft, so nimmt auch Metschnikoff an, dass derselbe frei im Plasma circulirt.

Nach seiner Auffassung sind es die Makrophagen, die ihn am Ende der intracellulären Verdauung an das Blut abgeben. Metschnikoff begründet diese Anschauung hauptsächlich dadurch,. dass die Zerstörung der Vogelblutkörper in der Bauchhöhle normaler Meerschweinchen nach seinen Beobachtungen ausschliesslich durch Makrophagen erfolgt.

Diese Behauptung steht in directem Widerspruch mit der meinigen, wonach die Auflösung auch bei nicht vorbehandelten Thieren ausserhalb der Phagocyten frei im Peritonealexsudat stattfindet. Ich glaube aber doch, dass sich diese scheinbar vollständig entgegengesetzten Ergebnisse sehr wohl vereinigen lassen.

Im subcutanen Bindegewebe erfolgt die Auflösung der Gänseblutkörper auch bei nicht immunisirten Thieren nach den Beobachtungen von Metschnikoff fast ausschliesslich extracellulär. Die Haemolyse kann hier nur dadurch zu Stande kommen, dass aus dem Blute Complement uud Zwischenkörper in das subcutane Gewebe übertreten, ein Vorgang, der naturgemäss rascher erfolgen wird, wenn in Folge entzündungserregender Substanzen, wie sie fremdartige Sera enthalten, eine stärkere Exsudation erfolgt.

Es müsste schon von vornherein sehr wunderbar erscheinen, wenn in der Bauchhöhle nicht die gleichen Bedingungen für den Uebertritt haemolytischer Substanzen aus dem Blut vorhanden wären; tritt doch auch das Pfeiffer'sche Phänomen in der Bauchhöhle ganz besonders stark hervor. Thatsächlich beobachtet man denn auch nach der Injection von Vogelblutkörpern in die Peritonealhöhle normaler Meerschweinchen, wie ich mich in sehr vielen Fällen überzeugt habe, immer freiliegende Kerne, selbst dann, wenn das Serum von den Blutkörpern durch Centrifugiren entfernt worden ist. Benutzt man wenig widerstandsfähige Blutkörper (Hühnerblut) und kleine Dosen, so sind dieselben schon degenerirt und grösstentheils aufgelöst, ehe sie von Makrophagen in irgendwie in Betracht kommender Zahl aufgenommen werden. Verwendet man dagegen widerstandsfähigere Blutkörper und grössere Dosen, so ist die durch die Körpersäfte bedingte Auflösung verhältnissmässig gering und dauert entsprechend länger. Die Aufnahme durch die grossen Makrophagen, welche Metschnikoff bei seinen schönen Untersuchungen bis in die Organe verfolgen konnte, tritt dann mehr in den Vordergrund.

Habe ich daher in Folge meiner Versuchsanordnung, bei der empfindliche Blutkörper in kleinen Mengen verwandt wurden, die Bedeutung der Phagocytose unterschätzt, so ist Metschnikoff bei seinen Versuchsbedingungen in den entgegengesetzten Fehler verfallen. Die Wahrheit liegt in der Mitte, die Haemolyse kann auch in der Bauchhöhle je nach den obwaltenden Umständen frei im Peritonealexsudat oder im Innern der Makrophagen erfolgen.

Für das Entstehen des Immunkörpers ist die Phagocytose jedenfalls nicht durchaus nothwendig. Die Immunitätsreaction er-

folgt auch unter Bedingungen, bei denen die Phagocytose ganz
zurücktritt, und wenn nach den Beobachtungen von Metschnikoff
nach subcutaner Injection auch etwas weniger Immunkörper producirt wird, als nach der Einspritzung der gleichen Blutmenge in
die Bauchhöhle, so kann diese Erscheinung sehr wohl darauf beruhen, dass in Folge der langsameren Resorption vom Unterhaut-
bindegewebe aus in diesem Falle weniger Zellen mit der die Im- ·
munitätsreaction auslösenden Gruppe der Erythrocyten in Berührung
kommen, ehe von diesen Zellen Immunkörper im Ueberschuss in
das Blut abgegeben wird, der eine weitere Bindung der betreffenden Substanz der rothen Blutkörperchen durch andere Zellen verhindert.

Wie weit die Phagocyten bei der Production der Immunkörper betheiligt sind, muss in jedem einzelnen Fall besonders
untersucht werden.

Die Versuche von Metschnikoff, der diese Frage bei Meerschweinchen gegenüber Gänseblutkörpern geprüft hat, geben keinen
festen Anhaltspunkt dafür, da die Organe der specifisch vorbehandelten Meerschweinchen sich zu keiner Zeit stärker globulicid
zeigten, als die der normalen Thiere, währenddem das Blutserum
eine Steigerung der haemolytischen Wirkung erlangte. Immerhin
ist die Beobachtung, dass die makrophagenreichen Organe auch
bei normalen Meerschweinchen im Gegensatz zu anderen Geweben
Gänseblutkörper auflösen, wohl geeignet, die Annahme einer besonderen Bedeutung der Phagocyten für diese Function in diesem
Falle zu unterstützen. Die Erscheinung, dass makrophagenreiche
Organe haemolytische Wirkung ausüben, ist jedoch keine gesetz-
mässige. So ist die Milz des Meerschweinchens (1 g Milz fein
zerrieben in 1 ccm 8 prom. NaCl-Lösung suspendirt) im Gegensatz
zum Blutserum des gleichen Thieres nicht globulicid für Rinderblut.

Bei der grossen Anzahl der Immunkörper wird es sicher
häufig Fälle geben, bei denen die Phagocyten in hervorragender
Weise an der Bildung des Immunkörpers betheiligt sind, zumal
diese Zellen mit den eingeführten Substanzen oft in besonders
innigen Zusammenhang treten. Andererseits ist aber die Annahme,
dass die Phagocyten allein Immunkörper liefern, ausserordentlich
unwahrscheinlich.   Nach allem bisher Gesagten müssen wir diese
Eigenschaft mit den allgemeinen Ernährungsverhältnissen in Verbindung bringen.   Die verschiedensten Zellen des Organismus sind
wohl, je nach der Art ihrer Seitenketten und der von diesen bedingten Affinitäten im Stande, Immunkörper zu liefern.

Die globulicide und bactericide Immunitätsreaction beruht
ebenso, wie die so nah verwandte antitoxische, auf einem chemischen Vorgang, dessen Verlauf auf Grund der Seitenkettentheorie
am besten zu erklären ist.

V.

Beiträge zur Immunitätslehre.[1]

Von

Dr. Freiherrn **v. Dungern,**

Privatdocent an der Universität Freiburg i. Br.

II.

A. Receptoren[2]) und Antikörperbildung.

Nach Ehrlich's Anschauung[3]) entstehen die Antitoxine in denjenigen Organen, welche die Toxine entsprechend ihrem Gehalt an Receptoren gebunden haben. Gegen diese Theorie ist von Roux und Borrel[4]) angeführt worden, dass Kaninchen nach intracerebraler Injection sehr kleiner Dosen von Tetanusgift an Tetanus zu Grunde gehen, im Gehirn also kein wirksames Antitoxin enthalten. Weigert[5]) hat demgegenüber geltend gemacht, dass diese Erscheinung gerade zu Gunsten der Ehrlich'schen Theorie spricht. Da

---

1) Separatabdruck aus der Münchener med. Wochenschr. No. 28. 1900.

2) Unter Receptor verstehen Ehrlich und Morgenroth diejenige bindende Gruppe im Protoplasmamolekül, an welche eine fremde, neu eingeführte Gruppe angreift. s. S. 36.

3) Klinisches Jahrbuch 1897, Bd. VI oder Werthbemessung des Diphtherieheilserums. Jena, Fischer 1897.

4) Annales de l'Institut Pasteur 1898.

5) Ergebnisse der allgemeinen Pathologie etc. IV. Jahrgang über 1897.

das Antitoxin des Centralnervensystems, so lange es noch nicht
in's Blut abgestossen ist, als Receptor functionirt, muss es das
Tetanusgift gerade an die Nervenzellen verankern und ist daher
gar nicht geeignet, dieselben vor der Wirkung der toxophoren
Gruppe des Toxins zu schützen. Dass auch die immunisirten
Thiere sich ebenso verhalten, beweist nur, dass bei denselben auch
nach der Immunisirung noch Receptoren in den Ganglienzellen vorhanden sind. Die im Blut befindlichen Antitoxine wirken ja nach
der Seitenkettentheorie nur dadurch, dass sie die in's Blut gelangten Toxine absättigen und so von den empfindlich gebliebenen
receptorenhaltigen Organen ablenken. Die Beobachtungen von Roux
und Borrel stehen daher mit den Anschauungen Ehrlich's in
bestem Einklange.

Metschnikoff[1]) hat die Frage nach dem Ursprung der Antitoxine weiter verfolgt. Da ihm eine endgiltige Entscheidung derselben bei bacteriellen Giften nicht möglich schien, verwandte er
ein specifisches Zellgift, das Spermotoxin, welches durch Behandlung von Meerschweinchen mit Kaninchenhoden und Nebenhoden
dargestellt werden konnte. Die Wahl dieses Giftes bot den Vortheil, dass die Organe, gegen welche dasselbe seiner Entstehung
nach specifisch gerichtet ist, ohne zu eingreifende Schädigung der
Thiere entfernt werden können. Da nach der Einführung in den
Organismus männlicher Kaninchen auch gegen das Spermotoxin
wieder ein Antitkörper gebildet wurde, so brauchte das gleiche Experiment nur an castrirten Kaninchen wiederholt zu werden, um die
Frage zu entscheiden, ob das Antispermotoxin nur von den Ge-
schlechtszellen oder auch von anderen Organen producirt werden
kann.

---

1) Annales de l'Institut Pasteur 1900. No. 1.

Die Versuche ergaben, dass die Sera der Kaninchen, denen
das von Meerschweinchen gelieferte Spermotoxin injicirt worden
war, Kaninchenspermatozoën gegen die Wirkung des von Meerschweinchen producirten Spermotoxins genau ebenso schützen,
wenn die behandelten männlichen Kaninchen castrirt waren, wie
wenn sie ihre Generationsorgane besassen.

Dieses Ergebniss steht nach Metschnikoff's Anschauung im
Gegensatz zur Seitenkettentheorie, da nach seiner Meinung ein
Antitoxin gebildet wird, ohne dass die entsprechenden Receptoren
im Organismus vorhanden sind. Metschnikoff geht dabei von
der Voraussetzung aus, dass das Spermotoxin vollkommen specifisch ist und ausschliesslich auf Spermatozoen einwirkt. Die
haemolytische Action des Spermatozoen-Immunserums, die er beobachtete, glaubt er so erklären zu können, dass mit der Injection
von Hoden und Nebenhoden auch rothe Blutkörper mit eingeführt
werden, welche die Production eines vom Spermotoxin völlig un-
abhängigen Haemolysins bedingen. Eine Beziehung des Spermotoxins zu anderen Zellen will er dadurch ausschliessen, dass dieselben in dem Serum der mit Spermatozoen vorbehandelten Meerschweinchen keine stärkeren Veränderungen aufweisen wie in normalem Meerschweinchenserum.

Da' ich im Verlauf meiner Untersuchungen über Epithelimmunisirung Beobachtungen gemacht habe, die mit diesen Voraussetzungen von Metschnikoff im Widerspruch stehen, halte ich
es für geboten, zur Klärung der ganzen Sachlage meinen Standpunkt auseinander zu setzen.

Das Flimmerepithel-Immunserum vermag, wie ich ich in meiner
früheren Mittheilung ausgeführt habe[1]), neben seiner specifischen

---

1) Münch. med. Wochenschr. 1899. No. 38.

Wirkung auf Flimmerepithel auch die rothen Blutkörper der gleichen
Thierart aufzulösen. Diese haemolytische Eigenschaft des Serums
kann keineswegs, wie Metschnikoff meint, dadurch bedingt sein,
dass zugleich mit den Epithelzellen auch Erythrocyten in den Organismus des Meerschweinchens[1]) eingeführt werden, die zur Bildung
eines specifisch gegen diese rothen Blutkörper gerichteten Haemolysins Veranlassung geben. Die Möglichkeit ist schon durch die
Versuchsanordnung ausgeschlossen. Die verwandten Tracheen wurden schon aus aseptischen Gründen auf's Sorgfältigste mit physiologischer NaCl-Lösung gereinigt, und so alle Spuren von oberfläch-
lieh anhaftendem Blut entfernt. Das Epithel selbst konnte keine
Blutkörper enthalten, da es durch vorsichtiges Abschaben der oberflächlichen Schicht, die ja keine Blutgefässe enthält, gewonnen
wurde, Versuchsfehler durch Beimengung von Blut kommen bei
meinen Beobachtungen also nicht in Frage.

Eine so starke haemolytische Wirkung, wie sie beim Flimmerepithel-Immunserum hervortritt, wird ausserdem durch Injection
geringer Blutmengen gar nicht ausgelöst. Dieselbe war bei meinen
Versuchen hochgradiger als nach der Einführung von 2 ccm Rinderblut.

Der sicherste Beweis für die Unabhängigkeit der blutlösenden
Eigenschaft des Flimmerepithel-Immunserums von eingebrachten
Blutkörpern ist aber dadurch erbracht, dass der haemolytische
Immunkörper desselben grössere Affinität zum Flimmerepithel be-
sitzt als der specifisch durch Injection vom Blut gewonnene.

Es unterliegt demnach keinem Zweifel, dass auch dem reinen
Flimmerepithel-Immunserum eine haemolytische Wirkung zuge-

---

1) Ebenso wie bei den Meerschweinchen erhält man auch bei Kaninchen
nach Injection des Trachealepithels von Rindern ein für Rinderblut haemolytisches Serum.

schrieben werden muss, und dass weiterhin das durch Epithelzellen erzeugte Haemolysin verschieden ist von dem durch Blutkörper hervorgerufenen.

Ganz ähnliche Beobachtungen machte Moxter[1]) am Sper-
matozoen-Immunserum. Moxter fand, dass das Serum der mit
Hammelspermatozoen vorbehandelten Meerschweinchen die rothen
Blutkörperchen des Hammels auflöst, und wies nach, dass der bei
der Haemolyse in Betracht kommende Immunkörper durch Spermatozoen des Hammels vollständig gebunden wird.

Eine absolute Specifität, derart, dass der mit Flimmerepithelzellen gewonnene Immunkörper nur von Flimmerepithelzellen, der
mit Spermatozoen erzeugte nur von Spermatozoen, der gegen rothe
Blutkörper gerichtete Immunkörper nur von Erythrocyten gebunden
wird, ohne dass irgend welche Beziehungen der Immunkörper auch
zu anderen Zellen der gleichen Thierart vorhanden sind, besteht
demnach nicht.

Diese Thatsache ist nach der Seitenkettentheorie auch sehr
verständlich, da man ja nicht gut voraussetzen kann, dass sämmtliche Seitenketten einer bestimmten Zellgruppe von allen Seitenketten der übrigen Zellen vollständig verschieden sind. Es ist
vielmehr wahrscheinlicher, dass gewisse Gruppen, die allgemeinen
Ernährungsfunctionen dienen, der Mehrzahl, wenn nicht allen Zellen
des gleichen Thieres zukommen.

Sehen wir daher, dass nach der Injection von Flimmerepithelzellen ein haemolytischer Immunkörper im Serum auftritt, so können
wir annehmen, dass unter den Immunität auslösenden Gruppen der
Flimmerzellen einige vorhanden sind, welche mit solchen der rothen
Blutkörper identisch oder wenigstens chemisch nahe verwandt sind.

1) Deutsche med. Wochenschr. 1900. No. 1.

Ist diese Anschauung richtig, so wird man erwarten müssen, dass auch umgekehrt der Immunkörper eines durch Behandlung mit Blut gewonnenen Immunserums von den Flimmerepithelzellen der gleichen Thierart gebunden wird.

Die Thatsachen entsprechen vollkommen dieser Voraussetzung. Epithelzellen aus der Trachea des Rindes sind nach meinen Versuchen befähigt, den durch specifische Behandlung von Kaninchen mit Rinderblut gewonnenen Blut-Immunkörper partiell zu binden.

Die Affinität der Flimmerzellen zum Blut-Immunkörper ist jedoch, wie schon erwähnt, eine geringere als die zum haemolytischen Flimmerepithel-Immunkörper des Kaninchen-Immunserums[1]).

Es zeigt sich hierbei eine weitere, principiell wichtige Thatsache. Während die Flimmerzellen durch Flimmerepithel-Immunkörper bei genügendem Complementgehalt abgetödtet werden, ist eine Schädigung derselben bei der Bindung des activen Blut-Immunkörpers nicht nachzuweisen. Die Epithelzellen unterscheiden sich dadurch von den rothen Blutkörpern, die auch durch Antiepithelserum zerstört werden. Auf die Erklärung dieser Erscheinung, die auf eine Vielheit der mit Zellmaterial erzeugten Antikörper deutet, soll hier nicht näher eingegangen werden. Es genügt darauf hinzuweisen, dass es eine ganze Reihe von Substanzen giebt, die als Blutgifte bezeichnet werden, da sie gerade die rothen Blutscheiben angreifen, während sie die anderen Zellen viel weniger oder gar nicht beeinflussen.

Die Thatsache, dass der mit Complement versehene Rinderblut-Immunkörper von den Flimmerepithelzellen des Rindes ohne erkennbare Schädigung gebunden wird, beweist jedenfalls soviel, dass das Erscheinen der toxischen Wirkung keinen Maassstab da-

---

1) Ueber die Versuchsanordnung giebt die folgende Mittheilung über Kuhmilchimmunisirung Auskunft.

für abgeben kann, ob ein Toxin oder eine toxinhaltige Substanz
von den Zellen verankert worden ist oder nicht. Das Sichtbar-
werden von Vergiftungserscheinungen ist allerdings bei antitoxin-
bildenden Giften ein Beweis für die Bindung derselben. Ein Ausbleiben der toxischen Wirkung darf dagegen nicht ohne Weiteres
auf Fehlen der Affinität zwischen Zelle und giftiger Substanz zurückgeführt werden.

Die Bildung eines Antikörpers wird nach der Seitenkettentheorie aber nur durch die Bindung der Immunität auslösenden
haptophoren Gruppe durch die entsprechenden Seitenketten veranlasst und ist von der toxophoren Gruppe nicht direct abhängig.

Welche Zellen den Antikörper bilden können, hängt daher zunächst nur davon ab, ob sie für die betreffende haptophore Gruppe
einen Receptor besitzen; eine starke toxische Wirkung der von der
Zelle gebundenen Substanz ist zur Bildung des Antikörpers durchaus nicht nothwendig, vielfach sogar schädlich, wie dies von
Knorr[1]) besonders betont wurde. Dieselbe wird, wie Ehrlich[2])
durch seine Versuche mit Toxoiden gezeigt hat, durch einen von
der haptophoren Gruppe durchaus verschiedenen Molecülcomplex,
die toxophore Gruppe, ausgelöst, die zum Antitoxin in keiner Beziehung steht.

Gilt dieses Gesetz schon bei den eigentlichen Toxinen, so
werden wir es noch mehr annehmen müssen, wo es sich um zu-
sammengesetzte Körper, wie Haemolysin, Epitheliotoxin oder Spermotoxin handelt. Die toxophore Gruppe ist hier nur locker mit
der haptophoren verbunden, sie ist nichts anderes, als das Complement, das nach meinen Untersuchungen[3]) auch unabhängig von

---

1) Münch. med. Wochenschr. 1898, No. 11 u. 12.
2) Klin. Jahrb. 1897, Bd. VI, und Deutsch. med. Wochenchr. 1898, No. 38.
3) S. S. 64.

einem Immunkörper von allen möglichen Zellen gebunden wird und unter bestimmten Affinitätsbedingungen von dem Immunkörper getrennt werden kann.

Wir sehen also, dass die Voraussetzung Metschnikoff's, dass das Spermotoxin ausschliesslich zu den Spermatozoen Beziehung hätte, nicht richtig ist. Ich habe dem gegenüber den Nachweis erbracht, dass ein durch Epithelimmunisirung erzeugtes Toxin auch die rothen Blutkörper zerstört und zwar auf die gleiche Art, wie ein richtiges Haemolysin.

In der folgeuden kleinen Mittheilung kann ich noch über einen weiteren Fall berichten, bei dem die Mitwirkung von rothen Blutkörpern bei der Entstehung des haemolytischen Immunkörpers vollkommen ausgeschlossen ist. Schon durch diesen Nachweis ist aber die Voraussetzung, auf welcher sich Metschnikoff's Einwand gegen die Seitenkettentheorie gründete, als den Thatsachen widersprechend erwiesen worden. Die Erscheinung, dass auch bei castrirten Kaninchen ein Antispermotoxin gebildet wird, ist daher nach der Seitenkettentheorie leicht zu erklären, da Receptoren für den Immunkörper des Spermatozoen-Immunserums nicht nur in den Generationsorganen, sondern auch in anderen Zellen des Kaninchens vorhanden sind.

Berücksichtigen wir aber noch die Resultate der neuesten Forschungen, so verliert der Nachweis, dass nach der Behandlung mit Spermotoxin auch bei castrirten Thieren im Serum ein Körper auftritt, der die Spermotoxinwirkung aufhebt, jede Beweiskraft für den Ursprung eines specifischen Antispermotoxins.

Das von Metschnikoff verwandte active Spermotoxin ist ja kein einfaches Gift; es besteht genau wie ein Haemolysin aus dem specifischen Immunkörper, der durch die Immunisirung erzielt wird, und dem Complement, das sich in jedem Meerschweinchenserum vorfindet.

Es ist nun unabhängig von Ehrlich[1]) und Bordet[2]) der
Nachweis erbracht worden, dass die Complemente, in fremde Thierarten eingeführt, die Bildung von Anticomplementen hervorrufen,
welche die Wirkung eines activen Immunkörpers durch Wegnahme
des Complementes aufheben, ohne specifische Affinität zu diesem
Immunkörper zu besitzen.

Es ist daher möglich, dass die Wirkung des von Metschnikoff erzielten Antispermotoxins darauf beruht, dass das injicirte
Meerschweinchenserum durch Vermittlung des in ihm enthaltenen
Complementes (Alexin Bordet's) ein anticomplementäres Serum
erzeugte, welches dann das vom Meerschweinchen stammende Complement des Spermotoxins unwirksam machte. Bordet hat ein
dem Antispermotoxin analoges Antihaemolysin nach dieser Richtung
hin geprüft und dabei gefunden, dass die Wirkung des Anticomplementes viel stärker hervortritt als die des Antiimmunkörpers.
Die Bildung des Anticomplementes setzt das Vorhandensein von
Spermatozoen nach der Seitenkettentheorie natürlich nicht voraus,
da das Complement nach meinen Versuchen zu den verschiedensten
Zellen des Organismus Affinität besitzen kann.

Die Theorie Ehrlich's, dass die Antitoxine von denjenigen
Organen gebildet werden, welche chemische Verwandtschaft zu den
Toxinen besitzen, ist demnach durch die Beobachtungen von
Metschnikoff in keiner Weise erschüttert.

B. Milch-Immunserum.

Nachdem es feststand, dass man durch die Injection von
Flimmerepithelien aus der Trachea von Rindern bei Meerschweinchen
ein specifisches Immunserum erhalten kann, lag es aus praktischen

---

1) Croonian Lecture, Royal Society London, März 1900.
2) Annales de l'Institut Pasteur, Mai 1900.

Gründen nahe, auch epitheliale Secretionsproducte zur Immunisirung zu verwenden.

Daneben musste es auch von hohem theoretischen Interesse
sein, auf diese Weise feststellen . zu können, ob die specifischen
Eigenschaften der Zellen auch in ihren Secretionsproducten erhalten
bleiben.

Ich habe daher Milch zur Immunisirung benutzt und zunächst
Meerschweinchen und Kaninchen mit Kuhmilch vorbehandelt.

Das so gewonnene Kuhmilch-Immunserum vermag, soweit ich
bisher beobachten konnte, Wimperzellen in der Bauchhöhle von
Kaninchen abzutödten, wenn auch in geringerem Maasse als das
specifisch zugehörige Flimmerepithel-Immunserum.

Eine genaue quantitative Untersuchung der chemischen Affinität
der Flimmerzellen zu den verschiedenen Immunkörpern ist auf diese
Weise jedoch schwierig, da man nicht immer über ganz frisches
Wimperepithel verfügen kann.

Dagegen lassen sich die Affinitätsverhältnisse, wie ich schon
in meiner früheren Mittheilung betont habe, leicht feststellen,
wenn ein Immunserum, wie z. B. das Flimmerepithel-Immunserum,
auch eine Wirkung auf rothe Blutkörper ausübt, und diese daher
als Reagens benutzt werden kann.

Auch das Kuhmilch-Immunserum besitzt die Eigenschaft, Rinderblut nicht unerheblich aufzulösen.

Diese haemolytische Wirkung desselben ist genau wie die des
Blut-Immunserums und die des Wimperepitel-Immunserums nicht
durch stärkeren Complementgehalt, sondern durch die Anwesenheit
eines specifischen Immunkörpers bedingt. Es war daher auch hier
möglich, die Affinität dieses Immunkörpers zu den Flimmerepithelzellen einerseits, zu den rothen Blutkörpern andererseits mit der
des specifisch gewonnenen Blut-Immunkörpers zu vergleichen.

Die beiden durch Injection von Kuhmilch und Rinderblut bei Kaninchen gewonnenen Immunsera wurden zu diesem Zwecke inactivirt und mit gleichen Mengen von normalem Kaninchenserum, das im Ueberschuss zugesetzt wurde und nur als Complementquelle diente, auf ihre rinderblutlösende Eigenschaft geprüft.

Das Kuhmilch-Immunserum zeigte sich dabei meist so wirksam, dass 1 Theil des mit Complement gesättigten Immunserums 20 Theile der üblichen 5proc. Rinderblut-Aufschwemmung vollständig aufzulösen vermochte.

Dem entsprechend wurde das viel stärker haemolytische Rinderblut-Immunserum mit inactivirtem normalen Kaninchenserum oder auch mit physiologischer Na Cl-Lösung soweit verdünnt, dass die rinderblutlösende Wirkung beider Immunsera bei Complementüberschuss ganz gleich war.

Wenn die beiden Immunkörper auf diese Weise in Bezug auf ihre blutlösende Kraft ganz gleich eingestellt sind, können die chemischen Affinitäten derselben zu einer bestimmten Zellgruppe genau mit einander verglichen werden.

Es lässt sich dann leicht nachweisen, dass die beiden haemolytischen Immunkörper in Bezug auf ihre chemische Verwandtschaft zu anderen Zellen der gleichen Thierart verschieden sind.

Setzt man denselben die gleiche Menge Flimmerepithel zu, so findet man, wenn nach einiger Zeit centrifugirt wird, den Milch-Immunkörper vollkommen, den Blut-Immunkörper dagegen nur theilweise aus dem Serum herausgenommen. Durch Flimmerepithel wird der Milch-Immunkörper demnach stärker gebunden als der Blut-Immunkörper.

Der Blut-Immunkörper besitzt dagegen wieder grössere Affinität zu den Erythrocyten als der Milch-Immunkörper. Fügt man den beiden inactivirten Immunseris nämlich gleich viel Rinderblut

6*

zu und zwar soviel als dieselben bei genügendem Complementzusatz nach längerer Einwirkung auflösen, so findet man nach einer
bestimmten Zeit den Blut-Immunkörper vollständig· an die rothen
Blutkörper gebunden, während der Milch-Immunkörper noch theilweise im Serum nachzuweisen ist.

Prüft man diese Verhältnisse an verschiedenen Kuhmilch-
Immunseris, so ergeben sich bemerkenswerthe Unterschiede. Meine
Versuche wurden mit 4 verschiedenen Kuhmilch-Immunkörpern, die
alle auf die gleiche Weise durch Injection von Kuhmilch bei Kaninchen gewonnen waren, angestellt. Drei derselben zeigten eine
erheblich geringere Affinität zu den rothen Blutkörpern als die
specifisch mit Blut erlangten Blut-Immunkörper. Der vierte wurde
dagegen von den Erythrocyten ungefähr ebenso wie der Blut-Immunkörper gebunden. Auf der anderen Seite kamen auch wieder Fälle
zur Beobachtung, wo das Serum der Kaninchen nach der Injection
von Kuhmilch überhaupt nur ganz geringe haemolytische Action
aufwies, die sich ausschliesslich auf die empfindlichsten Blutkörper
des Blutes erstreckte.

Alle diese Unterschiede zeigten sich unabhängig von der Art
des zu den Versuchen verwandten Rinderblutes; sie müssen auf
Verschiedenheiten der Immunsera selbst zurückgeführt werden.

Wahrscheinlich handelt es sich dabei um Schwankungen in
der Art der Receptoren, wie diese in so deutlicher Weise bei den
Versuchen von Ehrlich·und Morgenroth über Isolysine hervor-
getreten sind[1]).

Die hohe Affinität des haemolytischen Milch-Immunkörpers
zum Trachealepithel war dagegen in allen untersuchten Fällen vorhanden und auch von der chemischen Verwandtschaft zwischen

---

1) S. S. 35.

Flimmerepithelien und specifisch zugehörigen Flimmerepithel-Immunkörper nicht wesentlich verschieden.

Wir erhalten also durch Vorbehandlung mit Kuhmilch ein
haemolytisches Immunserum, das von dem Blut-Immunserum verschieden ist, von dem Flimmerepithel-Immunserum dagegen nicht
sicher abgetrennt werden kann. Das Kuhmilch-Immunserum ist
demnach durch die Affinitätsverhältnisse seines haemolytischen
Immunkörpers als Epithel-Immunserum charakterisirt.

Es folgt daraus die interessante Thatsache, dass in der Milch
dieselben specifischen Gruppen vorhanden sind, wie in den sie pro-
ducirenden Epithelzellen. Es stimmt dieses Ergebniss auch sehr
gut zu den histologischen Beobachtungen, nach denen das Protoplasma der Drüsenzellen selbst zur Milchproduction verwandt wird.

Nachdem es möglich war, durch Injection von Kuhmilch ein
specifisches Epithel-Immunserum darzustellen, schien es mir angezeigt, zur eventuellen Bekämpfung des Carcinoms, speciell des
Mammacarcinoms, auch mit Menschenmilch zu immunisiren. Die
Behandlung von Hunden und Kaninchen mit Menschenmilch hat
aber bisher kein dem Kuhmilch-Immunserum entsprechendes, für
Menschenblut haemolytisches Immunserum ergeben.

VI.

Ueber Haemolysine.[1]

Vierte Mittheilung.

Professor Dr. P. Ehrlich und Dr. J. Morgenroth.

Das fortgesetzte eingehende Studium der natürlichen und der
immunisatorisch durch Injection von rothen Blutkörperchen erzeugten
Hämolysine führt zu der Vorstellung einer ausserordentlichen
Mannigfaltigkeit der im Serum normal vorhandenen und willkürlich
zu erzeugenden Substanzen dieser Art. Es darf jetzt vor allem
als eine an zahlreichen Einzelfällen bewährte Thatsache angesehen
werden, dass bei der Wirkung der künstlich hervorgerufenen Hämolysine stets zwei Substanzen in Action treten, 1. der specifische,
durch die Immunisirung erzeugte Immunkörper, 2. eine im normalen Serum bereits enthaltene, meist thermolabile Substanz, unser
Complement, das Alexin Buchner's und Bordet's. Wir haben
gezeigt, dass die Erythrocyten den Immunkörper in specifischer
Weise verankern, während sie das isolirte Complement als solches
nicht an sich reissen. Die Thatsache der Bindung des Immun-

---

1) Sonderabdruck aus der Berliner klin. Wochenschr. 1900. No. 31.

körpers durch die entsprechenden Erythrocyten ist von v. Dungern, Bordet und Buchner bestätigt worden. Aus einer Flüssigkeit, die gleichzeitig Immunkörper und Complement enthält, wird bei 0^0 nur der Immunkörper, bei höheren Temperaturen dagegen Immunkörper und Complement von den Blutkörperchen aufgenommen. Wir konnten diesen Vorgang nur dadurch erklären, dass wir dem Immunkörper zwei haptophore Gruppen zuschrieben, eine von grösserer Avidität, die zu einem Receptor des Blutkörperchens Verwandtschaft hat und bei 0^0 in Wirkung tritt und eine zweite von geringerer Avidität, die erst bei höheren Temperaturen mit einer entsprechenden Gruppe des Complements sich verbindet.

Man kann unsere Anschauungen am einfachsten durch folgendes grobe Schema (s. Figur) ausdrücken, das auch die engen Beziehungen, in denen die Lysine zu den eigentlichen Toxinen stehen, erkennen lässt.

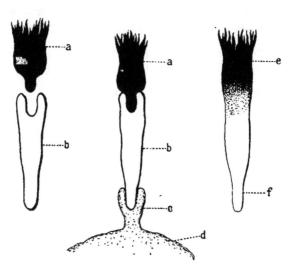

a) Complement; b) Zwischenkörper (Immunkörper); c) Receptor; d) Theil einer Zelle; e) toxophore Gruppe des Toxins; f) haptophore Gruppe.

Wenn wir bedenken, dass die Toxine im engeren Sinne (Diphtherietoxin, Tetanustoxin etc.) durch zwei differente Gruppen, von
denen die eine haptophor, die andere toxophor ist, charakterisirt
werden und wir dies in einem Schema ausdrücken, so treten die
Analogien eines Toxins und eines Haemolysins oder Bacteriolysins
in scharfer Weise hervor. Es ist eben das active Haemolysin
nichts anderes, als ein aus zwei Theilstücken bestehendes Toxin. Das eine Theilstück, der Immunkörper, entspricht
der haptophoren Gruppe des Toxins, während das Complement die
toxophore Gruppe repräsentirt[1]).

Gegenüber unseren Anschauungen nimmt Bordet an, dass
der Immunkörper (Substance sensibilisatrice) in einer nicht näher
charakterisirten Weise die Blutkörperchen sensibilisire, so dass sie
gewissen im normalen Blutserum vorhandenen schädigenden Substanzen (Alexine) leichter unterliegen. Der Unterschied der beiden
Auffassungen ist ein erheblicher und begründet sich insbesondere
darin, dass nach unserer Anschauung das Complement (= Alexin
Bordet's) zu dem Immunkörper eine directe, auf specifischer
chemischer Verwandtschaft beruhende Beziehung hat, während dies
nach Bordet ausgeschlossen ist. Da es sich hier um eine für
das wissenschaftliche Verständniss der Haemolysine und Bacteriolysine und auch für die praktische Verwerthung der letzteren
grundlegende Differenz handelt, werden wir dieselbe im Folgenden
noch eingehender zu berücksichtigen haben.

---

1) Diese Analogie tritt auch beim Erwärmen hervor, indem sowohl die
Toxine als auch die Haemolysine durch Verlust der toxophoren Gruppe einer-
seits, des dieser entsprechenden Complements andererseits, ihre specifische
Wirkung verlieren. Dagegen sind die Ueberbleibsel, die noch die haptophore
Gruppe enthalten, im Stande, specifische Antikörper im Organismus zu erzeu-
gen. Es stellen also in diesem Sinne die Toxoide Analoga des Immunkörpers dar.

I. Ueber Alexine.

Buehner, der durch seine eingehenden Untersuchungen der bactericiden und globuliciden Eigenschaften der normalen Sera die wichtigste Grundlage auf diesem Gebiet geschaffen hat, nimmt an, dass im Serum bestimmte Schutzstoffe — Alexine — vorkommen, die ihre Wirkung in gleicher Weise gegen Bacterien, fremde Erythrocyten etc. ausüben. Diese Alexine, die wesentlich den Charakter proteolytischer Enzyme besitzen sollen[1]), sind ausserordentlich labiler Natur und verlieren ihre Wirksamkeit durch Erwärmen auf 55⁰. Auch Bordet scheint im normalen Serum Alexine im Sinne Buchner's anzunehmen.

Nach Buchner ist im Serum einer bestimmten Species das jeweilige Alexin als einheitliche Substanz vorhanden. Wir haben nun in unserer zweiten Mittheilung gezeigt, dass die Verhältnisse weit complicirter liegen, indem bei den untersuchten Haemolysinen normaler Sera die Wirkung durch den Zusammentritt zweier Componenten bedingt ist, die vollkommen den Componenten entsprechen, welche die immunisatorisch erzeugten Haemolysine constituiren. Es besteht also auch ein „Alexin" aus einem wärmebeständigen Zwischenkörper und einem im Allgemeinen thermolabilen Complement[2]). Der Zwischenkörper ist in jeder Beziehung das vollkommene Analogon des Immunkörpers und der einzige Unterschied zwischen beiden ist darin zu sehen, dass in dem einen Falle die betreffenden Seitenketten des Protoplasmas im Lauf der normalen Lebensvorgänge, im anderen Falle in Folge eines immunisatorischen Eingriffes zur Abstossung gelangen. Wir haben diese

1) S. Buchner, Münch. med Wochenschr. 1900, No. 9
2) Auch für ein normales Bacteriolysin hat dies Moxter (Centralbl. f. Bact., Bd. 26) nachgewiesen.

Anschauungen seither in einer grossen Zahl von Einzelfällen bestätigen können, aus denen wir nur einige wichtige Beispieleher-
vorheben wollen, welche vor allem die nächste Consequenz unserer
Anschauung, die Vielheit der Haemolysine des normalen
Serums, zu stützen geeignet sind.

Ziegenserum bringt die Blutkörperchen des Kaninchens sowohl als des Meerschweinchens zur Auflösung. Durch halbstündiges Erwärmen des Ziegenserums auf 55⁰ geht diese Eigenschaft
verloren, indem die Complemente zerstört werden. Dagegen findet
man häufig Pferdesera, die an und für sich die Erythrocyten des
Kaninchens und des Meerschweinchens gar nicht lösen, aber im
Stande sind, den inactiven Zwischenkörper des Ziegenserums durch
ihren Complementgehalt zum vollständigen Haemolysin zu ergänzen. Nach Buchner's Vorstellungen soll es sich bei der Haemolyse um ein einziges Alexin handeln. Wir sind nun zunächst
der Frage nähergetreten, ob denn die Zwischenkörper, die auf die
rothen Blutkörperchen des Kaninchens und des Meerschweinchens
einwirken, identisch sind. Zu diesem Zwecke wurde zunächst die
Dosis inactiven Ziegenserums bestimmt, die . nach der Reactivirung durch eine genügende Menge Pferdeserum eine bestimmte
Menge Kaninchen- resp. Meerschweinchenblutkörperchen zur Auflösung brachte. Die Menge des hierzu nöthigen Inactivserums erwies sich bei den zum Versuch verwandten Sera für beide Blutarten als nahezu gleich. Es wurde nun auf Grund der so gewonnenen Daten die betreffende, in physiologischer Kochsalzlösung
aufgeschwemmte Menge Kaninchenblut mit dem entsprechenden
Quantum inactiven Ziegenserums versetzt und nach kurzem Verweilen bei Zimmertemperatur centrifugirt. Es ergab sich hierbei,
dass die klare Flüssigkeit, wenn sie von neuem mit Kaninchenblutkörperchen und dem activirenden Pferdeserum versetzt

wurde, keine Spur von Lösungsfähigkeit mehr besass, dagegen
lösten sich die durch das Centrifugiren gewonnenen rothen Blutkörperchen unter dem Einfluss des Pferdeserums vollkommen auf.
In einer parallelen Versuchsreihe wurde die durch Centrifugiren
gewonnene klare Flüssigkeit mit Meerschweinchenblut versetzt.
Hier trat vollkommene Lösung auf.

Aus diesem Versuche geht hervor, dass Kaninchenblut einen
der im Ziegenserum vorhandenen Zwischenkörper und zwar in quantitativer Weise absorbirt, während der auf das Meerschweinchenblut
einwirkende Zwischenkörper von dem Kaninchenblut gar nicht fixirt
wird. Es ist also durch das Verfahren der electiven Absorption
mit Sicherheit festgestellt, dass im normalen Ziegenserum zwei
Zwischenkörper, von denen der eine auf Kaninchenblut, der
andere auf Meerschweinchenblut einwirkt, vorhanden sind.

Es trat nun gleich die weitere Frage auf, ob diese beiden
Zwischenkörper ein einheitliches, gemeinschaftliches Complement
besitzen oder ob jedem derselben ein besonderes specifisches Complement entspricht. Erst nach langen Bemühungen gelang es uns,
auch diese Frage experimentell zu entscheiden. Wir constatirten
nämlich, dass bei der Filtration eines normalen Ziegenserums durch
ein Pukallfilter die ersten Portionen des Filtrats (à 6—10 ccm)
eine sehr erhebliche Differenz in der Lösungsfähigkeit dem Kanin-
chen- und dem Meerschweinchenblut gegenüber aufwiesen. Ein derartiger Versuch sei hier kurz wiedergegeben.

Filtrirt wurde ein Ziegenserum, von dem vor der Filtration
0,15 ccm 2 ccm einer 5proc. Aufschwemmung von Meerschweinchenblut und 0,2 ccm dieselbe Menge Kaninchenblut zur vollständigen
Auflösung brachten. Das Filtrat zeigte genau dieselbe Lösungskraft
für Meerschweinchenblut, während das Lösungsvermögen für Kaninchenblut nahezu vollkommen fehlte, indem 0,8 ccm nur spur-

weise, 0,25 ccm überhaupt keine .Lösung zu Stande brachten. Die
Ursache dieses Wirkungsverlustes konnte nur darauf beruhen, dass
entweder der auf Kaninchenblut wirkende Zwischenkörper oder das
Complement oder auch beide im Filter durch Adsorption zurückgehalten wurden. Da jedoch Zusatz des complementhaltigen Pferdeserums die Wirkung des Filtrats auf Kaninchenblut wieder herstellte,
während Zusatz von Zwischenkörper wirkungslos blieb, · so folgt,
dass bei der Filtration nur das Complement zurückgehalten sein
kann. Wir kommen also aus der Thatsache, dass man einem
Serum das Complement für Kaninchenblut fast vollständig entziehen
kann, bei Erhaltung des auf Meerschweinchenblut wirkenden Complements, zu dem Schluss, dass den differenten Zwischenkörpern auch zwei verschiedene Complemente entsprechen. Es sind demnach bei dem hier untersuchten Fall
mindestens vier verschiedene Substanzen in Action und zwar zwei
differente Immunkörper und zwei dazu gehörige Complemente, von
denen je ein Paar auf Meerschweinchenblut, ein Paar auf Kaninchenblut einwirkt, während nach Buchner nur eine einzige Substanz,
das Alexin des Ziegenserums, in Frage kommen sollte. Weitere
Détails dieser Versuche werden demnächst an anderer Stelle publicirt werden. Jetzt sei nur erwähnt, dass auch in dem zur Reactivirung benutzten Pferdeserum der Nachweis zweier Complemente
auf doppelte Weise, durch Filtration und durch Anticomplementbildung zu führen war.

Dass aber noch eine viel erheblichere Mannigfaltigkeit der
normalen Hämolysine des Serums vorkommen kann, beweist folgende Beobachtung. In der zweiten Mittheilung haben wir ausführlich einen Bindungsversuch beschrieben, bei welchem ein normaler Zwischenkörper des Hundeserums an Meerschweinchenblut
gebunden und dann durch Meerschweinchenserum als Comple-

ment reactivirt wurde. Es wurde bei diesem Versuch durch eine bestimmte Menge Meerschweinchenblutkörperchen der Zwischenkörper von 0,2 ccm Hundeserum gebunden. Es ist dies genau die Menge Serums, die im activen Zustand gerade zur Lösung dieser Blutmenge ausreichte. Als wir nun diesen Versuch wiederholten, jedoch Pferdeserum als Complement benutzten, war es unmöglich, die im activen Serum zur Lösung gerade ausreichende Dosis des Zwischenkörpers (0,2 ccm) durch Pferdeserum überhaupt zu reactiviren. Durch systematische Versuche, in denen wir Multipla der vorher angewandten Menge des Zwischenkörpers verwandten, liess sich feststellen, dass erst die sechsfache Menge (1,2 ccm Inactivserum) durch Pferdeserum zu reactiviren war. Es war also in der zuerst angewandten Menge inactiven Hundeserums, die gerade soviel Zwischenkörper enthielt, als durch das Complement des Meerschweinchenserums bis zur vollständigen Lösung reactivirt wurde, nur der 6. Theil der bei Anwendung von Complement aus Pferdeserum nothwendigen Menge des Zwischenkörpers vorhanden. Hieraus muss aber geschlossen werden, dass die gesammte Menge von Zwischenkörper, die im Hundeserum vorhanden und von specifischer Verwandschaft zu den Meerschweinchenblutkörperchen ist, nicht einheitlicher Natur sein kann. In unserem Falle ist nur $1/6$ des vorhandenen auf Meerschweinchenblut einwirkenden Zwischenkörpers durch Pferdeserum reactivirbar, während sicher $5/6$ durch das Complement des Meerschweinchenserums reactivirt werden können. Es sind also in dem Ziegenserum sogar gegenüber derselben Art von Blutkörperchen zwei verschiedene Zwischenkörper vorhanden, die sich durch die Verschiedenheit der Reactivirung sicher trennen lassen.

Dass die Complemente eines bestimmten Serums nicht einheitlicher Natur sein müssen, dafür haben wir übrigens schon in der zweiten Mittheilung durch den Nachweis eines thermostabilen Complements neben den thermolabilen Complementen des Ziegenserums einen sicheren Beweis erbracht. Wir zeigten damals, dass im Serum zweier mit Hammelblutkörperchen vorbehandelter Böcke und auch im Serum einer Anzahl normaler Ziegen ein Complement vorhanden ist, welches im Gegensatz zu den anderen Complementen desselben Serums (für Kaninchen- und Meerschweinchenblut) durch Erwärmen auf 56° nicht zerstört wird. — Buchner kann sich von seinen Anschauungen so wenig emancipiren, dass er unsere Beobachtungen durch einen groben Versuchsfehler erklären zu müssen glaubt. Buchner supponirt nämlich, dass das von uns unbeachtete Hammelserum, das sich noch in der 5proc. Aufschwemmung von Hammelblutkörperchen befindet, das inactivirte Serum reactivirt und so ein resistentes Complement vorgetäuscht habe. Diese Fehlerquelle ist uns ganz bekannt gewesen und wir haben bereits in der ersten Mittheilung ausdrücklich hervorgehoben, dass die geringen Mengen Hammelserum der Blutaufschwemmung keinerlei Störung bedingen. Wie wäre es übrigens zu erklären, dass diese Störung bei gleicher Versuchsanordnung nur beim Serum bestimmter Thiere eintrat, bei anderen ausblieb und vor Allem, dass die Digestion des Serums mit Salzsäure, welche den Immunkörper nicht schädigte, jede Lösung verhinderte?

Wir werden also nach dem Gesagten anzunehmen haben, dass im Allgemeinen jedes Serum, welches auf verschiedene Blutarten haemolytisch wirkt, eine entsprechende Vielzahl von Zwischenkörpern besitzt, denen wiederum differente Complemente angepasst sein können. Dass eine Pluralität von Complementen im normalen Blutserum besteht, müssen wir gegenüber der unitarischen Anschauung Buchner's und ·Bordet's als sicheres Ergebniss des Experiments aufrecht erhalten. Wenn man nun bedenkt, dass im

normalen Blutserum ausser den Haemolysinen noch eine Reihe
anderer activer Stoffe, wie Haemagglutinine, Bacterioagglutinine,
Antifermente, Fermente, Cytotoxine vorkommen, wenn man ferner
in Betracht zieht, dass einem normalen Serum, welches mehrere
Bacterienarten agglutinirt, durch Behandlung mit einer dieser Bac-
terienspecies das entsprechende Agglutinin isolirt entzogen werden kann
(Bordet) und dass dasselbe für die Haemagglutinine gilt (Malkoff),
so wird die von uns behauptete Pluralität der haemolytischen Substanzen nicht das mindeste Auffällige mehr haben. Wir werden
unwillkürlich zu der Vorstellung gedrängt, dass unter den normalen
Ernährungsverhältnissen der Zelle stets eine grosse Menge einfacher oder complexer Seitenketten abgestossen werden, die dann,
sei es isolirt, sei es zusammen mit gleichfalls abgestossenen Complementen, specifische Wirkungen ausüben. Es ist daher das normale
Serum von einer ausserordentlich grossen Menge derartiger Substanzen, die allgemein als Haptine bezeichnet werden, erfüllt.

Wenn nun Buchner gegenüber den von uns vertretenen Anschauungen glaubt, dass die Annahme der verschiedenen Substanzen
gegen die Oekonomie des Denkens verstösst, so müssen wir dem
gegenüber betonen, dass unsere Folgerungen nicht das Ergebniss
von Speculationen sind, sondern einfach die unabweisbare Consequenz aus Beobachtungen, die eben mit der Voraussetzung eines
einheitlichen Alexins nicht verträglich sind. Es wird nun auch
verständlich sein, warum wir den von Buchner gewählten Namen
Alexin vollkommen fallen lassen. Wir haben bei unseren Untersuchungen in allen den Fällen, die wir genauer analysirt haben,
nie einen einheitlichen Körper, das Alexin Buchner's, vorgefunden,
sondern stets das complexe, aus Zwischenkörper und Complement
bestehende Haemolysin, das in seinen Eigenschaften, wie schon
betont, vollkommen den immunisatorisch erzeugten Haemolysinen

entspricht. Wir werden daher auch annehmen müssen, dass die normalen Haemolysine auch in ihrer Entstehungsweise vollkommen den künstlichen entsprechen.

Für die letzteren hat schon v. Dungern durch den Nachweis einer grossen Disproportionalität zwischen Immunkörper und Complement erwiesen, dass diese beiden Substanzen vollständig unabhängig von einander producirt werden und daher wohl in verschiedenen Zellgebieten ihren Ursprung finden. v. Dungern zeigte, dass bei der sehr erheblichen Neubildung von Immunkörpern nach Behandlung von Kaninchen mit Rinderblutkörperchen, das entsprechende Complement nicht die mindeste Verstärkung erfuhr. Wir selbst haben in der Reihe der normalen Haemolysine vielfach eine analoge Unabhängigkeit beider Componenten gefunden, wie demnächst von einem von uns genauer beschrieben werden soll. Nur eine interessante Thatsache in dieser Richtung wollen wir hier anführen.

Vergiftet man Kaninchen mit einer Dosis Phosphor, der sie in 3 Tagen erliegen, und gewinnt man das Serum am zweiten Tag, so findet man, dass das Serum seine vorher bestehende Lösungskraft für Meerschweinchenblut verloren hat. Das unwirksam gewordene Serum wird durch Zufügung von genügenden Mengen Meerschweinchenserum reactivirt. Es verhält sich also wie ein durch Erwärmen auf 55 ^{0} inactivirtes Serum, d. h. es ist seines Complements beraubt. Es ist wahrscheinlich, dass unter dem Einfluss der Phosphorvergiftung die Zellgebiete, welche das betreffende Complement geliefert haben, besonders gelitten haben.

II. Ueber Anticomplemente.

Nach den schon des Näheren erörterten Anschauungen nehmen wir an, dass die haemolytische Wirkung dadurch zu Stande kommt, dass sich Zwischenkörper (Immunkörper) und Complement zu dem complexen Haemolysin vereinigen. Wir können diese Verhältnisse nur vom stereochemischen Standpunkt aus verstehen und müssen daher annehmen, dass das Complement eine haptophore Gruppe besitzt, die im Zwischenkörper eine genau auf sie passende Receptorgruppe vorfindet. Durch diese Auffassung erhalten aber die Beziehungen zwischen Zwischenkörper und Complement den Charakter strenger Specificität, treten Zwischenkörper und Complement in das Verhältniss streng specifischer Verwandtschaft. Die Vorstellung von Bordet, dass der Immunkörper nur die rothen Blutkörperchen sensibilisire und dass unter dem Einfluss dieser Sensibilisation die Alexine, die sonst in das rothe Blutkörperchen nicht eintreten können, jetzt Zugang zu demselben finden, haben wir schon in unserer zweiten Mittheilung auf Grund von Bindungsversuchen bekämpft. Der Vergleich, dass die „Substance sensibilisatrice" gleichsam den Weg für die Alexine bahne, entspricht einer grob mechanischen Anschauung, die chemisch und biologisch kaum verständlich ist. Wollte man die Bordet'sche Anschauung wirklich mit der chemischen Auffassung der Dinge verträglich machen, so müsste man annehmen, dass das Wesen der Sensibilisirung darin besteht, dass in dem Protoplasma der rothen Blutkörperchen unter dem Einfluss des Sensibilisators eine ganze Reihe von Gruppen neu auftaucht, die verschiedene Complemente zu binden vermögen. Eine solche Annahme entbehrt aber jeder Wahrscheinlichkeit. Bordet[1]) gelangt selbst zu einem unlösbaren Widerspruch, indem er einerseits eine directe Wirkung der Complemente auf die rothen Blutkörperchen annimmt, andererseits aber gezwungen ist, zuzugeben, dass zwischen Zwischenkörper und Comple-

---

1) Bordet, Annal. de l'Inst. Pasteur. Mai 1900.

ment gewisse Beziehungen (certains rapports convenables) bestehen. Es dürfte schwer halten, diese Beziehungen in eine chemisch begreifbare Vorstellung zu bringen.

Gestützt auf die Vorstellungen der streng specifischen Beziehungen, wie sie aus unserer Theorie hervorgehen, gewinnt das Studium der die Complemente betreffenden Fragen eine besonders hohe practische Bedeutung. Schon Dönitz[1]) hat darauf aufmerksam gemacht, dass es für die Therapie der Infectionskrankheiten von grösster Bedeutung wäre, ergiebige Fundstätten für Complement aufzufinden. Dann hat weiterhin v. Dungern[2]) darauf hingewiesen, dass Körperzellen gewisse Complemente zu binden vermögen und daher ein vollständiges Bacteriolysin, das von einer gewissen Thierspecies gewonnen ist, in einem anderen Organismus sein Complement vollkommen verlieren und wirkungslos werden kann.

In der Croonian Lecture (22. März 1900) hat Ehrlich darauf hingewiesen, dass die Bacterio- und Haemolysine (Zwischenkörper-Complement) drei haptophore Gruppen besitzen, von denen zwei am Zwischenkörper, eine am Complement sich befindet. Für jede dieser drei Gruppen ist nun eine entsprechende Gegengruppe denkbar, die die betreffende haptophore Gruppe an sich· reisst und dadurch die Wirkung des Lysins aufhebt. Es sind also gegen ein Lysin drei Antikörper möglich, von denen die Wirkung eines jeden einzelnen für sich genügt, das Lysin ausser Action zu setzen. Ehrlich hob damals schon hervor, dass unter diesen drei möglichen Antikörpern eine besonders bedeutungsvolle Rolle demjenigen zukommt, welcher in die haptophore Gruppe des Complements eintritt und so verhindert, dass dieses sich mit dem Zwischenkörper

---

1) Dönitz, Klin. Jahrb. Bd. 7. 1899.
2) S. S. 56.

(Immunkörper) vereinigt. Ehrlich theilte auch damals mit, dass die experimentelle Darstellung solcher Anticomplemente auf immunisatorischem Wege ihm in Gemeinschaft mit Morgenroth gelungen sei[1]).

Unsere Beobachtungen in dieser Richtung bezogen sich zunächst auf das Serum einer Ziege, die lange Zeit mit Injectionen grosser Mengen von Pferdeserum behandelt worden war. Das Pferdeserum ist deshalb zur Behandlung der Ziege gewählt worden, weil wir in ausgedehnten Untersuchungsreihen festgestellt hatten, dass das Pferdeserum eine besonders reiche Quelle der verschiedensten Complemente darstellt und damit die Aussicht bestand, dass man so eine besondere Fülle von Anticomplementen würde erzielen können. Diese Erwartung hat sich vollkommen erfüllt. Wir haben eine grosse Zahl von Zwischenkörpern verschiedenen Ursprungs kennen gelernt, die durch die im Pferdeserum enthaltenen Complemente verschiedenen Blutarten gegenüber reactivirt werden. Wir erwähnen als Beispiel nur die Combinationen: Kaninchenblut und Ziegenserum inactiv; Kaninchenblut-Hundeserum inactiv; Meerschweinchenblut-Ziegenserum inactiv; Hammelblut-Hundeserum inactiv; Hammelblut und Serum von mit Hammelblut behandelten Ziegen inactiv. In allen diesen Fällen haben wir nun feststellen können, dass die reactivirende Wirkung des Pferdeserums durch geringe Mengen des (vorher inactivirten) anticomplementären Serums vollkommen aufgehoben werden kann. Eine genauere Analyse dieser Einwirkung wurde in einem Fall vorgenommen.

Es handelte sich hier um Kaninchenblut und den auf dasselbe einwirkenden, im normalen Ziegenserum vorhandenen Zwischen-

---

1) Inzwischen ist auch Bordet (l. c.) unabhängig zu der immunisatorischen Erzeugung von Anticomplementen gelangt.

körper, der durch Erwärmen des Serums auf 56° erhalten wurde. Es wurden zunächst Kaninchenerythrocyten mit beliebig grossen Mengen dieses Zwischenkörpers behandelt und dann der Ueberschuss desselben durch Centrifugiren und Abgiessen der Flüssigkeit entfernt. Die mit dem Zwischenkörper beladenen Erythrocyten wurden darauf mit grossen Mengen des inactiven Anticomplementserums digerirt und dieses dann durch abermaliges Centrifugiren entfernt. Das erhaltene Blutkörperchensediment löste sich bei Zusatz von Pferdeserum vollständig auf. Zu demselben Resultat gelangte man, wenn man den Versuch in der Weise anstellte, dass man die eben geschilderten Proceduren nicht in zwei Acten, sondern in einem Act vernahm, indem man das den Zwischenkörper liefernde Ziegenserum und das anticomplementäre Serum vor dem Zufügen der Blutkörperchen mischte.

Es geht aus diesen beiden Versuchen hervor, dass der Antikörper weder zu den Blutkörperchen selbst, noch zu dem Zwischenkörper irgendwelche Beziehungen hat. Der Zwischenkörper wird auch bei Gegenwart des Antikörpers in normaler Weise einerseits von den Erythrocyten verankert, andererseits in seinem Receptionsvermögen gegenüber dem Complement nicht beeinträchtigt. Es hat also der Antikörper zu keiner der beiden haptophoren Gruppen des Zwischenkörpers Beziehungen und kann also nur durch Beeinflussung des Complements wirken.

Nun besitzt ja auch das Complement nach unserer Anschauung zwei Gruppen, eine haptophore Gruppe und eine zweite, die wir, um die Analogie mit den Enzymen und den Toxinen auszudrücken, als zymotoxische Gruppe bezeichnen wollen. Es galt nun noch zu entscheiden, in welche dieser beiden Gruppen des Complements das Anticomplement eingreift. In beiden Fällen müsste, nur nach einem verschiedenen Mechanismus, die Wirkung aufge-

hoben werden, in dem einen Fall durch Verhinderung des Zusammen-
tritts von Complement und Zwischenkörper, in dem anderen Fall
durch Aufhebung der zymotoxischen Wirkung.

Wenn wir annehmen, dass das Anticomplement sich mit der
zymotoxischen Gruppe verbindet, so bleibt die haptophore Gruppe
des Complements frei und muss sich deshalb noch mit der entsprechenden Gruppe des Zwischenkörpers verbinden können. Es
wäre also in diesem Fall zu erwarten, dass die haptophore Gruppe
noch an den Zwischenkörper herantrete und dessen bindende
Gruppe gegen den weiteren Herantritt von Complement verstopft.
Greift dagegen das Anticomplement in den haptophoren Complex
des Complements ein, so muss der Zwischenkörper frei und damit
reactivirungsfähig bleiben. Die Entscheidung dieser Frage ist experimentell sehr leicht. Es wurden die mit dem Zwischenkörper
beladenen Erythrocyten der Einwirkung eines bis zur vollständigen
Wirkungslosigkeit neutralisirten Gemisches von Complement und
Anticomplement unterworfen, dann centrifugirt und constatirt, dass
die Blutkörperchen durch Zusatz von neuem Complement glatt gelöst wurden. In gleicher Weise tritt auch Lösung der Blutkörperchen ein, wenn man dem bilancirten Gemisch von Complement
und Anticomplement eine geringe Menge überschüssigen Complements zuführt. Es sprechen diese Versuche mit Evidenz dafür,
dass das Anticomplement dadurch wirkt, dass es in die haptophore Gruppe des Complements eingreift und dieselbe
ablenkt.

Wir haben uns weiterhin überzeugt, dass man nicht nur mit
Pferdeserum, sondern auch mit anderen Sera Anticomplemente
erzielen kann, so mit dem Serum von Ziegen, Hunden, Rindern,
Kaninchen und Meerschweinchen, indem man das Serum Thieren
fremder Species injicirt. Auch bei diesen Versuchen spielt die Wahl

der zur Immunisirung verwandten Species eine grosse Rolle. So
liefert z. B. das Kaninchen bei Behandlung mit Ziegenserum ausserordentlich leicht ein Anticomplement, während wir ein solches bei
in gleicher Weise vorbehandelten Hunden für die von uns untersuchten zwei Fälle nicht constatiren konnten. Soweit wir dies
untersuchen konnten, erstreckt sich der Schutz des Anticomplements
auf alle Blutkörperchenarten, auf welche das zur Immunisirung
benutzte Serum einwirkte. Da nun in den betreffenden Sera bei
der Lysinwirkung eine Mehrzahl von Complementen in Betracht
kommt, so ergiebt sich, dass das anticomplementäre Serum eine
ganze Reihe von Anticomplementen enthalten muss, die den verschiedenen Complementen entsprechen, welche in dem zur Immunisirung benutzten Serum vorhanden sind. Auf diese Polyvalenz
des anticomplementären Serums dürfte wohl auch die Erscheinung
zurückzuführen sein, dass gewisse Antisera, die mit einem bestimmten Blutserum erzielt sind, auch die schädigende Wirkung
mancher anderen Serumarten aufzuheben im Stande sind. Es deuten
diese Thatsachen darauf hin, dass der wechselseitige Schutz darauf
beruht, dass den beiden Sera eine gewisse Zahl von Complementen
gemeinsam ist. Es scheint sogar vorzukommen, dass gewisse
Thierspecies in der Mehrzahl ihrer Complemente übereinstimmen.
Dies ist besonders wahrscheinlich bei Ziege und Hammel. Es tritt
dies darin hervor, dass die reactivirende Wirkung des Ziegenserums
in allen von uns beobachteten Fällen durch Hammelserum vollkommen ersetzt werden kann und umgekehrt. Noch beweisender
ist aber dafür, dass weder die Injection von Ziegenserum beim
Hammel noch die von Hammelserum bei der Ziege Anticomplemente entstehen lässt. Alle Erfahrungen deuten darauf hin, dass
die Complemente, welche normal im Serum einer Thierart sich
vorfinden, nicht befähigt sind, in diesem eigenen Thierkörper Anti-

complente zu bilden. Es dürfte dies wohl darauf zurückzuführen
sein, dass, wie dies unsere früher beschriebenen Bindungsversuche
beweisen, die Verwandtschaft zwischen Complement und complementophiler Gruppe eine ausserordentlich geringe ist und dass daher e i n e der Voraussetzungen der Abstossung, nämlich eine
dauernde und feste Verbindung mit dem Receptor, in diesem Falle
nicht erfüllt ist.

Wir sind uns bewusst, dass wir hier nur einige Principien,
die auf diesem so ausgedehnten Gebiet in Betracht kommen, dar-
legen konnten. Gerade der von uns erbrachte Nachweis der Vielheit der Zwischenkörper, Complemente und Anticomplemente stellt
der eingehenden Analyse ausserordentliche Schwierigkeiten entgegen,
die bis jetzt nur in einigen günstig gelegenen Einzelfällen über-
wunden werden konnten.

III. Widerlegung eines Einwandes Bordet's.

In seiner jüngsten Arbeit (l. c.) hat Bordet folgendes interessante Experiment beschrieben, welches beweisen soll, dass unsere
Anschauungen über den Mechanismus der Hämolyse nicht zu Recht
bestehen. Bordet benutzte als Hämolysin das Serum von Meerschweinchen, welche mit Kaninchenblut vorbehandelt waren, und
welches daher Kaninchenblut in starkem Maasse auflöste. Wird
dieses Hämolysin durch Erwärmen inactivirt, so gelingt es, sowohl
durch normales Meerschweinchenserum, als auch durch normales
Kaninchenserum, die hämolytische Wirkung wieder herzustellen.
Es sind also in den beiden normalen Sera Complemente (Alexine)
vorhanden, die die Reactivirung ermöglichen. Bordet hat sich
nun zunächst die Frage vorgelegt, ob das „Alexin" des Kaninchen-
und des Meerschweinchenserums identisch sei. Er stellte sich durch
Behandlung von Kaninchen mit dem Serum der immunisirten Meer-

schweinchen ein Antiserum her, welches in geringem Mengen einen
Antiimmunkörper, im Wesentlichen aber Anticomplement enthielt.
Er stellte fest, dass dies „Antialexin" nur eine Wirkung gegen das
„Alexin" des Meerschweinchenserums ausübte, aber vollkommen
versagte gegenüber dem Alexin besonders des Kaninchens und anderer
Thiere, dagegen war eine gewisse Wirkung gegen das Complement
des Taubenserums vorhanden, so dass eine absolute Specificität nicht
bestand. Bordet schliesst hieraus, dass seine Theorie der Sensibilisirung richtig sein muss, dass auf das sensibilisirte Blutkörperchen
die verschiedensten, von differenten Thierspecies stammenden Alexine
unmittelbar schädigend einwirken. Gegen jedes dieser Alexine
existirt ein Antialexin, welches die sensibilisirten Blutkörperchen
gerade gegen dieses Alexin schützt.

Es ist nicht zu leugnen, dass auf den ersten Blick dieser
Versuch sehr für die Theorie Bordet's zu sprechen scheint.
Nimmt man an, was Bordet als selbstverständlich voraussetzt,
dass in dem von ihm erzeugten Immunserum ein einziger Immunkörper in Action tritt, so muss, da derselbe sowohl durch
Kaninchen-, wie durch Meerschweinchenserum reactivirt wird,
das in diesen beiden Serumarten enthaltene Complement im Sinne
unserer Anschauungen dieselbe haptophore Gruppe besitzen. In
diesem Falle müsste aber dasselbe Anticomplement gegen
beide Complemente schützend wirken, was aber nicht der
Fall ist.

Wir haben nun den Fall Bordet's einer genauen Nachunter-
suchung unterworfen und dabei constatiren können, dass bei einer
erschöpfenden zahlenmässigen Analyse der Versuch in einem
ganz anderen Lichte erscheint. Durch Behandlung von Meerschweinchen mit Kaninchenblut wurde ein haemolytisches Serum
erzielt. Eine vorläufige Untersuchung zeigte zunächst, dass das

inactivirte Serum in grösserer Menge sowohl durch normales Meerschweinchen- als Kaninchenserum reactivirt wurde. Es zeigte sich ferner, dass das Anticomplement, welches von anderen Kaninchen durch Behandlung mit normalem Meerschweinchenserum[1]) erzielt worden war, in inactivem Zustand die Reactivirung durch Meerschweinchenserum vollständig aufhob, während es andererseits, als actives Serum verwandt, selbst den inactiven Immunkörper reactivirte. Wir gingen nun weiter zu einer genauen zahlenmässigen Untersuchung des Falles über und constatirten zunächst, dass die einfache lösende Dosis des Serums für 0,5 ccm einer 5 proc. Aufschwemmung von Kaninchenblut 0,075 ccm betrug. Wir machten nun den von v. Dungern (l. c.) angegebenen Versuch der Verstärkung, indem wir dem nativen Immunserum normales Meerschweinchenserum zufügten in einer so kleinen Menge, dass das normale Meerschweinchenserum an und für sich nicht mehr löste. Wir constatirten dann, dass die vollkommen lösende Dosis des Immunserums auf 0,025 ccm erniedrigt wurde. Es war hiermit bewiesen, dass ähnlich wie in dem Falle von v. Dungern bei der Immunisirung ein grosser Ueberschuss von freiem Immunkörper vorhanden war, der durch das normale Complement auch nicht annähernd gesättigt werden konnte. Wir mussten nun erwarten, dass die gleiche Erhöhung der Wirksamkeit auch durch Zufügung vom Kaninchenserum erzielt werde, fanden jedoch, dass Kaninchenserum auch in grossen Mengen keine Spur Verstärkung erzeugt.

Diese Abweichung ist im Sinne der Bordet'schen Anschauung gar nicht verständlich und veranlasste uns, den Fall in der

---

1) Wir wählten im Gegensatz zu Bordet zur Immunisirung normales Meerschweinchenserum, um die störende Interferenz eines Immunkörpers auszuschalten.

Weise weiter zu verfolgen, dass wir das Immunserum inactivirten und bestimmten, welche Minimalmenge des inactiven Serums ausreichte, um einerseits bei Anwesenheit von normalem Kaninchenserum, andererseits bei Anwesenheit von Meerschweinchenserum die complete Lösung herbeizuführen. Wir fanden nun, dass man zu der angegebenen Menge von Kaninchenblut 0,25 ccm des inactiven Immunserums zufügen muss, damit durch Kaninchencomplement vollkommene Lösung eintrat, dagegen nur 0,025 ccm, um vollständige Lösung durch Meerschweinchencomplement zu erzielen.

Dieses Resultat ist aber mit der Anschauung Bordet's, dass hier eine einfache Sensibilisirung vorliegt, nicht vereinbar. Nach Bordet's Auffassung müsste man erwarten, dass ein Blutkörperehen, welches durch die Anwesenheit des Immunkörpers sensibilisirt ist, gleichmässig der Wirkung der verschiedenen Alexine unterliegt. Es müsste aber in beiden Fällen die gleiche Menge Immunkörper ausreichen, um die Blutkörperchen gegen die Alexine (Complemente) empfindlich zu machen. Thatsächlich braucht man aber in dem einen Fall zehnmal so viel, als in dem anderen. Wollte man aber an der Vorstellung Bordet's festhalten, dass hier nur ein einziger Immunkörper in Betracht kommt, so könnte man dieses Resultat höchstens so erklären, dass eine zehnfach so starke Sensibilisirung mit demselben Immunkörper nöthig ist, um das Blutkörperchen auch gegenüber dem Alexin des Kaninchenserums empfindlich zu machen.

Wäre aber diese gewiss sehr complicirte Annahme richtig, so müsste zum mindesten das gefundene Verhältniss 1 : 10 eine constante Grösse darstellen. Aus Mangel an Thiermaterial konnten wir diese Frage der Constanz des Verhältnisses an dem von Bordet gewählten Beispiel nicht eingehend prüfen, jedoch hatten wir Gelegenheit, bei einer anderen analogen Versuchsreihe, zu der wir genügend Material hatten, dieser Frage nachzugehen.

Es handelte sich hier um eine Ziege, die mit Hammelblut behandelt war und deren Serum daher Hammelblutkörperchen auflöste. Das inactivirte Serum dieser Ziege wurde durch zwei Complemente, des normalen Ziegenserums und des Pferdeserums, reactivirt. Das Anticomplement, welches durch Behandlung einer Ziege mit Pferdeserum gewonnen war, hob schon in sehr geringen Mengen die Wirkung des Pferdecomplements auf, beeinflusste dagegen das Complement des Ziegenserums in einer ganz geringfügigen, praktisch zu vernachlässigenden Weise. Es sind also die Bedingungen dieses Falles genau dieselben, wie in dem von Bordet beschriebenen.

Im Anfang der Beobachtung zeigte sich, dass 1 ccm einer 5 proe. Aufschwemmung von Hammelblut bei Anwesenheit von normalem Pferdeserum als Complement durch 0,35 ccm des Immunkörpers (inactivirten Immunserums) complet gelöst wurden, während für die Reactivirung mit normalem Ziegenserum schon 0,025 ccm genügten entsprechend einem Verhältniss von 14 : 1. Als wir nach einer Woche denselben Versuch mit wiederum frisch gewonnenem Serum der immunisirten Ziege vornahmen, fanden wir, dass die Componente, welche durch Pferdeserum reactivirt wurde, unverändert war (0,35), dass aber für die Reactivirung mit Ziegenserum erheblich mehr als früher, nämlich 0,1 des Immunkörpers angewandt werden musste. Es entspricht dies einem Verhältniss von 3,5 : 1 gegenüber dem früheren von 14 : 1. Durch diesen Versuch ist nachgewiesen, dass eine Constanz des Verhältnisses thatsächlich nicht besteht. Wir müssen vielmehr annehmen, dass ebenso, wie wir dies oben für ein normales haemolytisches Serum beschrieben haben, zwei vollkommen unabhängige Immunkörper, A und B, in dem Immunserum vorhanden sind, die sich in ihren

Mengenverhältnissen und in der Art der Reactivirung unterscheiden. Die Menge des im Immunserum enthaltenen Immunkörpers A ist constant geblieben, während B nach einiger Zeit erheblich, um das 4fache sich verringert hat. Diese Divergenz spricht sogar dafür, dass die beiden Immunkörper unabhängig von einander gebildet werden.

Durch diesen Nachweis, dass bei dem von Bordet beobachteten Phänomen nicht ein einziger Immunkörper, sondern zwei verschiedene in's Spiel kommen, von denen der eine zu einem Complement, welches nur im Meerschweinchenserum vorhanden ist, der andere zu einem Complement, das im Kaninchenserum vorhanden ist, Verwandtschaft hat, verliert der Bordet'sche Beweis jede Kraft im Sinne dieses Autors und führt nur zu einem neuen, für unsere Theorie sprechenden Argument.

Das Vorkommen von verschiedenen Immunkörpern in einem durch Immunisirung mit rothen Blutkörperchen erzeugten haemolytischen Serum hat nach den Versuchen über Isolysine, die wir in der 3. Mittheilung ausführlich beschrieben haben, nicht das mindeste Ueberraschende. Haben wir doch durch Injection von Ziegen mit Ziegenblut eine grosse Reihe von differenten Isolysinen erzeugt, die jetzt schon die Zahl von zwölf erreichen. Es kommen eben bei den rothen Blutkörperchen nicht eine einzige Gruppe, sondern eine grosse Zahl von verschiedenen Gruppen in Betracht, die, passende Receptoren vorausgesetzt, eine entsprechende Anzahl von Immunkörpern erzeugen können, die wiederum alle von den zur Immunisirung verwandten Blutkörperchen verankert werden. Wir dürfen annehmen, dass, wenn eine Thierspecies A mit den Blutkörperchen einer Species B immunisirt wird, ein haemolytisches Serum entsteht, das eine ganze Schaar von Immunkörpern enthält, welche insgesammt von den Blutkörperchen der Gattung A verankert werden.

Wir sind überzeugt, dass die von uns für die beiden Fälle gefundene Zweizahl hinter der Wirklichkeit zurückbleibt, und dass es eingehenden, allerdings sehr mühseligen Studien gelingen würde, eine bisher unerwartete Mannigfaltigkeit aufzudecken. Auf jeden Fall dürfte aber vorläufig die von uns gefundene Dualität des Immunkörpers schon ausreichen, um den vom unitarischen Standpunkt aus gemachten Einwand Bordet's zu widerlegen.

VII.

Ueber Haemolysine.[1]

Fünfte Mittheilung.

Von

Professor Dr. **P. Ehrlich** und Dr. **J. Morgenroth.**

Die Seitenkettentheorie hat in den wenigen Jahren, die seit ihrer Aufstellung vergangen sind, einen nicht geringen Einfluss auf die Richtung der Immunitätsforschung ausgeübt. Die Lehre von den Toxinen und Antitoxinen, die zunächst den Ausgangspunkt und die Grundlage der Theorie bildete, ist zu einem gewissen vorläufigen Abschluss gelangt. Einige Einwände, die von Roux und Borrel[2] im Anschluss an ihre ausgezeichnete Arbeit über den cerebralen Tetanus, sowie von Metschnikoff[2] und von Marie[2] vorgebracht wurden, entsprangen einem Missverständniss der Theorie und die Thatsachen auf welche sie sich stützen, können vielmehr als eine volle Bestätigung der Seitenkettentheorie gelten[3]. Der

---

1) Sonderabdruck aus der Berliner klin. Wochenschr. 1901. No. 10.
2) Annal. de l'Inst. Pasteur. 1898.
3) Siehe Weigert, Lubarsch's Ergebnisse der Pathologie 1897, ferner Levaditi, Presse médicale. 1900. No. 95.

Versuch Pohl's[1]), die Lehre von den Antitoxinen rein auf den Boden der anorganischen Chemie zu stellen, hat durch Bashford eine eingehende Widerlegung erfahren[2])

So zeigten sich die bekannten Thatsachen als durchaus im Einklang stehend mit der Theorie, die auch weiterhin ihren heuristischen Werth nach mancher Richtung bewies.

Es war eine fast selbstverständliche Forderung, dass die zunächst nur für die Antitoxine aufgestellte Seitenkettentheorie, falls ihr eine allgemeine biologische Bedeutung zukommen sollte, auch die complicirteren Immunitätserscheinungen, die durch die Einführung von Bacterien oder Gewebszellen eintreten, umfassen müsse. Wir begannen deshalb vor zwei Jahren mit dem Versuch, die Giltigkeit der aus der Theorie entspringenden Anschauungen für die kurz vorher von Bordet entdeckten specifischen, immunisatorisch erzeugten Haemolysine experimentell zu untersuchen und auch für dieses Gebiet die vollkommene Uebereinstimmung mit der Theorie nachzuweisen. Es gelang uns weiterhin, unter Ueberwindung nicht geringer experimenteller Schwierigkeiten auch für die Haemolysine des normalen Serums dasselbe Verhalten festzustellen und so auch diese den Gesetzen der Seitenkettentheorie unterzuordnen. Nachprüfungen von verschiedenen Seiten bestätigten die Richtigkeit unserer Grundversuche und wir dürfen wohl den gegenwärtigen Stand der Frage dahin präcisiren, dass die Mehrzahl der Fachgenossen, zum Theil auf Grund eigener Experimente, sich unseren Anschauungen angeschlossen hat und mit uns die Seitenkettentheorie als eine berechtigte Hypothese ansieht, welche die meisten der bis jetzt bekannten Erscheinungen des Immunitätsgebietes auf·

---

1) Arch. internat. de Pharmacodyn. 1900.
2) Arch. internat. de Pharmacodyn. et Thérapie. Vol. VIII. Fasc. I und III. 1901.

das Beste zu erklären gestattet. Da es sich zum Theil um Vorgänge handelt, bei denen der thierische Organismus mit all' seinen
hochcomplicirten Bedingungen mitwirkt, kann es nicht Wunder
nehmen, dass im Verlauf der Untersuchungen ab und zu Thatsachen aufgetaucht sind, die zunächst mit der Theorie unvereinbar
schienen. Dies gereicht aber der Theorie keineswegs zum Schaden,
denn die Aufklärung scheinbarer Widersprüche kommt in erster
Linie der Vertiefung und dem Fortschritt der theoretischen Anschauungen zu gute.. So zeigte in der neueren Zeit. die physikalische Chemie ein lehrreiches Beispiel dieser Art, indem, wie bekannt, zunächst unlösbare Widersprüche mit der Theorie der
Lösungen van t'Hoff's, die sich aus gewissen Abweichungen des
osmotischen Drucks ergaben, in der Theorie der electrolytischen
Dissociation von Arrhenius eine Erklärung fanden, die geeignet
war, der Theorie der Lösungen selbst allgemeinste Anerkennung zu
verschaffen. Es ist daher auch unser Bestreben gewesen, die Einwände, die von namhafter Seite gegen unsere Anschauungen vorgebracht wurden, sorgfältig zu analysiren.

Der Einwand, der von Metschnikoff[1] auf Grund der Thatsache, dass auch castrirte Kaninchen ein Antispermotoxin liefern,
gegen die specifische Bildung der Toxine erhoben wurde, ist inzwischen durch eine Arbeit aus dem Laboratorium Metschnikoff's
selbst zurückgezogen worden[2], da sich herausstellte, dass es sich
bei dem Antispermotoxin gar nicht um den specifischen Antiimmunkörper, sondern im Wesentlichen um ein Anticomplement handelte,
wie es schon durch Behandlung mit normalem Serum erzielt wird[3].
Es gereicht uns daher zu besonderer Genugthuung, dass neuerdings

---

1) Annal. de l'Instit. Pasteur 1900. No. 1.
2) Métalnikoff, Annal. de l'Instit. Pasteur 1900. No. 9.
3) s. v. Dungern S. 73.

sich auch Metschnikoff unserer Anschauung, dass das Complement von dem Immunkörper vermittelst seiner complementophilen Gruppe verankert wird, angeschlossen hat.

Einen wichtigen Einwand Bordet's[1]), der auf Grund eines an und für sich interessanten Versuches den von uns angenommenen Mechanismus der Hämolyse widerlegen zu können glaubte, haben wir in der vorausgegangenen vierten Mittheilung[2]) behandelt und mit Hilfe ausgedehnterer quantitativer Versuche widerlegt.

Im Folgenden erübrigt es nun, die Bindung des Immunkörpers an die Erythrocyten nochmals eingehend zu erörtern, da über diesen Punkt die Anschauungen noch keineswegs völlig geklärt erscheinen und die rein chemische Auffassung von einigen Autoren negirt oder als unwesentlich betrachtet wird.

I. Ueber die Bindungsweise des Immunkörpers an die Erythrocyten.

Schon in unserer ersten Mittheilung haben wir gezeigt, dass die Erythrocyten als solche sich gegenüber den beiden bei der Hämolyse zusammenwirkenden Componenten ganz verschieden verhalten. Die Blutkörperchen entreissen den Immunkörper mit grosser Energie dem Medium, während sie von dem Complement nicht die mindeste Spur aufnehmen. Dagegen sind sie, einmal mit dem Immunkörper beladen, im Stande, auch das Complement an sich zu reissen. Aus dieser Thatsache in erster Linie haben wir die Folgerung abgeleitet, dass der Immunkörper zwei bindende Gruppen von verschiedener Avidität besitzt, von denen sich die e i n e mit

---

1) Annal. de l'Instit. Pasteur 1900. No. 5.
2) S. S. 86.

einem entsprechenden Complex des Blutkörperchens, dem Receptor, vereinigt, während die andere Gruppe das Complement an
sich fesselt. Es handelt sich aber hier nach unserer Vorstellung
um rein chemische Vorgänge, die zwischen Immunkörper und
Blutkörperchen, sowie zwischen Immunkörper und Complement sich
abspielen.

Man kann sich die Function des Immunkörpers am besten an
einem chemischen Beispiel klar machen, als welches sich z. B. das
Verhalten des Diazobenzaldehyd darbietet. Der Diazobenzaldehyd
kann vermittelst seiner Diazogruppe mit einer Reihe von Körpern,
insbesondere aromatischen Aminen, Phenolen, Ketomethylengruppen
eine Paarung eingehen, während die Aldehydgruppe ihrerseits wieder
eine Reihe von Synthesen, z. B. mit Hydrazinen, Ammoniakresten,
Blausäure vermitteln kann. Es gelingt so leicht, mit Hilfe des
Diazobenzaldehyds Stoffe, die sich zunächst mit einander nicht
verbinden, wie Phenol und Blausäure, zu einer Verbindung zu vereinigen, die die beiden Componenten umfasst. Stellt man sich,
um diesen Vergleich noch weiter auf den vorliegenden Fall zu
übertragen, vor, dass gewisse Bestandtheile der lebenden Zelle,
etwa durch Vermittlung einer aromatischen Gruppe, im Stande
wären, sich mit der Diazoverbindung zu kuppeln, so folgt, dass mit
Hilfe der Aldehydgruppe des Diazobenzaldehyds ein zweiter, hoch-
toxischer Kern, z. B. der der Blausäure, an die Verbindung an-
gegliedert werden kann, derart, dass nun das Protoplasmamolekül
in den Bereich der starkwirkenden Nitrilgruppe gelangt. In diesem
schematisch gewählten Beispiel entspräche die Diazogruppe, welche
in das Protoplasma direct eingreift, der haptophoren, in den Receptor der Blutkörperchen eingepassten Gruppe des Immunkörpers,
während der Aldehydrest der zweiten, nämlich der complementophilen Gruppe des Immunkörpers entspräche. Das Complement,

dem ja toxische Eigenschaften zukommen, wäre dann mit der Blausäure zu vergleichen[1]).

Die von uns beschriebenen Thatsachen sind von verschiedenen Seiten (v. Dungern, Buehner, Bordet) durch Versuche
an Blutkörperchen bestätigt werden. Bordet[2]) und weiterhin Nolf[3])
zeigten auch, dass ganz entsprechend den Anschauungen, die Ehrlich in seiner Arbeit über Blutkörperchengifte[4]) schon früher ausgesprochen hat, die Stromata der Blutkörperchen, welche ja das
Protoplasma derselben darstellen, die Verankerung des Immunkörpers bedingen, während das Haemoglobin, das als Paraplasma
aufzufassen ist, an der Bindung ganz unbetheiligt ist. Weiterhin
hat v. Dungern[5]) den Nachweis erbracht, dass man durch vollkommene Besetzung der Receptoren der Blutkörperchen mit dem
betreffenden Immunkörper die Fähigkeit derselben zur immunisatorischen Erzeugung der specifischen Hämolysine aufheben kann.

Diese weiteren Befunde waren geeignet, der chemischen Auffassung dieser Vorgänge noch eine festere Grundlage zu geben.

Nun hat aber Bordet[2]) einen Versuch beschrieben, der besonders dafür sprechen soll, dass es sich bei der Fixation der Immunkörper nicht um chemische Vorgänge im engeren Sinn handelt,
sondern um Erscheinungen, die in das Gebiet der Flächenanziehung
und ähnlicher Vorgänge einzureihen sind und in dem Färbeprocess

---

1) **Anmerkung.** Man könnte Substanzen, die wie die Immunkörper, mit
zwei differenten bindenden Gruppen versehen sind, allgemein als **Amboceptoren** bezeichnen. Durch diesen Namen soll einerseits ihre Function der zwiefachen Bindung charakterisirt, andererseits angedeutet werden, dass dieselben
genetisch abgestossenen Receptoren entsprechen.

2) l. c.

3) Annal. de l'Inst. Pasteur. 1900.

4) Charité-Annalen. Band X.

5) S. S. 56.

ihre vollkommene Analogie finden. Diese Anschauung Bordet's
wird auch von Nolf[1]) und Nicolle[2]) getheilt.

Der Versuch Bordet's besteht in der Hauptsache in Folgendem.
Stellt man sich durch Behandlung von Meerschweinchen mit Kaninchenblut ein specifisch für das letztere haemolytisch wirkendes
Serum her, so löst eine bestimmte Menge dieses Serums eine ganz
bestimmte Menge Kaninchenblutkörperchen auf, wenn man dieselben
dem haemolytischen Serum auf einmal zufügt. Versetzt man jedoch
zunächst die halbe Blutmenge mit der nämlichen Menge Serum,
wartet einige Zeit, bis Auflösung eingetreten ist, und setzt dann die
zweite Hälfte Blut zu, so wird diese nicht mehr aufgelöst. Es
scheinen also die Blutkörperchen fähig zu sein, etwa das Doppelte
der Menge des Immunkörpers, die zu ihrer Auflösung ausreichte,
zu fixiren. Zur Erläuterung dieses Versuchsresultats führt Bordet
einen Färbungsversuch an. Löst man Methylviolett im Wasser, so
kann man durch einen eingetauchten Streifen Filtrirpapier der
Flüssigkeit alle Farbe entziehen. Der Streifen nimmt dann eine
Färbung von einer ganz bestimmten Intensität an. Zerlegt man dagegen den Streifen in mehrere kleinere, die man nach und nach
in die Farblösung bringt, so nimmt der erste Streifen eine erheblich tiefere Färbung an, während die zuletzt eingeführten aus der
bereits entfärbten Flüssigkeit nichts mehr aufnehmen. Bordet
schliesst daraus: „On peut admettre, par comparaison, que les
premiers globules introduits dans l'hémotoxine sont déjà suscep-
tibles de perdre leur hémoglobine lorsqu'ils ne sont encore que
„faiblement teints" par les principes actifs, mais qu'ultérieurement
ils peuvent absorber une dose beaucoup plus grande de ces sub-

---

1) l. c.
2) Revue générale des matières colorantes. 1900. No. 43 u. 44.

stances, épuiser ainsi le sérum et empêcher la destruction de nouveaux globules introduits dans la suite".

Erscheinungen, wie die hier beschriebenen, sind uns bei unseren Untersuchungen über die Bindung des Immunkörpers durch die Erythrocyten schon lange aufgestossen, wenn wir auch die betreffenden Versuche in einer etwas anderen Form angestellt haben. Bevor wir die Schlussfolgerungen besprechen, wollen wir zuerst die von uns beobachteten Thatsachen beschreiben.

Um die Bindungsfähigkeit der Erythrocyten gegenüber dem Immunkörper zu ermitteln, verfährt man, wenn zahlenmässig genaue Resultate erzielt werden sollen, am besten folgendermaassen: Man fügt den Blutkörperchen den Immunkörper (auf 56° erwärmtes Hämolysin) zu, centrifugirt diese nach einer bestimmten Zeit ab und prüft die so gewonnenen klaren Abgüsse auf den noch freien Immunkörper, indem man sie unter Zufügung eines Ueberschusses von Complement von Neuem auf dieselbe Menge frischer Blutkörperchen einwirken lässt. Führt man auf diese Weise eine längere Versuchsreihe aus, indem man den Blutkörperchen wechselnde Multipla der lösenden Dosis des Immunkörpers zufügt, so kann man deren Bindungsfähigkeit genau bestimmen.

Wir lassen hier einen Versuch folgen, der zugleich die Methode am einfachsten erläutert.

Als Immunkörper diente das Serum eines Hammels, welcher mit Hundeblut behandelt war, und das durch Erwärmen auf 56° inactivirt war. Als Complement konnte in gleicher Weise Hammelserum oder Ziegenserum verwendet werden. Zunächst wurde diejenige Menge des Immunkörpers ermittelt, die 2 ccm einer 5 proc. Aufschwemmung von Hundeblutkörperchen bei ausreichendem Complementzusatz gerade noch vollkommen auflöste. Diese lösende Dosis betrug 0,15 ccm. Nun wurden zu 2 ccm der Hundeblutaufschwemmung jedesmal verschiedene Multipla dieser lösenden Dosis des Immunkörpers zugesetzt, also das 1-, $1^1/_4$-, $1^1/_2$-, $1^3/_4$-, 2-, $2^1/_2$-, 3 fache u. s. f. und die Gemische eine Stunde bei Zimmertemperatur unter häufigem Umschütteln gehalten. Haemolyse konnte, da das Complement fehlte, nicht eintreten. Naeh Abcentrifugiren wurde der klare, wasserhelle Abguss wieder mit der entsprechenden Blutmenge (= 0,1 ccm unverdünntes Blut) und mit Complement versetzt[1]).

Es zeigte sich nun in dem Versuche, dass die einfache lesende Dosis bis auf die letzte Spur aus dem Abguss verschwunden war, während bei Zusatz der doppelten Menge der Abguss eben noch die lösende Dosis enthielt, d. h. die neu hinzugefügten Blutkörperchen auflöste. Die Blutkörperchen waren also in diesem Falle nur im Stande, die einfache lösende Dosis zu binden.

Ein solcher Fall stellt nun keineswegs die allgemeine Regel dar, sondern eine Ausdehnung der Versuche auf andere Paradigmata zeigt, dass eine sehr grosse Variabilität in der Bindung des Immunkörpers besteht und dass häufig ein grösseres oder geringeres Vielfaches der lösenden Dosis des Immunkörpers gebunden wird. Wir lassen hier einen zweiten Fall folgen, der das Extrem nach der anderen Richtung hin darstellt, indem beinahe hundert lösende Dosen des Immunkörpers von den Blutkörperchen aufgenommen wurden.

Es handelte sich hier um das Serum eines Kaninchens, welches mit Ziegenblut vorbehandelt, einen auf Ziegenblut passenden Immunkörper lieferte. Als Complement diente normales Meerschweinchen-

---

1) Als Gegenprobe wurden die abcentrifugirten Blutkörperchen wiederum in Kochsalz aufgeschwemmt und gleichfalls das Complement zugesetzt; die Proben, denen gerade die lösende Dosis (0,15 ccm) und mehr des Immunkörpers zugesetzt war, gingen in Lösung.

serum, von dem 0,2 ccm für 2 ccm der Ziegenblutaufschwemmung
ein mehrfaches der ausreichenden Menge darstellte.

Die lösende Dosis des Immunkörpers für 2 ccm der Blutsuspension, completirt durch die angegebene Menge Meerschweinchenserum, betrug 0,008 ccm. Als wir nun in der vorher angegebenen Weise 0,48 ccm, das 60 fache der lösenden Dosis des
Immunkörpers, einwirken liessen, enthielt die klare abcentrifugirte
Flüssigkeit keine Spur des Immunkörpers mehr. Bei Verwendung
der 80 fachen Menge zeigte das Centrifugat eine sehr geringe
Wirkung, die etwa der von $1/_6$—$1/_4$ der lösenden Dosis entsprach.
Erst bei Anwendung der hundertfachen Menge erzielten wir mit
dem Centrifugat eine fast vollständige Lösung. Es waren demnach durch die Blutkörperchen von 100 lösenden Dosen etwa 99
gebunden, da nur annähernd eine lösende Dosis des Immunkörpers
in der Flüssigkeit zurückblieb. Durch einen Parallelversuch haben
wir uns überzeugt, dass bei einstündiger Dauer der Berührung des
Immunkörpers mit den Blutkörperchen das Maximum der Bindung
eingetreten ist, indem die Versuchsreihen bei 45 ° und bei Zimmertemperatur genau gleich verliefen. Zwischen diesen beiden von
uns beobachteten Grenzfällen bewegten sich in grosser Mannigfaltigkeit die Zahlen, die wir bei der Bindung specifischer Immunkörper beobachteten.

Die Deutung dieser Versuche bietet vom Standpunkt der
Seitenkettentheorie aus keine Schwierigkeiten. .Es lassen sich die
Thatsachen sehr leicht verstehen, wenn wir uns die Eigenthümlich-
keiten des Receptorenapparates der Blutkörperchen klar machen.
Aus unseren früheren Versuchen über die Isolysine der Ziegen
geht hervor, dass wir an einem beliebigen Blutkörperchen eine
grosse Zahl verschiedener Typen von Receptoren, die auf differente
Immunkörper und Haemotoxine überhaupt passen, anzunehmen

haben. Indem wir auf eine ausführliche, demnächst erscheinende
Betrachtung von Ehrlich[1]) hinweisen, begnügen wir uns hier mit
der Bemerkung, dass bestimmte Receptorenarten in der Blutzelle
offenbar in sehr grossem Ueberschuss vorhanden sein können, ein
Ueberschuss, der nicht nur im Allgemeinen nachzuweisen, sondern
durch die eben beschriebene Methode der quantitativen Bindung
des Immunkörpers exact gemessen werden kann. Ganz analoge
Verhältnisse treten ja auch unter anderen Bedingungen auf. So
ist die von Wassermann gefundene interessante Thatsache, dass
dass Centralnervensystem verschiedener Thierspecies in vitro viel
mehr Tetanusgift bindet, als zur tödtlichen Vergiftung des Thieres
nothwendig ist, wohl auf einen solchen Ueberschuss an Tetanus-
giftreceptoren zurückzuführen. Von diesen Gesichtspunkten aus
lassen sich auch die geschilderten Versuche auf das Ungezwungenste
erklären, ohne dass man den Boden der Seitenkettentheorie verlässt. Nehmen wir an, dass für ein bestimmtes Gift a es nothwendig ist, dass x a-Receptoren besetzt sind, um die complete
Auflösung der Blutkörperchen zu bewirken, und nehmen wir weiter
an, dass in den Blutkörperchen eine weit grössere Menge, z. B.
2x a-Receptoren enthalten sind, so werden sich bei der Ausführung
des Bordet'schen Versuchs die Verhältnisse so gestalten müssen,
wie es Bordet angiebt. Es ist ohne Weiteres ersichtlich, dass
das rothe Blutkörperchen hier gerade noch einmal so viel Gift
bindet, als zu seiner Auflösung nöthig ist. Fügt man also einer
bestimmten Menge Blutkörperchen die doppelte lösende Dosis des
Immunkörpers zu, so wird das ganze Receptorensystem besetzt.
Fügt man nun weiter die gleiche Menge frischen Blutes zu, so

---

1) Specielle Pathologie und Therapie, herausgeg. von Nothnagel.
Band VIII. Abthlg. 3. S. 163—184.

findet dasselbe keinen freien Immunkörper mehr vor und kann deshalb überhaupt nicht mehr angegriffen werden. Derartige Vorgänge sind ja in der Chemie ausserordentlich häufig und es dürfte sich zur Erläuterung des Gesagten lohnen, auf einige derselben hinzuweisen. Das Naphtalin besteht bekanntlich aus zwei aneinander geketteten Benzolkernen. Tritt nun in jeden der beiden Benzolkerne je eine geeignete salzbildende Gruppe, Hydroxyl- oder Amidogruppe, ein, so sind die heteronuclearen Substitutionsproducte, z. B. Dioxynaphtaline, Amidonaphtole und Naphtylendiamine, resp. deren Sulfosäuren im Stande, sich sowohl mit einem als mit zwei Molecülen einer Diazoverbindung zu kuppeln. Versetzt man zwei Molecüle von Dioxynaphtalin mit zwei Molecülen Diazobenzol, so entsteht ausschliesslich die Monoazoverbindung, fügt man aber zu einem Molecül des Dioxynaphtalin zwei Molecüle des Diazobenzols, so bildet sich die Disazoverbindung. Setzt man der fertigen Disazoverbindung ein weiteres Molecül Dioxynaphtalin zu, so ist dieses nicht im Stande, die Diazoverbindung zu zerlegen. Es bleiben also dann die Disazoverbindung und unverändertes Dioxynaphtalin nebeneinander bestehen. Dieses Beispiel, dem leicht noch andere anzureihen wären, z. B. die Methylirung des Anilins mit Jodmethyl, die Esterificirung zweibasischer Säuren, entspricht vollkommen dem von Bordet geschilderten Verhalten von Immunkörper und Erythrocyten.

Es kann ja ohne Weiteres zugegeben werden, dass, wo es sich um die Bindung geringer Multipla des Immunkörpers handelt, der Gedanke einer mit der Stärke der Concentration erhöhten mechanischen Adsorption naheliegt und dass die Verhältnisse bei dem von Bordet gewählten Fall, wo es sich nur um eine um das Doppelte gesteigerte Bindung handelt, den Vergleich mit den Färbeprocessen einigermaassen rechtfertigten. Die von uns untersuchten

Fälle aber, in denen bald eben nur genau die lösende Dosis des Immunkörpers, bald aber ausserordentlich hohe Multipla zur Aufnahme gelangten, sprechen durchaus gegen diese Annahme.

Ganz besonders sind aber Ueberlegungen allgemeiner Art für uns maassgebend. Die Kohle, der Typus der flächenanziehenden Agentien, zieht eben tausende der allerverschiedensten Stoffe an; ein Farbstoff kann, wie jedes gefärbte mikroskopische Präparat zeigt, eine grosse Anzahl verschiedener Substanzen färben. In schroffem Gegensatz hierzu steht die Specifität der zahlreichen Antikörper, die stets in erster Linie gegen die auslösende Bacterien- oder Zellart gerichtet sind.

Wo sich scheinbare Abweichungen von dieser Regel ergeben haben, hat sich bei genauer Untersuchung herausgestellt [1]), dass es sich hier um ein und dieselbe Receptorengruppe, die in verschiedenen Elementen vorhanden sein kann, handelt. So haben wir nachgewiesen, dass durch Injection von Ziegen mit Ziegenblutkörperchen erzielte Isolysine auch auf Hammelblutkörperchen wirken. Wir haben weiterhin den Nachweis erbracht, dass in den Hammelblutkörperchen gewisse Receptorarten vorhanden sind, die das Ziegenlysin an sich reissen, ebenso wie die in den Ziegenblutkörperchen vorhandenen. Den strengen Beweis der Receptorengemeinschaft haben wir auf dem Wege der gekreuzten Immunisirung durchgeführt, da es uns gelang, durch Injection von Ziegen mit Hammelblut ein typisches Isolysin zu erzeugen.

Wenn man also nach allen Erfahrungen annehmen muss, dass jeder bestimmte Complex gerade den specifischen Antikörper erzeugt, so stimmt dies so vortrefflich mit der Annahme einer chemischen Bindung überein, dass es nur ein erheblicher Rückschritt

---

1) Siehe 3. Mittheilung, S. 35 ff.

wäre, so vage Vorstellungen wie die einer mechanischen Flächenanziehung an deren Stelle zu setzen.

Nimmt man an, dass die Immunkörper nur mechanisch in
die Zelle eindringen, so müsste man die ganze Einheitlichkeit der
Immunisirungsvorgänge, die aus der Seitenkettentheorie hervorgeht,
fallen lassen. Dass ein Antitoxin auf das entsprechende Toxin
rein chemisch wirkt, ist wohl allgemein anerkannt. Soweit gelöste, durch die Immunitätsreaction erzeugte Stoffe in Betracht
kommen, gilt also die chemische Beeinflussung. Weshalb soll
plötzlich die chemische specifische Wirkung aufhören, wenn die
Stoffe sich nicht in Lösung, sondern noch im Verband der Zelle
befinden und nun für diesen Fall ein anderes Princip statuirt
werden? Man kommt auf diese Weise zu dem absoluten Widerspruch, dass in dem einen Fall (bei der Bindung an den Erythrocyten), der Immunkörper in zwar specifischer Weise, aber mechanisch
gebunden wird, in einem anderen Fall (bei der Verankerung an
einen künstlich erzeugten und in Lösung befindlichen Antiimmunkörper), eine gleichfalls specifische, aber nun chemische Bindung
erfährt.

Die Gesichtspunkte, die noch leicht vielfach erweitert werden
könnten, genügen wohl, um zu zeigen, dass die eben geschilderten
Versuche nicht im mindesten geeignet sind, die Seitenkettentheorie,
die allein eine einheitliche Auffassung der Immunitätsvorgänge ermöglicht, zu erschüttern.

II. Ueber Complementoide.

Die Complemente, welche die Activirung der normalen und
der durch Immunisirung erzeugten Immunkörper (Amboceptoren)
vermitteln, besitzen nicht nur für die Immunitätslehre eine hohe theoretische und praktische Bedeutung, sondern es dürfte ihnen auch

für die normalen Ernährungsvorgänge der Zelle eine wichtige Rolle zukommen. Wir müssen auf Grund der schon früher beschriebenen Versuche annehmen, dass im Blutserum einer bestimmten Thierart nicht nur ein einziges Complement, sondern eine grosse Anzahl verschiedener Complemente existiren. Es ist selbstverständlich, dass nicht alle diese Complemente, die bei einer grossen Reihe verschiedener Species vorkommen, unter sich verschieden sein müssen, sondern es ist als sicher anzunehmen, dass bestimmte Typen eine grosse Verbreitung besitzen, die sich auf mehrere Thierspecies erstreckt. So erklärt es sich, dass z. B. ein hämolytischer oder bactericider Immunkörper durch die Sera verschiedener Thierarten reactivirt werden kann.

Wir haben schon früher auseinandergesetzt, dass wir an den Complementen zwei charakteristische Gruppen zu unterscheiden haben, eine haptophore Gruppe, welche an der complementophilen Gruppe des Immunkörpers ihren Angriffspunkt findet und die zymotoxische Gruppe, die Trägerin der specifischen Wirkung. Es entspricht also das Complement in seiner Constitution gewissermaassen einem Toxin, das eine haptophore und eine toxophore Gruppe besitzt. So gelingt es auch leicht, durch Immunisirung geeigneter Thiere mit Complementen Anticomplemente zu erhalten, die in ihrem Verhalten völlig den Antitoxinen entsprechen. Injicirt man z. B. einer Ziege oder einem Kaninchen Pferdeserum, so entstehen Anticomplemente, welche in specifischer Weise die Wirkung der im Pferdeserum enthaltenen Complemente aufheben. Dass es sich hier um eine reine Ablenkung des Complements handelt, haben wir schon früher durch eine geeignete Versuchsanordnung gezeigt[1].

Wir haben nun versucht, die Analogie der Complemente mit

---

1) S. 4. Mittheilung, S. 96 ff.

den Toxinen noch weiter in ihren Consequenzen zu verfolgen. Es
darf wohl als bekannt vorausgesetzt werden, dass aus den Toxinen,
sei es bei der spontanen Abschwächung, sei es durch Einwirkung
chemischer Agentien leicht Modificationen entstehen, die Toxoide,
die dadurch gekennzeichnet sind, dass in ihnen die toxophore
Gruppe zerstört, die haptophore Gruppe aber noch erhalten ist.
Es sind die Toxoide also relativ ungiftige Substanzen, die aber noch
im Stande sind, im Thierkörper Antitoxine zu erzeugen. Da nun
auch die zymotoxische Gruppe der Complemente gegen die ver
schiedensten Einwirkungen besonders empfindlich ist, erschien der
Versuch, die den Toxoiden entsprechenden Modificationen der Complemente, die als Complementoide zu bezeichnen wären, zu
untersuchen, sehr aussichtsvoll und es war das Nächstliegende, zu
prüfen, ob bei der bekannten Inactivirung eines Serums durch Erwärmen auf 56⁰ eine völlige Zerstörung der Complemente oder
nur eine Umwandlung derselben in unwirksame Derivate, Complementoide, eintritt[1]). Um auch der Zerstörung der zymotoxischen
Gruppe ganz sicher zu sein, haben wir die Sera 50 Minuten auf
60⁰ erwärmt, eine Procedur, die wie zahlreiche Nachprüfungen
zeigten, mit aller Sicherheit bei den angewandten Sera jede Spur
einer Complementwirkung aufhebt.

Durch Behandlung von Thieren mit diesen so vorbereiteten
Sera ist es nun thatsächlich ein leichtes, Anticomplemente zu er-

---

1) Anmerkung bei der Correctur. Von genau denselben Erwägungen ausgehend versuchte gleichzeitig auch Paul Müller (Centralbl. f. Bacteriologie, Bd. 29, No. 5) die Erzeugung von Anticomplement durch Injection
von erwärmtem Serum. In dem von ihm gewählten Fall (Immunisirung mit
Hühnerserum) sind besonders Antizwischenkörper entstanden, während Anticomplemente nicht eindeutig nachgewiesen werden konnten. Dieses negative
Resultat weist vielleicht darauf hin, dass die Complemente der verschiedenen
Thierarten nicht alle gleich befähigt sind, die Metamorphose zu Complementoiden einzugehen.

reichen. Wir injicirten Kaninchen, Meerschweinchen und Hunde mit inactivem Ziegenserum, eine Ziege und zahlreiche Kaninchen mit inactivem Pferdeserum. Parallel wurden Thiere mit activem Serum behandelt. Die Anticomplementwirkung des Serums der mit Complementoiden behandelten Thiere erwies sich ebenso stark, sogar häufig etwas stärker, als die der mit activem Serum injicirten Controlthiere. Dass es sich um Anticomplemente handelte, liess sich leicht mit der erwähnten, in der 4. Mittheilung ausführlich besprochenen Versuchsanordnung zeigen.

Es ist also die Injection des erwärmten Serums vollkommen gleichwerthig mit der des unveränderten Serums[1]). Da nun aber im Sinne unserer Anschauungen die haptophore Gruppe die Immunitätsreaction auslöst, so muss gefolgert werden, dass durch das Inactiviren des Complements die haptophore Gruppe erhalten bleibt und nur die zymotoxische Gruppe zerstört wird.

Es tritt nun die wichtige Frage auf, wie denn die Activirung des Immunkörpers durch die Anwesenheit von Complementoiden beeinflusst wird. Denn bei jeder Inactivirung des Serums durch Erwärmen tritt ja Complementoidbildung ein, und es ist bekannt, dass ein so entstandenes Gemisch von Immunkörper und Complementoid durch Zufügung von Complement glatt reactivirt wird. Es scheint demnach die Vereinigung von Immunkörper und Complement durch die Gegenwart des Complementoids nicht gehindert zu werden. Wir haben hierüber noch besondere Versuche angestellt und abwechselnd Inactivirung und Complementzusatz mehrmals hintereinander ausgeführt, ohne dass durch die immer stärkere

---

1) Als Nebenbefund möchien wir noch das Auftreten eines starken Coagulins bei einer unserer mit inactivem Pferdeserum behandelten Ziegen erwähnen.

Anhäufung von Complementoiden eine Beeinträchtigung der Complementwirkung stattfand. Es ist diese Erscheinung nur so zu erklären, dass die haptophore Gruppe, des Complements bei der Umwandlung in Complementoid in ihrer Affinität zu der complementophilen Gruppe des Immunkörpers eine Verminderung erfährt.

Bei den Toxoiden des Diphtheriegiftes liegen die Verhältnisse anders, da Ehrlich fand, dass in der Hemitoxinzone des Giftspectrums die Affinität durch die Toxoidbildung keine Aenderung erfährt. Dagegen haben M. Neisser und Wechsberg in einem andern Fall, nämlich beim Staphylotoxin, zugleich mit der Umwandlung in Toxoide auch eine Affinitätsverminderung nachweisen können, ein Verhalten also, das dem von uns an den Complementoiden beobachteten analog ist. Es lassen sich eben allgemeine Regeln über das Verhalten der Affinität bei der Toxoid- und Complementoidbildung nicht aufstellen, sondern die Verhältnisse müssen von Fall zu Fall untersucht werden. Von wie geringfügigen Differenzen im Bau des Moleküls ausserordentlich grosse Aenderungen in der Affinität bedingt werden, das zeigt an ausserordentlich zahlreichen Beispielen das Studium gewisser organischer Säuren. So differirt z. B. die Affinitätskonstante der a- und b-Resorcylsäure, die sich ja nur durch die Stellung der zwei Hydroxylgruppen unterscheiden, um das Hundertfache. Man darf wohl annehmen, dass es in unseren speciellen Fällen von der gegenseitigen Lage der haptophoren und der toxophoren Gruppe und den dadurch bedingten gegenseitigen Beziehungen abhängt, ob die Aenderung der einen Gruppe eine Rückwirkung auf die andere Gruppe ausüben kann.

III. Ueber Auto-Anticomplemente.

In der 3. Mittheilung über Isolysine haben wir darauf hingewiesen, dass der Organismus über Einrichtungen verfügt, die verhindern, dass in ihm die Immunitätsreaction, die so leicht durch
die allerverschiedensten Zellarten ausgelöst wird, sich gegen die
eigenen Elemente richtet und dass Autotoxine entstehen. Unsere
weiter fortgesetzten Untersuchungen haben diese Anschauung bestätigt, so dass man gewissermaassen berechtigt wäre, von einem
„Horror autotoxicus“ des Organismus zu sprechen. Es sind diese
Einrichtungen natürlich für die Existenz des Individuums von der
allergrössten Bedeutung, da im Laufe des Lebens schon unter physiologischen, besonders aber unter pathologischen Bedingungen
häufig genug Resorption des eigenen Zellmaterials eintreten kann
und muss, so dass die Bildung von Gewebsautotoxinen eine Schädlichkeit wäre, die den Organismus häufiger und in viel stärkerem
Maasse bedrohen würde, als alle exogenen Gefahren. Nach unserer
Ansicht ist das Studium dieser Regulationseinrichtungen, von denen
nach unseren vorläufigen Untersuchungen in erster Linie Receptorenschwund oder Auto-Antitoxine in Betracht kommen, von grösster
Bedeutung. Es wird sich daher darum handeln, alle Momente,
die in dieser Beziehung von Wichtigkeit sind, einer eingehenden
Analyse zu unterwerfen[1]).

---

1) Mit diesen Regulationsvorgängen steht die interessante Beobachtung
von Métalnikoff (l. c.) nur in scheinbarem Widerspruch. M. fand, dass im
Blute von Meerschweinchen, die mit Meerschweinchenspermatozoen behandelt
worden sind, ein typisches Autospermotoxin entsteht, welches im Stande
ist, die Spermatozoen des betreffenden Thieres selbst in viro abzutödten. Im
lebenden Thier aber findet eine Schädigung der Spermatozoen nicht im mindesten statt, weil, wie aus den Untersuchungen von Métalnikoff hervorgeht,
nur der Immunkörper, nicht aber das Complement an sie herangelangt. Es
existirt also hier ein Autotoxin in unserem Sinne, das die eigenen Gewebe
schädigt, gleichfalls nicht.

An dieser Stelle wollen wir einige Beobachtungen mittheilen, die sich auf die Complemente beziehen und die auf einen neuartigen und noch nicht beschriebenen Regulationsvorgang hinzuweisen scheinen.

Das normale Serum der Kaninchen besitzt eine Reihe von Eigenschaften, die auf die Anwesenheit von Complementen zurückzuführen sind. In erster Linie erwähnen wir hier, dass frisch gewonnenes Kaninchenserum Meerschweinchenblutkörperchen auflöst. Es geschieht dies durch das Zusammenwirken eines Complements mit einem, im Serum in verhältnissmässig geringer Menge vorhandenen Immunkörper. Ferner ist das Kaninchenserum regelmässig im Stande, einen Immunkörper, welcher durch Behandlung von Kaninchen mit Ochsenblut gewonnen ist, zu activiren.

Wir haben nun beobachtet, dass Kaninchen, die eine Woche vorher mit Ziegenserum, gleichviel ob activem oder inactivem, behandelt waren, diese Eigenschaften vollkommen oder fast vollkommen verloren haben und dass diese Veränderung auch noch wochenlang nach der Injection bestehen bleibt. Hieraus ging hervor, dass durch die Injection von Ziegenserum normal vorhandenes Complement zum Verschwinden gebracht wurde und es galt, die Ursache dieser auffälligen Erscheinung festzustellen. Wir konnten nun zeigen, dass das Serum dieser Kaninchen häufig schon im nativen Zustand, sicherer aber nach Erwärmen auf 56° im Stande ist, die oben beschriebenen Complementwirkungen eines normalen Kaninchenserums aufzuheben. Es ist also hier offenbar normales Complement aus dem Serum der so behandelten Kaninchen verschwunden und durch ein Anticomplement ersetzt worden, das wir als Auto-Anticomplement zu bezeichnen haben[1]).

1) Nach den noch in Gang befindlichen Untersuchungen von Dr. M. Neisser und Dr. Wechsberg fehlt dem Serum dieser Kaninchen auch die

Dass ausserdem ein solches Kaninchenserum Antiziegencomplement in reichlicher Menge enthält, ist früher schon festgestellt worden.

Eine analoge Erscheinung, die im Wesen mit der eben geschilderten identisch sein dürfte, beobachteten wir bei einem Kaninchen, das mit Ochsenblut (Bluthörperchen und Serum) zum Zweck der Gewinnung eines specifischen Haemolysins behandelt war. Zehn Tage nach der Injection des Ochsenblutes übte das Serum überhaupt keine lösende Wirkung auf Ochsenblut aus im Gegensatz zu zahlreichen früheren Fällen. Wir dachten zunächst daran, dass sich in diesem Falle kein Immunkörper gebildet hätte, da Completirung mit überschüssigem Kaninchenserum gleichfalls keine Lösung bewirkte. Als wir jedoch die Ochsenblutkörperchen nach Behandlung mit diesem abnormen Serum abcentrifugirten, von neuem in Kochsalzlösung aufschwemmten und Complement zusetzten, fanden wir, dass schon bei relativ geringen Dosen des Immunserums starke Lösung eintrat. Es war also in diesem Serum der Immunkörper in reichlicher Menge vorhanden und an die Blutkörperchen verankert worden. Derselbe wurde aber dadurch verdeckt, dass nicht nur das Complement fehlte, sondern durch ein Anticomplement ersetzt war, welches neu zugesetztes Complement unwirksam machte. Diesem Anticomplementgehalt entsprechend zeigte sich nun, als wir dieses Kaninchenserum auf das stark haemolytische Serum eines anderen mit Ochsenblut behandelten Kaninchens einwirken liessen, eine erhebliche hemmende Wirkung.

Fähigkeit, gewisse bactericide Immunkörper zu activiren. Zugleich scheint nach diesen Untersuchungen bei solchen Thieren eine Resistenzverminderung gewissen Infectionen gegenüber einzutreten, die vielleicht geeignet ist, in reinster Form die Function gewisser Complemente erkennen zu lassen.

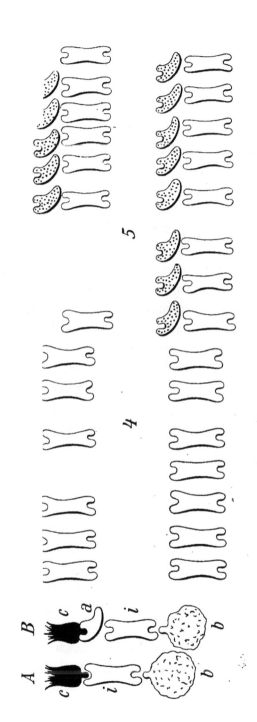

A Schema des Haemolysins. B Wirkung des Anticomplements auf das Haemolysin.
Blutkörperchen, i Immunkörper, c Complement, a Anticomplement. (Die Complementoide sind in dem Schema, da sie hier ohne E sind, nicht berücksichtigt.)

—6. Schema der verschiedenen, nach Behandlung von Kaninchen mit Ochsenblut auftretenden Typen, 1—3 in nativem, 4—6 in ina ustand. 1 und 4. Gewöhnliches Verhalten. Vor dem Erwärmen auf 56° (1) Anwesenheit vom Immunkörper und Complement. Nac Erwärmen (4) freier Immunkörper, der durch Complementzusatz reactivirt werden kann.

und 5. Abnormes Verhalten. Anwesenheit von Immunkörper, Anticomplement und von Complement in geringem Ueberschuss. prechend der partiellen Ablenkung des Complements durch das Anticomplement geringe haemolytische Wirkung des nativen Serun Nach dem Erwärmen sind Immunkörper und Anticomplement frei.

und 6. Abnormes Verhalten. Anwesenheit von Immunkörper, Complement und überschüssigem Anticomplement. Dementspr rimär (3) keine Haemolyse, statt dessen starke Anticomplementwirkung. Immunkörper daher verdeckt und erst durch den im Te schriebenen Bindungsversuch festzustellen. Nach dem Erwärmen (6) Immunkörper und Anticomplement frei.

Dieser Fall tritt jedoch nach Injection mit Ochsenblut anscheinend sehr selten in dieser Praegnanz ein. Häufiger findet man, dass das Serum im activen Zustand eine ausserordentlich geringe Lösungskraft besitzt, entsprechend einem sehr geringen Complementgehalt, und dass es nach dem Erwärmen eine deutliche Anticomplementwirkung ausübt. Dieses Vorkommen leitet offenbar zu dem oben beschriebenen extremen Fall über und wird leicht verständlich, wenn man die Verhältnisse durch ein einfaches Schema darstellt (s. S. 131).

Wenn wir uns nun die Frage vorlegen, wie die Bildung der Auto-Anticomplemente zu Stande kommt, so müssen wir an erster Stelle daran festhalten, dass im normalen Serum stets Complemente im Ueberschuss vorhanden sind. Es wäre eine höchst dysteleologische Einrichtung, wenn die normalen Complemente, die ja für den Zellhaushalt von sehr grosser Wichtigkeit sein müssen, gelegentlich normalerweise durch Auto-Anticomplemente paralysirt würden. Wir werden deshalb annehmen müssen, dass die normalen im Serum kreisenden Complemente keine Auto-Anticomplemente hervorrufen. Eine Bestätigung dieser Anschauung sehen wir in dem Umstand, dass es auch bei Thierarten, die identische Complemente enthalten, nicht gelingt, durch die Injection von Serum Anticomplemente zu erzielen. So bildet der Hammel auf Injection von Ziegenserum und umgekehrt die Ziege auf Injection von Hammelserum kein Anticomplement, da die zwei Thierarten in ihren Complementen wie in ihren sonstigen Serumbestandtheilen eine weitgehende Uebereinstimmung zeigen. Wenn wir nun finden, dass trotz dieses Gesetzes in unserem Falle sich Auto-Anticomplemente gebildet haben, so bleibt nur eine Erklärung übrig, die darin besteht, dass eines oder das andere der im Ziegenserum vorkommenden Complemente mit den Complementen des Kaninchens zwar verwandt, aber nicht identisch sei. Wenn man annimmt, dass ein bestimmtes Ziegencomplement dieselbe haptophore Gruppe besitzt, wie ein bestimmtes Kaninchencomplement, dass es aber in seiner übrigen Constitution verschieden ist, so ist eben die Voraussetzung, dass identische Complemente keine Anticomplemente bilden, hier nicht mehr gegeben. Es wird dann mit Hilfe der haptophoren Gruppe an den betreffenden Receptor der Kaninchenzelle ein fremdartiger Complex verlagert, welcher als ein nicht adaequater Reiz auf die Zelle wirkt und daher eine erhöhte Neubildung und Abstossung der betreffenden Seitenketten, die dann als Anticomplemente fungiren, hervorrufen kann.

In diesem Fall müssen wir also annehmen, dass das entsprechende Ziegencomplement wegen der identischen haptophoren Gruppe an denselben Stellen verankert werden kann, wie die Idiocomplemente mit der gleichen haptophoren Gruppe. Als diese Stellen darf man wohl in erster Linie die complexen Receptoren, welche zwei haptophore Gruppen besitzen (Amboceptoren) ansehen Es würde in diesem Falle im Gegensatz zu dem, was wir gewöhnlich sehen, die Abstossung eines Amboceptors durch die Besetzung der complementophilen Gruppe bedingt sein, zugleich ein neuer Beweis für die von uns vertretene Anschauung, dass die complexen Receptoren zwei bindende Gruppen besitzen.

Auf jeden Fall dürfte eine Einsicht in die Bedingungen, unter denen die Idiocomplemente schwinden, von grösster Bedeutung sein. Dass man dieselben durch Injection von immunisatorisch hergestellten Anticomplementen zum Verschwinden bringen kann, ergiebt sich aus der von uns gegebenen Definition der Anticomplemente von selbst. Dieser Fall tritt aber nur unter den künstlichen Bedingungen des Experiments ein und hat daher kaum unmittelbare Bedeutung für die Pathologie. Wichtig dagegen für die

Vorgänge unter natürlichen Verhältnissen sind die vitalen Bedingungen, von welchen Cómplementschwund durch Vorgänge des inneren Stoffwechsels abhängt. Die von uns eben dargelegte Entstehung der Auto-Anticomplemente gehört sicher hierher und hat vielleicht insofern auch eine practische Bedeutung, als bei den häufigen Injectionen der verschiedenen Heilsera, die bei Menschen und Thieren ausgeführt werden, man mit der Möglichkeit einer Auto-Anticomplementbildung rechnen muss. Einen anderen hierher gehörigen Fall haben wir früher schon beschrieben; es ist dies das Verschwinden eines Theils der Complemente bei Kaninchen, die mit Phosphor vergiftet sind. Hieran schliesst sich eine interessante Beobachtung von Métalnikoff (l. c.). Derselbe fand nämlich bei einem Kaninchen, welches mit Spermatozoen behandelt war, im Verlauf einer während der Immunisirung sich einstellenden Eiterung, dass das Complement, welches das Spermotoxin activirte, aus dem Serum verschwand und sich erst nach längerer Zeit wieder einstellte.

Diese, vorläufig noch vereinzelten Beobachtungen deuten darauf hin, dass bei krankhaften Zuständen die Complemente schwinden können, sei es, dass sie schneller zerstört, sei es, dass sie langsamer neu gebildet werden. Das gleiche gilt aber auch von den Immunkörpern (Amboceptoren), die für die Bacteriolyse, ebenso wie für die Haemolyse mindestens eine ebenso grosse Bedeutung besitzen, als die Complemente. Welcher von diesen beiden Factoren im Einzelfall in Frage kommt, kann in genereller Weise nicht entschieden werden, sondern bedarf jedesmal einer speciell darauf gerichteten Untersuchung. Erst durch diese wird es uns gelingen, einen Einblick zu gewinnen in die wichtigen Fragen, welche das Wesen der natürlichen Disposition und ihrer Aenderung, Resistenzerhöhung und Resistenzbruch, betreffen.

VIII.

Ueber Haemolysine.[1]

Sechste Mittheilung.

Von

Professor Dr. **P. Ehrlich** und Dr. **J. Morgenroth.**

Der stetige Fortschritt der neueren Immunitätsforschung wird
in hohem Maasse dadurch erschwert, dass besonders bei der Immunisirung mit lebenden Zellen und dem Studium der auf diese Weise
erhaltenen Immunsera stets eine grosse Anzahl verschiedener Substanzen in Betracht kommt, die gleichzeitig nebeneinander existiren.
Schon in der zweiten Mittheilung haben wir darauf hingewiesen
und in der vierten Mittheilung an einem geeigneten Beispiel durch
elective Absorption experimentell gezeigt, dass die in einem normalen Serum vorhandenen Haemolysine, die auf verschiedene
Blutkörperchenarten einwirken, nicht eine einheitliche Substanz im
Sinne von Buchner's Alexin darstellen. Es treten hier möglicherweise ebensoviel verschiedene Zwischenkörper in Wirkung, als verschiedene Blutkörperchenarten beeinflusst werden. Auch für die

---

1) Sonderabdruck aus der Berliner klin. Wochenschr. 1901, No. 21 u. 22.

Complemente haben wir den unitarischen Standpunkt Bordet's nicht annehmen können, sondern sind auf Grund unserer Versuche zu der Ueberzeugung gelangt, dass im Blutserum eine grosse Zahl von Complementen gleichzeitig nebeneinander bestehen. In gleicher Weise sprechen die Absorptionsversuche Bordet's für die Vielheit der Bacterienagglutinine des normalen Pferdeserums und Malkoff's für die der normalen Haemagglutinine. Die Resultate dieser Versuche sind in der Arbeit von M. Neisser[1]) zusammengefasst, welche auf Grund derselben Principien die Verschiedenheit der im normalen Serum vorkommenden antitoxischen Antikörper nachweist. Dementsprechend sind auch die durch Injection von artfremdem Serum erzeugten reactiven Antikörper höchst verschiedenartiger Natur und wir beginnen erst ganz allmählich in deren Zusammensetzung einzudringen. Abgesehen von den mannigfachen so entstehenden Coagulinen, Antifermenten ist es für die Behandlung immunisatorischer Fragen besonders wichtig, dass auch die Anticomplemente, welche durch die Immunisirung gebildet werden, entsprechend der Vielheit der in einem Serum vorhandenen Complemente, ausserordentlich mannigfaltig sind.

Von besonderer Bedeutung dürfte aber die Eigenschaft der Zellen sein, eine grosse Anzahl verschiedenartiger Gruppen zu besitzen, die ihrerseits wieder zur Entstehung zahlreicher differenter Amboceptoren [Immunkörper] führen können[2]).

Bei der Immunisirung mit Zellmaterial wird demgemäss in den Organismus keine einheitliche Substanz eingeführt, sondern vor Allem eine Vielheit der verschiedensten Receptoren, die alle mehr

---

1) Deutsche med. Wochenschr. 1900. No. 49.
2) Vergl. hierüber die eingehende Darstellung von Ehrlich in Band VIII der Speciellen Pathologie und Therapie, herausgegeben von Nothnagel, Wien, Hölder. 1901.

oder weniger geeignet sind, Antikörper zú erzeugen. Wir haben
auf Grund dieser Einsicht schon in der vierten Mittheilung unseren
Standpunkt präcisirt und folgendes Programm in dieser Richtung
aufgestellt:

„Das Vorkommen von verschiedenen Immunkörpern in einem
durch Immunisirung mit rothen Blutkörperchen erzeugten haemolytischen Serum hat nach den Versuchen über Isolysine, die wir
in der 3. Mittheilung ausführlich beschrieben haben, nicht das mindeste Ueberraschende. Haben wir doch durch Injection von Ziegen
mit Ziegenblut eine grosse Reihe von differenten Isolysinen erzeugt, die jetzt schon die Zahl von zwölf erreichen. Es kommen
eben bei den rothen Blutkörperchen nicht eine einzige Gruppe, sondern eine grosse Zahl von verschiedenen Gruppen in Betracht, die,
passende Receptoren vorausgesetzt, eine entsprechende Anzahl von
Immunkörpern erzeugen können, die wiederum alle von den zur
Immunisirung verwandten Blutkörperchen verankert werden. Wir
dürfen annehmen, dass, wenn eine Thierspecies A mit den Blutkörperchen einer Species B immunisirt wird, ein haemolytisches
Serum entsteht, das eine ganze Schaar von Immunkörpern enthält,
welche insgesammt von den Blutkörperchen der Gattung B verankert werden."

Dieselbe Betrachtungsweise hat für die Bacterienagglutinine
Durham[1]) adoptirt. Er nimmt eine Anzahl von „Componenten"
(entsprechend unseren Receptoren) in der Körpersubstanz der Bacterien an, die eine entsprechende Anzahl von Agglutininen auslösen
können, so dass jedes auf eine bestimmte Bacterienart wirkende
Agglutinin ganz analog der von uns angenommenen Vielheit der
Immunkörper eine Summe verschiedenartiger Einzelagglutinine dar-

---

1) Durham, Journal of experimental Medicine. New-York. Vol. 5.
No. 4. 15. Januar 1901.

stellt. Diese Anschauung erlaubt Durham eine zureichende un-
gezwungene Erklärung der variirenden Stärke der Einwirkung von
Typhusagglutininen auf verschiedene Stämme von Typhusbacillen
und der Ausdehnung der Agglutination durch specifische Sera auf
verwandte Bacterienarten. Es wäre von grossem Interesse, die
vorläufig rein theoretischen Erwägungen Durham's durch specielle
Experimente bewahrheitet zu sehen.

Dieser von uns eingenommene plurimistische Standpunkt
schafft ja für ein eingehenderes analytisches Arbeiten auf diesem
Gebiet zahlreiche Unbequemlickeiten, führt aber gleichzeitig zu einem
tieferen Eindringen in die verwickelten Probleme und dürfte in der
Zukunft auch für die practischen Aufgaben der Immunitätsforschung
von Nutzen werden.

I. Betrachtungen über die plurimistische Auffassung der cellulären Immunitätsreaction.

Wir wollen zunächst einen der Gesichtspunkte von voraussicht-
licher practischer Bedeutung, die sich aus der plurimistischen Anschauung ergeben, hier kurz skizziren. Nehmen wir an, dass eine
Zelle, z. B. Bacterienzelle, zwanzig verschiedene Gruppen besitzt,
so sind zwanzig verschiedene, auf diese eingestellte Antikörper
möglich. Es stellt dann jede haptophore Gruppe der Bacterienzelle für einen bestimmten Immunkörper sozusagen einen isolirten
Angriffspunkt dar. Es ist nun eine durchaus logische Folgerung,
dass die Möglichkeit der erfolgreichen Bekämpfung einer bestimmten
Bacterieninfection in demselben Maasse wachsen muss, je mehr
Arten Immunkörper, die in die Bacterienzelle eingreifen, zur Einwirkung kommen[1]). Der ideale Effect würde jedenfalls dann er-

---

1) Es ist sogar denkbar, dass die Occupation einer einzigen Gruppe
überhaupt nur eine gewisse Schädigung der Zelle bewirkt, ohne den

reicht werden, wenn es gelänge, ein Serum herzustellen, das so
beschaffen ist, dass es Immunkörper für alle vorhandenen Gruppen
der Bacterienzelle enthält.

Der Vorgang der Antikörperbildung, wie er sich der Seitenkettentheorie gemäss abspielt, ist ein complexer und setzt sich aus
einer Anzahl von Phasen (Bindung, Ueberregeneration, Abstossung)
zusammen, die zum Theil von einander unabhängig sind. Es können
nun eine Reihe von Umständen eintreten, die an gewissen Stellen
dieses Processes hemmend wirken.

Zunächst kann durch die Verankerung gewisser giftiger Substanzen die Zelle so schwer geschädigt werden, dass die Antikörperbildung, welche als Regenerationsvorgang eine gewisse
Leistungsfähigkeit der Zelle voraussetzt, überhaupt nicht oder nur
in sehr geringem Maasse stattfindet[1]).

Solches wird besonders bei hochtoxischen Substanzen vorkommen, falls die ihnen entsprechenden Receptoren aussschliesslich
in den lebenswichtigen Organen, z. B. im Centralnervensystem
localisirt sind. So erklärt sich vielleicht der Umstand, dass man
bei Mäusen und Meerschweinchen mit unverändertem Tetanusgift
nur mit grösster Mühe Antitoxin erzeugen kann, während dies bei
den gleichen Thierspecies mit Hilfe von Toxoiden leicht möglich
ist. Im Gegensatz hierzu ist eine Immunisirung von Kaninchen
durch unverändertes Tetanusgift unschwer zu erzielen, weil bei
diesen Thieren, wie man aus den Untersuchungen von Dönitz und

---

Tod derselben herbeiführen zu können. Proportional mit der Menge der Par-
tialschädigungen, die dem Anwachsen der Receptorentypen entsprechen, würde
die Gefährdung des Lebens der Bacterienzelle wachsen. Die bis jetzt erzielten
wirksamen bactericiden Sera dürften ihren Erfolg einer gewissen Vielheit der
Immunkörper zu verdanken haben.

1) Hierauf hat auch bereits Weigert (Lubarsch-Ostertag, Ergebnisse
der Pathologie. 1897. S. 138 ff.) hingewiesen.

von Roux entnehmen kann, der weitaus grössere Theil der Receptoren ausserhalb des giftgefährdeten Centralnervensystems gelegen ist.

Aber auch ohne eine eintretende Erkrankung besteht durchaus keine Nothwendigkeit, dass in jedem einzelnen Fall, in dem eine Verankerung stattfindet, Antikörper erzielt werden müssen. So hat z. B. Metschnikoff darauf aufmerksam gemacht, dass es bei Fröschen, bei denen ja nach der schönen Beobachtung Courmonts durch kühle Aufbewahrung jede Spur von Erkrankung vermieden wird, nicht gelingt, Tetanusantitoxin zu erzeugen. Dieses Resultat haben Untersuchungen von Morgenroth bestätigen und dahin erweitern können, dass auch durch Behandlung mit Toxoiden unter verschiedenen Bedingungen keine Spur Immunität bei Fröschen zu erzielen ist. Wahrscheinlich deuten diese Verhältnisse darauf hin, dass beim Frosch in dem concreten Fall die Regenerationskräfte der Gewebe zu diesen immerhin aussergewöhnlichen Leistungen nicht gross genug sind.

Eine derartige Erklärung ist aber wenig wahrscheinlich für die Fälle, in welchen es sich um das Ausbleiben der Antikörperbildung bei Warmblütern handelt. Solche Fälle werden mit dem grösseren Umfang der Versuche in letzter Zeit häufiger. Gerade bei den künstlich erzeugten Zellgiften ist es wohl allen, die sich mit diesem Gegenstand beschäftigt haben, aufgefallen, dass es in gewissen Fällen ausserordentlich schwer, wenn nicht unmöglich ist, Antiimmunkörper zu erzielen. So hat, um ein Beispiel anzuführen, Métalnikoff gefunden, dass bei einer Anzahl von Meerschweinchen, denen er specifisches Spermotoxin injicirte, eine Substanz also, die sicher im Organismus des Meerschweinchens Receptoren vorfindet, überhaupt nur zweimal eine Andeutung von Antispermotoxin zu verzeichnen war. Auch wir haben bei einem Hunde,

welcher mit einem vom Hammel stammenden, specifisch auf Hundeblut wirkenden Immunkörper injicirt wurde, trotz langer Behandlung
keinen Antiimmunkörper erhalten. In die gleiche Reihe von Erscheinungen gehört auch die Thatsache, dass es ausserordentlich
schwer, wenn nicht unmöglich ist, bei einer Anzahl von Thierspecies durch fortgesetzte Injection von gewissen Enzymen Anti-
enzyme zu erzeugen.

Es liegen hierfür zunächst zwei Erklärungsmöglichkeiten vor.
Entweder sind die Receptoren, die für derartige Fälle in Betracht
kommen, von besonderer Beschaffenheit insofern, als sie so fest an
das Protoplasma gebunden sind, dass eine Abstossung derselben,
wie sie zur Antikörperbildung nothwendig ist, auch bei vermehrter
Neubildung nicht eintritt (sessile Receptoren). Man gelangt so
zu der Auffassung, dass die Regenerationsvorgänge, die im Recep-
torengebiet ablaufen, zwei Richtungen annehmen können, indem
entweder eine Abstossung der Receptoren und damit eine Antikörperbildung stattfindet, oder beim Vorhandensein sessiler Receptoren ein hypertrophischer Vorgang eintritt, wie er etwa einer
einfachen Muskelhypertrophie nach den Anschauungen Weigert's
entspricht. Es ist aber auch denkbar, wie dies Morgenroth[1])
bezüglich der Immunisirung gegen Lab bereits ausgeführt hat, dass
normal vorgebildete Regulationsvorgänge in Action treten, indem
es sich bei Enzymen (im Gegensatz zu den Toxinen) um Substanzen
handelt, die vom Organismus normalerweise selbst producirt werden.
Es ist so möglich, dass der Production von Antienzym die Ueberproduction des Enzyms selbst als Vorgang einer inneren Regulation
auf dem Fusse folgt.

Auf jeden Fall zeigen diese Betrachtungen, wie die hier dis-

---

1) Centralbl. f. Bact. B. 26. 1899.

cutirten Momente bedingen können, dass man durch Injection von Zellen, die mit zahlreichen differenten Receptoren ausgestattet sind, nur einen Bruchtheil der theoretisch möglichen Antikörper wirklich erhält. Vollends ist es wahrscheinlich, dass die Immunisirung einer Thierspecies mit einer bestimmten Zell- oder Bacterienart eben nur einen Theil der möglichen Antikörper ergiebt. Wenn man aber dieselbe Zell- oder Bacterienart einer zweiten Thierspecies injicirt, so ist es höchst wahrscheinlich, dass die haptophoren Gruppen dieser Zellen in der zweiten Species einen wenigstens zum Theil abweichenden Receptorenapparat vorfinden und dass also auf die Weise, wie wir weiterhin auch zeigen wollen, ein Immunserum entsteht, das zum Theil andere Immunkörper enthält. Die Voraussetzung einer solchen Verschiedenheit ist die an und für sich selbstverständliche Annahme, dass der Receptorenapparat einer Thierspecies nicht identisch ist mit dem Receptorenart einer zweiten, nicht ganz nahe stehenden Thierspecies. Es ist möglich, dass z. B. eine bestimmte haptophore Gruppe a des Typhusbacillus im Kaninchenorganismus einen passenden Receptor findet, nicht aber im Organismus des Hundes, während eine andere Gruppe b sich gerade umgekehrt verhalten kann. Sind diese Voraussetzungen richtig, so würde sich hieraus ein wichtiges Princip für die Praxis der Heilserumgewinnung ergeben, indem man für einen Einzelfall eine Reihe verschiedener Thierarten immunisirt, die in ihren Immunkörpern differenten Sera auswählt und aus ihnen durch Mischung einen Heilstoff herstellt, der die verschiedenen Receptorentypen in möglichster Vollständigkeit enthält.

Bei der Bedeutsamkeit dieser Aufgaben haben wir zunächst experimentell die Vorfrage in Angriff genommen, ob denn Immunsera, die durch Behandlung zweier verschiedener Thierspecies mit denselben Zellen erzielt werden, in ihren Antikörpern identisch, oder aber ganz oder theilweise verschieden sind. Von diesen Körpern sind wiederum die wichtigsten die bacteriolytischen und haemolytischen Immunkörper. Dieselben besitzen bekanntlich nach unserer Annahme zwei haptophore Gruppen, eine complementophile und eine Gruppe, die sich an die Receptoren der die Immunität auslösenden Zellen verankert und die kurz als cytophile Gruppe bezeichnet werden möge. Nach den obigen Darlegungen besitzt gerade die zweite Gruppe in der vorliegenden Frage die ausschlaggebende Bedeutung und wir können deshalb die uns hier beschäftigende Aufgabe folgendermaassen präcisiren: Es ist zu untersuchen, ob bei der Immunisirung verschiedener Thierspecies mit einer Zellart Amboceptoren (Immunkörper) mit differenten cytophilen Gruppen entstehen.

Die experimentelle Behandlung dieser Frage kann zunächst wesentlich auf zwei Wegen erfolgen: dem des Absorptionsversuches, der zwar sehr schwierig, aber sowohl für Bacteriolysine und Haemolysine gangbar ist, und dem der Neutralisirung durch Antiamboceptoren (Antiimmunkörper).

Dieser letztere elegantere Weg ist allerdings voraussichtlich nur für diejenigen Immunkörper möglich, welche gegen Organzellen gerichtet sind. Ein haemolytischer oder cytotoxischer Immunkörper findet stets im Organismus der entsprechenden Thierspecies Angriffspunkte, was ja die nächste Voraussetzung für die Möglichkeit eines Antiimmunkörpers ist. Thatsächlich sind ja auch derartige Antiimmunkörper bereits beobachtet. Immunkörper der bacterieiden Sera dagegen, die ihre natürlichen Gegengruppen in Bacterienzellen haben, finden dieselben aller Wahrscheinlichkeit nach nicht in den Zellen der höheren Thiere. Es erscheint daher, wenn nicht ein glücklicher Zufall im Einzelfall mitspielt, als unwahrscheinlich,

Antiimmunkörper, welehe gegen die bactericiden Immunkörper gerichtet sind, zu erzielen.

II. Ueber die Verschiedenheit der cytophilen Gruppen homologer Immunkörper.

Als besonders geeignet für diese Versuche wählten wir die Immunisirung mit Ochsenblutkörperchen, wie sie zuerst von v. Dungern an Kaninchen ausgeführt worden ist. Die Gewinnung von Immunkörpern in hoher Concentration gelingt in diesem Falle besonders leicht, so dass auch spätere Untersucher (Buchner, Rehns, Bulloch) von dieser zweckmässigen Combination Gebrauch machten. Man erhält in vielen Fällen, am einfachsten durch intraperitoneale Injection des Ochsenbluts gut wirksame Haemolysine, die in der Dosis von 0,005—0,0005 zur Auflösung von 1 ccm einer 5 proc. Aufschwemmung von Ochsenblut genügen. Da, wie v. Dungern[1]) gerade an diesem Fall gezeigt hat, mit der Bildung des Immunkörpers keine Vermehrung des Complements einhergeht, so muss man stets, um die Gesammtmenge der Immunkörper in Action zu bringen, Complement, das im Kaninchenserum und besonders im Meerschweinchenserum reichlich zu Gebote steht, in entsprechender Menge zufügen.

Wir haben nun die Beobachtung gemacht, dass das Serum dieser mit Ochsenblut behandelten Kaninchen nicht nur im Stande ist, die Blutkörperchen des Ochsen, sondern auch die der Ziege zur Auflösung zu bringen. Wir lassen zunächst eine Tabelle folgen, die eine Reihe vergleichender Bestimmungen der Lösungskraft einiger derartiger Sera gegenüber den Blutkörperchen des Ochsen und der Ziege wiedergiebt. Als Complement diente in diesen Fällen

---

1) S. S. 56.

für beide Blutarten Meerschweinchenserum (0,1 oder 0,15 ccm), da
Kaninchenserum in den zur Completirung nöthigen Dosen sehr
häufig an und für sich haemolytisch auf Ziegenblutkörperchen wirkt
(siehe Tabelle 1).

Tabelle 1.

Wirkung des Immunkörpers der mit Ochsenblut behandelten
Kaninchen auf Ochsenblut und Ziegenblut.

Nummer des mit Ochsenblut behandelten Kaninchens	Complet lösende Dosis für 1 ccm Ochsenblut ccm	Complet lösende Dosis für 1 ccm Ziegenblut ccm	Verhältniss der lösenden Mengen (abgerundet). Complet lösende Dosis für Ochsenblut = 1
No. 1 v. 24. I. 01	0,0042	0,0061	1 : 1,5
„ 2 v. 14. XII. 00	0,0035	0,0061	1 : 1,7
„ 3 v. 8. II. 01	0,002	0,0035	1 ; 1,8
„ 4 v. 8. II. 01	0,003	0,01	1 : 3,3
„ 5 v. 21. I. 01	0,0017	0,0061	1 : 3,6
„ 6 v. 17. XII. 00	0,0014	0,0051	1 : 3,6
„ 7 v. 14. XII. 00	0,00088	0,0042	1 : 5
„ 8 v. 3. II. 01	0,0051	0,05	1 : 9,8
„ 9 v. 15. XII. 00	0,00073	0,0073	1 : 10
„ 10 v. 9. II. 01	0,0035	0,06	1 : 17

Es geht aus dieser Tabelle hervor, dass die haemolytische
Wirkung des Immunkörpers auf Ziegenblut stets geringer ist, als
auf Ochsenblutkörperchen und dass das Verhältniss der lösenden
Dosis für beide Blutarten keine constante Zahl darstellt, sondern
in ziemlich weiten Grenzen schwankt, wie dies die in der Tabelle
gewählte Anordnung ersehen lässt.

Schon dieses wechselnde Verhältniss weist darauf hin, dass
die lösende Wirkung für die beiden Blutkörperchenarten nicht eine
einfache Function eines und desselben Immunkörpers darstellt,
sondern dass zwei Fractionen von Immunkörpern in dem Serum

vorhanden sind, von denen die eine ausschliesslich auf Ochsenblutkörperchen, die andere auf Ochsenblut- und zugleich auf Ziegenblutkörperchen einwirkt. Dieses Verhältniss lässt sich unmittelbar auf dem Wege der electiven Absorption veranschaulichen. Behandelt man den Immunkörper mit der genügenden Menge Ochsenblutkörperchen und centrifugirt dann die Flüssigkeit ab, so kann man nachweisen, dass diese ihre Lösungskraft für beide Blutarten verloren hat. Es sind also von den Ochsenblutkörperchen, die als das ursprüngliche immunitätsauslösende Agens Träger der gesammten in Betracht kommenden Receptoren sind, beide Fractionen der Immunkörper gebunden worden. Stellt man den gleichen Versuch mit Ziegenblutkörperchen an, so kann man erweisen, dass die Flüssigkeit ihr Lösungsvermögen für Ziegenblut eingebüsst hat, für Ochsenblut jedoch noch besitzt; die Lösungskraft für Ochsenblutkörperchen kann in günstigen Fällen beinahe unverändert bleiben. Die vorliegenden Verhältnisse sind durch ein einfaches Schema leicht verständlich zu machen (Fig. 1).

Stellen wir in der Fig. 1 ganz schematisch drei Fractionen von bindenden Gruppen der Blutkörperchen, von denen die erste (α) nur im Ochsenblutkörperchen, die zweite (γ) nur im Ziegenblutkörperchen und die dritte (β) in beiden Blutarten vertreten ist, durch ein bestimmtes Symbol dar, so lassen sich die Beziehungen leicht übersehen. Injicirt man einem Kaninchen Ochsenblut, so werden die den Gruppen α und β entsprechenden Amboceptoren (Immunkörper) gebildet. Ochsenblutkörperchen können dann vermittelst ihrer α- und β-Gruppen sämmtliche Immunkörperfractionen verankern, Ziegenblutkörperchen dagegen nur die Immunkörper der Fraction β, während sie die der Fraction α in der Lösung belassen.

Wenn, wie es diese Erklärung voraussetzt, die Ziegenblut-

Figur 1.

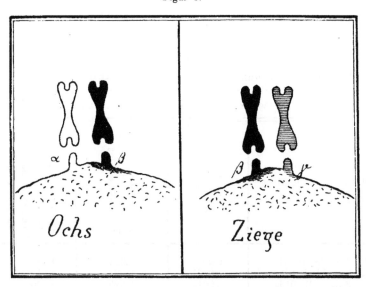

körperchen eine gewisse Receptorenfraction (β) mit den Ochsenblutkörperchen gemeinsam haben, so musste es auch gelingen, durch
Behandlung von Kaninchen mit Ziegenblut Immunkörper zu gewinnen, die gleichfalls auf beide Blutarten einwirken. Dies ist in
der That der Fall. Die Lösungskraft ist auch hier in der Regel
den beiden Blutkörperchenarten gegenüber verschieden, nur dass
das Verhältniss ein umgekehrtes ist, wie in dem zuerst beschriebenen Fall, was die folgende Tabelle 2 veranschaulicht.

Wir müssen auch für diesen Fall schon auf Grund der Ver-
hältnisszahlen annehmen, dass die Ziegenblutkörperchen neben der
Receptorenfraction, die sie mit den Blutkörperchen des Ochsen gemeinsam haben (β), ein zweites nur ihnen eigenthümliches System von
bindenden Gruppen besitzen, das in dem Schema durch γ repräsentirt wird. Dementsprechend wird hier bei der Absorption durch
Ziegenblutkörperchen die Gesammtschaar der Immunkörper ge-

bunden, während bei Absorption durch Ochsenblutkörperchen die
Gruppe γ, die ja nur zu Receptoren des Ziegenblutes Verwandtschaft
hat, zurückbleibt.

Tabelle 2.

**Wirkung des Immunkörpers der mit Ziegenblut behandelten
Kaninchen auf Ziegenblut und Ochsenblut.**

(Reactivirung durch Meerschweinchenserum.)

Nummer des mit Ziegenblut be- handelten Kaninchens	Complet lösende Dosis für 1 ccm Ziegenblut ccm	Complet lösende Dosis für 1 ccm Ochsenblut ccm	Verhältniss der lösenden Mengen (abgerundet). Complet lösende Dosis für Ziegenblut = 1
No. 1 v. 28. II. 01	0,01	0,024	1 : 2,4
„ 2 v. 14. I. 01	0,0061	0,025	1 : 4
„ 3 v. 7. II. 01[1])	0,0012	0,025	1 : 20
„ 4 v. 18. XII. 00	0,0071	0,25 (fast complet)	1 : < 33

Wir lassen nun zwei Versuchsreihen folgen, welche die Resultate einer solchen wechselseitigen Bindung zeigen.

Zu je 4 ccm einer 5 proc. Aufschwemmung von Oehsen- resp.
Ziegenblutkörperchen (durch Centrifugiren vom Serum befreit) werden
wechselnde Mengen des Immunkörpers eines mit Ochsenblut behandelten Kaninchens zugefügt.

Die Mengen sind aus der ersten Columne der Tabelle zu ersehen; in der zweiten und dritten Columne ist die Anzahl der
complet lösenden Dosen für Ochsen- resp. Ziegenklutkörperchen,

---

1) Bei Anwendung desselben Serums auf ein anderes Ochsenblut trat
bei 0,05 gar keine, bei 0,1 nur eine Spur Lösung auf. Dies beruht offenbar auf
gelegentlichem, individuellem Receptorenmangel der betreffenden Ochsenblutkörperchen, wie solchen das Ziegenblut beim Studium der Isolysine so vielfach zeigte.

die in jeder Probe enthalten ist, auf Grund gleichzeitiger Versuche angegeben. Die Gemische werden mit physiologischer Kochsalz-

Tabelle 3.

Bindung des Immunkörpers eines mit Ochsenblut behandelten Kaninchens an Ochsen- und Ziegenblutkörperchen.

Mengen des zugefügten Immunkörpers (Kaninchen mit Ochsenblut behandelt)	Zahl der darin enthaltenen lösenden Dosen		Lösungsfähigkeit der Abgüsse			
			A. nach Bindung an Ochsenblut		B. nach Bindung an Ziegenblut	
	a) für Ochsenblut	b) für Ziegenblut	a) für Ochsenblut	b) für Ziegenblut	a) für Ochsenblut	b) für Ziegenblut
ccm						
1. 0,001	$1/6$	$1/20$	0	0	0	0
2. 0,002	$1/3$	$1/10$	0	0	Spur.	0
3. 0,003	$1/2$	$3/20$	0	0	Sehr wenig	0
4. 0,004	$2/3$	$1/5$	0	0	Sehr wenig bis wenig.	0
5. 0,005	$5/6$	$1/4$	0	0	Mässig bis wenig.	0
6. 0,006	1	$3/10$	0	0	Mässig.	0
7. 0,007	$1 1/6$	$7/20$	0	0	do.	0
8. 0,008	$1 1/3$	$2/5$	0	0	Fast ganz complet.	0
9. 0,01	$1 2/3$	$1/2$	0	0	Complet.	0
10. 0,012	2	$3/5$	0	0	do.	Spürchen.
11. 0,016	$2 2/3$	$4/5$	0	0	do.	Spürchen.
12. 0,02	$3 1/3$	1	Spürchen.	Sehr wenig	do.	Sehr wenig Kuppe.
13. 0,024	4	$1 1/5$	Sehr wenig	do.	do.	Wenig. Kuppe.
14. 0,032	$5 1/3$	$1 3/5$	Wenig bis mässig.	Wenig bis sehr wenig	do.	Wenig.
15. 0,048	8	$2 2/5$	Wenig bis mässig.	Wenig.	do.	do.
16. 0,06	10	3	Fast complet.	Mässig.	do.	do.
17. 0,08	$13 1/3$	4	Complet.	Ziemlich.	do.	do.
18. 0,1	$16 2/3$	5	do.	Stark bis fast complet.	do.	Wenig bis mässig.
19. 0,14	$23 1/2$	7	do.	Complet.	do.	Mässig bis wenig.

lösug auf 6 ccm aufgefüllt, bleiben $1\frac{1}{2}$ Stunden bei 37° und werden dann centrifugirt. Von den klaren Abgüssen werden dann je zwei gleiche Theile genommen, mit entsprechenden Mengen Blutkörperchen wieder beschickt und endlich wird Meerschweinchenserum zur Activirung zugefügt. Die hämolytische Wirkung, welche die Abgüsse noch auf Ochsenblutkörperchen und Ziegenblutkörperchen ausüben, ergiebt sich aus der Tabelle 3.

Durch die Bindung des Immunkörpers an Ochsenblutkörperchen ist eine erhebliche Wegnahme für beide Fractionen des Immunkörpers erfolgt. Dagegen ist nach Bindung an Ziegenblut, durch welche die Wirkung des Abgusses auf dieses eine erhebliche Einbusse erleidet, die Beeinträchtigung der lösenden Wirkung für Ochsenblut eine sehr geringe.

Diesem Versuch sei eine ganz analog angelegte Versuchsreihe gegenübergestellt, die das gerade entgegengesetzte Verhalten der beiden Immunkörperfractionen eines mit Ziegenblut vorbehandelten Kaninchens zeigt (siehe Tabelle 4).

Hier binden die Ziegenblutkörperchen beide Fractionen des Immunkörpers, während nach Behandlung mit Ochsenblutkörperchen die auf Ziegenblut wirkende Fraction desselben fast völlig intact bleibt.

Es gelingt also auf diesem Wege der gekreuzten Immunisirung und wechselseitigen electiven Absorption, nachzuweisen, dass bei den mit Ochsenblut und Ziegenblut vorbehandelten Kaninchen je zwei grosse Fractionen von Immunkörpern getrennt werden können, von denen die eine beiden Immunsera gemeinsam, die andere jedem derselben eigenthümlich ist. Demgemäss sind die oben bezeichneten und in dem Schema veranschaulichten Hauptgruppen von Receptoren, α und β beim Ochsenblut, β und γ beim Ziegenblut von einander zu differenziren.

Ueber Haemolysine. 151

Tabelle 4.

Bindung des Immunkörpers eines mit Ziegenblut behandelten
Kaninchens an Ochsen- und Ziegenblutkörperchen.

Mengen des zugefügten Immunkörpers (Kaninchen mit Ziegenblut behandelt)	Zahl der darin enthaltenen tödtlich. Dosen		Lösungsfähigkeit der Abgüsse			
			A. nach Bindung an Ochsenblut		B. nach Bindung an Ziegenblut	
	a) für Ochsenblut	b) für Ziegenblut	a) für Ochsenblut	b) für Ziegenblut	a) für Ochsenblut	b) für Ziegenblut
ccm						
1. 0,038	$^4/_{13}$	1	0	Ziemlich bis mässig.	0	0
2. 0,05	$^5/_{13}$	$1^1/_4$	0	Fast complet.	0	0
3. 0,062	$^1/_2$	$1^{11}/_{19}$	0	Complet.	0	0
4. 0,074	$^1/_2$	2	0	„	0	0
5. 0,1	$^{10}/_{13}$	$2^3/_5$	0	„	0	Minimales Spürchen.
6. 0,13	1	$3^1/_2$	0	„	0	Spürchen.
7. 0,15		4	0	„	0	Spürchen.
8. 0,2		5	0	„	0	Sehr wenig.
9. 0,25	2	$6^1/_2$	0	„	0	Wenig.
10. 0,3		8	0	„	0	do.
11. 0,38	3	10	0	„	Spur Lösung.	Ziemlich bis stark.

Wir haben es nun für wichtig gehalten, diese Analyse noch
durch Versuche an einer zweiten Thierspecies zu ergänzen, indem
wir eine Ziege mit Ochsenblut behandelten. Das Serum der auf
diese Weise behandelten Ziege löste selbstverständlich Ochsenblutkörperchen auf. Ausserdem zeigt es aber auch die Fähigkeit,
Blutkörperchen einzelner fremder Ziegen aufzulösen, enthält,
also richtige Isolysine, wie wir sie früher durch Behandlung von
Ziegen mit Ziegenblut schon dargestellt haben. So löste von dem
Serum einer unserer Ziegen 0,025 ccm die gewöhnliche Menge
Ochsenblutkörperchen nach Complementzusatz vollständig auf. Von

fünf untersuchten verschiedenen Ziegenblutproben wurden nur zwei
überhaupt aufgelöst, doch war die Isolysincomponente offenbar in
viel geringerer Menge vorhanden, indem zur completen Hämolyse
von empfindlichen Ziegenblutkörperchen die dreissigfache Menge
Serum, nämlich 0,75 ccm nothwendig war. Es ist also auch in
diesem Falle die Entstehung aller derjenigen möglichen Amboceptoren
vermieden worden, die in den Blutkörperchen der Ziege selbst
Verankerungsstellen (Receptoren) finden können und hier wiederum
die Erscheinung zum Ausdruck gekommen, die wir schon früher
kurz als „Horror autotoxicus" bezeichnet haben[1]).

Aus diesem Versuch lässt sich ohne weiteres erschliessen,
dass dies Receptorensystem β thatsächlich aus verschiedenen Componenten
besteht, von denen sich im Serum der mit Ochsenblut
behandelten Ziege nur diejenigen Einzel-Amboceptoren (Immunkörper)
finden, deren Receptoren in den Blutkörperchen der immunisirten
Ziege selbst fehlen.

Als das wichtigste Ergebniss dieser in sich selbst vollkommen
abgeschlossenen Versuchsreihe ist also hervorzuheben, dass durch
Behandlung von Thieren mit Ochsenblut zwei Fractionen
von Immunkörpern gebildet werden, von denen die eine
nur auf Ochsenblut, die andere auch auf Ziegenblut einwirkt,
während bei der Immunisirung mit Ziegenblut das
ganz analoge entgegengesetzte Verhältniss Platz greift.
Diese beiden Fractionen entsprechen nicht etwa zwei be-

---

1) Wir konnten auch beobachten, dass der Immunkörper der mit Ochsenblut und Ziegenblut behandelten Kaninchen auf Hammelblut einwirkt. Das
Verhalten würde sich wohl bei näherer Untersuchung als ein analoges, wie das
gegen Ziegenblut herausstellen. Dies entspricht ganz unseren früheren Beobachtungen über die weitgehende Uebereinstimmung des Receptorenapparates
des Ziegen- und Hammelblutes, wie dies besonders aus den Versuchen über
Isolysine hervorging.

stimmten Einzelimmunkörpern, sondern jede von ihnen
umfasst verschiedene, vielleicht eine ganze Schaar von
Immunkörpern.

Für die Auffassung der Specifität der Reactionsproducte und
der cellularen Specifität ergeben sich gleichfalls nicht unwichtige
Folgerungen aus diesen Versuchen. Man hat bisher die Anschauung vertreten und auch Metschnikoff giebt ihr neuerdings[1]) noch
Ausdruck, dass durch die Injection einer Blutart a ein specifisches,
d. h. nur auf α eingestelltes Immunserum entsteht. Wir haben
schon früher Ausnahmen von diesem Princip kennen gelernt, indem
durch Ziegenblut erzeugte Isolysine auch Hammelblut auflösen und
umgekehrt Immunkörper von Ziegen, die mit Hammelblut vorbehandelt sind, als Isolysine wirken. Wir haben damals schon
betont, dass diese Resultate genau wie in dem hier vorliegenden
Fall nur dadurch zu erklären sind, dass eben bestimmte Receptorentypen den beiden Blutarten gemeinsam sind. Zu denselben
Schlüssen ist auch schon v. Dungern[2]) gelangt, auf Grund der
Thatsache, dass der durch Injection von Flimmerepithel erzeugte
Immunkörper auch auf Blutkörperchen der gleichen Species einwirkt und dass umgekehrt der durch Blutkörpercheninjection erzeugte hämolytische Immunkörper durch Flimmerepithel eine partielle Bindung erfährt.

Alle diese Momente weisen darauf hin, dass wir im Allgemeinen
die Specifität der Immunkörper nicht im Sinne des Speci-
fitätsbegriffes der zoologischen und botanischen Syste-
matik auffassen dürfen. Die Immunsera, die gegen zellige
Elemente gerichtet sind, sind ja, wie wir wiederholt ausgeführt
haben, nicht einheitlicher Natur, sondern bestehen aus einer Reihe

1) Revue générale des sciences. 1901. No. 1.
2) S. S. 73.

von einzelnen Immunkörpern, deren cytophile haptophoren Gruppen
den Receptoren der auslösenden Zellen entsprechen. Es werden
daher von einem derartigen Immunserum alle diejenigen
Elemente afficirt werden können, die irgend einen der
Receptorentypen mit der ursprünglichen Zelle a gemeinsam haben. Die Beeinflussung wird um so stärker sein, auf je
mehr Typen von Receptoren diese Gemeinschaft sich erstreckt.
Nun haben wir Grund, anzunehmen (vergl. die Ausführungen Ehrlichs l. c. und Weigerts in Lubarsch-Ostertag's Ergebnisse der
Pathologie. 1887. S. 141), dass gewisse Receptoren eine ausserordentlich weite Verbreitung bei verschiedenen Thierspecies besitzen.
Denn die Blutkörperchen einer grossen Anzahl Species besitzen
Receptoren, die auf Ricin, Abrin, Crotin, Tetanolysin eingestellt
sind und Ganglienzellen der verschiedensten Thiere Receptoren für
das Tetanospasmin oder das Botulismusgift. Ebenso haben gewisse Receptoren innerhalb eines thierischen Organismus offenbar
eine ausgedehnte Verbreitung in den verschiedensten Organen, wie
sich z. B. aus den Versuchen mit Tetanusgift ergiebt. Von
diesem Gesichtspunkt aus sind die scheinbaren Abweichungen von
der Specifität zu verstehen. Wir sind überzeugt, dass die nächste
Zukunft in dieser Richtung noch ein ausgedehntes Material bringen
wird, welches für die Analyse und die Kenntniss der Vertheilung
der Receptoren von grossem Werth sein wird. Wir kommen zu
dem Schluss, dass von einer Specifität der durch Immunisirung mit Zellen erhaltenen Immunkörper nur in dem
Sinne gesprochen werden kann, dass hierunter jedesmal
die specifischen Beziehungen zwischen den einzelnen
Typen von Immunkörpern und von Receptoren verstanden
werden.

Nachdem in den beschriebenen Versuchen ein vollständig in sich abgeschlossener Beweis für die Vielheit der durch Injection von Ochsen- und Ziegenblut erzeugten Immunkörper gegeben war, suchten wir zu einer Erweiterung dieser Resultate zu gelangen und noch mit Hilfe von Antiimmunkörpern eine Differenzirung verschiedener Immunkörpergruppen durchzuführen. Die stärkste Concentration von Immunkörpern stand uns in dem Serum der mit Ochsenblut behandelten Kaninchen zu Gebote. Wir haben uns aus äusseren Gründen mit der Immunisirung von Ziegen begnügt, von denen wir wussten, dass schon in ihren Blutkörperchen Receptoren vorhanden sind, welche eine Fraction des Immunkörpergemisches binden können. Wir benutzten zur Behandlung der Ziegen inactives Serum der mit Ochsenblut immunisirten Kaninchen von möglichster Stärke, das subcutan injicirt wurde. Nachdem wir im Laufe von zwei Monaten 120 ccm eines Immunkörper-Serums, von dem etwa 0,005 ccm bei Reactivirung durch Meerschweinchenserum Ochsenblutkörperchen (1 ccm 5 pCt.) complet lösten, injicirt hatten, konnten wir einen Antiimmunkörper von erheblicher Schutzkraft nachweisen.

Dass es sich hierbei um einen wirklichen Antiimmunkörper handelt, der die Verankerung des Immunkörpers an die rothen Blutkörperchen aufhebt, zeigt der folgende Bindungsversuch:

0,5 ccm des Antiimmunkörpers (inactivirtes Serum einer wie angegeben behandelten Ziege) werden mit den in der Tabelle enthaltenen wechselnden Mengen des Immunkörpers (inactives Serum) eines mit Ochsenblut behandelten Kaninchens gemischt. Hierauf wird jeder Mischung 1 ccm einer 5proc. Aufschwemmung von Ochsenblutkörperchen zugesetzt. Das Ganze bleibt eine Stunde bei 40° und wird dann centrifugirt. Das Sediment wird von neuem in Kochsalzlösung aufgeschwemmt und je 0,15 ccm normalen Meer-

schweinchenserums zugefügt. Gleichzeitig wird ein genau ebenso
angeordneter Parallelversuch aufgestellt, in dem statt des Antiimmunkörpers die gleiche Menge (0,5) inactiven normalen Ziegenserums zur Anwendung kommt. Der Grad der nun eingetretenen
Lösung des Sediments ist aus der folgenden Tabelle 5 zu ersehen:

Tabelle 5.

Menge des zugesetzten Immunkörpers	Zahl der in derselben ent- haltenen com- plet lösenden Dosen	Lösung des Sedi- ments nach Comple- mentzusatz	Lösung des Sedi- ments im Control- versuch
1.0,00125	1	keine Lösung	vollständige Lösung
2.0,0025	2	„	„
3.0,00375	3	„	
4.0,005	4	Spur-Lösung	
5.0,0075	6·	geringe Lösung	
6.0,01	8	wohl vollst. Lösung	
7.0,025	20	vollständige Lösung	

Aus den Zahlen ist ersichtlich, dass zur Bindung an die Blutkörperchen erst dann etwa eine einfache lösende Dosis des Immunkörpers disponibel wird, wenn das achtfache Multiplum zugefügt wurde und dass die dreifache lösende Dosis derselben vollkommen neutralisirt, d. h. an der Bindung an die Blutkörperchen
verhindert wird. Der Controlversuch zeigt, dass 0,5 eines normalen inactiven Ziegenserums die Bindung der einfachen lösenden Dosis des Immunkörpers (0,00125) nicht verhindert. Das betreffende Sediment unterliegt nach Complementzusatz vollständiger
Lösung[1]).   Durch diesen Versuch ist die hemmende Substanz als

1) Anmerkung. Erwähnen möchten wir, dass wir bei sehr zahlreichen
Versuchen auch vereinzelte normale Ziegensera gefunden haben, die in geringem
Maasse einen gegen den Immunkörper der mit Ochsenblut behandelten Kaninchen wirksamen Antiimmunkörper enthielten. Es steht dies in Zusammenhang
mit dem Gesetze (cfr. auch Neisser l. c.), dass die künstlich erzeugten Antikörper häufig nur auf einer Steigerung normaler Functionen beruhen.

Antiimmunkörper scharf charakterisirt. Eine quantitativ genaue Einstellung des Antiimmunkörpers ist aus folgendem Beispiel zu ersehen:

Zu je 0,4 ccm des inactivirten Serums der mit Immunkörper behandelten Ziege ·werden die untenstehenden Mengen des inactiven Serums eines mit Ochsenblut behandelten Kaninchens (Immunkörper) zugefügt. Die einzelnen Proben werden mit Kochsalzlösung auf gleiches Volum gebracht, bleiben ½ Stunde bei Zimmertemperatur und werden dann mit 1 ccm einer 5 proc. Aufschwemmung von Ochsenblut und mit 0,15 ccm normalen Meerschweinchenserums versetzt. Zur Controle dient ein gleichlaufender Versuch mit normalem inactivem Ziegenserum. (Siehe Tabelle 6.)

Tabelle 6.

Versuch mit 0,4 Antiimmunkörper		Controlversuch mit 0,4 norm. Ziegenserum	
Menge des Immunkörpers	Lösende Wirkung	Menge des Immunkörpers	Lösende Wirkung
0,0175	complete Lösung	0,001	complete Lösung
0,0145	starke Lösung	0,00085	fast ganz complete Lösung
0,012	ziemliche Lösung	0,0007	stark gelöst
0,01	mässige Lösung	0,0006	„
0,0085	wenig	0,0005	mässige Lösung
0,007	„		
0,006	Spur Lösung		
0,005	Spürchen Lösung		
0,0044	„		
0,00375	„		
0,003	minimales Spürchen		
0,0025	„		
0,002	„		
0,0018	0		

Es ergiebt sich aus diesem Versuch, dass 0,4 ccm des Antiimmunkörpers im Stande sind, die Wirkung des 1,8 fachen der in

dem Controlversuch completlösenden Dosis des Immunkörpers vollständig aufzuheben und die Wirkung des 5 fachen derselben fast
ganz auszuschalten. Weit stärker erscheint aber die Schutzkraft,
wenn wir die complet lösenden Dosen in beiden Versuchsreihen
vergleichen. Das Verhältniss der complet lösenden Dosen bei
Gegenwart des Antiimmunkörpers und im Controlversuch ist dann
wie 1:17,5. Auf die Ursache dieses Verhaltens kommen wir noch
zurück.

Da das zur Immunisirung gebrauchte (inactive) Kaninchenserum Complementoide enthielt, so ist das Vorhandensein von
Anticomplementen neben dem Antiimmunkörper leicht verständlich.
Die Anticomplemente waren zunächst gegen Kaninchenserum gerichtet. Nach längerer Immunisirung wurden auch Anticomplemente
nachweisbar, die gegen gewisse Complemente des Meerschweinchenserums gerichtet waren. Bei den vorliegenden Versuchen
war es nur nöthig, die an und für sich nicht bedeutende Anticomplementwirkung gegen das reactivirende Meerschweinchenserum
durch einen erheblichen Ueberschuss des letzteren von vornherein
auszuschalten.

Im Gegensatz zu dem hier mitgetheilten Versuch stehen die
Resultate einer ganz analog ausgeführten Versuchsreihe, in der die
Completirung des Immunkörpers statt durch Meerschweinchen-
serum durch Ziegenserum erfolgte (s. Tabelle 6a).

Der Antiimmunkörper übt in dieser Combination
keine Wirkung aus. Es muss sich also hier um einen besonderen Immunkörpertypus handeln, der mit einem im
Ziegenserum vorhandenen Complement in Verbindung
tritt. Dieser Immunkörper tritt mit dem vorliegenden Complex
von Antiimmunkörpern nicht in Beziehung, muss also eine haptophore Gruppe haben, die in jenem keine Gegengruppe findet,

Tabelle 6a.

Versuch mit 0,4 Antiimmunkörper		Controlversuch mit 0,4 normal. Ziegenserum	
Menge des immun- körpers	Lösende Wirkung	Menge des Immun- körpers	Lösende Wirkung
0,051	complete Lösung	0,051	complete Lösung
0,042	fast complete Lösung	0,042	fast complete Lösung
0,029	mässige Lösung	0,029	mässige Lösung
0,02	Spur Lösung	0,02	sehr geringe Lösung
0,017	Spürchen Lösung	0,017	Spur Lösung
0,014	0	0,014	0

Die hier in Frage kommende Completirung durch Ziegenserum nimmt nun thatsächlich eine besondere Stellung ein, da die quantitativen Verhältnisse des Immunkörpers ganz andere sind, wie bei der Completirung durch Meerschweinchenserum. Man braucht nämlich, um bei Completirung mit Ziegenserum vollständige Lösung zu erzielen, in der Regel das zehn- bis dreissigfache derjenigen Menge Immunkörper, welche für die Completirung mit Meerschweinchenserum die lösende Dosis darstellt, wie folgende Beispiele zeigen (siehe Tabelle 7):

Tabelle 7.

No.	Complet lösende Dosis des Immunkörpers bei Completirung durch Meerschweinchenserum (0,15)	Copmlet lösende Dosis des Immunkörpers bei Completirung durch Ziegenserum (0,5)	Verhältniss der beiden Dosen
1.	0,005	0,05	1 : 10
2.	0,0075	0,075	1 : 10
3.	0,0075	0,1	1 : 13
4.	0,0025	0,075	1 : 30

Dieses Verhalten beruht nicht etwa auf geringem Complement-gehalt des Ziegenserums, wie leicht durch entsprechende Versuche, besonders durch Erhöhung der Dosis des letzteren, festzustellen ist.

Dasselbe ist nur so zu erklären, dass von der Gesammtzahl der Immunkörper nur ein gewisser Antheil im Ziegenserum passende Complemente findet und dass dieser Antheil in wechselnden, stets aber geringeren Mengen, als der durch Meerschweinchenserum activirbare, vorhanden ist. Das weiter unten folgende Schema wird dieses Verhältniss am besten veranschaulichen.

Diese Versuche haben wir nun durch eine Reihe weiterer Experimente ergänzt und an erster Stelle constatirt, dass unser Antiimmunkörper auch Ziegenblutkörperchen gegen den Immunkörper der mit Ochsenblut behandelten Kaninchen schützte. Es ist dies ganz selbstverständlich, da wir ja schon gezeigt haben, dass diese Wirkung auf eine fremde Blutart auf einer Concordanz gewisser haptophorer Gruppen beruht. Ebenso schützt der Antiimmunkörper Ochsenblutkörperchen auch gegen die Wirkung eines Immunkörpers, der durch Behandlung von Kaninchen mit Ziegenblut erhalten ist.

Wenn wir die Consequenzen dieser Versuche ziehen, so gelangen wir zu folgenden Anschauungen: Auch der Antiimmunkörper, den wir durch Injection von Ziegen mit den vom Kaninchen stammenden Immunkörpern erhalten, ist keine einheitliche Substanz, sondern enthält eine ganze Reihe von Partial-Antikörpern. Wir haben in dem zur Immunisirung der Kaninchen dienenden Ochsenblut schon zwei Hauptfractionen von Receptoren unterschieden, denen in dem resultirenden Immunkörper wiederum zwei Hauptfractionen entprechen. Jede dieser Fractionen enthält aller Wahrscheinlichkeit nach eine ganze Schaar von

Partial-Immunkörpern, und wir müssen annehmen, dass dementsprechend auch diese Anti-Immunkörper eine complexe Zusammensetzung besitzen.

In dem folgenden Schema soll nicht ausgedrückt werden, dass die durch Meerschweinchenserum wirksam werdenden Immunkörper untereinander identisch sind, sondern jede Gruppe kann eine andere Art von Immunkörpern repräsentiren.

Die erwähnte grosse Differenz zwischen der Dosis des Immunkörpers, welche durch eine bestimmte Menge Antiimmunkörper vollständig neutralisirt wird, und derjenigen, welche bei Gegenwart des Antiimmunkörpers zur completen Lösung führt, erklärt sich, wenn wir uns der oben geschilderten und durch das Schema dargestellten Vertheilung gewisser Partial-Immunkörpertypen erinnern.

Nehmen wir an, um ein möglichst übersichtliches Beispiel zu wählen, dass entsprechend dem obigen Schema im Immunserum des mit Ochsenblut behandelten Kaninchens nur zwei verschiedene Immunkörpertypen vorhanden sind, und zwar in ungleichem Mengenverhältniss. Die Hauptmenge des Immunkörpers sei repräsentirt durch den Immunkörpertypus a, welcher durch ein bestimmtes, im eigenen (Kaninchen-) Serum vorhandenes Complement activirt wird, während der zweite, in viel geringerer Menge vorhandene Immunkörpertypus b durch ein anderes Complement ergänzt wird, das gleichfalls im Kaninchenserum, aber auch im Ziegenserum enthalten ist. Das Verhältniss von a zu b sei hier wie 10 : 1, d. h. eine Menge des Immunserums, die eine complet lösende Dosis von b enthält, enthalte zehn lösende Dosen von a. Man braucht also in diesem Fall, um mit Hülfe des Immunkörpers b complete Lösung zu erzielen (wie dies mit Reactivirung mit Ziegenserum, das nur Complemente für b enthält, der Fall ist), zehnmal soviel

Schema zur Veranschaulichung der beiden im Immunserum der mit Ochsenblut behandelten Kaninchen enthaltenen Immunkörpertypen. Jedes Immunkörpersymbol entspricht einer lösenden Dosis für das im Versuch verwendete Quantum Ochsenblut. Der Immunkörpertypus a ist in zehnfach grösserer Menge vorhanden, als der Immunkörper b. Die complementophilen Gruppen des Immunkörpers a und b sind different, daher auch die Complemente. Das Antiimmunkörperserum besitzt nur gegenüber a ablenkende Antiimmunkörper.

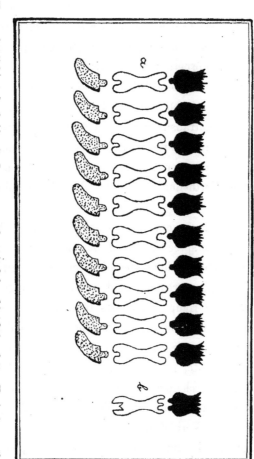

Figur 2.

von dem Immunserum, als nöthig ist, um mit a complete Lösung hervorzubringen. Die Zusammensetzung dieses Immunserums wird dargestellt durch die Formel 10 a + 1 b.

Ein Antiimmunkörper besteht nun, wie sich aus den Versuchen ergiebt, nur gegen den Immunkörper vom Typus a. Versetzt man also eine Menge des Immunkörpers, die = 10 a + 1 b ist, d. h. die eine complet lösende Dosis des Immunkörpers b und zehn complet lösende Dosen des Immunkörpers a enthält, mit einem grossen Quantum des Antiimmunkörperserums, so wird nach stattgehabter Completirung immer Lösung eintreten, weil hier eine einfache lösende Dosis von b vorhanden ist, die vom Antiimmunkörper nicht beeinflusst wird, selbst wenn derselbe die zehn lösenden Dosen von a zu neutralisiren vermochte. Dagegen wird der zehnte Theil dieser Menge durch den Antiimmunkörper in seiner Wirkung vollkommen aufgehoben werden. Denn dieser enthält eine complet lösende Dosis des Immunkörpers a, die durch den Antiimmunkörper weggenommen wird und nur mehr $1/_{10}$ der lösenden Dosis von b, die zwar von dem Antiimmunkörper nicht beeinflusst wird, an sich aber zu gering ist, um eine' merkliche Lösung hervorzubringen. Erst wenn man grössere Mengen des Immunkörpers anwendet, in denen b wirksam wird, tritt Lösung ein, die aber erst dann complet wird, wenn die Menge erreicht ist, die 10 a + 1 b enthält. Ist das Verhältniss 1 : 20, so ist hierzu natürlich eine Immunkörpermenge nöthig, die durch die Formel 20 a + 1 b ausgedrückt wird.

Diese Auseinandersetzung dürfte ausreichen, um die von uns geschilderten Eigenthümlichkeiten in der Wirkung des Antiimmunkörpers verständlich zu machen, dass zwischen der Immunkörperdosis, deren Wirkung durch das Antiimmunkörper-Serum vollkommen aufgehoben wird und derjenigen,

11*

welche complete Lösung herbeiführt, eine lange Reihe
von Uebergängen sich einschaltet, in denen die Lösung
ganz allmählich ansteigt.

In Wirklichkeit liegen die Verhältnisse noch complicirter, da
mit der Steigerung der Immunkörperdosis eine ganze Anzahl neuer
Immunkörper, die gleichsam superponirt sind, in Wirkung treten,.
walche in dem Anti-Serum weniger oder gar keine entsprechenden
Antiimmunkörper vorfinden.

Wir gelangen nun zu der weiteren wichtigen Frage,
ob es gelingt, durch Anwendung des Antiimmunkörpers
die Verschiedenheit der bei verschiedenen Thierarten
durch Injection von Ochsenblut erzeugten Immunkörper
nachzuweisen.

Wir haben zunächst Versuche mit dem Serum von Ziegen
angestellt, die mit Ochsenblut vorbehandelt waren. Wie die
nachfolgenden Versuchszahlen sehen lassen, übt unser durch Injection des vom Kaninchen stammenden Immunkörpers erzeugter
Antiimmunkörper in diesem Fall keine Wirkung aus. Den
untenstehenden wechselnden Mengen des Immunkörpers werden
0,4 ccm des Antiimmunkörpers zugefügt, dann 1,0 ccm 5 proe.
Ochsenblut und zur Activirung 0,5 ccm normales actives Ziegenserum. Im Controlversuch tritt an Stelle des Antiimmunkörpers je
0,4 inactives, normales Ziegenserum (siehe Tabelle 8).

Eine wesentliche Verschiedenheit im Bestand an Einzelimmunkörpern hatte sich bei diesem Serum ja schon daraus ergeben,
dass es im Gegensatz zu dem Serum der immunisirten Kaninchen
kein allgemein auf Ziegenblutkörperchen wirkendes Haemolysin
besitzen konnte, da ein solches als Autolysin im höchsten Grade
deletär in die Erscheinung getreten wäre. In der That war ja,
wie schon erwähnt, auch hier das Gesetz des „Horror autotoxicus"

Tabelle 8.

Versuch mit Antiimmunkörper		Controlversuch	
Menge des Immun-körpers	Lösende Wirkung	Menge des Immun-körpers	Lösende Wirkung
0,051	Complete Lösung	0,051	Complete Lösung
0,042	Fast ganz complet	0,042	Fast ganz complet
0,035	Stark	0,035	Fast complet
0,029	Mässige Lösung	0,029	Mässige Lösung
0,02	Spur	0,02	Sehr wenig
0,017	Fraglich, ob Lösung	0,017	Spur Lösung
0,014	0	0,014	0

zur Geltung gelangt und nur ein Isolysin entstanden, welches nur auf Ziegenblutkörperchen einzelner Individuen einwirkte und demnach auch nur einzelne individuelle Specialgruppen in seinen Immunkörpern besass. Auch gegen dieses Isolysin, das einen verhältnissmässig geringen Antheil unter den Immunkörpertypen der Ziege darstellte, erwies sich unser Antiimmunkörper als gänzlich unwirksam. Versuchsanordnung wie in den vorausgehenden Versuchen: Blut der Ziege No. III 5 pCt. 1,0. (siehe Tabelle 9).

Tabelle 9.

Versuch mit 0,4 Antiimmunkörper		Controlversuch mit 0,4 normalem inactivem Ziegenserum	
Menge des Immun-körpers	Lösende Wirkung	Menge des Immun-körpers	Lösende Wirkung
ccm		ccm	
1,5	Complet	1,5	Complet
1,0	Stark	1,0	Stark
0,88	Stark	0,88	Stark
0,61	Mässig	0,61	Mässig
0,51	Wenig	0,51	Wenig
0,42	Spürchen	0,42	Spürchen
0,35	0	0,35	0

Es sind also durch Behandlung einer Ziege mit
Ochsenblutkörperchen Immunkörper gebildet worden, die
in ihrer Hauptmenge von denjenigen verschieden sind,
welche wir bei der Immunisirung von Kaninchen mit
Ochsen- und Ziegenblut erhalten haben.

Eine zweite Thierspecies, deren Immunkörper sich als different nachweisen lassen, ist die Gans. Auch die bei der Gans
durch Injection von Ochsenblutkörperchen erzeugten
Immunkörper werden durch unseren Antiimmunkörper
nicht im Mindesten beeinflusst. Es dürften im Organismus
der Gans völlig andere Receptorenapparate vorhanden sein, die
das Eingreifen verschiedener haptophorer Gruppen der Blutkörperchen und so die Bildung ganz verschiedenartiger Immunkörper zur
Folge haben.

Weitere Versuche erstreckten sich auf die Wirkung des Antiimmunkörpers gegen Immunkörper, die durch Behandlung von
Ratten, Meerschweinchen und Hunden mit Ochsenblutkörperchen erhalten waren. . Wir fanden, dass der Antiimmunkörper
gegen alle drei Sera eine deutliche, aber geringere Schutzkraft
ausübt, als gegen den Immunkörper des Kaninchens. Am geringsten war der Schutz gegenüber dem Serum der Ratte. Selbst gegen
die Hälfte oder ein Drittel der tödtlichen Dosis war der Schutz
noch kein absoluter.

Complete Lösung trat bei Anwesenheit von 0,3 Antiimmunkörper schon durch die doppelte sonst lösende Dosis des Immunkörpers ein. Es weist darauf hin, dass in diesem Serum die nicht
neutralisirbaren Immunkörpertypen in relativ grosser Menge, auf
jeden Fall in weit grösserer Menge als beim Kaninchen, vorhanden
sind. Aehnlich liegen die Verhältnisse beim Meerschweinchen, wo
sich die doppelt lösenden Dosen wie 1 : 3 verhielten.

Am meisten nähert sich noch den beim Kaninchen gefundenen
Verhältnissen das Serum des mit Ochsenblut behandelten Hundes,
das erst beim sechsfachen der sonst lösenden Dosis bei Gegenwart
des Antiimmunkörpers complete Lösung herbeiführte[1]).

Wir gelangen also zu dem Resultat, dass im Immunserum
dieser drei Thierspecies gewisse Antheile in ihrer cytophilen
Gruppe mit gewissen Immunkörper des Kaninchens identisch sind:
Es greifen also in die Receptoren dieser Thiere bestimmte Gruppen
der Ochsenblutkörperchen in gleicher Weise ein. Im Sinne dieser
Feststellungen gewinnt nun die Thatsache, dass bei der Ziege der
durch den Antiimmunkörper neutralisirbare Antheil vollständig
fehlt, ein besonderes Interesse. Es liegt hier, wie schon erwähnt,
ein Ausnahmefall vor, der mit der Unmöglichkeit der Auto-
lysinbildung in Zusammenhang steht.

Wir kommen also zu dem Schluss, dass entsprechend unseren
Voraussetzungen in der That bei der Behandlung verschiedener
Thierspecies mit Ochsenblutkörperchen die in jedem Einzelfall entstehenden Immunkörper nicht einheitlicher Natur sind. Die bei
Ziegen und Gänsen erzielten Immunkörper sind ganz erheblich, wenn nicht vollkommen, die bei Meerschweinchen, Ratte und Hund partiell von denen des Kaninchens
verschieden.

Auf die Bedeutung dieses Umstandes haben wir bereits im
Abschnitt I hingewiesen. Aller Wahrscheinlichkeit nach liegen die

---

1) Es dürfte von Interesse sein, dass die von diesen drei Thierspecies
(Meerschweinchen, Ratte und Hund) erzeugten Immunkörper sich gegenüber
Ziegenblutkörperchen verschieden verhielten, insofern als die Immun-
körper von Meerschweinchen und Ziegenblut einwirkten, nicht aber die vom
Hund. Es spricht dies dafür, dass der Hund im Gegensatz zu Kaninchen,
Meerschweinchen und Ratte keine Receptoren für die den Blutkörperchen von
Ochs und Ziege gemeinsamen Gruppen (β des Schemas Fig. 1) besitzt.

Verhältnisse für die Bacterien ähnlich und es dürfte sich daher empfehlen, die Darstellung bactericider Sera nicht, wie es bis jetzt üblich ist, bei einer einzigen Thierspecies zu versuchen, sondern Präparate herzustellen, die durch Mischung der Immunsera von Thieren erhalten sind, welche in ihrem Receptorenapparat möglichst verschieden sind.

III. Ueber die Verschiedenheit der complementophilen Gruppen homologer Immunkörper.

Aus den vorhergehenden Abschnitten ist zu ersehen, dass wir für die Bekämpfung der Infectionskrankheiten die simultane Anwendung möglichst zahlreicher bactericider Immunkörper, welche in Bezug auf ihre cytophile Gruppe entsprechend der Vielheit der Gruppen der Bacterienzelle, verschieden sind, für geeignet halten. Es ist nun noch nothwendig, auch der Frage nach der Verschiedenheit solcher Immunkörper in Bezug auf ihre complementophile Gruppe näher zu treten. Die Behandlung dieses Gegenstandes kann vorläufig nur eine fragmentarische sein, da unsere Arbeitsmethoden in dieser Hinsicht noch zu unvollkommen sind. und sichere Resultate nur in besonders günstigen Einzelfällen erzielt werden.

Wir beginnen unsere Betrachtungen zweckmässig wieder mit dem Immunserum der mit Ochsenblut behandelten Kaninchen. Es ist bereits hervorgehoben, dass in diesem Fall zwei Fractionen von Immunkörpern vorhanden sind, von denen jede ihrerseits wieder als aus einer Reihe von Partialimmunkörpern zusammengesetzt anzusehen ist. Für die Zusammensetzung aus verschiedenen Einzelimmunkörpern sprechen weiterhin, um zu der speciell hier vorliegenden Frage zu gelangen, auch die Reactivirungsversuche,

in denen eine Anzahl verschiedenartiger Sera die Complemente
lieferte.

Wir haben schon früher erwähnt, dass bei Activirung unseres
Immunkörpers durch Kaninchen- und Meerschweinchenserum die
günstigsten Resultate erhalten werden. Ebenso ist die Activirung
durch Ziegenserum mit ihren Eigenthümlichkeiten schon ausführlich
behandelt werden.

Wir lassen hier noch ein Verzeichniss der verschiedenen Completirungen folgen, die mit wechselnden Mengen des Immunkörpers
eines mit Ochsenblut behandelten Kaninchens und einer reichlichen
Menge des betreffenden Complements angestellt sind. Die Mengen
des Immunkörpers, die bei einer jeden Activirung zur completen
Lösung nothwendig sind, sind in aufsteigenden Reihen angeordnet
(siehe Tabelle 10).

Tabelle 10.

Activirendes Serum	Menge des Immunkörpers, bei der complete Lösung eintritt
Meerschweinchenserum	0,0025
Kaninchenserum	0,005
Rattenserum	0,005
Gansserum	0,015
Hühnerserum	0,015
Ziegenserum	0,05
Taubenserum	keine Completirung
Pferdeserum [1])	keine Completirung

Es zeigt sich aus dieser Zusammenstellung, dass bei Completirung mit verschiedenen Sera die Menge des nothwendigen
Immunkörpers in hohem Grade wechselt. Besonders die extremen

---

1) Dieses Pferdeserum, das frisch gewonnen war, reactivirte ebensowenig
den Immunkörper der mit Ochsenblut behandelten Ziege und Gans. Es war
jedoch keineswegs complementfrei, da es Meerschweinchenblut noch in der
Menge von 0,15 ccm fast complet löste. Für Kaninchenblut war es unwirksam.

Fälle lassen es wahrscheinlich erscheinen, dass es sich um besondere differente Typen von Partialimmunkörpern handelt, die versehiedenen Complementen im Serum der einzelnen Thierspecies entsprechen. Dass die Complemente des Serums verschiedener Thierspecies nicht identisch sind, wird ja selbst von Bordet, der jeder Species nur ein einziges Complement zuerkennt, angenommen.

Dass diese Complemente durch eine haptophore Gruppe an die entsprechenden Immunkörper verankert werden, ist durch unsere Versuche an mit Immunkörper beladenen Blutkörperchen und den Nachweis der ablenkenden Anticomplemente so gut wie sichergestellt. Die Angriffspunkte der haptophoren Gruppe verlegen wir in den complementophilen Theil des Immunkörpers, den wir deshalb früher als Zwischenkörper, neuerdings als Amboceptor bezeichnet haben. Eine Anzahl von Specialforschern hat sich, wie aus den von ihnen gewählten Benennungen (P. Müller: Copula; London: Desmon; Metschnikoff: Cytase = Complement, Philocytase = Immunkörper) hervorgeht, diesen Anschauungen angeschlossen. Wir kommen daher consequenter Weise zu der Ansicht, dass in dem hier vorliegenden Immunkörpergemisch eine Reihe verschiedener complementophiler Gruppen in Action tritt. Ob diese Vielheit der complementophilen Gruppen genau der gleichen Vielheit verschiedener cytophiler Gruppen entspricht, ist bei dem jetzigen Stand der Hilfsmittel vorläufig nur in besonders günstigen Fällen zu entscheiden. Ein solcher lag z. B. vor bei dem Partialimmunkörper, der durch Ziegenserum reactivirt wird, da wir nachweisen konnten, dass dieser durch unseren Antiimmunkörper nicht abgelenkt wird[1]). Die Schwierigkeit der

---

1) Analoge Fälle haben wir schon in der 4. Mittheilung eingehend discutirt und experimentell behandelt, aber nur in Bezug auf die complemento-

vollständigen Analyse besteht vor allem darin, dass zahlreiche Möglichkeiten in Betracht gezcgen werden müssen. Es ist möglich, dass Immunkörper von verschiedener cytophiler Gruppe die gleiche complementophile Gruppe haben, wie dass Immunkörper von der gleichen cytophilen Gruppe verschiedene complementophile Gruppen besitzen und es ist endlich noch möglich, dass ein Immunkörper neben einer bestimmten cytophilen Gruppe zwei, drei oder mehr complementophile Gruppen enthält (Triceptor, Quadriceptor).

Auf jeden Fall dürfen wir als Thatsache ansehen, dass in dem Immunkörpergemisch verschiedenartige complementophile Gruppen ins Spiel kommen. Wenn man annehmen würde, dass im Serum einer Thierspecies nur ein einziges Complement vorhanden ist, so wäre eine solche Vielheit der complementophilen Gruppen offenbar eine ganz und gar unnütze Einrichtung. Man kann sich kaum vorstellen, dass ein bestimmter Organismus in seinen Zellen (und die Immunkörper sind ja nur abgestossene Zellderivate) haptophore Gruppen ausbildet, die überhaupt im Leben nicht in Action treten, sondern nur dann zur Geltung kommen, wenn man dem Thier fremdartige Zellen injicirt hat. Viel einfacher und natürlicher erscheinen die Verhältnisse, wenn man entsprechend unserem Standpunkt annimmt, dass von vornherein die Complemente eines Thieres mannigfaltiger Art sind.

Mit dieser Annahme der Vielheit der Complemente stehen auch alle die verschiedenartigen Versuche im besten Einklang, die wir schon zu Beginn unserer Hämolysinstudien angestellt haben. Durch

---

philen Gruppen. Es lagen hier im Serum der mit Kaninchenblut behandelten Meerschweinchen zwei Immunkörper vor, von denen der eine sein Complement im Meerschweinchenserum, nicht aber im Kaninchenserum fand und deren Mengen sich wie 1 : 10 verhielten. In einem zweiten an derselben Stelle behandelten Fall konnten wir erhebliche zeitliche Schwankungen im Verhältniss zweier Immunkörper mit differenten complementophilen Gruppen nachweisen.

die Filtration von Ziegen- und Pferdeserum durch Pukall'sche Filter
konnten wir zwei Complemente nachweisen, von denen das eine
zu einem auf Kaninchenblut wirkenden Immunkörper gehörig, das
Filter nur schwer passirte, das andere, auf einen Meerschweinchen-
blut-Immunkörper passend, in gewissen Fractionen isolirt durch
das Filter ging. Wir konnten ferner nachweisen, dass aus dem
Serum eines mit Hammelblut behandelten Ziegenbockes durch Erwärmen auf 56° alle Complemente schwinden, mit Ausnahme
eines Complements, das auf den durch die Immunisirung erzeugten
Immunkörper passte.   Dasselbe thermostabile Complement
konnten wir in grösserer oder geringerer Concentration auch im
Serum normaler Ziegen und Kälber nachweisen. Es ist nicht überflüssig, hier nochmals auf diese Versuche hinzuweisen, da neuerdings Gengou (Annal. Inst. Pasteur. April 1901) trotz dieser
Beweise für die Vielheit der Complemente noch daran festhält, dem
Serum jeder Species nur ein einziges, einheitliches Complement,
„das Alexin“, zuzusprechen.

Es wäre naheliegend, aus den mannigfachen Varationen, die
sich bei der Completirung verschiedener inactiver Sera durch normale Sera ergeben, auf die Vielheit der Complemente zu schliessen.
Der häufigste Fall dieser Art, welcher wohl jedem, der auf diesem
Gebiet ausgedehntere Erfahrungen hat, bekannt ist, besteht darin,
dass zwei verschiedene Sera·ein Immunserum gemeinsam completiren, während andere Immunsera nur von einem dieser Sera
activirt werden können.   Wir können jedoch eine solche Beweisführung von unserem Standpunkt aus als nicht stichhaltig ansehen,
weil dieselbe auf der Voraussetzung beruht, dass für eine bestimmte
Blutart im einem Serum nur ein einziger Zwischenkörper resp.
Immunkörper vorhanden ist. Dass diese Voraussetzung aber
keineswegs (auch nicht für Zwischenkörper normaler Sera), zu-

treffend ist, haben wir schon in der 4. Mittheilung an einem Beispiel zeigen können.

Für die Vielheit der Complemente der normalen Sera
spricht ferner die Thatsache, dass man durch Injection
eines normalen Serums, welches nach unseren Anschauungen
Träger verschiedener Complemente ist, die als solche, zeitweilig
aber auch in Form von Complementoiden vorhanden sein können,
Antisera erzielt, die gegen die Complemente verschiedener anderer Sera wirksam sind. Wir haben durch Injection
verschiedener Sera bei verschiedenen Thieren Anticomplimente erhalten, die nicht nur gegen das ursprünglich verwandte Ausgangs-
serum, sondern auch gegen gewisse Complemente des Kaninchen-
und Meerschweinchenserums wirksam sind. Da man nach Bordet's
Versuchen durch Injection von Kaninchen mit Meerschweinchenserum ein isolirtes Anticomplement gegen ein dem betreffenden
Fall wirksames Complement des Meerschweinchenserums erzielen kann, so ergiebt sich, dass in diesen, differente Anticomplemente auslösenden Sera mindestens schon zwei verschiedene Complemente in Betracht kommen. Besonders interessant ist in dieser
Hinsicht, dass wir durch längere Behandlung einer Ziege mit
Kaninchenserum ein Anticomplementserum erzielt haben,
welches auch gegen Meerschweinchenserum wirksam ist. Die
folgende Zusammenstellung lässt diese Beziehungen ersehen. Die
Versuche beziehen sich alle auf die Completirung des durch Immunisirung von Kaninchen mit Ochsenblut erhaltenen Immunkörpers
(siehe Tabelle 11).

Unter der Voraussetzung der Vielheit der Complemente kommt man also zu der Anschauung, dass die verschiedenen complementophilen Gruppen des hier in Betracht kommenden Immunkörpers im Kaninchenserum

Tabelle 11.

Anti-complement von	Behandelt mit	Schutz gegen Kaninchen-complement	Schutz gegen Meer-schweinchen-complement
Kaninchen .	Meerschweinchenserum	*	* * *
Ziege . . .	Hundeserum	* * *	* * *
Ziege . . .	Pferdeserum	* * *	* * *
Ziege . . .	Kaninchenserum	* * *	* * *
Kaninchen .	Ziegenserum	* *	* *
Kaninchen .	Hammelserum	* * *	* * *

* * * = starker Schutz.
* * = ziemlich starker Schutz.
* = ganz geringer Schutz.

durch ebenso viele Partialcomplemente ihre Ergänzung
finden, wobei natürlich die Möglichkeit besteht, dass gewisse dieser Complemente nicht constant sind, sondern
nur temporär im Blute auftauchen.

Wir dürfen vielleicht in Bezug auf diese Partialcomplemente
noch ein Beispiel anführen.

Es handelt sich hier um eines der Kaninchen, welche wiederholt mit Injectionen von Ziegenserum behandelt waren. Wie wir
das früher beschrieben haben, schwinden hierbei gewisse Complemente und werden durch entsprechende Auto-Anticomplemente
ersetzt. Dieser Schwund zeigte sich darin, dass grosse Mengen
dieses Kaninchenserums nicht im Stande waren, die einfache oder
doppelte tödtliche Dosis des Immunkörpers eines mit Ochsenblut
behandelten Kaninchens zu reactiviren. Als aber die 30fache
Menge des Immunkörpers zur Anwendung kam, trat complete
Lösung ein. Es war also in diesem Serum offenbar die
Hauptmenge der gewöhnlichen Complemente verschwun-

den, aber ein Partialcomplement zurückgeblieben, das
auf einen in relativ geringer Menge vorhandenen Partialimmunkörper wirkte. Es verhält sich also dieser Fall ganz
analog dem oben geschilderten, bei dem wir nachgewiesen hatten,
dass ein besonderer, in geringerer Menge vorhandener Immunkörper,
der durch unseren Antiimmunkörper nicht abgelenkt wurde, im
eigenen Serum ein Complement vorfindet, welches im Gegensatz zu den anderen Complementen auch im Ziegenserum vorhanden ist.

Durch diese Feststellungen, dass 1. jedes normale Serum
eine Reihe von verschiedenen Complementen enthält,
2. bei verschiedenen Thieren zum Theil identische Partialcomplemente sich vorfinden, die entweder vollkommen
oder wenigstens in ihrer haptophoren Gruppe gleich sind,
3. dass die bei einer Thierspecies erzielten Immunkörper
eine Reihe verschiedener complementophiler Gruppen
repräsentiren, verliert eine Untersuchung, ob die bei verschiedenen Thieren erzeugten Immunkörpergemische in ihrem comple-
tophilen Theil identisch sind oder nicht, für die hier vorliegenden
Fragen einigermaassen an Interesse.

Wir möchten deshalb hier nur noch den Resultaten, die wir
bei Reactivirung des Immunkörpers des mit Ochsenblut behandelten
Kaninchens erhalten haben, die Ergebnisse eines gleichseitig mit
denselben Mengen der reactivirenden Sera angestellten Parallel-
versuchs mit dem Immunkörper einer mit Ochsenblut behandelten
Gans gegenüberstellen (siehe Tabelle 12).

Aus dieser Zusammenstellung kann man von Neuem ersehen,
dass die unitarische Annahme, nach der in jedem Serum nur ein
einziges Complement vorhanden ist, jede Wahrscheinlichkeit entbehrt, denn man müsste in diesem Falle wenigstens erwarten, dass

Tabelle 12.

Reactivirende normale Sera	Mengen des Immunkörpers vom Kaninchen, die zur completen Lösung führen.	Mengen des Immunkörpers der Gans, die zur completen Lösung führen
Meerschweinchenserum	0,0025	0,025
Kaninchenserum . .	0,005	0,05
Rattenserum . . .	0,005	0,1
Gansserum	0,015	0,035
Hühnerserum . . .	0,015	0,035
Ziegenserum . . .	0,05	(keine Completirung)
Taubenserum . . .	(keihe Completirung)	0,035
Pferdeserum	(keine Completirung)	(keine Completirung)

die zoologische Zusammengehörigkeit gewisser Thiergruppen in ihrem Complement im höheren Maasse zum Ausdruck kommt, als es der Wirklichkeit entspricht. Wenn wir hier sehen, dass der beim Kaninchen erzeugte Immunkörper nicht vom Serum des Pferdes, wohl aber von dem der Gans reactivirt wird, so müssten wir nothwendigerweise zu der Vermuthung kommen, dass „das Complement" der Gans „dem Complement" des Kaninchens weit näher stehe, als das des Pferdes, andererseits müsste sich unter der Annahme der Einheitlichkeit wieder ein principieller Unterschied zwischen dem Complement der Gans und des Huhns und dem Complement der Taube ergeben, da erstere den Immunkörper reactiviren, letzterer aber nicht. Abgesehen von dieser aprioristischen Unwahrscheinlichkeit einer solchen Annahme sprechen die Reactivirungsversuche mit dem Immunkörper der Gans, der durch alle drei Vogelsera reactivirt wird, gegen eine solche Annahme.

Ganz einfach dagegen erklären sich die Verhältnisse vom plurimistischen Standpunkt aus, wenn wir annehmen, dass jedes Serum eine grosse Anzahl von Complementen enthält, von denen ver-

schiedene Typen eine weite Verbreitung in vielen Thierklassen haben,
sei es, dass sie vollkommen gleich, oder, worauf es in erster Linie
ankommt, in ihrer haptophoren Gruppe identisch sind. Es kann
sehr leicht sein, dass die Vogelsera im grössten Theil ihrer
Einzelcomplemente übereinstimmen und dass daher alle
drei Sera in gewissen Fällen, wie z. B. auf den Immunkörper der mit Ochsenblut behandelten Gans, in gleicher·
Weise reactivirend wirken. Es müssen sich aber deshalb diese
drei Species nicht nothwendiger Weise in allen ihren Complementen
decken und es kann daher der Fall eintreten, dass ein gewisses
Theilcomplement dem Serum der Taube fehlt, das bei den anderen
vorhanden ist, wie es für den Immunkörper des mit Ochsenblut
behandelten Kaninchens (und auch der entsprechend behandelten
Ziege) zutrifft.

Hervorheben möchten wir noch, dass die Thatsache, dass der
Immunkörper des mit Ochsenblut behandelten Kaninchens durch
Taubenserum nicht reactivirt wird, wohl aber der der mit Ochsenblut immunisirten Gans, an und für sich gar nichts Ueberraschendes
hat. Die Gewebsreceptoren, die im Vogelorganismus vorhanden
sind und die die Matrix der betreffenden Amboceptoren bilden,
besitzen ja complementophile Gruppen, welche den im Vogelkörper
vorhandenen und daselbst am meisten verbreiteten Complementen
angepasst sind. Es ist daher nicht auffällig, dass der von der
Gans erzeugte Immunkörper in verschiedenen Vogelsera Complemente vorfindet. Ebenso ist der umgekehrte Fall, dass Taubenserum den Immunkörper des mit Ochsenblut behandelten Kaninchens
nicht reactiviren kann, leicht zu verstehen.

Ein genereller Schluss aber, dass die Vogelcomplemente in
ihrer Gesammtheit von denen der Säugethiere verschieden sind,
lässt sich hieraus nicht ziehen, wie die Reactivirung des vom

Kaninchen stammenden Immunkörpers durch Gänse- und Hühnerserum zeigt.

Wir sehen auch aus diesen kurzen Auseinandersetzungen, dass
den complementophilen Gruppen der Immunkörper im Allgemeinen
nicht die grosse Bedeutung zukommt, die wir den cytopilen Gruppen
derselben vindiciren müssen.

Für die möglichst beste therapeutische Ausnützung der
Immunkörper ist die Berücksichtigung ihrer complementophilen
Gruppe und die Beschaffung geeigneter Complemente sicher nicht
zu vernachlässigen. In dieser Hinsicht hat zuerst Dönitz (Klinisches Jahrbuch 1899) darauf hingewiesen, dass es für die Therapie
der Infectionskrankheiten von grosser Wichtigkeit ist, ausgiebige
Complementquellen zu finden. Die Bedingungen, die hierfür maassgebend sind, hat Ehrlich in der Croonian Lecture [1]) vom 22. März
1900 genauer determinirt, wie aus Folgendem zu ersehen ist:

„Dr. Neisser at the Steglitz Institute sought to find an expla-
nation of Sobernheim's experiments. He was able to determine
that anthrax serum failed in mice, even if great quantities of fresh
sheep's serum (i. e., containing excess of "complement") were at
the same time introduced. The failure in this case appears to be
due, on the one hand, to the destruction, in the body of the
mouse, of the "complement" present in the sheep's serum, and,
on the other hand, to the fact that the "immune body" yielded
by the sheep does not find in mouse serum an appropriate new·
"complement".

From this it appears, that in the therapeutic application of
antibacterial sera to man, therapeutical success is only to be attained
if we use either a bacteriolysine with a "complement" which is

---

1) Proceed of the Royal Society. Vol. 66.

stable in man ("homostabile complement"), or at least a bacteriolysine, the "immune body" of which finds in human serum an
appropriate "complement". The latter condition will be the more
readily fulfilled the nearer the species employed in the immunisation process is to man. Perhaps the non-success which as yet
has attended the employment of typhoid and cholera serum will
be converted into the contrary if the serum be derived from apes
and not taken from species so distantly removed from man as the
horse, goat, or dog. However this may be, the question of the
provision of the appropriate "complement" will come more and
more into the foreground, for it really represents the centre
round which the practical advancement of the bacterial immunity
must turn."

Die Bedeutung der künstlichen Complementzufüh-
rung dürfte in Rücksicht darauf, dass eben jedes normale
Serum eine grosse Zahl von Complementen enthält, von
denen ein grösserer oder geringerer Theil auf die verschiedensten Immunkörper passt, es zunächst angezeigt
erscheinen lassen, bei therapeutischen Bestrebungen in
erster Linie dafür Sorge zu tragen, eine möglichst reichliche Bildung der eigenen Complemente anzuregen[1]). Die
Production dieser Complemente ist sicherlich einer Steigerung durch
künstliche Eingriffe fähig, wofür auch einige bereits in dieser Hinsicht vorliegende Erfahrungen sprechen. So hat Nolf durch Injection gewisser fremdartiger Sera, P. Müller durch Injection von

---

1) Anmerkung bei der Correctur. Wassermann selbst legt in
seiner neuesten, uns eben zugehenden Publication (Zeitschrift für Hygiene, 37)
ebenfalls grosses Gewicht auf die Vermehrung der eigenen Complemente. Besonders erfreulich war es uns, dass Wassermann in Bezug auf die Multiplicität der Complemente den von uns eingenommenen Standpunkt vollständig
acceptirt hat.

Pepton eine Complementvermehrung bei Versuchsthieren erzielt, die vielleicht im Sinne von Metschnikoff und Buchner auf eine Hyperleucocytose zu beziehen ist. Bei den dem Organismus ursprünglich eigenthümlichen Complementen haben wir wenigstens die Sicherheit, dass sie gegenüber geeigneten complementophilen Gruppen in Action treten können, während solches bei Einführung fremder Complemente keineswegs der Fall zu sein braucht. Ob es sich hier um Zerstörung, um Complementoidbildung handelt oder ob eine Bindung im Organismus stattfindet, wie sie durch die leichte Bindung von Anticomplementen bewiesen ist und wofür auch Versuche v. Dungern's (Münch. med. Wochenschr. 1900. No. 20) über die Bindung von Complementen durch gewisse Zellen in vitro sprechen, ist zunächst für diese Frage gleichgiltig. Die von Dönitz aufgeworfene Frage nach der Beschaffung wirklich reichlicher Complementquellen ist bis heute noch nicht gelöst. Ob die interessanten Untersuchungen von Wassermann[1]) über die Completirung von Typhusimmunkörpern durch Ochsenserum zu practisch verwerthbaren Resultaten führen, ist noch abzuwarten. Der Complementgehalt des Serums der grösseren für therapeutische Zwecke in Betracht kommenden Versuchsthiere ist gewöhnlich nicht bedeutend genug, dass eine Verwendung beim Menschen angängig erscheint. So bedurfte Wassermann bei einer Versuchsanordnung, bei welcher die eben erwähnte Verminderung der Complemente durch den Organismus ausgeschlossen war, da Bacterien, Immunkörper und Complement gemischt in die Bauchöhle injicirt wurden, 4 ccm Ochsenserum, um einen Heilerfolg zu erzielen. Es ist dies eine Quantität, die an und für sich schon eine schwere Schädigung der Versuchsthiere hervorrief.

---

1) Deutsche med. Wochenschrift. 1900. No. 18.

Bei dieser Sachlage dürfte auch bezüglich der Complementbeschaffung der von uns vorgeschlagene Weg der Anwendung gemischter Sera, welche möglichst viele verschiedene Immunkörper enthalten, der empfehlenswertheste sein, weil eben mit der Mannigfaltigkeit der Immunkörper auch eine Vermehrung der verschiedenen complementophilen Gruppen stattfindet und dadurch die Wahrscheinlichkeit wächst, dass die im Organismus selbst, speciell in dem des Menschen, vorhandenen normalen Complemente möglichst zahlreich in Action treten können.

IX.

Ueber die Wirkungsart bactericider Sera.[1]

Von

Dr. **Max Neisser,** Mitglied des Instituts und Dr. **Friedrich Wechsberg.**

Wir wissen aus den Erfahrungen bei der Diphtherie-Heilserumbehandlung, dass für die Antitoxin-Therapie in erster Linie eine möglichst hohe Antitoxin-Dosis von Wichtigkeit ist. Es ist dabei gleichgiltig, ob ein Antitoxin-Ueberschuss gegeben wird, da es als sicher gelten kann, dass ein Zuviel nicht schadet, im Gegentheil höchstens Nutzen schaffen kann.

Für die Wirkung der bactericiden Sera liegen aber in der Literatur einzelne Beispiele vor, welche darauf hinweisen, dass hier gelegentlich ein Zuviel des Immunserums schädlich ist. Es sind nämlich von gewichtigen Stellen Protocolle über Heilversuche an Thieren mitgetheilt worden, welche insofern paradoxe Reihen zeigen, als bei gleicher Infection und wechselnden Mengen Immunserum einerseits diejenigen Thiere starben, welche am wenigsten Immunserum erhalten hatten, andererseits aber auch jene Thiere erlagen, welchen die grössten Mengen Immunserum einverleibt worden waren, während nur die Thiere geschützt blieben, welche die zwischen

---

1) Separatabdruck aus der Münchener med. Wochenschr. No. 18. 1901.

diesen Extremen liegenden Dosen des Immunserums erhalten hatten.
Ein solches Protocoll veröffentlichten z. B. Löffler und Abel[1]
über ihre Versuche mit Bacterium coli und entsprechendem Immunserum. Von 19 Meerschweinchen, welche mit der gleichen Menge
Kultur ($^1/_{10}$ Oese) geimpft waren und verschiedene Mengen des
Immunserums erhalten hatten, blieben nur 6 Thiere geschützt,
welche Dosen von 0,25 –0,02 ccm erhalten hatten. Sowohl 8 Thiere
mit grösseren, wie 5 Thiere mit kleineren Serumgaben starben.

Ein ähnliches Protocoll findet sich bei R. Pfeiffer[2]), welchem
von 4 mit virulenter Cholera und entsprechendem Immunserum
behandelten Meerschweinchen nur die beiden Thiere mit den mittleren Serumdosen erhalten blieben.

Derselben Erscheinung begegneten Leclainche und Morel[3]
bei ihren Arbeiten mit dem Bacillus des malignen Oedems, und
die gleichen Erfahrungen machten diese Autoren mit Schweinerothlauf und Rauschbrand, so dass sie zu der Annahme einer dosis
optima neutralisans bezüglich des Immunserums kamen.

Da wir bei bactericiden Reagensglas-Versuchen demselben
Phänomen begegneten, schien uns eine Analyse dieser Erscheinungen
geboten, zumal da keiner der erwähnten Autoren eine ausreichende
Erklärung gegeben hat, und da uns die Frage in theoretischer und
practischer Beziehung wichtige Gesichtspunkte zu bieten schien.

Die Prüfung der bactericiden Wirkung geschah auf zweierlei
Weise, einmal mit Hilfe der von uns beschriebenen[4]) bioskopischen
Methode, und zweitens mit Hilfe der Plattenzählung. Beide Me-

1) F. Löffler und R. Abel, Centralbl. f. Bact. 1896. Bd. 19. S. 51.
2) R. Pfeiffer, Zeitschr. f. Hyg. 1895. Bd. 20. S. 215.
3) Leclainche und Morel, La Sérothérapie de la septicémie gan-
graeneuse. Ann. de l'Inst. Pasteur. 1901. No. 1.
4) Münch. med. Wochenschr. 1900. No. 37.

thoden ergaben, auch in Parellelreihen, identische Resultate. Wir
begnügen uns deshalb, der Uebersichtlichkeit halber, im Folgenden
nur einige Resultate der Zählmethode mitzutheilen.

Der Gang der Versuche war im Allgemeinen der, dass z. B.
je $1/_{5000}$ ccm einer eintägigen Bouilloncultur des betreffenden Bacteriums in eine Reihe steriler Röhrchen gegeben wurde. Dazu
kamen wechselnde Mengen des bei 56° inactivirten Immunserums
und gleiche Mengen des completirenden activen Serums oder in
anderen Reihen gleiche Mengen Immunserum und wechselnde Mengen des completirenden Serums. Die Abmessungen waren derart,
dass überall gleiche Mengen Flüssigkeit (gewöhnlich 2,5 ccm) vorhanden waren. Die Verdünnungen und Auffüllungen geschahen mit
0,85 proc. NaCl - Lösung. Ausserdem wurden jedem Röhrchen
3 Tropfen Bouillon zugefügt, nachdem wir uns überzeugt hatten,
dass dadurch ein ungestörtes Wachsthum in den Controlproben ge-
währleistet war. Umfangreiche Controlen waren allerdings jedes
Mal nöthig, schon um die benutzten Sera auf Sterilität zu prüfen.
Die Proben wurden während 3 Stunden bei 37° gehalten und dann
zu Agarplatten verarbeitet, indem mit gleichmässigen Pipetten je
5 Tropfen zur Aussaat verwendet wurden. Die Beurtheilung der
Platten geschah stets vergleichs- und schätzungsweise, etwa nach
folgendem Schema, 0, vereinzelt, Hunderte, Tausende, Unendlich.

Unter Fortlassung der sehr umfangreichen Vorversuche möge
hier ein Beispiel Platz finden, welches das von uns studirte Phänomen veranschaulichen soll.

Zur Verwendung gelangte ein durch Behandlung von Kaninchen mit Vibrio Metschnikoff gewonnenes Immunserum, welches
bei 57° ($1/_2$ Stunde) inactivirt war; zur Completirung diente normales actives Kaninchenserum.

Tabelle I.

Controle	Cultur-Menge	Inactives Immunserum von Kaninchen gegen Vibrio Metschnikoff	Normales actives Kaninchenserum zur Completirung	Zahl der Keime auf der Platte
		1,0 ccm	0,3 ccm	∞
		0,5 „	„	∞
		0,25 „	„	viele Tausende
		0,1 „	„	einige Hunderte
		0,05 „	„	etwa 100
		0,025 „	„	etwa 50
		0,01 „	„	0
		0,005 „	„	0
		0,0025 „	„	etwa 100
		0,001 „	„	∞
		0,0005 „	„	∞
Controle I	$^1/_{5000}$ ccm	—	—	∞
„ II	$^1/_{5000}$ „	0,01 ccm	—	∞
„ III	—	1,0 „	—	0
„ IV	$^1/_{5000}$ ccm	—	0,3 ccm	∞
„ V	—	—	1,0 „	0

(Column 2 bracket label: $^1/_{5000}$ ccm einer 1 tägigen Bouillon-Cultur von Vibrio Metschnikoff)

Zu jedem Röhrchen 3 Tropfen Bouillon.
Mit 0,85 proc. Kochsalzlösung alle Röhrchen auf gleiches Volumen aufgefüllt.
Sodann 3 Stunden im Thermostat bei 37°.
Hierauf je 5 Tropfen zu Agarplatten verarbeitet.

Aus diesem Versuch geht hervor, dass das inactive Immunserum (Controle II) an sich für den Vibrio Metschnikoff unschädlich ist, dass ebenso 0,3 ccm des activen Kaninchenserums (Controle IV) allein unwirksam ist. Mischen wir aber z. B. 0,01 ccm Immunserum mit 0,3 ccm des normalen activen Kaninchenserums, so sind die viele Tausende ausgesäten Keime abgetödtet. Auch 0,005 ccm Immunserum plus 0,3 ccm des normal activen Kaninchenserums zeigt noch völlige Abtödtung; bei kleineren Mengen des Immunserums (und gleichen Mengen des completirenden Serums) ist die Abtödtung unvollkommen und fehlt bei noch kleineren Mengen völlig. Ebenso aber wird der abtödtende Effect geringer, wenn mehr als 0,01 ccm Immunserum verwendet werden, so dass schon bei Verwendung von 0,5 ccm Immunserum eine Abtödtung überhaupt nicht mehr nachweisbar ist. Hätten wir also z. B. nur die Mischung von 0,5 ccm Immunserum plus 0,3 ccm des nicht normalen activen Kaninchenserums geprüft, wir wären sicher nicht auf den Gedanken gekommen, dass wir es mit einem starken Immunserum zu thun hatten.

Und dass dieses Phänomen nur dem Gehalte des Serums an Immunkörper zuzuschreiben ist, zeigt der folgende Vergleich von inactivem Immunserum und inactivem Normalserum derselben Species, welche beide durch actives Normalserum completirt wurden.

Tabelle II.

Cultur-Menge	Menge des completirenden normal. activen Kaninchenserums	Zahl der Keime auf einer Platte bei Zusatz von Kaninchen-Immun-Serum gegen Vibrio Metschnikoff inactiv				
		—	1,0 ccm	$\frac{1}{4}$ ccm	$\frac{1}{16}$ ccm	$\frac{1}{64}$ ccm
$\frac{1}{5000}$ ccm einer 1 tägigen Bouillon-Cultur von Vibrio Metschnikoff	1,0 ccm	∞	∞	Vereinzelt sehr viele Tausende	0	0
	$\frac{1}{3}$ ccm	∞	∞		0	0
	—	—	—	∞	∞	∞

Cultur-Menge	Menge des normalen activen Kaninchenserums	Zahl der Keime auf einer Platte bei Zusatz von inactivem normalem Kaninchenserum			
		1,0 ccm	$\frac{1}{4}$ ccm	$\frac{1}{16}$ ccm	$\frac{1}{64}$ ccm
$\frac{1}{5000}$ ccm einer 1 tägigen Bouilloncultur von Vibrio Metschnikoff	1,0 ccm	∞	∞	∞	∞
	$\frac{1}{3}$ ccm	∞	∞	∞	∞
	—	∞	∞	∞	∞

Controle I: ($\frac{1}{5000}$ ccm Bouillon-Cultur + 2 ccm 0,85 proc Kochsalzlösung + 3 Tropfen Bouillon) Aussaat: ∞.
Controle II: Sterilität des Immunserums: 0.
Controle III: Sterilität des inactiven normalen Kaninchenserums: 0.
Controle IV: Sterilität des activen normalen Kaninchenserums: 0.
Zu jedem Röhrchen 3 Tropfen Bouillon.

Mit 0,85 proc. Kochsalzlösung alle Röhrchen zu gleichem Volumen aufgefüllt.
Sodann 3 Stunden im Thermostat bei 37⁰.
Hierauf je 5 Tropfen zu Agarplatten verarbeitet.

Auch dieser Versuch zeigt also die Erscheinung, dass $\frac{1}{16}$ ccm Immunserum plus 1 ccm oder $\frac{1}{3}$ ccm des normalen activen Kaninchenserums völlig abtödtet, während höhere Dosen des Immunserums weniger wirksam sind. Zusätze des normalen inactiven Serums haben keine Wirkung.

Dasselbe Phänomen kann auch noch in anderer Weise demonstrirt werden. Benutzt man als completirendes Serum irgend ein actives Serum, welches an sich schon in geringem Grade abtödtende Wirkung besitzt, und setzt man diesem Serum wechselnde Mengen eines inactivirten Immunserums zu, so kann man mit kleinen Mengen des Immunserums die abtödtende Wirkung des normalen activen Serums gelegentlich verstärken, mit grösseren Mengen schwächt man aber die abtödtende Wirkung des Normalserums ab und kann sie durch noch grössere Mengen des Immunserums vollständig aufheben.

Für den folgenden Versuch wurde ein Immunserum benutzt, welches durch Immunisirung einer Ziege mit dem Vibrio Nordhafen gewonnen war; es wurde bei 57⁰ inactivirt. Als completirendes Serum diente normales actives Ziegenserum. Die erste Columne (Tabelle III) zeigt, dass normales actives Ziegenserum an sich abtödtet, und zwar bis etwa zu 0,1 ccm. Die 4. und 5. Reihe zeigen, dass dieser abtödtende Effect des normalen activen Ziegenserums durch Zugabe von 1,0 oder 0,1 ccm inactiven normalen Ziegenserums in keiner Weise beeinträchtigt wird. Setzen wir aber (Columne 3) dem normalen activen Ziegenserum 0,1 ccm des inactiven Immunserums zu, so wird die abtödtende Wirkung des normalen activen Ziegenserums herabgesetzt und fast völlig aufgehoben, wenn wir 1,0 ccm des inactiven Immunserums (Columne 2) zusetzen.

Tabelle III.

Cultur-Menge	Menge des completirenden normal. activen Ziegenserums	1 —	2 — Zahl der Keime auf einer Platte bei Zusatz von inactivem Ziegen-Immunserum gegen Vibrio Nordhafen — 1,0 ccm	3 0,1 ccm	4 Zahl der Keime auf einer Platte bei Zusatz von inactiv normal. Ziegenserum — 1,0 ccm	5 0,1 ccm
1/100 ccm einer 1 tägigen Bouillon-Cultur von Vibrio Nordhafen	1,0 ccm	0	etwa 50	0	0	0
	0,5 „	0	viele Hunderte	0	0	0
	0,25 „	0	∞	0	0	0
	0,1 „	0	∞	einige Hunderte	0	0
	0,05 „	etwa 50	∞	∞	etwa 10	vereinzelt
	0,025 „	∞	∞	∞	∞	∞
	—	—	∞	∞	∞	∞

Controle I: Aussaat (1/100 ccm Bouillon-Cultur + 2,0 ccm 0,85 proc. Kochsalzlösung + 3 Tropfen Bouillon): ∞.
Controle II: Sterilität des inactiven Immun-Serums: 0.
    „   III: Sterilität des inactiven normalen Ziegenserums: 0.
    „   IV: Sterilität des activen normalen Ziegenserums: 0.
Zu jedem Röhrchen 3 Tropfen Bouillon.
Mit 0,85 proc. Kochsalzlösung alle Röhrchen zu gleichem Volumen aufgefüllt.
Sodann 3 Stunden im Thermostat bei 37⁰.
Hierauf je 2 Tropfen zu Agarplatten verarbeitet.

Dieselbe Erscheinung zeigt das nächste Protocoll.

Tabelle IV.

Cultur-Menge	Menge des completirenden activen normalen Meerschweinchenserums	Zahl der Keime auf einer Platte bei Zusatz von inactivem Ziegen-Immun-Serum gegen Vibrio Nordhafen — —	1,0 ccm	0,1 ccm	0,01 ccm
1/100 ccm einer 1 tägigen Bouillon-Cultur von Vibrio Nordhafen	1,0 ccm	0	viele Tausende	vereinzelt	0
	0,5 „	0	fast ∞	etwa 100	0
	0,25 „	vereinzelt	∞	einige Hunderte	vereinzelt
	0,1 „	mehrere Tausende	∞	∞	etwa 100
	0,05 „	∞	∞	∞	viele Hunderte
	0,025 „	∞	∞	∞	∞
	—	—	∞	∞	∞

Cultur-Menge	Menge des completirenden activen normalen Meerschweinchenserums	Zahl der Keime auf einer Platte bei Zusatz von inactivem normalem Ziegenserum		
		1,0 ccm	0,1 ccm	0,01 ccm
¹/₁₀₀ an Bouillon-Cultur von einer 1 täg. Vibrio Nordhaufen Cultur von Vibrio Nordhaufen	1,0 ccm	0	0	0
	0,5 „	etwa 100	0	0
	0,25 „	wenige Hunderte	vereinzelt	vereinzelt
	0,1 „	∞	einige Tausende	mehrere Tausende
	0,05 „	∞	∞	∞
	0,025 „	∞	∞	∞
	—	∞	∞	∞

Controle I: Aussaat (¹/₁₀₀ ccm Bouillon-Cultur + 2 ccm 0,85 proc. Kochsalzlösung + 3 Tropfen Bouillon): ∞.

Controle II: Sterilität des Ziegen-Immun-Serums: 0.

„ III: Sterilität des normalen Ziegenserums: 0.

„ IV: Sterilität des normalen Meerschweinchenserums: 0.

Zu jedem Röhrchen 3 Tropfen Bouillon.

Mit 0,85 proc. Kochsalzlösung alle Röhrchen zu gleichem Volumen aufgefüllt.

Sodann 3 Stunden im Thermostat bei 37⁰.

Hierauf je 2 Tropfen zu Agarplatten verarbeitet.

Diese Versuche sind uns mit gleichem Resultate noch in folgenden Combinationen gelungen[1]):

Typhusbacillus	Immunserum (Hund) inactiv	plus normales Meerschweinserum activ
Vibrio Nordhafen	Immunserum (Kaninchen) inactiv	normales Pferdeserum activ
	„	normales Ziegenserum activ
		normales Hammelserum activ
		normales Meerschweinchenserum activ

1) Für Nachprüfungen möchten wir übrigens auf einen Fall hinweisen, der uns einige Male begegnet ist. Wir fanden nämlich, dass ein Immunserum, von der Ziege stammend, durch ein Komplement vom Kaninchen für den Vibrio Nordhafeù reactivirt werden konnte, und konnten dabei wiederum die Erscheinung der Komplementablenkung durch überschüssigen Immunkörper constatiren. Aber auch das normale inactivirte Ziegenserum, welches ebenfalls Zwischenkörper enthält, zeigte bei Anwendung derselben Mengen die

Auch die folgende Versuchsanordnung, welche den Einwand einer etwa interferirenden Agglutininwirkung zurückweist, möge die von uns beschriebene Erscheinung erläutern: ·

Typhusbacillen wurden der Einwirkung von inactivem Immunserum (Hund) während einer Stunde bei 37⁰ ausgesetzt. Es erfolgt dann, wie wir aus den haemolytischen Versuchen Ehrlich-Morgenroth's und aus eigenen bacteriologischen Versuchen wissen, die Bindung des im Immunserum vorhandenen Zwischenkörpers an die Bacterien.

Es wurde nun centrifugirt, und die Flüssigkeit wurde abgegossen. Nun wurde das Sediment nach vorsichtigem Aufschütteln mit wenig Flüssigkeit in zwei gleiche Theile getheilt und der einen Hälfte inactives Immunserum (Hund), der anderen normales inactives Hundeserum zugefügt. Und schliesslich wurde beiden Proben die gleiche Menge eines completirenden, an sich abtödtenden Serums (normales actives Meerschweinchenserum) zugesetzt. Nach Verlauf von 3 Stunden wurden dann in der gewöhnlichen Weise Platten gegossen. Das Resultat war, dass in der Probe mit dem überschüssigen Immunserum keine Abtödtung erfolgt war, während sie in der anderen Probe eingetreten war.

---

gleiche Komplementablenkung. Da also zwischen dem Immunserum und dem Normalserum kein quantitativer Unterschied nachweisbar war, müssen wir annehmen, dass in diesem Falle die Ablenkung des Komplementes durch einen Körper des normalen Ziegenserums, z. B. durch einen anderen Zwischenkörper (bezw. ein normales Antikomplement) besonderer Avidität erfolgt ist. Es ist eben nicht jedes Komplement zur Reactivirung eines Serums zu gebrauchen, weil ja das Komplement durch einen beliebigen Zwischenkörper, sofern er nur genügende Avidität zum Komplement hat, von dem Orte der beabsichtigten Wirkung abgelenkt werden kann. Man muss schon experimentell Kombinationen suchen, in denen solche störenden Ablenkungen fehlen, und in denen der Unterschied zwischen der Wirksamkeit des etwa normal vorhandenen und in grosser Menge künstlich erzeugten Zwischenkörpers rein zu Tage tritt.

Ueberall also zeigte sich, dass dieselbe Menge des completirenden Serums, welche ausreichte, um eine bestimmte Menge des inactivirten Immunserums zu reactiviren, dieses completirenden Effectes verlustig ging, wenn grössere Mengen Immunserum verwendet wurden. Und ebenso konnte die Wirksamkeit eines normalen, an sich bactericiden Serums durch Zugabe grosser Mengen des Immunserums aufgehoben werden.

Eine Erklärung für dieses wichtige Phänomen scheint uns nur auf Grund der neueren Ehrlich-Morgenroth'schen Anschauungen möglich zu sein. Wir wissen durch die Ehrlich-Morgenroth'sehen Haemolysinarbeiten und durch eigene bacteriolytische Versuche, dass das Immunserum den thermostabilen Zwischenkörper (Amboceptor) besitzt, der, an sich unwirksam, die Einwirkung eines lösenden Complementes auf das aufzulösende Element dadurch ermöglicht, dass er sich einerseits mit dem Bacterium (bezw. dem Erythrocyten), andererseits mit diesem Complement verbindet. Die normalen Sera enthalten bekanntlich diese thermolabialen Complemente. Auch. der Zwischenkörper kann aber, wie aus der Ehrlich'schen Seitenkettenlehre hervorgeht, und in einem besonderen Aufsatze[1]) betont worden ist, normaler Weise in einem Serum vorhanden sein. Dieser Fall liegt in dem angeführten Beispiel Tabelle IV vor. Das dort verwendete normale active Serum (Meerschweinchen) enthielt Complement und Zwischenkörper, enthielt ausserdem noch überschüssiges Complement, das wirksam wurde, wenn noch Zwischenkörper in Gestalt von inactivem Immunserum zugegeben wurde. Im Beispiel II war im normalen Serum Zwischenkörper nicht nachweisbar, denn das Serum tödtete an sich nicht

---

1) Deutsche med. Wochenschr. 1900. No. 49.

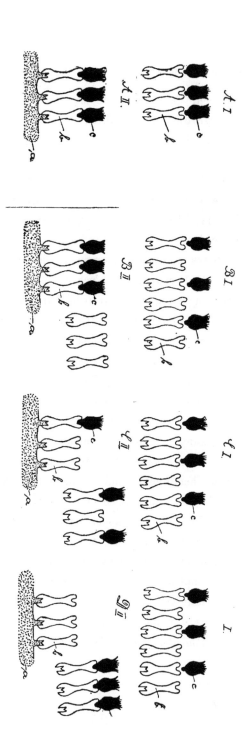

ab, und auch nicht nach Zugabe von inactivem normalem Serum. Aber es enthielt Complement, welches in Erscheinung trat, als inactives Immunserum zugefügt wurde.

Es sind das ja völlig die gleichen Erscheinungen wie bei den neuerdings so genau studirten Haemolysinen. Aber dieses Phänomen der Unwirksamkeit grosser Mengen von Immunserum ist bei den Haemolysinen bisher noch nicht beobachtet worden. Es liegt das augenscheinlich, wie im Folgenden zu zeigen ist, an den verschiedenen Aviditätsverhältnissen der Zwischenkörper.

(Abbildung siehe nebenstehende Seite.)

In der nebenstehenden Fig. A II sehen wir in grob schematischer Form ein Bacterium a mit einer Anzahl Receptoren dargestellt; denn wir müssen aus mancherlei Gründen annehmen, dass jedes Bacterium eine Anzahl gleichartiger Receptoren besitzt. Injiciren wir dieses Bacterium einem Thiere, so entsteht nach der Ehrlich'schen Seitenkettenlehre die Ueberproduction der entsprechenden Gruppen, es resultirt also ein Serum, welches sehr reichlich den Stoff b enthält. Der Stoff b vermag aber an sich dem Bacterium nicht zu schaden, und ein Bacterium, dessen Receptoren sämmtlich mit b beladen sind, braucht in seiner Vitalität noch nicht geschädigt zu sein. Der Stoff b hat nun schon normaler Weise eine besondere Function, diejenige nämlich, Bindeglied zu sein, und dazu besitzt er die besondere Constitution, zwei Gruppen zu besitzen (Amboceptor). Die eine dieser Gruppen passt in unserem Falle auf den Receptor des Bacteriums, die andere besitzt eine besondere Verwandtschaft zu jenen normalen, fermentähnlichen Bestandtheilen der Sera, welche Ehrlich Complemente genannt hat. Fügen wir also einem normalen Serum, welches das entsprechende Complement besitzt, äquivalente Mengen Immunserum hinzu, so wird der in A I angedeutete Zustand resultiren, und geben wir

weiter das entsprechende Bacterium hinzu, so erhalten wir das
Bild A II, in welchem also alle Bacterienreceptoren mit Immun-
körpern besetzt sind, und zwar mit Immunkörpern, welche ihrer-
seits mit dem bacterienauflösenden Complemente (c) beladen sind.
Erst die Besetzung sämmtlicher Receptoren mit completirten
Zwischenkörpern bedingt also den Tod des Bacteriums.

Fügen wir nun einem äquivalenten Gemische von Complement
und Zwischenkörper einen Ueberschuss von Zwischenkörper hinzu,
so wird nur noch ein Theil der Zwischenkörper von dem Complement besetzt werden können, während ein anderer Theil des
Zwischenkörpers uncompletirt bleibt. Und setzen wir jetzt wiederum
das entsprechende Bacterium zu, so kann verschiedenes resultiren:

Einmal kann die Avidität des Zwischenkörpers zu dem Bacterienreceptor durch die Anlagerung des Complements unverändert
bleiben, oder aber sie wird durch diese Anlagerung erhöht oder
erniedrigt.

Fig. B II zeigt den Fall der Aviditäterhöhung. An das
Bacterium gehen von den 6 Zwischenkörpern zunächst diejenigen,
an welche das Complement verankert ist. In diesem Falle wird
also der Ueberschuss von Zwischenkörper für den bacterciden
Effect ohne Einfluss sein. Es entsteht ja dasselbe Bild wie in A II,
nur dass ausserdem noch freier Zwischenkörper vorhanden ist.

Fig. C II zeigt den Fall der unveränderten Avidität. Setzen
wir also in diesem Falle dem Gemisch von überschüssigem Zwischenkörper und Complement das Bacterium zu, so werden zwar auch
alle Bacterienreceptoren von Zwischenkörpern besetzt werden, aber
ohne Rücksicht darauf, ob die zweite Gruppe der Zwischenkörper
mit Complement beladen ist oder nicht. Es wird sich deshalb
ereignen können, dass nur einzelne Bacterienreceptoren mit completirten, also wirksamen Zwischenkörpern besetzt sind, während

die übrigen Bacterienreceptoren mit nichtcompletirten, also unwirksamen Zwischenkörpern beladen sind. Die Lebensthätigkeit eines solchen Bacteriums braucht aber, wie vorher gesagt war, nicht aufgehoben zu sein. In Fig. D II ist der letzte denkbare Fall dargestellt. Hier ist angenommen, dass die Completirung des Zwischenkörpers dessen Avidität zum Bacterienreceptor herabsetzt. In diesem Falle werden also aus dem Gemisch zunächst die nichtcompletirten Zwischenkörper an die Bacterienreceptoren anschnappen, während in der freien Flüssigkeit completirte Zwischenkörper vorhanden sind.

In den Fällen C II und D II ist also der Ueberschuss von Zwischenkörper für den Endeffect nicht belanglos. Denn während bei Mischung äquivalenter Mengen von Complement und Zwischenkörper alle Zwischenkörper completirt und dadurch wirksam gemacht werden, wird der Ueberschuss von Zwischenkörper in den Fällen C II und D II gleichsam complementablenkend wirken und dadurch den Gesammteffect vermindern.

Der Fall B II trifft augenscheinlich für die Haemolysine zu; denn umfangreiche diesbezügliche Versuche von Ehrlich und Morgenroth, über die wir hier berichten dürfen, haben gezeigt, dass das Phänomen der Complementablenkung durch überschüssigen Zwischenkörper bei den Haemolysinen nicht zu beobachten ist. Hier scheinen eben zunächst nur die completirten Zwischenkörper sich an die Erythrocytenreceptoren zu verankern.

Für die von uns untersuchten bacterciden Sera gilt aber die in Fig. C II und D II dargestellte Complementablenkung durch überschüssigen Zwischenkörper, ohne dass wir freilich zur Zeit entscheiden können, welcher der beiden möglichen Modi im einzelnen Falle vorliegt. Und dieselbe Erklärung, die wir für das von uns in vitro beobachtete Phänomen gegeben haben, müssen wir auch

13*

auf die erwähnten Thierversuche, soweit sie die mitgetheilte Erscheinung gezeigt haben, übertragen. Es wird eben auch im Thierkörper, bei entsprechenden Aviditätsverhältnissen der Zwischenkörper und bei einem starken quantitativen Missverhältniss zwischen Complement und Zwischenkörper, eine Ablenkung des Complementes durch den überschüssigen Zwischenkörper vorkommen können.

Das beschriebene Phänomen bietet vielleicht noch weitere Gesichtspunkte. Da wir wissen, dass durch Immunisirung nur der Zwischenkörper vermehrt wird, und somit jedes Immunserum einen Mangel an Complement im Verhältniss zum Zwischenkörper aufweist, so ist es denkbar, dass bei einem hochimmunen Thiere, d. h. bei einem Thiere, in welchem durch Immunisirung eine starke Vermehrung des Zwischenkörpers eingetreten ist, dass bei einem solchen Thiere nach Infection die Erscheinung der Complementablenkung durch überschüssigen Immunkörper auftritt.

Und dass Derartiges wirklich vorkommt, schliessen wir aus folgenden Worten R. Pfeiffer's:

„Mehrfach sind mir activ hochimmunisirte Meerschweinchen nach der Injection mässiger Virusmengen zu Grunde gegangen. Bei der Section fanden sich alsdann im Peritoneum lebende Vibrionen, gelegentlich sogar in beträchtlicher Anzahl, trotzdem zeigte das Herzblut der Kadaver in minimalen Dosen bei Uebertragung auf neue Meerschweinchen die stärksten vibrionenauflösenden Effecte.“

So ist es denkbar, dass ein Individuum seine natürliche Resistenz dadurch verliert, dass es im Verhältniss zu der Menge seines Complementes eine zu grosse Menge Zwischenkörper producirt, die dann nicht vortheilhaft, sondern nachtheilig wirkt.

Auch theoretisch ist das beschriebene Phänomen von Bedeutung. So einfach es sich nämlich, nach unserem Ermessen, auf

Grund der Ehrlich-Morgenroth'schen Anschauungen erklären lässt, so unvereinbar scheint es uns mit der Theorie Bordet's zu sein. Bordet sieht bekanntlich in dem Zwischenkörper Ehrlich's eine sensibilisirende Substanz, welche das Bacterium zu sensibilisiren und dadurch für die Einwirkung des lösenden „Alexins" (des Complements nach Ehrlich) empfänglich zu machen befähigt ist. Es ist nun bei dieser Vorstellung nicht verständlich, wieso ein Ueberschuss der sensibilisirenden Substanz die Gesammtwirkung herabsetzen soll. Nach der Bordet'schen Vorstellung dürfte die Wirksamkeit der sensibilisirenden Substanz mit ihrer Menge höchstens zunehmen, sicherlich aber nicht abnehmen. Da wir diese Abnahme aber so häufig beobachtet haben, so sehen wir darin einen gewichigen Einwand gegen die Theorie Bordet's.

Und ebensowenig verständlich ist nach der Bordet'schen Vorstellung die folgende Erscheinung:

Wie gezeigt wurde, kann man einem äquivalenten, an sich abtödtenden Gemische von Zwischenkörper und Complement seine Wirksamkeit entziehen, wenn man einen grossen Ueberschuss von Zwischenkörper zufügt. Macht man aber das Gemisch durch weitere Zugabe von Complement wieder zu einem äquivalenten, so ist die abtödtende Wirkung auch wieder hergestellt. Es hängt somit diese Wirksamkeit ausser von den absoluten Mengen, in denen Complement und Zwischenkörper vorhanden sind, auch noch wesentlich von dem Verhältniss ab, in welchem die Mengen dieser beiden Stoffe zu einander stehen, wenigstens in dem Sinne, dass nicht wesentlich mehr Zwischenkörper als zugehöriges Complement vorhanden sein darf.

X

Die Complementablenkung bei bactericiden Reagenzglasversuchen und ihre Ursache.[1]

Von

Dr. **A. Lipstein**,

Assistenten der bacteriologischen Abtheilung.

In einer im Jahre 1901 erschienenen Arbeit[2] zeigten M. Neisser und Wechsberg eine eigenartige Erscheinung bei bactericiden Reagenzglasversuchen, welche darin bestand, dass die Abtödtung der Bacterien trotz der Anwesenheit der entsprechenden Bacterienamboceptoren (Immunkörper) und Complemente dann ausblieb, wenn ein verhältnissmässig grosser Ueberschuss vom Amboceptoren vorhanden war. Es gelang den beiden Verff., für diese Erscheinung, für welche jede andere Erklärung versagte, auf Grund der Ehrlich-Morgenroth'schen Ansichten eine Erklärung zu geben, indem sie annahmen, dass bei bestimmten Aviditätsverhältnissen ein Ueberschuss von Amboceptoren ablenkend und gleichsam verdünnend auf das Complement wirkt; das Complement verbindet sich dann nicht mit den an die Bacterien verankerten Amboceptoren, sondern mit den überschüssigen freien Amboceptoren, während die

---

1) Abdruck aus dem Centralblatt f. Bacteriologie, Parasitenkunde und Infectionskrankheiten. 1902. Bd. XXXL No. 10.

2) S.S. 182—197; s. a. Wechsberg, Zeitschr. f. Hyg. Bd. XXXIX. 1902.

an den Bacterien verankerten Amboceptoren complementfrei bleiben.
Da aber nur die mit Hilfe der Amboceptoren an die Bacterien verankerten Complemente bactericid wirken, so wird in dem beschriebenen Falle die Bactericidie ausbleiben. Diese Erscheinung der
Complementablenkung tritt natürlich nicht bei jeder Combination
von Amboceptor und Complement auf, sondern eben nur bei bestimmten Aviditätsverhältnissen, und ich werde später zeigen können,
wie derselbe Amboceptor im Ueberschuss auf ein Complement ablenkend wirkt, während er zwei anderen Complementen gegenüber
nicht ablenkend wirkt. Bei der theoretischen Wichtigkeit dieser
Erscheinung und ihrer Erklärung schien eine Fortsetzung der von
Neisser und Wechsberg gemachten Versuche, zumal unter Berücksichtigung der seither erschienenen Einwände, wünschenswerth.
Die Versuchsanordnung ist in den folgenden Versuchen die gleiche
wie die der beiden Autoren, auf welche ich diesbezüglich verweise.
Man kann das Phänomen der Complementablenkung auf zweierlei
Art zur Darstellung bringen, indem man einmal als Complementquelle ein actives, an sich nicht bactericides Serum benutzt und
zeigt, dass bei Zugabe abfallender Mengen inactiven Immunserums
nur die mittleren Mengen desselben bactericiden Effect ausüben,
dass dagegen die grössten und kleinsten Gaben unwirksam sind.
Als Beispiel dient hierfür Tabelle I (s. S. 200).

Die zweite Art besteht darin, dass man sich eines Serums
oder eines Serumgemisches bedient, das die zur Aussaat benutzte
Keimmenge abtödtet.

Dadurch, dass man dazu abfallende Mengen inactiven Immunserums resp. als Controle inactiven normalen Serums zusetzt, erzielt man die Wirkung, dass das Immunserum proportional der
zugefügten Menge antibactericid wirkt, während das normale
Serum eine solche Wirkung entweder ganz vermissen lässt oder

A. Lipstein,

Tabelle I[1]).

Culturmenge	Menge des completirenden activ. Tauben-Serums	Zahl der Keime auf einer Platte bei Zusatz von inactivem Hühner-Immunserum gegen Vibrio Metschnikoff								
		1,0 ccm	0,3 ccm	0,1 ccm	0,03 ccm	0,01 ccm	0,003 ccm	0,001 ccm	0,0003 ccm	0,0001 ccm
$1/_{500}$ ccm einer 1 täg.Bouilloncultur von Vibrio Metschnikoff	0,4 ccm	∞	∞	∞	20—30	0	0	0	Viele 1000	∞

Controle I: Aussaat ($1/_{500}$ ccm Bouilloncultur + 2 ccm 0,85 proc. Kochsalzlösung): ∞.

Controle II: 0,4 ccm actives Taubenserum + $1/_{500}$ ccm Bouilloncultur: ∞.

Controle III: Sterilität sämmtlicher Sera: 0.

doch bedeutend schwächer zeigt. Ein Beispiel für diesen Modus der Complementablenkung findet man in Tabelle III und IV, Rubrik 1 und 2.

Im Gegensatz zu der von Neisser und Wechsberg gegebenen Erklärung, nach welcher die Complementablenkung durch einen Ueberschuss von Amboceptoren bedingt wird, stehen die Angaben, welche das Phänomen zurückführen:

A. auf Agglutination der Bacterienaussaat,

B. auf normale Anticomplemente (Metschnikoff),

C. auf Anticomplemente, welche beim Immunisirungsprocesse entstehen (Gruber).

Jeden dieser Einwände will ich im einzelnen kritisch betrachten und beginne beim ersten.

---

1) In jedes Röhrchen, auch bei den folgenden Versuchen, kommen, ebenso wie bei Neisser und Wechsberg, 3 Tropfen Bouillon.

A. Hat die Complementablenkung etwas mit der Agglutination zu thun?

Diesen naheliegenden Einwand, dass nämlich jedes Immunserum die entsprechenden Bacterien agglutinire, und dass dieses
mechanische Moment der Verklumpung es sei, an welchem die
bactericide Kraft des Immunserums scheitere, versuchten Neisser
und Wechsberg durch folgende Versuchsanordnung zu entkräften.
Sie agglutinirten zuerst die zur Aussaat gelangenden Bacterien und
untersuchten dann den Einfluss eines normalen und des Immunserums auf die agglutinirten Bacterien, mit dem Resultate, dass
nur dem Immunserum die Ablenkung gelang. Dass die agglutinirende Wirkung eines Immunserums keineswegs die Ursache der
Complementablenkung darstellt, geht aber auch aus folgendem Versuche deutlich hervor, in dem es mir zu zeigen gelingt, dass ein
Immunserum, welches stark agglutinirt, trotzdem nicht im Stande
ist, complementablenkend zu wirken.

Tabelle II.

A.

Culturmenge	Menge des inactiven Gänse-Immunserums gegen Vibrio Metschnikoff	1	2
		Zahl der Keime auf einer Platte bei Completirung mit	
		0,3 ccm activen nor- malen Kaninchen- serums	0,4 ccm activen normalen Taubenserums
$^1/_{500}$ ccm einer 1 tägigen Bouillon- cultur von Vibrio Metschnikoff	1,0 ccm	0	0
	0,3 „	0	0
	0,1 „	0	0
	0,03 „	0	0
	0,01 „	10	0
	0,003 „	viele 1000	100
	0,001 „	∞	∞

B.

Culturmenge	Menge des inactiven Ziegenserums gegen Vibrio Metschnikow	Zahl der Keime auf einer Platte bei Completirung mit 0,3 ccm activen normalen Kaninchenserum
$^1/_{500}$ ccm einer 1 tägigen Bouilloncultur von Vibrio Metschnikoff	1,0 ccm	∞
	0,3 „	∞
	0,1 „	0
	0,03 „	0
	0,01 „	0
	0,003 „	0
	0,001 „	0
	0,0003 „	∞

Controle I: Aussaat ($^1/_{500}$ ccm Bouilloncultur + 2,0 ccm 0,85 proc. Kochsalzlösung): ∞.

Controle II: Kaninchenserum normal activ 0,3 + $^1/_{500}$ ccm Bouilloncultur ∞.

„ III: 0,4 ccm actives Taubenserum + $^1/_{500}$ ccm Bouilloncultur ∞.

„ IV: Sterilitat sämmtlicher Sera: 0.

Zu diesem Versuche sind zwei gegen Metschnikoff-Vibrionen wirksame Immunsera, nämlich das einer Gans (A) und das einer Ziege (B) benutzt. Beide Sera agglutinirten Metschnikoff-Vibrionen stark, nämlich noch in einer Verdünnung von 1 : 1000. Der Versuch ist so angestellt, dass abfallende Mengen dieser inactiven Sera in Rubrik 1 mit Kaninchenserum, in Rubrik 2 mit Taubenserum reactivirt wurden. Während aber das Immunserum der Ziege (B) das typische Bild der Complementablenkung bietet, ist dasjenige der Gans (A), dessen bactericide Kraft ebenso stark ist, wie die des Ziegenserums, trotz dieses grossen Amboceptorengehaltes nicht im Stande, Complement abzulenken. Damit ist der Beweis erbracht, dass agglutinirende und complementablenkende Wirkung zwei Eigenschaften ein und desselben Immunserums sind, die wohl neben einander bestehen können, dass aber keineswegs Agglutination des Phänomens der Complementablenkung bedingt.

Der Amboceptorenüberschuss des Gänseimmunserums ruft in dem beschriebenen Versuche nach unsrer Ansicht deshalb keine Complementablenkung hervor, weil zwisehen den Complementen des Tauben- und Kaninchenserums einerseits und den freien Amboceptoren des Immunserums andererseits keine genügende Avidität besteht. Durch Variation der Versuchsanordnung ist es mir gelungen, mit demselben Immunserum das Phänomen der Ablenkung gegenüber einem anderen Complement hervorzurufen und somit einen Beweis für die Richtigkeit dieser Ansicht zu erbringen. Als Complementquelle diente ein normales actives Ziegenserum, das an sich für die zur Aussaat kommende Vibrionenmenge bactericid war (siehe Controle II). Im übrigen gleicht der Versuch genau dem vorigen, nur sind hier noch als Controle die entsprechenden normalen Sera eingestellt und auf ihr Ablenkungsvermögen hin untersucht.

Tabelle III.

Culturmenge	Menge des an sich bactericiden activen normalen Ziegenserums	Menge der inactiven Immun- und normalen Sera	Zahl der Keime auf einer Platte bei Zusatz untenstehender inactiver Sera			
			1 Ziegen-immunserum gegen Vibrio Metschnikoff	2 Normales Ziegen-serum	3 Gänse-immunserum gegen Vibrio Metschnikoff	4 Normales Gänse-serum
$^1/_{500}$ ccm einer 1 täg. Bouilloncultur von Vib. Metschnikoff	0,04 ccm	1,0 ccm	∞	einige 100	∞	100
		0,3 „	∞	0	∞	0
		0,1 „	einige 100	0	∞	0
		0,03 „	0	0	einige 100	0
		0,01 „	0	0	0	0

Controle I: Aussaat ($^1/_{500}$ Bouilloncultur + 2,0 ccm 0,85 proc. Kochsalzlösung): ∞.

Controle II: Ziegenserum normal activ 0,04 ccm + $^1/_{500}$ ccm Bouilloncultur: 0.

„ III: Sterilität sämmtlicher Sera: 0.

Der principielle Unterschied gegenüber dem vorigen Versuche besteht darin, dass hier das Gänseimmunserum complementablenkend wirkt, und zwar noch stärker als das Ziegenimmunserum.

Auf das Verhalten der als Controle eingestellten normalen Sera, deren antibactericide Kraft selbst in der Menge von 1,0 ccm äusserst gering ist, komme ich im folgenden Abschnitte zu sprechen. Demnach ist der Einwand, dass die Complementablenkung durch Agglutination verursacht sei, auch durch diese Versuche widerlegt.

B. Ist die Complementablenkung auf normale Anticomplemente zurückzuführen?

Die in Frage stehende Complementablenkung ist von Metsch-nikoff[1]) auf normal vorkommende Anticytase bezogen worden. Dieser Einwand ist hinfällig, wenn gezeigt werden kann, dass das specifische Immunserum einen constanten und deutlichen Unterschied gegenüber verschiedenen normalen oder anderen Immunseris zeigt. Es ist dabei gleichgiltig, ob auch die normalen Sera, wie z. B. in Tabelle III, Rubrik 2, 4 in geringerem Grade dieselbe Erscheinung zeigen, denn dafür haben N. und W. bereits eine aus-

Tabelle

Culturmenge	Menge des bactericiden Serum-gemisches	Menge der inactiven Ziegensera	1	2	3
			Zahl der Keime		
			normales Serum	Immunserum gegen Vibrio Metschnikoff	Immunserum gegen Vibrio Nordhafen
$1/_{500}$ ccm einer 1 täg. Bouil-loncultur von Metschnikoff-Vibrionen	0,1 ccm actives nor-males Meerschwein-chenserum + 0,01 inactives Ziegen-immunserum gegen Vibrio Metschnikoff	1,0 ccm	0	fast ∞	0
		0,3 „	0	fast ∞	0
		0,1 „	0	fast ∞	0
		0,03 „	0	mehrere 100	0
		0,01 „	0	0	0

Controle I: Aussaat $1/_{1000}$ ccm Bouilloncultur + 2,0 ccm 0,5 proc. Koch-salzlösung. ∞.

---

1) L'Immunité dans les Maladies infectieuses. p. 313.

reichende Erklärung gegeben, ebenso wie sie bereits zuerst das normale Anticomplement beschrieben haben. Gerade die quantitative Differenz zwischen Immunserum und normalem Serum ist ja ein Postulat der Ehrlich'schen Theorie, und gerade diese quantitative Differenz ist der Kernpunkt der beschriebenen Complementablenkung. In der folgenden Tabelle sind 10 verschiedene Ziegensera, darunter 3 bactericide Immunsera (Rubrik 2, 3, 4), 1 antitoxisches Serum (Rubrik 5), 4 haemolytische Immunsera (Rubrik 6, 7, 8, 9) und 1 gegen die Complemente des Pferdeserums wirksames Anticomplementserum (Rubrik 10) auf ihr Complementablenkungsvermögen gegenüber Metschnikoff-Vibrionen eingestellt worden.

Der Versuch ist insofern gegen den vorigen etwas modificirt, als ich hier ein Gemisch von 0,1 activen Meerschweinchenserum (an sich nicht bactericid, siehe Controle II) + 0,01 inactiven Ziegenimmunserums (gegen Metschnikoff-Vibrionen) benutzte.

IV.

4	5	6	7	8	9	10
auf einer Platte bei Zusatz untenstehender inactiver Ziegensera						
Immumserum gegen Staph. aureus	Serum gegen Staphylokokkentoxin	Serum gegen Kaninchenblutkörperch.	Serum gegen Hammelblutkörper	Serum gegen Ochsenblutkörper	Serum gegen Menschenblutkörper	Serum gegen Pferdeserum
0	einige 100	0	20—40	viele 1000	fast ∞	100
0	0	0	0	0	0	0
0	0	0	0	0	0	0
0	0	0	0	0	0	0
0	0	0	0	0	0	0

Controle II: Meerschweinchenserum, activ, 0,1 ccm + $^1/_{1000}$ ccm Bouilloncultur: ∞.

Controle III: Meerschweinchenserum, activ, 0,1 ccm + 0,01 ccm inactiven Ziegenimmunserum gegen Vibrio Metschnikoff + $^1/_{1000}$ ccm Bouilloncultur: 0.

Controle IV: Sterilität sämmtlicher Sera: 0.

Dieses Gemisch tödtete die zur Aussaat gelangende Baterienmenge, nämlich $^1/_{1000}$ ccm einer 1 tägigen Metschnikoff-Bouilloncultur, völlig ab (siehe Controle III). Dazu kommen abfallende Mengen verschiedener inactiver Ziegensera, Rubrik 1—10.

Danach entfaltet das Metschnikoff-Immunserum eine specifische Wirkung, und es ist mehr als gewagt, anzunehmen, dass die von uns benutzte Metschnikoff-Ziege gerade zufällig so ungleich mehr normales Anticomplement besessen haben sollte. Es gelingt aber, wie ich später zeigen werde, auch den positiven Beweis dafür zu erbringen, dass die Complementablenkung nicht durch Anticomplemente, sondern durch den Amboceptor hervorgerufen wird, indem man durch die Entfernung des Amboceptors die Complementablenkung verhindern kann. Einen weiteren Beweis gegen die Metschnikoff'sche Ansicht habe ich durch folgenden Versuch erbracht. Ich untersuchte das Serum eines Kaninchens vor und nach der Immunisirung mit Metschnikoff-Vibrionen und fand das normale Serum gänzlich unwirksam, während nach 8 Tagen das Immunserum dieses Thieres starke Ablenkung hervorrief. In diesen Fällen ist es also nicht angängig, die Complementablenkung auf ein normales Anticomplement zu beziehen. Dass übrigens normale Anticomplemente vorkommen und gelegentlich das beschriebene Phänomen vortäuschen können, ist bereits von N. und W. betont; entsprechende Controlen, und vor allem die im nächsten Abschnitte beschriebene Absorption sichern in solchen Fällen vor Irrthümern. Es folgt aus alledem, dass das in geeigneten Fällen zu beobachtende Phänomen der Complementablenkung nicht auf das Vorhandensein eines normalen Bestandtheiles, sondern auf einen immunisatorich erzeugten Bestandtheil zurückzuführen ist.

C, Wird die Complementablenkung durch immunisatorisch erzeugte Anticomplemente hervorgerufen?

Die Behauptung, dass beim Immunisiren mit Bacterien im Serum der so behandelten Thiere Antialexine auftreten, welche antibactericid und antihaemolytisch wirksam sind, ist von Gruber[1] eigens zu dem Zwecke ins Treffen geführt, um derart dem Ablenkungsphänomen eine Erklärung zu geben, welche nicht auf Ehrlich'schen Ansichten fusst. Mit Recht hat Wechsberg[2] gegen die Gruber'sche Annahme eingewandt, dass sie unseren bisherigen Erfahrungen vollständig widerspricht, wir würden alsdann sowohl mit activer wie passiver Immunisirung dem behandelten Organismus nichts nützen, sondern sogar schaden. Den Beweis für diese neue Auffassung liefert Gruber durch haemolytische Reagenzglasversuche, in denen er zeigt, dass bactericides Immunserum die Haemolysine hemmt, während das entsprechende normale Serum dies nicht thut. In einer unlängst erschienenen Arbeit[3] konnte Wechsberg diesen Befund niemals erheben, auch nicht mit der Versuchsanordnung von Gruber. Zu gleich negativen Resultaten gelangte auch Dr. H. Sachs vom hiesigen Institute, der daraufhin verschiedene Immunsera, wie Metschnikoff-, Nordhafen-, Staphylokokken-, Rothlauf-, Schweineseuchen- und Dysentericimmunserum, untersuchte. Worauf diese widersprechenden Resultate zurückzuführen sind, vermag ich nicht zu sagen. Soviel geht aber aus diesen abweichenden Nachprüfungen hervor, dass von einer Gesetzmässigkeit im Sinne Gruber's keine Rede sein kann, dass vielmehr seine Versuche, ihre Giftigkeit vorausgesetzt, als eine seltene Ausnahme, geradezu als unglückliche Zufälle bezeichnet werden müssen.

---

1) Wiener klin. Wochenschr. 1901. No. 50.
2) Ibid.
3) Wiener kiin, Wochenschr. 1902. No. 13.

Dass aber durch Immunisirung mit irgend welchen Bacterien auch nicht allgemein antibactericid wirkende Anticomplemente im Sinne Gruber's entstehen, zeigt ein Blick auf Tabelle IV, Rubrik 2, 3, 4; denn in diesen Versuchen wirkte nur das Metschnikoff-Immunserum complementablenkend, nicht aber die Immunsera zweier anderer Ziegen, welche mit Vibrio Nordhafen bezw. mit Staphylococcus pyogenes aureus immunisirt waren.

Es lässt sich aber leicht beweisen, dass dieser immunisatorisch entstandene, anticomplementär wirkende Factor des Metschnikoff-Immunserums wirklich ein Amboceptor ist, indem man durch vorgängigen Zusatz der entsprechenden abtödtenden Bacterien, welche man später abcentrifugirt, dem Immunserum seine Amboceptoren entzieht und nachweist, dass ein solches Amboceptoren-freies Immunserum vollständig jede complementablenkende Fähigkeit eingebüsst hat, wofern man nur genügend Bacterien zugesetzt hat. Des weiteren lässt sich auf diesem Wege zeigen, dass der Process quantitativ verläuft. Benutzt man nämlich abfallende Mengen Bacterium zum Absorbiren der Amboceptoren, z. B. je 1, $^1/_4$, $^1/_{16}$ und $^1/_{64}$ Agarcultur, so wird beispielsweise durch die ganze Agarcultur die Gesammtmenge der Amboceptoren dem Serum entrissen, durch $^1/_4$ Agarcultur nur ein Theil derselben und weiter immer weniger entsprechend dem geringeren Quantum zugesetzter Bacterien.

Es gelang mir aber auch auf diesem Wege, für die specifische Wirksamkeit des Immunserums einen weiteren Beweis zu erbringen. Setzte ich nämlich dem Metschnikoff-Immunserum vorher todte Metschnikoff-Vibrionen zu, so gelang es mir, den Amboceptor zu entfernen, das Serum wirkte keine Spur complementablenkend, versetzte ich dagegen das Metschnikoff-Immunserum mit anderen Bacterien (Nordhafen-Vibrionen, Typhus- und Dysenteriebacillen gelangten zur Verwendung), so büsste dasselbe nichts von seiner complementablenkenden Fähigkeit ein, weil der Immunkörper des Metschnikoff-Immunserums nur an Metschnikoff-Vibrionen, nicht aber an irgendwelche andere Bacterien verankert wird. Ich gebe im Folgenden einen solchen Versuch in extenso wieder, der aus gleich anzuführenden Gründen eine mühsame und umständliche Versuchsanordnung erfordert. Wie im vorhergehenden Versuche benutzte ich auch hier ein Gemisch von activem Meerschweinchenserum und inactivem Metschnikoff-Immunserum von einer Ziege, das die zur Aussaat gelangende Keimmenge abtödtet (siehe Controle II). Dazu kommen in Rubrik 1 absteigende Mengen des nativen inactiven Metschnikoff-Immunserums einer Ziege, während das gleiche Immunserum in Rubrik 2 mit Metschnikoff-Vibrionen, in Rubrik 3 mit Nordhafen-Vibrionen, in Rubrik 4 mit Typhusbacillen, in Rubrik 5 mit Dysenteriebacillen vorbehandelt ist. Diese Vorbehandlung bestand in Folgendem: Eine Agarcultur wurde mit je 2 ccm einer 0,85 proc. Kochsalzlösung aufgeschwemmt und durch einstündiges Erwärmen auf 65--70⁰ abgetödtet. Würde man jetzt zu diesen 4 Bacterienaufschwemmungen Metschnikoff-Immunserum zufügen mit der Absicht, den Immunkörper zu absorbiren, so würde man später beim Centrifugiren behufs Entfernung der Bacterien auf Schwierigkeiten stossen, da es auf diese Weise nicht gelingt, eine klare bacterienfreie Flüssigkeit zu erhalten; einzig die Metschnikoff-Vibrionen machen davon eine Ausnahme, weil dieselben nämlich durch das entsprechende Immunserum agglutinirt sind. Während aber nach Gruber eine selbst starke Anhäufung der Bacterien auf die Haemolyse ohne Einfluss bleibt, musste ich bei meinen bactericiden Versuchen die unangenehme Erfahrung machen, dass so grosse Mengen von Bacterien (die abcentrifugirte Flüssigkeit ist trüb) an und für sich stark antibactericid wirken. Diesen Uebelstand beseitigte ich durch folgende Versuchsanordnung. Ich versetzte die aufgeschwemmten Agarculturen mit etwa 2 ccm des entsprechenden inactiven Immunserums behufs Agglutination, also z. B. Metschnikoff-Vibrionen mit Metschnikoff-Immunserum, Nordhafen-Vibrionen mit Nordhafen-Immunserum etc., liess die Gemische 1 Stunde bei 37⁰, füllte die Centrifugenröhrchen mit Kochsalzlösung (25 ccm) auf, um das Serum möglichst zu verdünnen, und centrifugirte. Die Flüssigkeit goss ich ab, den fest anhaftenden Bodensatz, aus agglutinirten Bacterien bestehend, schüttelte ich gründlich mit je 2$\frac{1}{2}$ ccm inactivem Metschnikoff-Immunserum auf und liess unter mehrmaligem Schütteln die Röhrchen 1$\frac{1}{2}$—2 Stunden bei 37⁰. Nachdem ich wiederum lange centrifugirt hatte, erhielt ich durch Abgiessen klare, bacterienfreie Flüssigkeiten, die ich zu folgendem Versuche benutzte (Rubrik 2—5):

Tabelle V.

	Menge des bactericiden Serum gemisches	Menge des inactiven Metschnikoff Immunserums	1	2	3	4	5
			Zahl der Keime auf einer Platte bei Zusatz von inactivem Ziegenserum gegen Vibrio Metschnikoff				
Culturmenge			in nativem Zustand	Vorbehandelt mit abgetödteten und agglutinirten			
				Metschnikoff Vibrionen	Nordhafen Vibrionen	Typhusbacillen	Dysenteriebacillen
$\frac{1}{1000}$ ccm einer 1 tägig. Bouilloncultur von Metschnikoff Vibrionen	0,1 ccm activ. Meerschweinchenserum + 0,01 ccm inactiv. Ziegenimmunserum geg. MetschnikoflVibrionen	1,0 ccm	∞	0	∞	∞	∞
		0,5 „	∞	0	∞	∞	∞
		0,25 „	∞	0	viele 1000	viele 1000	100
		0,1 „	10—20	0	10—20	10—20	0
		0,05 „	0	0	0	0	0

Controle I: Aussaat $\frac{1}{1000}$ ccm Bouilloncultur + 2,0 ccm 0,85 Kochsalzlösung: ∞.

Controle II: 0,1 ccm actives Meerschweinchenserum + 0,01 ccm inactives Ziegenimmunserum gegen Vibrio Metschnikoff + $1/1000$ ccm Bouilloncultur: 0. Controle III: Sterilität sämmtlicher Sera: 0.

Es zeigt dieser Versuch, dass einem Immunserum die Eigenschaft, im Ueberschusse complementablenkend zu wirken, genommen werden kann, wenn man ihm vorher abgetödtete Bacterien der entsprechenden Art zusetzt und das nunmehr centrifugirte Serum benützt. Mit 3 anderen Bacterienarten gelang diese Absorption aber nicht. Demnach ist der ablenkende Factor des Immunserums ein immunisatorisch entstandener Körper, welcher einerseits Verwandtschaft zu dem Complement (Complementablenkung), andererseits Verwandtschaft zu dem betreffenden Bacterium (specifische Absorption) hat, also ein Amboceptor im Sinne Ehrlich's und nicht ein Antialexin im Sinne Gruber's.

Kurz zusammengefasst sind die Resultate meiner Versuche folgende:

1. Durch den Vergleich zweier bactericider Immunsera, welche beide gleich starkes Agglutinationsvermögen hatten, von denen aber bei bestimmter Combination nur das eine die Erscheinung der Complementablenkung zeigte, wurde der Einwand von neuem widerlegt, dass die Complementablenkung durch das mechanische Moment der Agglutination bedingt sei.

2. Es konnte auf verschiedene Weise gezeigt werden, dass die beschriebene Complementablenkung nicht durch einen Bestandtheil des normalen Serums hervorgerufen wurde.

3. Es wurde direct nachgewiesen, dass der ablenkende Factor des Immunserums der durch die Immunirung specifisch entstandene Amboceptor (Immunkörper) ist.

Es folgt daraus, dass dem Amboceptor nur die Rolle des Bindegliedes zwischen Bacterien und Complement zukommt, und

14*

dass ihm nicht die Fähigkeit einer „Sensibilisirung" (Bordet) oder
„Präparirung" (Gruber) zugeschrieben werden kann, mit welch
letzteren Annahmen das Phänomen der M. Neisser-Wechsberg'schen Complementablenkung unerklärbar erscheint.

Zum Schluss danke ich dem Director des Institutes, Herrn
Geheimrath Ehrlich, für die Ueberlassung des Materiales und besonders Herrn Prof. M. Neisser, in dessen Abtheilung diese Arbeit entstanden ist, für seine Unterstützung.

XI.

L'immunité active et les Toxines diphté-
riques surcompensées.[1)

Par

M. le Dr. **Jules Rehns.**

On a maintes fois tenté de substituer à la classique méthode
d'immunisation contre la diphtérie par ingestion de toxines à doses
croissantes des procédés consistant en l'incorporation à l'organisme,
soit dès le commencement, soit au cours du processus, de mélanges
où ces toxines seraient saturées en partie, en tout, ou en exeès.
On verra tout à l'heure que ces modalités ont des significations
différentes; les noms de Babès, de Pavlovsky, d'Arloing,
de Madsen, de Kretz, s'y rattachent principalement.

J'ai, sous la direction de M. le professeur Ehrlich, recherché
si, étant donné un organisme normal, l'immunité active peut lui
être conférée par l'injection du poison diphtérique ä doses croissantes,
après mélange préalable avec une ou plusieurs fois son équivalent
d'antitoxine.

On a employé des lapins de 2.000 grammes environ; le mélange était
constitué par une toxine dite Gift L et par le Standard sérum employé á

1) Abdruck aus Compt. rend. de la Soc. de Biologie. 1901. S. 141.
(Sitzung vom 9. Febr. 1901.)

l'Institut; la détermination des constantes du poison, faite par les méthodes aujourd'hui classiques, dues au professeur Ehrlich, donna sur le cobaye:

1° Quantité de poison correspondant à l'unité immunisante (Immunitäts-einheit), limite de l'action nulle:

$$L \text{ zéro} = 0 \text{ c. c. } 3$$

2° Quantité de poison nécessaire pour tuer l'animal d'épreuve dans le mélange contenant en sérum la valeur d'une immunité immunisante:

$$L + = 0 \text{ c. c. } 45$$

3° Dose mortelle pour le lapin de la taille moyenne de 2.000 grammes:

$$D I \text{ en 4 jours} = \text{environ } 0{,}01$$

On administra à 2 lapins par voie intraveineuse, respectivement:

$$3 \text{ unités de sérum} + 0 \text{ c. c. } 3 \text{ de toxine,}$$

soit un mélange trois fois neutralisé;

$$3 \text{ unités de sérum} + 0 \text{ c. c. } 45 \text{ de toxine,}$$

représentant une neutralisation sensiblement double. En injections quotidiennes et croissantes du 5 au 18 décembre 1900, les deux animaux reçurent en toxine:

l'un 7 c. c. 5 = 750 doses mortelles,

l'autre 4 c. c. 27 = 429 doses mortelles,

sans ressentir d'altération dans leur santé et sans perte de poids.

Pour laisser à l'excès de sérum introduit le temps de s'éliminer, on attendit quatre semaines avant de procéder à l'essai du sérum quant à sa teneur en antitoxine. (Un lapin de contrôle, traité par du sérum seul, mourut accidentellement: mais, comme on va voir, l'issue de l'expérience rendit ce contrôle superflu.)

Le 24 janvier 1901, les deux animaux furent sacrifiés. On mélangea 1 centimètre cube de leurs sérums avec le quart de L + ; les animaux d'épreuve succombèrent en 24 heures. En abaissant au 1/8 de L + la quantité de toxine pu melange, même dénouement en 48 heures.

Donc, le sérum de ces animaux ne représentait à coup sûr qu'une valeur immunisatrice très inférieure à 1/8 d'unité. On conçoit qu'un tel résultat dispensa d'éliminer tout vestige hypothétique de l'immunité passive.

Il faut donc conclure que l'organisme du lapin normal, non sensibilisé par immunisation préalable, n'est pas apte à défaire la combinaison de la toxine diphtérique avec son anticorps:

de cette toxine, nulle trace n'est libre ä aucun moment. Les plus fortes doses du mélange sont destituées de toute action nocive (20 doses mortelles, par exemple, dès le début); mais aussi, elles ne dennet lieu à la moindre production d'antitoxine. Nous sommes done amenés, avec Arloing, à rejeter comme absolument inactives les injections de toxines surcompensées de la pratique des immunisations.

Il faut observer que ces résultats ne portent nulle atteinte à ceux des auteurs qui ont usé de mélanges partiellement saturés, où toxones et toxonoïdes sont à l'état libre. Au point de vue de la force immunisante, Madsen a trouvé ces complexes exactement équivalents à la toxine pure quoique absolument exempts d'action pathogène. La dissociation du pouvoir toxique et de pouvoir immunisant est ici complète. Ces faits rendent plausible l'hypothèse d'Ehrlich sur l'existence dans la molécule de toxine de groupes séparés, les uns haptophores, les autres toxophores. La fixation des premiers sur les groupes correspondants des organes réceptifs serait la condition nécessaire et suffisante de la production d'antitoxine par ces organes.

XII.

Lässt sich durch Einspritzung der agglutinirten Typhusbacillen eine Agglutininproduction hervorrufen?[1]

Von

Prof. **M. Neisser**,   und   Dr. **R. Lubowski**,

Mitglied des Institutes.   früherem Assistenten der bacteriol. Abtheilung.

Für die Ehrlich'sche Auffassung der chemischen Bindung von Toxin und Antitoxin sind nächst anderen Versuchen besonders diejenigen Experimente von Belang, in denen eine Immunisirung der Versuchsthiere mit neutralen, also ungiftigen Toxin-Antitoxingemischen angestrebt wurde. Derartige Versuche, von Babes inaugurirt, wurden in neuerer Zeit zumal von Kretz[2] veröffentlicht. Und anfangs schien es diesem Autor, als ob er in der That mit solchen neutralen Gemischen immunisiren könnte, bis ihn eine eigene genaue Nachprüfung des Gegentheils belehrte. Auch Jules Rehns[3] konnte mit compensirten Toxin-Antitoxingemischen keine

---

[1] Abdruck aus dem Centralblatt f. Bacteriologie, Parasitenkunde und Infectionskrankheiten. XXX. Bd. 1901. No. 13.

[2] R. Kretz, Ueber die Beziehungen von Toxin und Antitoxin. Zeitschr. f. Heilkde. 1901. Heft 4.

[3] S. S. 213.

Wirkung der Thiere hervorrufen. Alle diese Versuche liessen somit die Ehrlich'sche Auffassung der chemischen Bindung von Toxin und Antitoxin als die am ehesten ausreichende Erklärung erscheinen.

Complicirter liegen die Verhältnisse bei der Immunisirung mit zelligem Materiale. Hier versuchte zuerst v. Dungern[1]) die immunisatorisch wirkende Eigenschaft der eingespritzten Zellen (Erythrocyten) dadurch auszuschalten, dass er gleichzeitig das (anderweitig gewonnene) entsprechende Immunserum mit einspritzte. Dieses Gemisch war dann ebenfalls neutral und liess keine Immunitätsreaction entstehen. Herr College Sachs hat im Auftrage von Herrn Geheimrath Ehrlich diese Versuche v. Dungern's im Institute weitergeführt und wird darüber in der folgenden Arbeit berichten.

Im Gegensatz zu diesen Versuchen v. Dungern's veröffentlichte nun Jules Rehns[2]) abweichende Resultate, welche er mit der Einspritzung von agglutinirten Typhusbacillen erzielt hatte. Rehns fand nämlich, dass es in der Wirkung gleichgiltig sei, ob er die Typhusbacillen agglutinirt oder nicht agglutinirt einverleibte. Und einen ganz ähnlichen Versuch theilten Nicolle und Trénel[3]) mit.

Da wir uns unabhängig von Rehns bereits vor diesem mit eben derselben Frage beschäftigt und dabei gesehen hatten, dass die Beantwortung nicht unerheblichen experimentellen Schwierigkeiten begegnete, so nahmen wir bei der theoretischen Wichtigkeit der Sache diese Versuche nach der Rehns'schen Publication wieder auf. Zumal wir nach unseren früheren Erfahrungen den Eindruck

---

1) S. S. 56 ff.
2) J. Rehns, Compt. rend. de la soc. de biol. 1900. p. 1058.
3) Nicolle et Trénel, Comp. rend. de la soc. de biol. 1900. p. 1088.

hatten, dass die Rehns'schen Resultate nicht allgemein giltig sein könnten.

Die Technik unserer Versuche war folgende: Der verwendete Typhusstamm war ein alter, zu Agglutinationsversuchen besonders geeigneter Laboratoriumsstamm, dessen eintägige Agarculturen, in physiologischer NaCl-Lösung aufgeschwemmt und bei 60—70⁰ während einer Stunde abgetödtet, zu Einspritzungen benutzt wurden.

Die Herstellung der agglutinirten Typhusbacillen geschah in sehr sorgfältiger Weise, da besonderer Werth darauf gelegt wurde, die Bacillen mit dem Agglutinin völlig abzusättigen. Das Agglutinin war ein vom Pferde stammendes hochwerthiges Typhusagglutinin, das noch in der Verdünnung von 1 : 50000 agglutinirte; nur in den letzten Versuchen wurde ein schwächer wirksames Serum verwendet. Das Agglutinin wurde in solcher Menge zugesetzt, dass etwa die 500—1000fache der nach der Rechnung nöthigen Agglutininmenge den Bacterien zugesetzt wurde. Und um eine möglichst feste Vereinigung von Bacillen und Agglutinin zu erreichen, wurde das Agglutinin bei 42—44⁰ eine Stunde lang einwirken gelassen, während welcher Zeit das Röhrchen alle 10 Minuten, gelegentlich mit Glasperlen, geschüttelt wurde, um die grösseren Haufen zu lösen und so das Eindringen des Agglutinins in die centralen Partieen der Haufen zu ermöglichen. Und um ganz sicher zu gehen, centrifugirten wir die Bacillen nach dieser ersten Absättigung ab und wiederholten das Verfahren der Absättigung noch einmal in gleicher Weise. Nach der zweiten Absättigung wurde wieder centrifugirt, mit Kochsalzlösung aufgefüllt, nochmals centrifugirt, und so einige Male gewaschen. Die verschiedenen Abgüsse wurden aufgehoben und auf Anwesenheit von Agglutinin untersucht; das letzte Waschwasser durfte Agglutinin nicht mehr enthalten.

Was die Menge der eingespritzten Bacillen betrifft, so nahmen wir nach früheren Versuchen 2 Agarculturen als das Normalmaass für ein Kaninchen an. Da indessen bei dem Centrifugiren geringe Mengen der Bacillen verloren gingen, so verwandten wir manchmal für die Einspritzung der agglutinirten Bacillen etwas grössere Mengen, während andererseits die Controlthiere häufig absichtlich weniger als 2 Agarculturen erhielten. Es sollte damit dem Einwande begegnet werden, als ob die Thiere, welche agglutinirten Typhus erhielten, weniger Bacillen erhalten hätten, als die Controlthiere. Aber gerade bei diesen Controlthieren, welche also verschiedene Mengen erhielten, zeigte sich, dass ein strenger Parallelismus zwischen einverleibter Bacillenmenge und entstehendem Agglutininwerth nicht besteht. Denn manche Thiere mit geringerer Dosis ergaben höhere Agglutininwerthe als andere Thiere mit grösseren Dosen, wie die folgende Tabelle I zeigt.

Tabelle I.

Nummer des Thieres	Agglutinationswerth des Serums vor der Einspritzung	Eingespritzte Menge	
119	0	$1/6$ Massencultur subcutan	1 : 160
118	1 : 40	$1/8$ „ „	1 : 1280
117	1 : 40	$1/10$ „ „	1 : 320
159	0	$1/3$ Massencultur + $1/2$ Agarcultur	1 : 1280
160	1 : 40	$1/10$ Massencultur + $2/5$ Agarcultur	1 : 1280
162	0	$1/14$ Massencultur + $1/3$ Agarcultur	1 : 2560

Die Einspritzung geschah gewöhnlich subcutan, nur einige Male intraperitoneal. Die Blutentnahme erfolgte aus der Ohrvene.

Die Prüfung des Serums auf seinen Agglutinationswerth geschah nach der in der bacteriologischen Abtheilung schon lange üblichen Methode:

Die Serumverdünnungen (in 0,85 proc. NaCl-Lösung) waren ge-
wöhnlich $^1/_{20}$, $^1/_{40}$, $^1/_{80}$, $^1/_{160}$ etc.; feinere Abstufungen wurden nicht
gemacht, da sie bei der Agglutinationsbewerthung nicht angebracht
sind. Die Cultur war eine lebende, 20 stündige Agarcultur, welche
in Bouillon (10 ccm) aufgeschwemmt wurde. Zu jeder Serumver-
dünnung, deren Volumen 1 ccm betrug, kam die gleiche Menge
Bacillen (1 ccm Bouilloncultur), so dass das Gesammtvolum jeder
Probe 2 ccm betrug. Jede Probe wurde sodann in ein kleines
Petri-Schälchen ausgegossen und für 2 Stunden in den Thermostaten gestellt. Die Beobachtung erfolgte alsdann mit dem schwachen
Trockensystem. Man sieht so sehr deutlich das Auftreten grösserer
oder kleinerer Haufen. In den Protocollen, welche den folgenden
Tabellen zu Grunde liegen, wurde nur die völlig und zweifellos
deutliche Agglutination als positiv angesehen; alles, was irgendwie
zweifelhaft war, galt als nicht agglutinirt.

Die erste Frage war, an welchem Tage nach der Einspritzung
durchschnittlich in dem Serum der Thiere der Maximalagglutinationswerth zu erwarten sei. Die folgende Tabelle II (s. S. 221) giebt
eine Uebersicht über 8 Thiere, die mit todten Typhusbacillen injicirt und zu verschiedenen Zeiten untersucht wurden. 4 dieser
Thiere zeigten am 7. (bezw. 5.) Tage einen geringeren Werth als
am 14. (bezw. 10.) Tage. Die anderen 4 Thiere zeigten am 5.,
9. und 14. (bezw. 5. und 10.) Tage ein Abfallen oder ein Gleichbleiben des Agglutinationswerthes. Wenn wir also, wie es geschah,
die Thiere, die nur mit todten Typhusbacillen geimpft waren, am
7. Tage untersuchten, so hatten wir nicht die völlige Sicherheit,
den Maximalagglutinationswerth zu treffen. Dass wir gleichwohl
diesen Termin wählten, erklärt sich aus der Rücksicht auf die
Vereinfachung der Untersuchung und aus der Ueberlegung, dass

Tabelle II.

Nummer des Thieres	Agglutinationswerth des Serums vor der Einspritzung	Eingespritzte Menge	Agglutinationswerthe am				
			5. Tage	7. Tage	9., 10. oder 11. Tage	14. Tage	15. Tage
117	1 : 40	1/10 Massencultur subcutan		1 : 80		1 : 320	
118	1 : 40	1/8 Massencultur subcutan		1 : 320		1 : 1280	
119	0	1/6 Massencultur subcutan		1 : 80		1 : 160	
134	1 : 160	2 Agarculturen	1 : 320		1 : 640		
132	0	1/2 Agarcultur	1 : 640		1 : 640		
110	?	1/24 Massencultur + 1/8 Agarcultur	1 : 640		1 : 320		1 : 160
109		1/12 Massencultur + 1/4 Agarcultur	1 : 2560		1 : 1280		1 : 320
108		1/12 Massencultur + 1/4 Agarcultur	1 : 1280		1 : 620		1 : 640

wir für diese Thiere — die ja nur Controlthiere waren — nicht den absolut höchsten Werth brauchten.

Für die Thiere aber, bei denen wir den Maximalwerth treffen mussten, zeigte die Tabelle III (s. S. 222) ein anderes Verhalten. Von 15 Thieren, welche mit todten agglutinirten Typhusbacillen injicirt waren, waren nur 3 Thiere, welche vom 7. bis 14. bezw. 5. bis 9. Tage noch eine geringe Steigerung des Agglutinationswerthes aufwiesen. Wir hatten somit die Berechtigung, allen Thieren am 7. Tage nach der letzten Einspritzung das Blut zur Untersuchung zu entziehen.

Erwähnt sei noch, dass auch Untersuchugen am 29. und 39. Tage nach der Einspritzung stattfanden, bei denen aber gewöhnlich bereits ein Absinken des Agglutinationswerthes gefunden wurde.

Weitere Vorversuche zeigten ferner, dass Einspritzungen von

Tabelle III.

Nummer des Thieres		5. Tage	7. Tage	9. Tage	11. Tage	13. Tage	14. Tage	15. Tage
		Werth am						
114	Erhielten agglutinirte Typhus-bacillen		1 : 80				1 : 160	
115			1 : 80				1 : 160	
111		1 : 80		1 : 160				1 : 80
103		1 : 160		1 : 160				1 : 160
104		1 : 80		1 : 80				1 : 80
106		1 : 160		1 : 160				1 : 160
132		0			0			
181			0			0		
182			1 : 40				1 : 40	
112		1 : 160		1 : 160				1 : 160
116			0				0	
131		0			0			
133		0			0			
164			1 : 20					0
105		1 : 160		1 : 80				1 :80

physiologischer NaCl-Lösung in Bouillon keine Schwankung im normalen Agglutininwerthe hervorriefen.

Eine weitere Frage war die, ob und bis zu welchem Grade bereits das Serum normaler, unbehandelter Kaninchen Agglutinationsvermögen gegenüber dem Typhusbacillus besitzt. Von 17 daraufhin untersuchten Kaninchen (Tabelle IV, s. S. 223) zeigten 10 keine Agglutination bei der Verdünnung von 1 : 20, ein Serum agglutinirte in der Verdünnung von 1 : 20, aber nicht höher, 5 weitere zeigten bei 1 : 40, aber nicht höher hinauf, Agglutination, und nur bei einem war noch Agglutination bei 1 : 160 vorhanden.

Es gehört demnach zu den seltenen Ausnahmen, wenn das Serum eines normalen Kaninchens noch in höherer Verdünnung als 1 : 40 Agglutination gegenüber dem Typhusbacillus zeigt. Bemerkt werde übrigens, dass in den folgenden Tabellen stets dann eine 0 gesetzt worden ist, wenn der Agglutinationswerth des Serums in der Verdünnung von 1 : 20 == 0 war, da die Prüfung mit dieser Verdünnung begonnen wurde.

Tabelle IV.

Agglutinationswerthe normaler Kaninchen.

Nummer des Thieres	Verdünnung des Serums:				
	1 : 20	1 : 40	1 : 80	1 : 160	1 : 320
133	0	0	0	0	0
132	0	0	0	0	0
136	0	0	0	0	0
164	0	0	0	0	0
181	0	0	0	0	0
163	0	0	0	0	0
166	0	0	0	0	0
165	0	0	0	0	0
159	0	0	0	0	0
162	0	0	0	0	0
161	+	0	0	0	0
114	+	+	0	0	0
160	+	+	0	0	0
182	+	+	0	0	0
117	+	+	0	0	0
118	+	+	0	0	0
134	+	+	+	+	0

Es folgen nun die eigentlichen Versuche. Die erste Versuchsreihe (Tabelle V) wurde in der Weise angestellt, dass einer Reihe
Kaninchen agglutinirte Typhusbacillen eingespritzt wurden, während

Tabelle V.

Nummer der Thiere	Agglutina-tionswerth des Serums vor der Ein-spritzung	Einspritzung von		Maximaler Agglutina-tionswerth	Durchschnitt
111	?	aggl utin. Ty-phusbacillen	$^1/_{12}$ Massencultur + $^1/_8$ Agarcultur	1 : 160	
112	?		dito	1 : 160	
103	?		dito	1 : 160	1 : 147
104	?		dito	1 : 80	
105	?		dito	1 : 160	
106	?		dito	1 : 160	
108	?	nicht aggl.Ty-phusbac,	dito	1 : 1280	
109	?		dito	1 : 2560	1 :1493
110	?		$^1/_{24}$ Massencultur + $^1/_4$ Agarcultur	1 : 640	

eine Controlreihe dieselbe Menge oder kleinere Mengen von nicht agglutinirten erhielt. Der Vergleich zeigt einen ungleich höheren Agglutinationswerth des Serums der Controlthiere im Vergleiche zu den Versuchsthieren.

Die nächste Frage war nun, ob Kaninchen auf Einspritzung von agglutinirten Typhusbacillen überhaupt reagiren, ob also ihr normalerweise vielleicht vorhandener Agglutinationswerth durch die Einspritzung der agglutinirten Typhusbacillen überhaupt eine Steigerung erfährt. Das Resultat war überraschend. Während nämlich bei 4 Thieren (Tabelle 6) keine Steigerung eintrat, war sie bei

Tabelle VI.

Nummer des Thieres	Agglutinationswerth des Serums vor der Einspritzung	Einspritzung von	Maximaler Agglutinationswerth danach	Durchschnitt
132	0	2 Agarculturen (intraperitoneal)	0	
181	0	2 Agarculturen	0	
116	0	$^{1}/_{6}$ Massencultur	0	
182	1 : 40	dito	1 : 40	
164	0	$^{1}/_{8}$ Massencultur + $^{1}/_{2}$ Agarcultur	1 : 20	1 : 106
163	0	dito	1 : 40	
166	0	dito	1 : 320	
115	0	$^{1}/_{6}$ Massencultur	1 : 160	
161	1 : 20	$^{1}/_{8}$ Massencultur + $^{1}/_{2}$ Agarcultur	1 : 320	
114	1 : 40	$^{1}/_{6}$ Massencultur	1 : 160	
165	0	$^{1}/_{20}$ Massencultur + $^{1}/_{5}$ Agarcultur	1 : 640	
159	0	$^{1}/_{8}$ Massencultur + $^{1}/_{2}$ Agarcultur	1 : 1280	
162	0	$^{1}/_{14}$ Massencultur + $^{1}/_{3}$ Agarcultur	1 : 2560	1 : 1093
119	0	$^{1}/_{6}$ Massencultur	1 : 160	
136	0	1 Agarcultur	1 : 640	
160	1 : 40	$^{1}/_{10}$ Massencultur + $^{2}/_{5}$ Agarcultur	1 : 1280	

1 Massencultur gleich etwa 12 Agarculturen.

2 weiteren Thieren sehr unbeträchtlich und bei ferneren 4 Thieren deutlich, wenn auch immer noch unbedeutend im Verhältniss zu den 6 Thieren, welche nicht agglutinirten Typhus erhalten hatten.

Soweit war der hauptsächlichste Theil der Frage beantwortet. Denn es ging schon aus diesen Versuchen hervor, dass die Einspritzung der agglutinirten Typhusbacillen eine quantitativ andere Wirkung als die Einspritzung nicht agglutinirter Typhusbacillen hat. Aber auch die agglutinirten Bacillen, deren Einspritzung häufig völlig ohne Einfluss ist, wirken gleichwohl in manchen Fällen noch anregend auf die Bildung der Agglutinine, wenn auch nur in geringem Grade.

Es hängt dies von individuellen Factoren der Versuchsthiere ab, die wir bislang vorher nicht erkennen können. Die naheliegende Vermuthung, dass Thiere, die schon normalerweise Agglutinin besitzen, leichter auf die Einspritzung von agglutinirten Typhusbacillen reagiren würden als Thiere, welche normalerweise kein Agglutinin in ihrem Serum besitzen, hat sich nicht bestätigt. Denn von 7 Thieren (Tabelle VI), in deren Serum vor der Behandlung ein Typhusagglutinin nicht nachweisbar war, reagirten 3 Thiere auf die Einspritzung der agglutinirten Bacillen nicht, 2 schwach, 2 sehr deutlich. Andererseits reagirten von 3 Thieren, in deren Serum vor der Behandlung schon ein Typhusagglutinin nachgewiesen wurde, 2 deutlich, 1 aber garnicht auf die Einspritzung der agglutinirten Bacillen.

Eine weitere Vermuthung war, ob sich bei den Thieren, welche auf die Einspritzung von agglutinirten Bacillen nicht oder nur wenig reagirt hatten, durch mehrfache Injectionen von agglutinirten Bacillen künstlich eine Steigerung der Empfindlichkeit gegenüber den agglutinirten Bacillen hervorrufen liesse. Auch diese Vermuthung hat sich nicht bestätigt. 3 Thiere (Tabelle VII, p. 227) nämlich reagirten auf die zweite Einspritzung von agglutinirten Bacillen ebensowenig wie das erste Mal, ein Thier schwach, ebenso, wie es auf die erste Einspritzung reagirt hatte, und nur 2 Thiere (No. 131

und No. 133), welche auf die erste Einspritzung nicht reagirt
hatten, reagirten das zweite Mal deutlich. Allerdings verzeichnen
die Protocolle bei diesen beiden letzten Thieren eine Besonderheit.
wie Thiere waren nämlich das erste Mal intraperitoneal injicirt
Dorden, und es ist bei der ersten Einspritzung gleich bemerkt
worden, dass der Darm angestochen sei. So mag die erste
Einspritzung grossentheils in den Darm gegangen und dadurch unwirksam geblieben sein. Erst die zweite Einspritzung war dann
die eigentlich wirksame. Es können also diese beiden Fälle nicht
als Beweis dafür in Anspruch genommen werden, dass durch vorgängige Einspritzung von agglutinirten Bacillen eine künstliche
Steigerung der Empfindlichkeit gegenüber einer weiteren Einspritzung
von agglutinirten Bacillen zu erreichen ist. Die vorgängige Einspritzung von agglutinirten Bacillen beeinflusst aber die Empfindlichkeit gegenüber nicht agglutinirten Bacillen in keiner Weise, wie
aus den 4 Controllthieren (Tabelle VII, S. 227) hervorgeht.

Und schliesslich werden noch bezüglich einer weiteren Vermuthung Versuche angestellt. Es wäre denkbar gewesen, dass die
vorgängige Einspritzung einer gewissen Menge nicht agglutinirter
Bacillen genügt hätte, um eine Empfindlichkeit gegenüber einer
nachfolgenden Einverleibung der agglutinirten Bacillen entstehen
zu lassen. Aber auch diese Vermuthung hat sich nicht bestätigt.
Von 5 Thieren (Tabelle VIII, S. 227), die nach vorgängiger Einspritzung von nicht agglutinirtem Typhus eine Einspritzung von
agglutinirtem Typhus erhielten, zeigten 2 eine geringe Steigerung,
3 gar keine Steigerung des Agglutinationswerthes.

Es folgt somit aus allen diesen Versuchen, dass zwischen der
Einspritzung von agglutinirten und nicht agglutinirten Typhusbacillen
ein principieller Unterschied besteht. Auf die Einspritzung von

Lässt sich d. agglutinirte Typhusbacillen Agglutininproduction hervorrufen?

Tabelle VII.

Nummer des Thieres	Agglutinationswerth des Serums vor der 1. Einspritzung	1. Einspritzung von	Maximaler Agglutinationswerth danach	Agglutinationswerth vor d. 2. Einspritzung	2. Einspritzung von	Wieviel Tage nach der 1. Einspritzung	Maximaler Aggluti-
181	0	2 Agarculturen	0	0	2 Agarculturen	16	
132	0	2 Agarculturen (intraperitoneal)	0	0	$1/6$ Massencultur (subcutan)	15	
182	1:40	2 Agarculturen	1: 40	1: 40	2 Agarculturen	16	1:
133	0	dito intraperiton.	0	0	$1/6$ Massencultur	16	1:
131	0	dito intraperiton.	0	0	dito	16	1:
164	0	$1/8$ Massencultur + $1/2$ Agarcultur	1: 20	0	2 Agarculturen	21	1:
105	?	$1/12$ Massencultur + $1/4$ Agarcultur	1:160	1: 80	$1/3$ Massencultur	21	1:1
106	?	dito	1:160	1:160	dito	21	1:
111	?	dito	1:160	1: 80	$1/12$ Massencultur	21	1:
112	? -	dito	1:160	1:160	dito	21	1:

(1. Einspritzung: agglutinirte Typhusbacillen [181–164]; agglutin. Typhusbac. [105–112] — 2. Einspritzung: agglutinirte Typhusbacillen [181–164]; nicht aggl. Typhusbac. [105–112])

Tabelle VIII.

Nummer des Thieres	Agglutinationswerth vor der Behandlung	War schon injicirt mit	Agglutinationswerth unmittelbar vor der nächst. Einspritzung	Einspritzung von	Maximaler Agglutinationswerth danach	Agglutinationswerth unmittelbar vor der nächst. Einspritzung	Einspritzung vo
134	1:160	—	1:160	2 Agarcult.	1: 640	1:640	$1/6$ Massenc
132	0	2 mal mit aggl. Ty-phusbac. (s. T.VIII)	0	$1/2$ Agarcult.	1: 640	1:640	2 Agarcult.
164	0	dito	1: 20	2 Agarcult.	1: 640	1: 80	dito
181	0	dito	0	dito	1:1024	1:640	dito
182	1: 40	dito	1: 40	dito	1: 320	1:320	dito

(Einspritzung von: nicht agglutinirter Typhus — Einspritzung vo: agglutinirter Typhus)

15*

nicht agglutinirten Typhusbacillen erfolgt stets eine Steigerung des
Agglutinationswerthes, welche gewöhnlich sehr gross und nur selten
gering ist. Auf die Einspritzung von agglutinirten Typhusbacillen
— sofern man nur für genügende Absättigung mit Agglutinin sorgt
— erfolgt häufig gar keine Reaction, manchmal eine geringe,
selten eine wesentliche Steigerung des Agglutinationswerthes. Diese
Reactionsfähigkeit hängt von der Individualität des Thieres ab und
steht weder mit dem ursprünglichen Agglutinationswerthe in Beziehung, noch ist sie künstlich zu beeinflussen. Auch macht es
keinen Unterschied, wie ein besonderer Versuch lehrte, ob zur
Agglutination der Typhusbacillen ein Immunserum derselben oder
einer anderen Thierspecies benutzt wurde.

Die Erklärung dieser Thatsachen ist nicht schwer, sofern man
von Ehrlich'schen Vorstellungen ausgeht. Danach besteht das
Agglutinin aus abgestossenen Zellreceptoren, welche als Reaction
auf das Eingreifen der Bakterienreceptoren in die Zellreceptoren
überproducirt und an das Blut abgegeben wurden und welche dementsprechend eine Verwandtschaft zu den entsprechenden Bakterienreceptoren besitzen. Sättigen wir nun Typhusbacillen mit Agglutinin völlig ab, so besetzen wir damit die Bakterienreceptoren und
vermögen deshalb mit diesen Bakterien nun ebensowenig eine
Reaction hervorzurufen, als wir mit dem in der Scheide steckenden
Schwerte zu verwunden vermögen.

Wenn gleichwohl einige Thiere auch auf solche „verstopften"
Typhusbacillen reagiren, so müssen wir uns vorstellen, dass diese
Thieren die Fähigkeit zukommt, die Verbindung des Agglutinins
mit dem Bakterienreceptor wieder zu sprengen und damit den
Bakterienreceptor wieder frei, also wirksam zu machen. In vollem
Umfange geschieht das übrigens nie.

Ungleich wichtiger und, wie uns scheint, nur mit Hilfe

der chemischen Vorstellungen Ehrlich's erklärbar, ist aber das Hauptphänomen, dass bei vielen Thieren gar keine Reaction auf die Einverleibung der agglutinirten Typhusbacillen erfolgt, dass also in vielen Fällen eine Ausschaltung der das Agglutinin hervorrufenden Bakteriengruppe durch vorherige Besetzung dieser Gruppe mit dem entsprechenden Agglutinin möglich ist.

_____

Nachträglicher Zusatz.

Zu einer höchst erfreulichen Uebereinstimmung mit den Resultaten, welche v. Dungern, M. Neisser *und* Lubowski, *sowie* Sachs[1]) *erhalten haben, sind in letzter Zeit auch R.* Pfeiffer *und* Friedberger[2]) *durch Versuche gelangt, die sie mit Choleravibrionen und Choleraamboceptoren angestellt haben. In früheren Versuchen hatte R.* Pfeiffer[3]) *gefunden, dass die unter der Wirkung des Choleraimmunserums im Peritoneum aufgelöste Cholerabacteriensubstanz in der Regel noch eine ausserordentlich starke Immunitätsreaction auslöst, was im Widerspruch mit der Theorie* Ehrlich's *zu stehen schien. Weitere Versuche zeigten jedoch, dass bei Verwendung sehr hoher Dosen wirksamen Choleraziegenserums die immunisirende Wirkung fast vollständig ausbleibt. Von besonderer Wichtigkeit für künftige methodische Versuche dieser Art ist die Feststellung der Autoren, dass in einer wirklichen Sättigung der Receptoren der Choleravibrionen ein ganz unerwartet hohes Multiplum des zur Auflösung der betreffenden Vibrionenmenge ausreichenden Immunserums nöthig ist. Das 7500fache dieser Menge sättigt noch nicht alle Affinitäten und es bedarf hoher Dosen, bis zum 3—4millionenfachen, um die vollkommene Besetzung der Receptoren zu erzielen.*

_____

1) *S. folgende Arbeit.*
2) *R.* Pfeiffer *u.* Friedberger, *Berl. klin. Wochenschr. 1902. No. 25.*
3) *R.* Pfeiffer, *Deutsche med. Wochenschr. 1901. No. 50/51.*

XIII.

Immunisirungsversuche mit immunkörper-
beladenen Erythrocyten.[1]

Von

Dr. Hans Sachs,

Assistenten am Institut.

Durch die interessanten Versuche von v. Dungern[1]) ist ein
weiterer Beweis erbracht worden, dass die bei der Hämolyse mit
dem specifischen Immunkörper sich verbindende Gruppe (Receptor)
der Blutkörperchen auch die Auslösung des Immunkörpers innerhalb des Organismus verursacht. v. Dungern injicirte Kaninchen
Ochsenblut, dem eine reichliche Menge eines vom Kaninchen durch
Injection mit Ochsenblut erhaltenen Immunkörpers zugesetzt war,
und fand, dass entsprechend dem, was man auf Grund der Seitenkettentheorie erwarten durfte, bei derart vorbehandelten Thieren
gar kein Immunkörper entstand.

Da sich nun aus den in der Arbeit von M. Neisser
und Lubowski[3]) mitgetheilten Resultaten ergiebt, dass die
völlige Unwirksamkeit derartig gesättigter Receptoren — agglu-

---

1) Abdruck aus dem Centralblatt für Bakteriologie, Parasitenkunde und
Infectionskrankheiten. XXX. Bd. 1901. No. 13.
2) v. Dungern, Münch. med. Wochenschr. 1900. No. 20.
3) S. S. 216.

.tinirter Typhusbacillen — im Thierkörper keineswegs eine allgemeine Regel ·ist, vielmehr eine mässige Auslösung der Immunitätsreaction auch bei solchen Gemischen von gewissen individuellen .Verschiedenheiten abhängt, habe ich auf Veranlassung von Herrn .Geh.-Rath Ehrlich die Versuche v. Dungern's weiter ausgedehnt und Blutimmunisirungsversuche an einer grösseren Thierreihe angestellt. Dabei bin ich zu Resultaten gekommen, die eine gewisse Modification des von v. Dungern erhobenen Befundes zur Folge haben.

Die Methodik der Versuche musste von folgenden zwei Prinzipien geleitet werden. Zunächst kam es darauf an, dass die Receptoren des injicirten Blutes wirklich gesättigt sind — denn ein nur geringer noch freier Rest konnte ja im Thierkörper die Immunitätsauslösung bewirken. Dann aber musste trotzdem etwaiger überschüssiger Immunkörper entfernt werden — denn dieser konnte passiv im Serum der Versuchsthiere wieder erscheinen und so eine active Immunkörperneubildung vortäuschen. Dementsprechend wurden die Versuche folgendermaassen angestellt: Ochsenblut wurde mit einem Ueberschuss von inactivem Serum von Kaninchen, die mit Ochsenblut vorbehandelt waren, versetzt, $\frac{1}{2}$ Stunde lang bei 37—40° digerirt und centrifugirt. Der Abguss wurde auf seinen Immunkörpergehalt geprüft. Nur wenn diese Prüfung positiv ausfiel und man daher annehmen konnte, dass alle Receptoren gesättigt waren, wurde das so behandelte Blut zur Injection verwandt. Vorher aber wurde es noch mehrmals mit physiologischer Kochsalzlösung gewaschen, um allen freien Immunkörper zu entfernen. Schliesslich wurde das Centrifugat auf das ursprüngliche Volumen aufgefüllt. Den Gang einer solchen Vorbereitung möge folgendes Beispiel illustriren:

100 ccm Ochsenblut werden mit 25 ccm inactiven Immunserums eines mit Ochsenblut vorbehandelten Kaninchens versetzt.

Von diesem Immunserum genügen 0,0025 ccm, um bei Complementzusatz 1 ccm 5proe. Ochsenblut gerade complet zu lösen; die verwandte Immunkörpermenge übertrifft also die zur Lösung der
100 ccm Ochsenblut ausreichende um das Fünffache. Nach einhalb-
stündigem Verweilen im Brütschranke wird mit 0,85proc. NaCl-
Lösung auf 300 ccm aufgefüllt und centrifugirt. Der I. Abguss
wird in der Weise geprüft, dass er zu 1 ccm 5proe. Ochsenblut
und 0,4 ccm normalem Kaninchenserum (als Complement) in absteigenden Mengen zugefügt wird: es ergiebt sich bei:

> I. Abguss: 1,5 ccm complete   Hämolyse
> 1,0   „   fast complete   „
> 0,5   „   „   „   „
> 0,25 „   starke
> 0,1   „   keine   „

Man muss daraus schliessen, dass die Blutkörperchenreceptoren
nicht mehr aufnahmefähig für Immunkörper, also gesättigt waren.

Der II. Abguss löste noch bei gleicher Versuchsanstellung:

> 3,0 ccm stark
> 2,0 „ mässig
> 1,0 „ wenig
> 0,5 „ Spur

enthielt also nur noch sehr wenig Immunkörper.

Nach nochmaligem Waschen und Centrifugiren wurde das Blut
wieder auf 100 ccm aufgefüllt und je 25 ccm der so mit Immunkörper gesättigten Blutzellen Kaninchen intraperitoneal injicirt.

Zu gleicher Zeit wurden stets Controllthiere mit der gleichen
Menge desselben normalen Ochsenblutes injicirt.

Am 10. Tage nach der Injection, der sich als günstigster erwies, wurde in der Regel Serum gewonnen, inactivirt und mit
1 ccm 5proe. Ochsenblutes und einer hinreichenden Complement-

menge auf seinen Immunkörpergehalt in abfallenden Reihen geprüft. Als Complement dienten 0,4—0,5 ccm Kaninchenserum oder 0,1—0,15 ccm Meerschweinchenserum, die sich für den vorliegenden Zweck gleich gut eignen. Die Resultate der Versuche sind folgende.:

Von den 8 mit durch Immunkörper gesättigtem Ochsenblute intraperitoneal injicirten Kaninchen entsprachen nur drei der sich aus v. Dungern's Resultaten ergebenden Forderung. Ihr Serum wirkte, in der beschriebenen Weise als Immunkörper geprüft, auch in einer Menge von 1,0 ccm keine Spur hämolytisch, während von dem Serum der entsprechenden Controllthiere 0,025 resp. 0,05 ccm zur completen Hämolyse hinreichten. Diesen Resultaten schliesst sich das Serum eines vierten Thieres an, dessen hämolytische Wirkung sich zu der des Serums des entsprechenden Controllthieres wie 1 : < 135 verhielt, also ganz ausserordentlich gering war. Die übrigen 4 Kaninchen hatten einen mehr oder weniger starken Immunkörper producirt, aber stets in weit geringerer Menge, als die entsprechenden, mit normalem Ochsenblute vorbehandelten Controllthiere. Die Vergleichung der Immunkörperwerthe der in Parallelversuchen gewonnenen Sera geschah, wenn das Fehlen einer Zone ausgesprochener completer Lösung eine exacte Lösung nicht ermöglichte, durch Vergleichung sich colorimetrisch entsprechender Röhrchen. Der Immunkörpergehalt der Sera verhielt sich zu demjenigen der von den Controllthieren gewonnenen Sera wie:

1) 1 : 5; 2) 1 : 7, 3) 1 : 10, 4) 1 : 10.

Zur Ergänzung dieser Versuche habe ich noch eine kleinere Versuchsreihe mit intravenöser Injection angestellt. Dabei wurden erheblich geringere Blutmengen zur Injection verwandt, weil die mit Immunkörperchen beladenen Blutkörperchen, direct in die

Blutbahn gebracht, durch das Complement des Serums der Hämolyse anheimfallen und bedrohliche Erscheinungen, bei Injection von
grösseren Blutmengen den Tod bewirken. Es entspricht dieses
Verhalten den Erscheinungen, die Rehns[1]) beobachtete, wenn er
Kaninchen, die mit Ochsenblut immunisirt waren, normales Ochsenblut intravenös injicirte. Von meinen Versuchsthieren sind nur
zwei, die mit 7—8 ccm Blut. vorbehandelt waren, genügend lange
am Leben geblieben. Bei dem einen Thiere fanden sich nur
Spuren von Immunkörper im Serum, das Serum des anderen bewirkte bis zu einer Menge von 0,05 cm complete Lösung, während
bei dem Serum des Controllthieres bei 0,01 ccm die Grenze der
completen Lösung. lag. Die wenigen Versuche bestätigen den bei
intraperitonealer Injection erhobenen Befund, dass mit Immunkörper gesättigte Blutkörperchen durchaus nicht immer
völlig die Fähigkeit verloren haben, im Organismus die
Immunitätsreaction bis zu einem gewissen Grade auszulösen.

Unsere Versuchsergebnisse zeigen also, dass bei der Hälfte
der Thiere in Uebereinstimmung mit dem v. Dungern erhaltenen
Resultate durch Verstopfung derjenigen Blutkörperchengruppen, die
den Immunkörper binden, die Fähigkeit des Blutes, die Immunitätsreaction zu veranlassen, aufgehoben wird. In den anderen Fällen
wurde aber der specifische Immunkörper gebildet, jedoch stets in
erheblich geringerem Grade, indem nur der 5.—10. Theil der bei
den Controllthieren ausgelösten Immunkörpermengen erschien. Es
geht also auch aus diesem scheinbar ungünstigeren Theile der Versuche wenigstens ein stark beschränkender Einfluss der
Immunkörpersättigung hervor. Es decken sich diese Resultate

---

1) Rehns, Compt. rend. de la soc. de biol. 1891. No. 12.

mit den von Neisser und Lubowski bei Injection von agglutinirten Typhusbacillen erhaltenen.

Ebenso wie Neisser und Lubowski fanden wir ferner bei einem Thier, das auf Injection des gesättigten Blutes nicht reagirt hatte, nach Injection der gleichen Menge normalen Blutes einen Immunkörper von ganz beträchtlicher Stärke im Serum, indem die complet lösende Dosis für 1 ccm 5proe. Ochsenblut 0,005 ccm Serum war. Gerade die letzten Versuche, die ja in weit grösserem Maassstabe von Neisser und Lubowski mit Typhusbacillen ausgeführt sind, deuten darauf hin, dass nicht etwa eine individuelle Verschiedenheit in der Reactionsfähigkeit des Organismus das Ausbleiben der Antikörperbildung bedingt, eine Annahme, die ohnehin bei der so durchweg allgemeinen Erscheinung der Immunkörperauslösung. bei Kaninchen durch Ochsenblut jeder Wahrscheinlichkeit entbehrt hätte.

Die Fraction der Versuche, in der die Injection gesättigter Blutkörperchen von den Thieren reactionslos vertragen wurde, kann, wie dies v. Dungern angenommen hat, als ein voller Beweis dafür angesehen werden, dass in der That die die Immunität auslösenden Gruppen dieselben sind, die bei der Hämolyse den Immunkörper binden. Dass das Ausbleiben der Reaction nicht immer der Fall ist, und dass auch die Injection desselben gesättigten Blutes, dass bei dem einen Thiere keine Immunkörperproduction bewirkt, bei dem anderen eine gewisse geringgradige Immunkörperbildung zur Folge hat, kann nur darauf beruhen, dass gewisse Thiere die individuelle Fähigkeit haben, die besetzten Receptoren trotzdem zu verankern. Den näheren Mechanismus dieses Vorganges kennen wir nicht. Zwei Momente kommen dabei besonders in Frage: ein Theil des Immunkörpers kann vielleicht im Thierkörper durch besondere Kräfte (Oxydation?)

zerstört und dadurch die Receptoren in Freiheit gesetzt werden. Es ist aber auch möglich, ohne die Annahme einer Immunkörperzerstörung die Erscheinung im Sinne von Ehrlich's Anschauungen durch eine höhere Avidität der im Thierkörper vorhandenen Gewebsreceptoren zu erklären, die dann imstande wären, die Verbindung von Blutkörperchenreceptor und Immunkörper zu sprengen und den Blutkörperchenreceptor an sich zu reissen[1]).

Welche von diesen Erklärungen auch zutreffend ist, jedenfalls geht aus unseren Versuchen hervor, dass die Trennung der Blutkörperchen-Receptorbindung nie eine vollständige ist, sondern nur einen Theil der Gruppen betrifft, da nur durch eine solche partielle Trennung der von uns, wie von Neisser und Lubowski constatirte, so viel schwächere Grad der Immunitätssecretion bei Injection gesättigter Receptoren zu erklären ist.

Es kommt also auch in den scheinbar ungünstig verlaufenden Fällen immer nur ein Theil der Receptoren zur Wirkung, und kann daher auch dieser Theil der Versuche zur Stütze der Seitenkettentheorie dienen.

---

1) Eine ähnliche Annahme muss man ja machen, um gewisse Formen der von v. Behring besonders eingehend studirten Ueberempfindlichkeit zu erklären, in denen trotz eines grossen Ueberschusses von Antitoxin ganz kleine Giftdosen den Tod herbeiführen. Es ist am nächstliegenden, anzunehmen, dass hier im Gegensatz zu dem Verhalten beim normalen Thiere die toxinophilen Receptoren eine pathologisch gesteigerte Avidität besitzen, welche sie befähigt, das neutrale Toxin-Antitoxingemisch, das von der normalen Zelle nicht gesprengt werden kann, zu zerreissen und das in Freiheit gesetzte Toxin aufzunehmen.

XIV.

Ueber den Austritt des Hämoglobins aus sublimatgehärteten Blutkörperchen.[1]

Von

Dr. Hans Sachs,

Assistenten am Institut.

Die folgende Mittheilung wurde durch Untersuchungen von
Matthes[1] veranlasst, die zur Aufklärung der Frage von der
Rolle des Immunkörpers (Amboceptors) bei der Hämolyse an-
gestellt wurden. Die Eigenart der interessanten Versuchsresultate
fordert zu einer eingehenden Betrachtung der in Frage kommenden
Factoren auf, deren Resultat uns zu einer ganz anderen Auffassung
der auch von uns bei einer Nachprüfung festgestellten thatsächlichen
Befunde geführt hat.

Dass zunächst normale und ebenso sensibilisirte, d. h. mit
Immunkörpern beladene rothe Blutkörperchen durch verdauende
Fermente nicht angegriffen werden, können wir nach eigenen viel-

---

1) Abdruck aus der Münchener medicinischen Wochenschrift. 1902.
No. 5.
2) M. Matthes, Experimenteller Beitrag zur Frage der Hämolyse.
Münch. med. Wochenschr. 1902. No. 1.

fachen, früheren Erfahrungen mit Pepsin, Pankreatin und Papain bestätigen[1]). Bei Verdauungsversuchen mit Pepsin und Pankreatin besteht allerdings die Schwierigkeit, dass der dem Optimum der Wirkung entsprechende Gehalt an Salzsäure resp. Alkali an und für sich nicht indifferent für die Blutkörperchen ist, so dass man gezwungen ist, mit diesen Fermenten unter relativ ungünstigen Bedingungen zu operiren.

Matthes tödtete nun Blutkörperchen durch Vorbehandlung mit Hayem'scher Lösung (die bekanntlich $^1/_4$ pCt. Sublimat enthält) ab und fand, dass derart vorbehandelte Blutkörperchen unter dem Einfluss wirksamer Pankreasflüssigkeit leicht gelöst werden. Diese fixirten Blutkörperchen, die selbst der zerstörenden Wirkung des destillirten Wassers nicht mehr zugänglich sind, lösten sich aber auch im specifisch-hämolytischen Serum und — sogar im eigenen normalen Serum. Wir konnten die Richtigkeit dieser Angaben leicht bestätigen, können uns aber nicht Matthes anschliessen, wenn er die Lösung der fixirten Blutkörperchen durch Pankreatin als Verdauung auffasst und der Hayem'schen Lösung gewissermassen die Rolle eines Immunkörpers zuschreibt. Die auffällige Thatsache, dass die fixirten Blutkörperchen sich sogar in ihrem eigenen Serum auflösen, erschien uns vielmehr als eine Folge der Bindung des in den Blutzellen haftenden und ihre Lösung verhindernden Sublimats durch das Eiweiss des Serums, und die Versuche, die ich auf Veranlassung von Herrn Geh.-Rath Ehrlich nach dieser Richtung hin angestellt habe, haben diese Auffassung voll und ganz bestätigt.

---

1) Nach neueren Untersuchungen von Herrn Dr. Morgenroth ist auch das von Cohnheim beschriebene und uns von ihm freundlichst zur Verfügung gestellte interessante Darmferment Erepsin nicht im Stande, sensibilisirte Blutkörperchen anzugreifen.

Ich benutzte nach dem Vorgang von Matthes Kaninchenblut, welches, serumfrei mit Hayem'scher Lösung im Verhältniss von 1 : 4 versetzt, nach kurzem Stehen centrifugirt und 3—4 mal mit 0,85 proc. Kochsalslösung gewaschen wurde.

Schliesslich wurde eine 5 proc. Aufschwemmung des fixirten Blutes in 0,85 proc. NaCl-Lösung bereitet und stets die entsprechende Controle mit normalem 5 proc. Kaninchenblut angestellt. Zu den Versuchen diente 1 ccm der 5 proc. Blutaufschwemmung, und es wurde die Flüssigkeitsmenge nach Zufügen des Reagens durch physiologische Kochsalzlösung auf 2 ccm gebracht. Es stellte sich zunächst heraus, dass nicht nur frisches Kaninchenserum, sondern auch durch ½ stündige Erwärmung auf 56° inactivirtes und sogar mit physiologischer Kochsalzlösung auf das 10 fache Volumen verdünntes und dann eine Stunde lang gekochtes Kaninchenserum noch in einer Menge von 0,075 ccm Serum vollständige, und zwar fast momentane Auflösung des fixirten Kaninchenblutes bewirkt. Es kann hiernach wohl von einer wirklichen Giftwirkung des Serums keine Rede sein, vielmehr deutet schon dieser Versuch darauf hin, dass hier andersartige Einflüsse die merkwürdige Erscheinung bedingen. Wenn die Auffassung richtig ist, dass es sich um eine Quecksilberbindung durch das Serumeiweiss handele, so musste es auch möglich sein, durch andere Quecksilber entziehende Mittel die Auflösung der mit Hayem'scher Lösung fixirten Blutkörperchen herbeizuführen, was in der That leicht gelingt. Ich wählte Jodkalium und Natriumhyposulfit zu dieser Probe und fand, dass schon äusserst kleine Mengen dieser Substanzen die sofortige Auflösung des fixirten Blutes herbeiführen. Es genügten 0,00075 ccm einer 20 proc. Jodkaliumlösung in physiologischer Kochsalzlösung und 0,00025 ccm einer ebensolchen Natriumhyposulfitlösung, um 1 ccm

unserer 5 proe. fixirten Blutaufschwemmung vollkommen aufzulösen[1]).
Durch dieses Ergebniss ist die von uns vermuthete
Function des Serumeiweisses bei der von Matthes erhobenen Befunden sichergestellt. Man wird sich demgemäss
vorstellen müssen, dass die mit Hayem'scher Lösung gewaschenen
Blutkörperchen sich in Wasser nur deshalb nicht lösen, weil das
in ihnen gebundene Quecksilbersalz den Austritt des Hämoglobins
verhindert. Dabei kann es sich darum handeln, dass die löslichen
Stoffe, z. B. das Hämoglobin, mit dem Sublimat eine unlösliche
Verbindung eingehen; es ist aber auch ausreichend, wenn man annimmt, dass die Grenzmembram des Discoplasmas durch das ein-
gelagerte Quecksilbersalz eine die Diffusion des Blutfarbstoffs verhindernde Dichtung erfährt. Wie dem aber auch sei, jedenfalls
werden alle Einflüsse, welche die Quecksilberverbindung sprengen,
eine sofortige Auflösung des Hämoglobins bedingen, da, im Sinne
Ehrlich's ausgedrückt, das im lebenden Zustande die Diffussion
des Hämoglobins verhindernde Discoplasma durch die Sublimat-
behandlung abgetödtet worden ist.

Es ist hiernach leicht ersichtlich, dass auch die von Matthes
beschriebene Lösung des fixirten Blutes durch Pankreatin nicht
im Sinne einer Verdauung gedeutet werden muss, da jede derartige Fermentlösung genügend Eiweiss enthält, um die Wirkung
auf unsere Weise zu erklären. Auch dies konnte ich durch den
Versuch bestätigen, indem neutrale Pepsin- und Pankreatin-
lösungen ihre auch von uns festgestellte hämolytische Wirkung auf
fixirtes Blut in gleicher Weise ausüben, wenn sie vorher
1 Stunde lang auf 95° erhitzt wurden.

Zum Schlusse sei bemerkt, dass, wie ja a priori zu erwarten

---

[1] Für normales Kaninchenblut ist die 1000—2000 fache Menge Jodkalium
resp. Natriumhyposulfit noch indifferent.

ist, auch nach Fixirung mit einer $1/4$ proc. Sublimatlösung in 85 proc. Kochsalzwasser anstatt mit Hayem'scher Flüssigkeit die Blutkörperchen sich ganz analog verhalten, und dass die gleichzeitig angestellten Controlen mit normalem Blut in allen Versuchen negativ ausfielen. Dagegen war die Hämolyse durch Solanin, das normales Blut in grossen Verdünnungen auflöst, bei fixirtem Blute selbst bei grossen Dosen nicht zu erzielen, da eben hierbei das nothwendige Eiweiss fehlt und die abgetödteten Blutzellen dem Einfluss der Blutgifte nicht mehr zugänglich sind.

Wir resümiren, dass es bei den mit Hayem'scher Lösung gehärteten Blutkörperchen nur das chemisch gebundene Sublimat ist, welches den Austritt des Hämoglobins verhindert. Alle Mittel, die im Stande sind, das Quecksilbersalz an sich zu reissen, d. h. die Blutkörperchen zu enthärten, bewirken den sofortigen Austritt des Hämoglobins in jedem Medium. So interessant daher die Matthesschen Befunde an sich sind, so·wenig dürften sie für die Lehre von den Hämolysinen von Bedeutung sein. Dagegen scheint es nicht ausgeschlossen, dass sie für eine Methode des Nachweises kleinster Mengen Quecksilber entziehender Substanzen verwendet werden könnten.

Nachträglicher Zusatz. In einer neueren Mittheilung (Münchener med. Wochenschr. 1902, No. 17) hat Matthes unsere Versuchsergebnisse für Säugethierblutzellen vollauf bestätigt. Dass andere Blutarten, wie das von Matthes untersuchte Froschblut, nach Sublimathärtung ihr Hämoglobin auch in eiweissreichen Flüssigkeiten nicht abgeben, besagt nichts gegen unsere Deutung und weist nur auf eine hochgradige Härtung der Froschblutstromata hin, die den Austritt des Hämoglobins auch bei Gegenwart Quecksilber entziehender Substanzen nicht gestattet. Dass die Stromata unter dem Einflusse proteolytischer Fermente verdaut werden können, sollte von uns nicht bestritten werden. Unsere Einwände bezogen sich ausschliesslich darauf, dass der Austritt des Hämoglobins als Reagens für die Verdauung, resp. verdauende Complemente angesehen wurde.

XV.

Zur Kenntniss des Kreuzspinnengiftes.[1]

Von

Dr. **Hans Sachs,**

Assistent am Institut.

Die mit dem Ausbau der Immunitätslehre stetig fortschreitenden Hämolysinstudien haben gezeigt, dass es ausser den gewöhnlichen, chemisch scharf charakterisirten Blutgiften noch eine Gruppe von Hämolysinen thierischen oder pflanzlichen Ursprungs giebt; die ihre Schädigung nach Art der Toxine durch Eingreifen in bestimmte Protoplasmagruppen ausüben. Zu ihnen gehören das Schlangengift, zahlreiche Bakteriensecrete, wie das Tetanolysin, Staphylolysin, Toxalbumine höherer Pflanzen, wie das Crotin, und die endlose Reihe normaler und durch Immunisirung beliebig erzeugbarer Hämolysine des Blutserums.

Von grösster Wichtigkeit für die einheitliche Auffassung dieser Blutgifte war die Feststellung der interessanten Thatsache, dass nur solche Blutkörperchen diesen Hämolysinen gegenüber empfindlich sind, welche sie zu binden vermögen. Dieses

---

[1] Abdruck aus Beiträge zur chemischen Physiologie und Pathologie. Bd. II. Heft 1—3.

fundamentale Gesetz, das zuerst von Ehrlich und Morgenroth[1]) erkannt und in voller Schärfe formulirt wurde, hat sich stets und besonders bei dem Studium der künstlich erzeugten Serumhämolysine bestätigt und dazu geführt, die Wirkungsart dieser Gifte ebenso wie diejenige der Toxine vom Standpunkte der Seitenkettentheorie aufzufassen. Demgemäss „ist die Voraussetzung und die Ursache der Giftwirkung in allen diesen Fällen die Anwesenheit von geeigneten, an den Blutscheiben befindlichen Receptoren (Seitenketten), welche in die haptophoren Gruppen des Toxins eingreifen; umgekehrt besteht also zwischen der natürlichen Immunität und dem Receptorenmangel der innigste Zusammenhang" (Ehrlich). Es ist einleuchtend, welche grosse Bedeutung mithin gerade das Studium der Bindungsverhältnisse der toxinartigen Blutgifte für die Lehre von den Ursachen der Giftwirkung hat, und wie es geeignet ist, unsere Kenntniss der Receptoren und ihrer physiologischen Verbreitung im Thierreich zu erweitern. Bei gelegentlicher Untersuchung eines aus Kreuzspinnen (Epeira diadema) gewonnenen Extractes habe ich in ihm ein Hämolysin gefunden, das sich zu Untersuchungen nach dieser Richtung hin besonders geeignet erwies, und ich möchte mir daher gestatten, in folgendem darüber zu berichten.

Die Schilderung eines vollständigen Versuches wird zugleich ein Bild von der Gewinnung und Prüfung der Giftlösung geben:

Eine Kreuzspinne (Gewicht 1,4 g) wird in 5 ccm 10proc. NaCl enthaltendem Toluolwasser zerrieben. Die Flüssigkeit bleibt 24 Stunden im Eisschrank stehen. Sodann wird sie mit Wasser auf 25 ccm gebracht und filtrirt (resp. centrifugirt). Mit dem trüben, bräunlichgelben Filtrat werden hämolytische Versuche in der üblichen Weise angestellt. Eine Reihe von Reagensgläschen wird mit abfallenden Mengen der Giftlösung beschickt, die sämmtlich

---

1) S. S. 1 ff.

mit physiologischer (0,85 proc.) NaCl-Lösung auf die gleiche Flüssigkeitsmenge (1,0 ccm) gebracht werden. Dazu kommt je ein Tropfen Vollblut oder 1 ccm einer 5 proc. Blutaufschwemmung in 0,85 proc. NaCl-Lösung) Die Versuchsröhrchen bleiben 2 Stunden im Brutschrank bei 37° und werden sodann im Eisschrank bis zum folgenden Tage aufbewahrt, an dem die Ablesung der erfolgten Lösung geschieht. Das zur Verwendung kommende Blut wurde stets centrifugirt und gewaschen, um das anhaftende Serum zu entfernen und einen etwaigen störenden Einfluss desselben auszuschliessen.

Das Arachnolysin, wie wir das wirksame Prinzip der Giftlösung wohl bezeichnen können, bewirkt übrigens schon bei Zimmertemperatur und bei einem gewissen Ueberschuss fast momentan die Auflösung der empfindlichen Blutkörperchen. Es zeigt darin eine gewisse Analogie mit dem Schlangengift und unterscheidet sich von dem Verhalten der Hämolysine des Blutserums, bei denen bekanntlich eine mehr oder weniger lange Inkubationszeit der eigentlichen Hämolyse vorangeht. Die genauere Einstellung auf verschiedene Blutarten geschah indessen auch bei dem Arachnolysin in der beschriebenen Weise und hat die aus folgender Tabelle ersichtlichen Resultate ergeben. Die Arachnolysinmengen beziehen sich in der Tabelle auf die ursprüngliche, 28 pCt. Kreuzspinnensubstanz enthaltende Stammlösung.

Wie aus der Tabelle hervorgeht, haben wir es mit einem

Arachnolysin		Hämolytische Wirkung			
		Kaninchen	Ratte	Maus	Mensch
$1/1000$	1,0	complett	complett	complett	complett
	0,75	"	"	"	"
	0,5	"	"	"	"
	0,35	"	"	"	fast complett
	0,25	"	"	fast complett	"
	0,15	"	"	"	mässig
$1/10000$	1,0	"	"	"	"
	0,75	fast complett	fast complett	stark	wenig
	0,5	stark	stark	"	Spur

Hämolysin von ausserordentlicher, aber in der Wirkung
auf die einzelnen Blutarten sehr schwankender Stärke
zu thun. Während eine Anzahl von Blutarten noch in einer Verdünnung von 1 : 1000 oder 1 : 10 000 (auf die Stammlösung bezogen) zerstört werden, bleiben andere selbst bei grossen Giftmengen
unversehrt. Am empfindlichsten hat sich neben Rattenblut das
Kaninchenblut erwiesen, indem 0,0001 der Stammlösung, d. h.
0,000028 g Kreuzspinne genügten, um 0,05 ccm Blut ($= 200\,000\,000$
Blutzellen) complett aufzulösen. Eine Kreuzspinne enthielt also
bei dem Gewichte von 1,4 g genügend Gift, um 2,5 Liter Kaninchenblut vollständig zu zerstören. Bedenkt man, dass doch nur ein
äusserst geringer Theil des Kreuzspinnengewichtes auf den wirksamen Giftbestandtheil entfällt, und nimmt man selbst einen
Arachnolysingehalt von 1 pCt. an, so weist diese kolossale
Wirksamkeit schon darauf hin, dass das Arachnolysin in
die Klasse der nach Art der Toxine stark wirkenden
Blutgifte gehört. Im gleichen Sinne spricht auch die ziemlich
grosse Labilität des wirksamen Princips. Durch Hitze ist das
Arachnolysin leicht zu zerstören; jedoch ist eine höhere Temperatur
als bei den sonstigen Hämolysinen erforderlich. 40 Minuten langes

auf das Blut von

Ochs	Gans	Meerschwein	Pferd	Hammel	Hund
complett	stark	0	0	0	0
fast complett	„				
stark	„	auch bei grösseren Mengen			
wenig	„	keine Hämolyse			
Spur	„				
0	„				
—	„				
—	mässig				
	„				

Erhitzen auf 56⁰ lässt die Giftlösung ganz unbeeinflusst, auch bei
60⁰ ist nur eine geringfügige Abnahme der Wirkung zu bemerken,
und erst bei 40 Minuten dauerndem Erwärmen auf 70.⁰ bis 72⁰
tritt eine vollständige Zerstörung ein. — Mit Glycerin versetzt,
lässt sich das Arachnolysin gut conserviren und zeigt nach Monaten
noch keine Abnahme seiner Wirkung.

Versuche, die zeigen · sollten, ob normalen Seris eine die
Hämolyse durch Spinnengift hemmende Wirkung zukommt, sind
negativ ausgefallen. Die Sera von Mensch, Kaninchen, Pferd,
Schwein, Hund, Ratte, Meerschweinchen, Ziege, Hammel, Ochs,
Gans und Taube, die um ihre eigene etwaige Lösungsfähigkeit
zu eliminiren, durch Erhitzen auf 56⁰ inactivirt wurden, vermochten
selbst in einer Menge von 1,0 ccm nicht, Kaninchenblut vor der gerade
zur completten Lösung hinreichenden Arachnolysinmenge zu schützen.

Dagegen hat das Studium der Affinität des Giftes zu empfindlichen und unempfindlichen Zellen zu einem positiven Ergebniss
geführt, das mit Rücksicht auf die Receptorentheorie von besonderem Interesse ist. Haben wir doch durch den Umstand, dass
einzelne Blutarten, wie Hunde- oder Meerschweinchenblut, sich
als immun gegenüber dem Spinnengift erwiesen haben, gerade die
günstigsten Verhätnisse gegeben, um uns einen Einblick in die
Beziehungen zwischen Giftbindung und -Wirkung zu verschaffen, die
für die Auffassung der Serumhämolysine als toxinartigen Körpers,
wie wir eingangs gesehen haben, sich von principieller Bedeutung
erwiesen haben. Wenn wir es auch in dem Arachnolysin mit
einem Blutgift zu thun haben, dessen Wirkung durch die Verankerung einer bestimmten haptophoren Gruppe des Giftmoleküls
an einen Receptor der empfindlichen Blutzelle vermittelt wird und
dementsprechend die Immunität gewisser Blutarten auf einem
Mangel an geeigneten Receptoren beruht, so muss gefordert werden,

dass die empfindlichen Blutkörperchen aus einer Giftlösung das wirksame Prinzip binden, die unempfindlichen aber es quantitativ unbeeinflusst lassen.

Die Versuchsanordnung ist eine sehr einfache, soweit die unempfindlichen Blutarten in Betracht kommen. So wurde Hundeblut mit einer bestimmten Arachnolysinmenge versetzt, eine Stunde lang unter mehrmaligem Umschütteln im Brütschrank belassen und sodann das natürlich unverändert gebliebene Blut durch Centrifugiren von der Zwischenflüssigkeit getrennt. Der Abguss zeigte, verglichen mit dem Ausgangsmaterial, nicht die geringste Abnahme der Lösungsfähigkeit gegenüber Kaninchenblutkörperchen. Es war also damit festgestellt, dass das unempfindliche Hundeblut nicht imstande ist, Arachnolysin zu binden.

Schwieriger gestaltete sich der Nachweis der Bindungsfähigkeit der empfindlichen Blutzellen, da diese bei einer entsprechenden Versuchsanordnung natürlich gelöst werden und wir dann nicht mehr in der Lage sind, die Blutzellen von der Flüssigkeit zu trennen. Wir können dann nur noch mit der lackfarbig gewordenen Blutlösung operiren, deren Unwirksamkeit keinen directen Schluss auf eine durch Receptoren vermittelte Giftbindung zulässt, zumal es nicht auffallend sein kann, wenn die Giftlösung durch die stattgehabte Wirkung an sich entgiftet worden ist. Wir mussten also ein Blutzellenmaterial haben, das so weit stabilisirt war, dass es den vitalen Einflüssen der Hämolyse nicht mehr zugänglich war, dabei aber seinen chemischen Charakter noch bewahrt hatte. Zu diesem Zwecke wurden Blutzellenstromata dargestellt, worunter man bekanntlich den durch Quellung des Hämoglobins beraubten und wieder verdichteten Blutkörperchenrest versteht. Ehrlich[1]) hatte

---

1) Ehrlich., Zur Physiologie und Pathologie der Blutscheiben. Charité-Annalen. X. 1885.

schon 1885 auf die grosse Bedeutung dieses eigentlichen Protoplasmas der Blutzellen hingewiesen, das er wegen seiner Eigenart
mit dem besonderen Namen „Diskoplasma" bezeichnete. Er schrieb
dem Diskoplasma als Hauptfunction zu, den Austritt des Hämoglobins zu verhindern, und machte dementsprechend die Abtödtung
des Diskoplasmas für die Diffusion des Blutfarbstoffs verantwortlich. In Uebereinstimmung damit steht die Feststellung der Thatsache, dass die Stromata es sind, die die specifischen Serumhämolysine binden, wie zuerst von Bordet[1]) gefunden und von Nolf[2])
bestätigt worden ist. Wir konnten also auch in unserem Falle
mit grösster Wahrscheinlichkeit annehmen, dass das Arachnolysin,
wenn überhaupt, so von den Stromata gebunden werden würde.

Zur Darstellung der Stromata hat sich im hiesigen Institut
eine von der üblichen abweichende Methode besonders für Receptorenstudien bewährt. Während bei der gewöhnlichen Auflösung
des Blutes in destillirtem Wasser das Abcentrifugiren der mit
Kochsalz verdichteten Stromata äusserst schwierig, und selbst bei
den günstigen Blutarten nur eine sehr geringe Ausbeute zu erzielen ist, haben wir in einer vorausgehenden Erhitzung des Blutes
ein Mittel gefunden, das, wohl durch eine gewisse Koagulation der
Blutzellen, das nachherige Centrifugiren erheblich erleichtert und
ein stets reichliches Stromatasediment sichert.

Das zur Verwendung kommende Blut wird im Wasserbade bei 50⁰ bis
60⁰ (je nach der Blutart, Ochsenblut bei 60⁰, Kaninchen- und Meerschweinchenblut bei etwa 54⁰) eine halbe Stunde lang erhitzt, bis bei dunkelroth-
brauner Farbe eben das Lackfarbigwerden beginnt. Die nun durch Wasser
auf das 6—10fache Volumen gebrachte und geschüttelte Blutlösung wird nach

---

1) Bordet, Les Sérums hémolytiques etc. Annales de l'Inst. Pasteur.
1900.

2) Nolf, Le Mécanisme de la globulyse. Annales de l'Inst. Pasteur.
1900.

Zusatz von so viel Kochsalz, dass der Gesammtgehalt 1 pCt. beträgt, scharf centrifugirt. Die Stromata sitzen jetzt am Boden des Gefässes als gelblich-weisse Masse und können durch Zusatz von 0,85 procentiger NaCl-Lösung und wiederholtes Centrifugiren mehrmals gewaschen werden.

Die so gewonnenen Stromata haben ihre Receptoren-eigenschaft erhalten: sie binden specifische Serumhämo-lysine und bewirken ebenso, in den Organismus einge-führt, die Auslösung specifischer hämolytischer Immun-körper[1]). Der Umstand, dass sie schon durch die erheblichen Darstellungsproceduren eine gewisse quantitative Einbusse in diesen Qualitäten erlitten haben, beeinträchtigt ihre Verwendbarkeit zu Bindungsversuchen in keiner Weise, da bei dem zu erbringenden qualitativen Nachweis specifischer Affinität durch die Anwendung eines Receptorenüberschusses den Forderungen einer geeigneten Versuchsanordnung genügt ist.

Um nun dem etwaigen Einwand einer mechanischen Absorp-tion des Giftes durch die Stromata zu begegnen, wurde der Bin-dungsversuch mit Arachnolysin zu gleicher Zeit und in gleicher Weise mit je einer Blutart aus der Klasse der empfindlichen und unempfindlichen Blutkörperchen angestellt. Als Repräsentant der ersteren diente das hochempfindliche Kaninchenblut, zur Controle wurde Meerschweinchenblut verwandt, das durch Arachnolysin nicht gelöst wird. Die Werthbestimmung der Giftlösung vor und nach der Bindung geschah mittels Kaninchenbluts.

Die aus je 40 ccm Kaninchen- und Meerschweinchenblut gewonnenen Stromatasedimente werden mit 10 ccm einer Arachnolysinlösung versetzt, von der 0,025 ccm genügen, um 0,05 ccm Kaninchenblut gerade complett zu lösen. Die derart behandelten Stromata werden unter wiederholtem Umschütteln eine halbe Stunde lang im Wasserbad bei 40° digerirt und darauf abcentrifugirt.

---

1) Es sei daran erinnert, dass schon seit den Anfängen der Immunitäts-lehre die Immunisirung mit erwärmten Bacterien erfolgreich geübt wird.

Der Abguss von den Stromata des Meerschweinchenblutes löst, wie das Ausgangsmaterial, 0,05 ccm Kaninchenblut noch in einer Menge von 0,025 ccm complett, der Abguss von den Kaninchenblutstromata dagegen hat seine Giftigkeit vollständig verloren; er vermag selbst in einer Menge von 1,0 ccm Kaninchenblut nicht mehr im geringsten anzugreifen.

Die aus dem empfindlichen Blute dargestellten Stromata haben also in der That das Arachnolysin gebunden, und wir müssen diese Bindung für eine chemische erachten, da aus dem Controlversuch mit Meerschweinchenblut hervorgeht, dass das unempfindliche Zellmaterial in keiner Weise eine Anziehung auf das Arachnolysin ausübt. Ein solches Verhalten findet aber seine einfachste Erklärung, wenn wir, den Forderungen der Seitenkettentheorie folgend, als Vorbedingung für die Wirkung des Arachnolysins das Vorhandensein geeigneter Receptoren an den empfindlichen Zellen annehmen. Die natürliche Immunität gewisser Blutarten erscheint dann als der Ausdruck eines Fehlens von geeigneten Receptoren, und wir ersehen daraus, dass die Verbreitung der Arachnolysin bindenden Receptoren, soweit das Blut in Betracht kommt, im Thierreiche keine allgemeine ist, sondern sich auf gewisse Arten beschränkt.

Werden wir schon durch die mitgetheilten Erfahrungen zu der Auffassung geführt, dass das Arachnolysin ein zu den Toxinen gehöriges Gift ist, so wird die Kette der Beweise geschlossen durch die Feststellung des wichtigsten Kriteriums für die Toxinnatur einer Substanz, der Fähigkeit der Antitoxinbildung. Die Immunisirungsversuche an einer grösseren Thierreihe werden leider durch Mangel an Material etwas verzögert und sollen in ihren Einzelheiten zu geeigneter Zeit berücksichtigt werden. Jedoch kann ich schon heute mittheilen, dass es kurz vor Abschluss dieser Arbeit gelungen ist, durch kurze Immunisirung von Meerschweinchen[1]) mit dem Kreuzspinnengift ein hochwerthiges antitoxisches Serum herzustellen, von dem 0,0025 ccm genügten, um 0,05 ccm Kaninchenblut vor der complett lösenden Dosis völlig zu schützen. Damit ist die Toxinnatur des Arachnolysins sichergestellt.

Wenn ich zum Schluss noch auf die Beziehungen des Arachnolysins zu den über Spinnengift vorliegenden Erfahrungen hinweisen darf, so möchte ich der Darstellung Koberts[2]) folgen, der bekanntlich für die Toxikologie thierischer und pflanzlicher Blutgifte grundlegende Arbeiten geliefert hat, und dem wir auch grossentheils unsere Kenntnisse über das Spinnengift verdanken. Kobert unterscheidet neben dem eigentlichen Secret der Giftdrüse „ein den ganzen Leib der Spinne (selbst die Beine und Eier) durchtränkendes, aber zur Giftdrüse in keiner nothwendigen Beziehung stehendes Toxalbumin", das sich dem Drüsengift bei einigen Spinnenarten beimischt. Je mehr vom Toxalbumin in die Wunde kommt, desto stärker sind nach Kobert die Allgemeinerscheinungen; je mehr vom eigentlichen Drüsengift in die Wunde kommt, desto stärker sind die Localerscheinungen. Besonders bei den Lathrodectesarten (Malmignatte, Karakurte), welche durch ihren Biss die furchtbarsten Allgemeinerscheinungen hervorrufen und im Stande sind, selbst Menschen zu tödten, wird das Drüsensecret erst durch die Beimischung des aus dem Körper stammenden Toxalbumins gefährlich. Dagegen verursacht die Kreuzspinne durch ihren Biss zwar nur locale Reizerscheinungen, enthält aber gleichwohl in ihrem Körper ein analog wirkendes Toxalbumin, das aber nicht in

---

1) Es müssen daher, obwohl Meerschweinchenblut gegenüber dem Arachnolysin ja unempfindlich ist, im Meerschweinchenorganismus ausserhalb des Blutes geeignete Receptoren zur Bindung des Giftes vorhanden sein.

2) Kobert, Lehrbuch der Intoxicationen. Stuttgart 1893. S. 329.

das Drüsensekret übergeht. Bei dieser Sachlage ist es wohl sehr wahrscheinlich, dass das von uns beschriebene Hämolysin mit diesem schon Kobert bekannten Toxalbumin identisch ist. Denn auch wir haben es aus der Leibessubstanz der Kreuzspinne gewonnen und in seinen Eigenschaften diejenigen der Toxine wiedergefunden.

Nachtrag während der Correctur: Nach Absendung des Manuscriptes dieser Arbeit erhielt ich von einer eben erschienenen neuen Monographie Kobert's (Beiträge zur Kenntniss der Giftspinnen, Stuttgart 1901) Kenntniss. Darin berichtet Kobert auch über die hämolytische Wirkung von Karakurten- und Kreuzspinnengift. Er fand die hämolytische Wirkung des letzteren „zwar vorhanden, aber weit geringer als beim Karakurtengift". Es ist aber möglich, dass Kobert diesen Versuch gerade an einer der von uns für Arachnolysin unempfindlich gefundenen Blutarten angestellt hat (Pferdeblut, Hundeblut?). Wenigstens übertrifft unser Kreuzspinnenextract bei weitem das von Kobert daraufhin geprüfte Karakurtengift an hämolytischer Wirksamkeit, und ich möchte daher darauf hinweisen, dass Kobert zu den hämolytischen Versuchen mit Karakurtengift Hundeblut benutzt hat, welches nach unserer Tabelle in die Klasse der gegen Kreuzspinnengift immunen Blutarten gehört. Vielleicht erweist sich nach der weitgehenden Analogie der beiden Spinnengifte das Karakurtengift anderen Blutarten gegenüber von weit stärkerer hämolytischer Wirksamkeit. — Die Beobachtung Kobert's, dass sowohl an Karakurtengift wie an Kreuzspinnengift eine Gewöhnung möglich ist, steht in bestem Einklange mit der uns gelungenen Darstellung eines starken antitoxischen Serums, das wir inzwischen auch bei Kaninchen erzielt haben.

XVI.

Zur Kenntniss des Krötengiftes.[1]

Dr. **Fr. Pröscher.**

Die zahlreichen Untersuchungen über das Krötengift, die namentlich von französischen und italienischen Forschern ausgeführt worden sind, haben noch nicht zu einem endgültigen Schlusse darüber geführt, ob wir es mit einem alkaloid- oder einem toxinähnlichen Stoff zu thun haben. In dem Hautsecret der verschiedenen Arten von Kröten ist eine Reihe von Körpern enthalten, die bis jetzt noch nicht eingehender untersucht sind, so bei der Knoblauchskröte ein knoblauchartig riechender Stoff, der noch nicht genauer identificirt ist. Ferner· findet sich nach Calmels im Krötensecret Methylkarbylaminsäure und Methylkarbylamin, die auf das Nervensystem äusserst heftig wirken sollen. Von Kebert wurde mit dem Namen Phrynin ein Körper belegt, der die Schleimhäute äusserst heftig reizt. Phisalix und Betrand wóllen aus dem Blutserum der gemeinen Kröte ein Alkaloid isolirt haben, in-

---

1) Abdruck aus Beiträge zur chemischen Physiologie und Pathologie. Bd. I. Heft 10—12.

dessen bleibt es zweifelhatt, ob dasselbe nicht ein Toxin war, da
sie den Körper nicht in chemisch reiner Form darstellen konnten.
Am Schlusse ihrer Untersuchungen sprechen sie selbst aus, dass
die Giftwirkung nicht allein auf dem vermeintlichen Alkaloid be-
ruhe. Ebenso wollen Jornara und Casali aus dem eingetrock-
neten Krötengift das „Bufidin" isolirt haben. Dasselbe soll
krystallisirte Salze bilden und dementsprechend ein Alkaloid sein.
Der alkoholische Auszug der Krötenhaut soll digitalisähnliche
Wirkung haben. Pugliese fand, dass das Krötengift Hämoglobin
in Methämoglobin umwandle und dass dasselbe die Blutkörperchen
extra corpus löse. Genauere Untersuchungen hat Pugliese mit
dem Krötengifte nicht angestellt. Mit welchen Arten von Kröten
die Versuche ausgeführt wurden, war mir aus dem Referat, das
mir über die Arbeit zur Verfügung stand, nicht ersichtlich. .

     Die folgende Untersuchung soll einen kleinen Beitrag zur
Kenntniss des Krötengiftes liefern. Von einer genaueren Analyse
desselben kann vorläufig keine Rede sein.

Gewinnung der Giftlösung.

     Das zu meinen Untersuchungen benutzte Krötengift stammte
von Bombinator igneus, der Feuerkröte, und von der gemeinen
Gartenkröte, Bufo cinereus. Zur Gewinnung des Giftes wurde die
Bauch- und Rückenhaut der frisch gefangenen Kröte benutzt, da
es in der Haut in grösster Menge vorhanden ist. Muskel und
Blutserum der Feuerkröte enthalten es ebenfalls, aber in geringerer
Quantität.

     Die Kröten wurden, nachdem sie mit physiologischer Koch-
salzlösung tüchtig abgespült waren, decapitirt und dann enthäutet.
Die Haut wurde dann nochmals mit physiologischer Kochsalzlösung
abgespült und mit Glaspulver zu einem möglichst homogenen Brei

verrieben. Nach Zusatz von 2 bis 3 ccm physiologischer Kochsalzlösung wurde derselbe filtrirt oder centrifugirt. Die resultirende Flüssigkeit reagirte schwach sauer, war von grauweisser Farbe und von eigenthümlichem, knoblauchartigem Geruch. Zur Conservirüng wurde Toluol zugesetzt und die Flüssigkeit im Eisschrank aufbewahrt. Auf die gleiche Weise bereitete ich mir einen Auszug aus der Haut der Gartenkröte.

Der auf diese Weise gewonnene Auszug aus der Haut der Feuerkröte zeigt stark hämolytische Eigenschaften, der der Gartenkröte ebenfalls, wenn auch nur in Spuren (s. Tabelle III). Die folgenden Versuche beziehen sich nur auf das Gift der Feuerkröte, das wir kurzweg „Phrynolysin" nennen wollen. Das Gift der Gartenkröte war nur zum Vergleich herangezogen.

Eigenschaften des Phrynolysins.

Das Phrynolysin ist ein äusserst labiler Körper. Erwärmen auf 56^0, Stehenlassen am Licht, Zusatz von Alkohol, Aether, Chloroform, Mineralsäuren, starker Kalilauge, Pepsin und Trypsin zerstören es in kurzer Zeit. Eintrocknen über Phosphorsäureanhydrid bei Zimmertemperatur schwächt die Wirksamkeit des Phrynolysins bedeutend ab. Das Phrynolysin dialysirt nicht. Da wie bereits oben erwähnt, das Extract aus der Krötenhaut schwach sauer reagirt und zur Neutralisation 1 bis 1,3 ccm Zehntel-Lauge braucht, so könnte man annehmen, dass die saure Reaction das Toxin langsam zerstöre. Die Zerstörung des Toxins geht aber sowohl in neutraler wie in schwach saurer Lösung in der gleichen Zeit vor sich, so dass die saure Reaction keinen grossen Einfluss ausübt. Die hämolytische Wirkung ist sowohl in saurer wie neutraler Lösung die gleiche.

Zur Conservirung eignet sich am besten Toluol, das zuerst von Ehrlich für die Conservirung der Toxine angewandt wurde, und Aufbewahrung im Eisschrank. Die Flüssigkeit trübt sich nach einiger Zeit durch Ausfallen von Eiweiss, bleibt aber in ihrer hämolytischen Kraft längere Zeit ungeschwächt. Nach ein bis zwei Monaten wird das Phrynolysin allmählich unwirksam. Von einer Reindarstellung kann bei der Labilität des Toxins vorläufig keine Rede sein, da schon das Eintrocknen bei Zimmertemperatur das Gift erheblich abschwächt. Eine pharmakologische Prüfung des Giftes konnte wegen Mangels an Apparaten nicht vorgenommen werden.

Einstellung des Phrynolysins auf verschiedene Blutarten.

Die Prüfung geschah so, dass in eine Reihe von Reagensröhrchen je 1 ccm der Verdünnung 1:10, 1:20 u. s. w. oder fallende Mengen des Giftes gegeben wurden, die Proben wurden durch Hinzufügen von 0,85 proc. Kochsalzlösung auf je 1 ccm aufgefüllt. Dazu kam je 1 ccm der fünfprocentigen Blutaufschwemmung in 0,85 proc. Kochsalzlösung. Die Röhrchen blieben dann 2 Stunden bei 37⁰ und über Nacht im Eisschrank. Als „complette" Lösung wurde im Folgenden stets diejenige Probe bezeichnet, welche beim Umschütteln keinerlei körperlichen Elemente mehr erkennen liess; „fast complett", wenn noch ein geringes Sediment vorhanden war und „incomplett", wenn noch zahlreiche rothe Blutkörperchen ungelöst waren. Es folgte dann „roth", „Kuppe", „Spur", „0". Von Tabelle III ab sind sämmtliche Versuche mit Hammelblut ausgeführt.

Tabelle I.

Ver-dünnung	Hammelblut	Ziegenblut	Kaninchen-blut	Hundeblut	Ochsenblut
1 : 20	complett	complett	complett	complett	Kuppe
1 : 40	„	„	„	„	„
1 : 80	„	„	„	roth	„
1 : 160	„	„	„	Kuppe	Spur
1 : 320	„	„	roth	„	0
1 : 640	„	„	„	„	0
1 : 1280	„	„	„	„	0
1 : 2560	„	incomplett	Spur	„	0
1 : 5120	fast complett	Kuppe	0	0	0
1 : 10240	roth	Spur	0	0	0
1 : 20480	Spur	0	0	0	0
1 : 40960	0	0	0	0	0

Verdünnung	Hühnerblut	Meer-schweinchenblut	Rattenblut	Taubenblut
1 : 20	incomplett	roth	roth	Spur
1 : 40	roth	„	Kuppe	0
1 : 80	„	Kuppe	„	0
1 : 160	0	Spur	Spur	0
1 : 320	0	0	0	0

Verdünnung	Taubenblut	Gänseblut	Froschblut	Krötenblut
1 : 20	Spur	roth	0	0
1 : 40	0	Kuppe	0	0
1 : 80	0	0	0	0

Tabelle II.
Phrynolysin der Gartenkröte.

Ver-dünnung	Hammel-blut	Ziegen-blut	Hunde-blut	Kaninchen-blut	Meer-schweinchen-blut	Ochsen-blut
1 : 20	.roth	0	roth	0	0	0
1 : 40	Spur	0	Kuppe	0	0	0
1 : 80	„	0	„	0	0	0

Tabelle III.

Einstellung verschiedener Phrynolysine auf Hammelblut.

Verdünnung	Phrynolysin I	Phrynolysin II	Phrynolysin III
1 : 640	complett	complett	complett
1 : 1280	„	„	„
1 : 2560	„	„	„
1 : 5120	„	„	fast complett
1 : 10240	fast complett	fast complett	Kuppe
1 : 20840	Kuppe	roth	roth

Tabelle IV.

	Phrynolysin I	Phrynolysin II	Phrynolysin III	Phrynolysin IV
0,005	complett	complett	complett	complett
0,0025	„	„	„	incomplett
0,001	incomplett	„	„	Kuppe
0,00075	roth	„	„	0
0,0005	Kuppe	„	„	0
0,00025	0	„	„	0
0,0001	0	incomplett	roth	0

Wie aus Tabelle I ersichtlich ist, wird Hammelblut am stärksten, Frosch- und Krötenblut gar nicht gelöst. Die Lösungsgrenze für Hammelblut liegt bei Phrynolysin I und II bei einer Verdünnung von 10240, bei Phrynolysin III bei 5120. In der Tabelle IV sind fallende Mengen des Giftes zu 1 ccm 5proc. Hammelblut zugefügt. Von Phrynolysin I genügen 0,0025 ccm, von II und III 0,00025 ccm und von IV 0,005˙ ccm, um complette Lösung zu bewirken. Wie sich aus der Trockenrückstandbestimmung von Giftlösung II ergiebt, genügen 0,0000022 g, von Giftlösung III 0,0000015 g organischer Substanz, um 1 ccm 5proc. Hammelblut völlig zu lösen. Nimmt man an, dass etwa der zehnte Theil, wahrscheinlich ist er noch geringer, dieser organischen Substanz wirkliches Phrynolysin darstellt, das Uebrige nur indifferente Eiweisskörper, so genügen $^3/_{10}$ mg Phrynolysin, um ein Liter Hammelblut complett zu lösen.

Die Ausbeute an Phrynolysin ist individuellen Schwankungen unterworfen. Frisch gefangene Thiere liefern ein stärkeres, solche, die längere Zeit in Gefangenschaft waren, ein schwächeres Hämolysin.

Versuche zur Reactivirung des bei 56° unwirksam gewordenen Phrynolysins.

Wie die Untersuchungen von Ehrlich und Morgenroth gezeigt haben, sind die Hämolysine der höheren Wirbelthiere complexer Natur. Sie bestehen aus zwei Theilstücken, dem Complement und dem Immunkörper. Durch Erwärmen auf 56° wird das Complement zerstört, während der Immunkörper erhalten bleibt. Der Immunkörper kann an und für sich keine hämolytische Wirkung ausüben, es muss erst ein passendes Complement hinzugefügt werden.

Es wäre wohl denkbar, dass das Phrynolysin ebenfalls aus zwei Theilstücken bestehe. Durch Erwärmung auf 56° wäre das Complement zerstört worden, während der thermostabile Zwischenkörper erhalten geblieben wäre. Ich versuchte deshalb, das bei 56° unwirksam gewordene Toxin durch Zusatz verschiedener normaler Sera, wie Ziegenserum, Hammelserum, Taubenserum, Pferdeserum, Meerschweinchenserum, Kaninchenserum, zu reactiviren, aber ohne Erfolg, es trat nirgends Lösung ein. Leider war es mir aus Mangel an Material nicht möglich, 1 bis 2 ccm Serum von der Feuerkröte zu erhalten, um damit den Reactivirungsversuch anzustellen. Die Versuche mit den normalen Sera höherer Wirbelthiere sind nicht beweisend, denn das gesuchte Complement könnte möglicherweise nur im Serum der Feuerkröte enthalten sein. Die Frage nach

der complexen Natur des Phrynolysins muss also vorläufig offen
gelassen werden.

Enthalten normale Sera Antikörper gegen das Phrynolysin?

Es wurde eine Reihe normaler Sera, die durch Erwärmen auf
56⁰ inactivirt waren, um die Lösung des hinzugefügten Hammelblutes zu vermeiden, so Taubenserum, Hammelserum, Meerschweinchenserum, Pferdeserum, Kaninchenserum, Ziegenserum daraufhin
geprüft. Sämmtliche Sera konnten selbst bei Zusatz von 1 bis
2 ccm die Lösung nicht verhindern, obschon nur die einfach lösende
Dose Phrynolysin dem Gemisch von Blut und Serum zugesetzt war.

Immunisirung mit dem Phrynolysin.

Um den endgültigen Beweis zu ·liefern, dass wir in dem
Phrynolysin ein echtes Toxin vor uns haben, wurden mehrere Kaninchen mit demselben immunisirt. Das Gift wurde subcutan injicirt, mit ½ ccm begonnen und im Verlauf von acht Tagen auf
5 ccm gestiegen. Die Dose von 5 ccm wurde dann alle fünf bis
sechs Tage noch zwei- bis dreimal injicirt, so dass im Verlauf von
drei Wochen etwa 30—35 ccm Toxin gegeben wurden.

Mehr als 5 ccm auf einmal zu geben, · ist nicht räthlich, da die Thiere
dann in ein bis zwei Tagen sterben. Der Sectionsbefund der an Krötengift
zu Grunde gegangenen Thiere ist negativ; ausser einer starken Hyperämie der
Bauchorgane ist sonst makroskopisch keine Veränderung der Organe nachzuweisen.

Wie bereits erwähnt, enthält das normale Kaninchenserum
keine Spur eines Antikörpers gegen Phrynolysin. Die Production
von Antitoxin beginnt ungefähr 14 Tage nach der Injection des
Toxins und erreicht nach drei Wochen ihr Maximum. Das stärkste
Serum, das ich erhielt, schützte in einer Dose von 0,025 gegen die
doppelte lösende Dose Phrynolysin für 1 ccm 5proc. Hammelblut.

Literatur.

Vulpian, Comp. rend. de la soc. de biol. 1854, p. 133 u. 1856, p. 124. — Dom. Jornara, Sur les effets physiol. du venin de crapaud. Journ. de thérap. 4. p. 833 et 929. — G. Calmels, Compt. rend. 98, 536 (1883) und Archiv. de physiol. 1883. — Capparelli, Archiv ital. de biol. 4, 72 (1883). — Kobert, Sitzungs-Bericht der Dorpater Naturforschenden Gesellschaft 9, 63 (1891). — Phisalix u. G. Bertrand, Toxische Wirkung von Blut und Gift der gemeinen Kröte. Compt. rend. 116, 1080—1082, Arch. de physiol. 25, 511 u. 517 u. Compt. rend. soc. biolog. 45, 477—479. — D. Jornara u. A. Casali, Das Gift der Kröte und das Bufidin. Rivista clinica Bologna 1873. — A. Pugliese, Die methämoglobinbildende Wirkung des Krötengiftes.. Archiv. di farmac. e terap. 1898. — Ehrlich und Morgenroth, Ueber Hämolysine. Berliner klinische Wochenschr. 1899, No. 1 u. 22. 1900, No. 21 u. 31. 1901, No. 10, 21 u. 22.

XVII.

Giebt es einheitliche Alexinwirkungen?[1]

Von

Dr. **Hans Sachs,**

Assistenten am Institut.

Als durch die grundlegenden Arbeiten von Bordet, Ehrlich und Morgenroth erwiesen war, dass die durch Immunisirung mit Blutkörperchen im Serum entstehenden Hämolysine dem Zusammenwirken zweier Substanzen (Amboceptor und Complement) ihre Wirkung verdanken, erschien es von vornherein wahrscheinlich, dass auch die seit langer Zeit bekannten Hämolysine des normalen Serums complexer Natur sind. H. Buehner, der die bactericiden und globuliciden Fähigkeiten des Blutserums zuerst in ihrer principiellen Bedeutung erkannte, hatte diese Wirkungen von einem unitarischen Standpunkte aufgefasst und sie auf das Alexin eines jeden Serums zurückgeführt. Die neuere Forschung hat nun ergeben, dass das Alexin Buchner's nicht eine ein-

---

[1] Abdruck aus der Berliner klin. Wochenschr. 1902. No. 9 u. 10.

heitliche Substanz ist, sondern die Summe eines unendlich mannigfachen Systems darstellt, dessen eingehende Analyse erst durch die Methoden der neueren Hämolysinforschung ermöglicht wurde.

Es ist das Verdienst Ehrlich's und Morgenroth's, die bei den künstlich erzeugten Hämolysinen gewonnenen Erfahrungen auf das Studium der normalen Serumhämolysine übertragen zu haben. Sie bedienten sich dabei der von ihnen schon zur Analyse der hämolytischen Immunsera angewandten Kältetrennungsmethode, die darauf beruht, dass bei 0^0 unter günstigen Bedingungen nur der Zwischenkörper, nicht das Complement an die Blutkörperchen gebunden wird. Durch den Nachweis, dass durch dementsprechende Behandlung das Serum einen Theil seiner Wirkungskraft einbüsst, dass diese aber wieder durch Zusatz desselben, durch Erwärmen inactivirten Serums regenerirt wird, fanden sie ihre Vermuthung von der complexen Natur der normalen Hämolysine bestätigt. Indem es ihnen ausserdem gelang, inactivirte hämolytische Normalsera durch Zufügen von andersartigem als Complementquelle dienendem, an sich die betreffenden Blutkörperchen nicht lösendem Serum in einer Reihe von Fällen zu activiren, war die Thatsache sichergestellt, dass die globulicide Fähigkeit des normalen Serums auf dem Zusammenwirken zweier Körper, einer wärmebeständigen und einer thermolabilen Substanz beruht.

Obwohl diese Anschauung von den meisten Forschern acceptirt worden ist und von zahlreichen Beobachtern [P. Müller[1]),

---

1) P. Müller, Ueber Antihämolysine. Centralbl. für Bacteriologie. Bd. 29. 1901.

London[1]), E. Neisser und Döring[2])] immer neues Thatsachenmaterial beigebracht wurde, das durch Analyse von Einzelfällen
die cómplexe Natur der normalen Hämolysine bestätigt, erscheint
es nicht überflüssig, diese Frage nochmals eingehend zu erörtern,
da von so hervorragender Seite, wie Buehner[3]) und Gruber[4]),
auf Grund des negativen Ausfalles eines Theils ihrer Versuche die
Ehrlich-Morgenroth'sche Auffassung von der Natur der normalen Hämolysine als irrig hingestellt worden ist. Wenn auch
von Ehrlich und Morgenroth von vornherein darauf hingewiesen
wurde, dass die Lösung des Problems im speciellen Falle mit den
von ihnen angegeben Methoden — und Buchner und Gruber
haben sich derselben Methoden bedient — nur unter bestimmten günstigen Bedingungen möglich ist, so dass also ein negativer Ausfall gar nichts besagt, bin ich doch bei der princiellen
Wichtigkeit der Sache der Anregung von Herrn Geheimrath Ehrlich gefolgt, die negativen Befunde der erwähnten Forscher einer
eingehenden Prüfung zu unterziehen, über deren Ausgang schon an
anderer Stelle kurz berichtet worden ist[5]).

Buchner versuchte durch Activiren der durch Erhitzen auf
60⁰ inactivirten hämolytischen Normalsera durch andersartiges
frisches Serum sich von der Anwesenheit thermostabiler Stoffe

---

1) E.-S. London, Contribution à l'étude des hémolysines. Archives
des Sciences biologiques (Inst. impérial de méd. éxper. à St. Pétersbourg),
T, VIII. 1901.

2) E. Neisser u. H. Döring, Zur Kenntniss der hämolytischen Eigenschaften des menschlichen Serums. Berl. klin. Wochenschr. 1901. No. 22.

3) Buchner, Sind die Alexine einfache oder complexe Körper? Berl.
klin. Wochenschr. 1901. No. 33.

4) M. Gruber, Zur Theorie der Antikörper. II. Ueber Bacteriolyse und
Hämolyse. Münchener med. Wochenschr. 1901. No. 48 u. 49.

5) Ehrlich, Vortrag im Verein f. innere Medicin. 16. Dec. 1901.

(seiner „Hilfskörper") bei dem Zustandekommen der Hämolyse zu
überzeugen, wählte aber aus der grossen Zahl der möglichen
Combinationen eine einzige heraus, indem er gerade nur dasjenige Serum als Complementquelle benutzte, welches der auch
die Blutkörperchen liefernden Thierart entstammte. Ehrlich
hat bereits in einem Vortrage über die Schutzstoffe des Blutes
auf der Hamburger Naturforscherversammlung auf die Unzu-
länglichkeit dieses Verfahrens hingewiesen, da man natürlich
nicht erwarten kann, in jedem beliebigen Serum ein für jeden
beliebigen Amboceptor passendes Complement zu finden. Auch
bei einem Durchprobiren einer Reihe vom Combinationen wird
das Auffinden eines geeigneten Complements nur ein gewisser Zufall
sein, der allerdings, wie gleich gesagt werden mag, in allen bisher
im hiesigen Institut untersuchten Fällen, wenn auch oft erst nach
langer Arbeit, zu einer sicheren Erkenntniss der complexen Natur
des Hämolysins geführt hat. Auch Buchner ist in zwei Fällen
die Activirung der von ihm gewählten Combination: „Blutkörperehen a—Serum inactiv (Amboceptor), b—Serum activ
(Complement) a" gelungen (Meerschweinchenblut—Rinderserum;
Ziegenblut—Kaninchenserum). In drei anderen von ihm untersuchten Fällen (Meerschweinchenblut—Hammelserum [Fall I];
Hammelblut—Kaninchenserum [Fall II]; Meerschweinchenblut—
Hundeserum [Fall III] konnte er aber die einmal durch die Inactivirung zerstörte Lösungsfähigkeit der Sera bei entsprechender
Versuchsanordnung nicht wiederherstellen. Diese Befunde stehen
freilich im Gegensatz zu denjenigen von Ehrlich und Morgen-
roth, die bei denselben Combinationen mehr oder weniger ausgesprochene Hämolyse nachgewiesen haben. Die gegentheiligen
Ergebnisse finden aber ihre Erklärung einmal in der Thatsache,

dass der Complementgehalt des Serums derselben Thierart individuell und zeitlich in weitestem Maasse schwanken kann; dann ist aber auch die Temperatur, bei der die Inactivirung des Serums geschieht, für die Function des Amboceptors nicht gleichgültig, wie uns neuere Erfahrungen gelehrt haben, auf die wir später ausführlich zu sprechen kommen werden. Es erscheint daher von Bedeutung, dass Buchner zu diesen Versuchen die Sera durch Erhitzen auf 60⁰ inactivirt hat, während sonst die Inactivirung gewöhnlich bei 56⁰—57⁰ erfolgt. In der That ersehen wir aus Buchner's Versuch No 6, dass Hundeserum, in diesem Versuch durch Erhitzen auf nur 57⁰ inactivirt, durch Kaninchenserum in seiner hämolytischen Wirkung auf Meerschweinchenblut activirt wird. Damit ist eigentlich für Fall III der Buchner'schen negativen Fälle (Meerschweinchenblut—Hundeserum) die Werthigkeit des von Buchner vorher erbrachten negativen Befundes durch ihn selbst hinfällig geworden.

Ich selbst suchte mich in den drei von Buchner als negativ betrachteten Fällen zunächst durch die Kältetrennungsmethode von der Anwesenheit zweier die Hämolyse bedingender Substanzen zu überzeugen. Dabei ging ich in der Weise vor, dass ich zwei Parallelreihen der mit absteigenden Mengen activen Serums versetzten Blutröhrchen 2—3 Stunden bei 0⁰ stehen liess, dann centrifugirte und die Abgüsse der einen Reihe auf die Sedimente von nativem Blut, die Abgüsse der zweiten Reihe auf die Sedimente von Blut, das mit den nämlichen Mengen inactivirten Serums vorbehandelt war, wirken liess. Als Blutmenge diente, wie in allen unseren Versuchen, 1 ccm einer 5 proc. Aufschwemmung in 0,85 proc. Kochsalzlösung.

Bei zwei Combinationen (Fall I und II) gelang die Trennung

der beiden Componenten ohne Weiteres. Folgende Protokolle werden zugleich die Versuchstechnik demonstriren:

Negativer Fall I Buchner's: Hammelserum löst Meerschweinchenblut in einer Menge von 0,5 ccm gerade noch complet. Zu je 1 ccm einer 5proc. Meerschweinchenblutaufschwemmung werden wechselnde Mengen activen Hammelserums zugefügt und die Flüssigkeitsmenge mit physiologischer Kochsalzlösung auf 2 ccm gebracht. Zwei gleiche derartige Reihen bleiben 2 Stunden bei 0⁰ und werden dann centrifugirt. Die klaren Abgüsse der einen Reihe werden auf die Sedimente von 1 ccm nativem 5proc. Meerschweinchenblut, die Abgüsse der anderen Reihe auf die Sedimente von je 1 ccm 5proc. Meerschweinchenblut, das mit denselben wechselnden Mengen inactiven Hammelserums vorbehandelt war, wirken gelassen. Die hämolytische Wirkung der Abgüsse ergiebt sich aus Tabelle 1

Tabelle 1.

Absorption des Hammelserums durch Meerschweinchenblut bei 0⁰.

Mengen des zugefügten Hammelserums ccm	Lösungsfähigkeit der Abgüsse für	
	A. natives Meerschweinchenblut	B. Meerschweinchenblut, mit inactivem Hammelserum vorbehandelt
1. 0,7	mässig	complet
2. 0,6	mässig	complet
3. 0,5	wenig	complet
4. 0,4	Spur	fast complet
5. 0,35	Spur	stark
6. 0	0	0

Der zweite negative Fall Buchner's betrifft die Combination: Hammelblut — Kaninchenserum. Die complet lösende Dose Kaninchenserum für Hammelblut war 0,2 ccm in folgendem, dem vorangehenden ganz entsprechenden, Versuche (siehe Tabelle 2).

Tabelle 2.

Absorption des Kaninchenserums durch Hammelblut bei 0°.

Mengen des zuge-fügten Hammel-serums ccm	Lösungsfähigkeit der Abgüsse für	
	A. natives Hammel-blut	B. Hammelblut, mit inactivem Kaninchenserum vor-behandelt
1. 0,6	Spur	complet
2. 0,45	0	complet
3. 0,35	0	fast complet
4. 0,25	0	mässig
5. 0,2	0	mässig
6. 0	0	0

Aus diesen Versuchen, die durch zahlreiche Parallelversuche bestätigt sind, ergiebt sich, dass es sich in diesen beiden Fällen in der That um zwei für das Zustandekommen der Hämolyse nothwendige Substanzen handelt. Die eine, thermostabile, ist bei 0° von den Blutzellen gebunden worden, die andere, thermolabile, ist bei dieser Temperatur im Abguss geblieben, ist aber nur dann im Stande, Hämolyse hervorzurufen, wenn sie auf Blutkörperchen wirkt, welche die thermostabile Stubstanz, den Amboceptor, vorher verankert haben.

Eine vergleichende Betrachtung der beiden oben gegebenen Tabellen lehrt zugleich, wie sehr die Bindungsverhältnisse zwischen Amboceptor und Blut-zellen einerseits, zwischen Amboceptor und Complement andererseits von Fall zu Fall variiren. Während die Abgüsse im Fall II auf natives Blut absolut unwirksam waren, also aller Amboceptor bei 0° von den Blutzellen gebunden war, erwiesen sich im Falle I die Abgüsse an sich selbst dann noch wirksam, wenn die zugefügten Serummengen unter der lösenden Dose lagen; dies deutet darauf hin, dass hier die Avidität der cytophilen Gruppe des Amboceptors zum Receptor der Zelle bei 0° eine relativ geringe ist. Ebenso weisen die Colonnen B. der beiden Tabellen einen gewissen Aviditätsunterschied zwischen Amboceptor und Complement auf. Im Fall I enthält der Abguss noch das ganze Complement, im Fall II muss hingegen ein Theil des Complements auch an den Amboceptor herangetreten sein, da sich im Abguss ein deutlicher Complementverschluss bemerkbar macht. Damit stimmt auch das gesondert

geprüfte Verhalten der Sedimente der mit activem Serum versetzten Blutröhrchen überein, die im Falle I, mit physiologischer Kochsalzlösung aufgeschwemmt, im Brütschrank keine Spur von Lösung zeigten, während im
Falle II die Sedimente der ersten drei Röhrchen mässig, wenig resp. spurweise
gelöst wurden.

Beide normale Hämolysine (Buchners's negative
Fälle I und II) stimmen also in ihrem principiellen Verhalten überein. Sie bestehen aus zwei durch die Kältemethode leicht zu trennenden Componenten, die in ihrem
gegenseitigen Verhalten ein gewisses Schwanken der
Receptorenverhältnise aufweisen.

Lagen die Verhältnisse für eine Analyse des Wirkungsmodus
dieser beiden Combinationen für unsere Methode günstig, so stellten
sich bei der Bearbeitung des III. negativen Falles Buchner's
(Meerschweinchenblut-Hundeserum) zuerst scheinbar unüberwindliche
Schwierigkeiten entgegen. Trotz mannigfacher Variationen der
Versuchsbedingungen gelang es bei entsprechendem Vorgehen nicht,
durch die Kältemethode zu einer Tennung zu gelangen; die Abgüsse von den mit activem Hundeserum versetzten Meerschweinchenblutkörperchen verhielten sich in ihrer hämolytischen Wirkung auf
normales und vorher mit inactivem Hundeblut behandeltes Meerschweinchenblut gleich und wiesen doch nur so geringe Differenzen
auf, dass wir uns nicht zu einem Schlusse berechtigt hielten. Indessen wurden wir bald zu der Ueberzeugung geführt, dass trotzdem eine Trennung zweier die Hämolyse vermittelnder Bestandtheile durch die Absorption in der Kälte eingetreten war. Wir
liessen nämlich den Abguss von den mit activem Hundeserum vorbehandelten Meerschweinchenblutkörperchen, der natives Meerschweinchenblut nur wenig löste, auf Meerschweinchenblutsedimente
wirken, die vorher gleichfalls mit activem Hundeserum versetzt
worden waren. Dabei konnten wir constatiren, dass diese Sedi-

mente, die sich, mit Kochsalzlösung aufgeschwemmt, im Brütschrank gar nicht oder doch nur spurweise lösten, durch die erwähnten Abgüsse stark, bei geeigneten Mengen vollständig aufgelöst wurden. Ein derartiger Versuch ist in der folgenden Tabelle
No. 3 zusammengestellt.

    III. negativer Fall Buchner's: complet lösende Dose
Hundeserum für Meerschweinchenblut = 0,08 ccm. Die Versuchsanordnung entspricht derjenigen in Tabelle 1 und 2.

Tabelle 3.

Absorption des Hundeserums durch Meerschweinchenblut bei 0⁰.

Mengen des zugefügten Hundeserums ccm	Hämolyse der mit Kochsalz-lösung aufge-schwemmten Sedimente bei 37⁰	Lösungsfähigkeit der Abgüsse für		
		A. natives Meerschwein-schenblut	B. Meerschwein-chenblut, mit inactivem Hundeserum vorbehandelt	C. Meerschwein-chenblut, mit activem Hunde-serum bei 0⁰ vorbehandelt
1. 0,25	Spur	fast complet	complet	complet
2. 0,2	Spürchen	stark	fast complet	complet
3. 0,15	0	mässig	mässig	complet
4. 0,1	0	wenig	wenig	complet
5. 0,075	0	Spur	Spur	stark

    Es war also durch die Absorption mittels Meer-
schweinchenblutes in der Kälte das active Hundeserum
in zwei an sich nicht lösungsfähige Componenten zerlegt worden, von denen die eine an den Blutkörperchen
haftete, die andere in der Flüssigkeit zurückgeblieben
war. Die erstere entsprach also in ihrem Verhalten dem Amboceptor, und es war nur auffällig, dass nicht auch durch
Erhitzen auf 60⁰ inactivirtes Hundeserum dessen Rolle
zu vertreten im Stande war. Wir glaubten daher durch andersartige Inactivirungen des Hundeserums dem Wesen dieses sonder-
baren Verhaltens näher kommen zu können und wandten uns daher

in diesem Falle zunächst der Completirungsmethode zu, um durch Completirung des auf verschiedene Weise inactivirten Hundeserums mittels anderer, an sich Meerschweinchenblut nicht auflösender, Sera einen Einblick in die hier vorliegenden Verhältnisse zu erhalten. Dabei konnten wir uns zunächst überzeugen, dass Hundeserum, welches nach dem Vorgang Buchner's durch ½ stündiges Erwärmen auf 60° inactivirt worden war, durch Meerschweinchenserum in seiner hämolytischen Wirkung auf Meerschweinchenblut allerdings nicht mehr activirt wird. Wurde aber das Hundeserum nur auf 55° oder gar nur auf 50° erhitzt, so liess sich das derart inactivirte Serum durch Meerschweinchenserum stets activiren, und dies um so besser, je niedriger die gewählte Inactivirungstemperatur war. Es braucht kaum erwähnt zu werden, dass natürlich in speciellen Versuchen festgestellt wurde, ob das Serum auch wirklich inactiv war; dabei zeigte es sich, dass Hundeserum schon durch ½ stündiges Erwärmen auf 49° seiner hämolytischen Wirkung auf Meerschweinchenblut vollständig beraubt wird. Wir müssen es daher als einen glücklichen Zufall betrachten, dass das Complement des Hunderums für Meerschweinchenblut so ausgesprochen thermolabil ist, da es nur durch diesen Umstand gelingen konnte, den eben nur wenig stabileren Amboceptor isolirt und reactionsfähig zu erhalten. Ob durch das Erwärmen auf 60° der Amboceptor in seiner cytophilen oder complementophilen Affinität geschädigt ist, muss dahingestellt bleiben. Man könnte vielleicht auch an eine Verstopfung der complementophilen Gruppe des Amboceptors durch eine bei stärkerer Erwärmung eintretende Bindung des Complements denken. Wie dem auch sei, jedenfalls ergiebt sich aus diesen Versuchen, dass die Activirbarkeit des bei geeigneter Temperatur (50°) inactivirten Hundeserums durch Meerschweinchenserum durch Erhitzen auf 55°

verringert, durch Erhitzen auf 60° aufgehoben wird. In
Tabelle 4 ist ein derartiger Versuch wiedergegeben.

Tabelle 4.

Completirung des bei verschiedenen Temperaturen inactivirten
Hundeserums durch Meerschweinchenserum.

Mengen des acti- virten Meerschwein- chenserums	Lösung des Meerschweinschenblutes versetzt mit 0,15 ccm Hundeserum, inactivirt durch ½ stündiges Erwärmen auf		
ccm	A. 60°	B. 55°	C. 50°
1. 0,5	⎫	mässig	complet
2. 0,25	⎬ 0	wenig	stark
3. 0,1	⎭	Spur	wenig
4. 0		0	0

Als wir nun den Kältetrennungsversuch wiederholten und den
Abguss des mit activem Hundeserum bei 0° vorbehandelten Meerschweinchenbluts auf Meerschweinchenblutsedimente wirken liessen,
die vorher mit Hundeserum versetzt waren, das bei verschiedenen
Temperaturen inactivirt war, gelangten wir zu einem entsprechenden Resultat und damit zur Aufklärung unseres früheren negativen
Befundes (Tabelle 5).

Tabelle 5.

Absorption des Hundeserums durch Meerschweinchenblut bei 0°.
0,075 ccm Hundeserum löst 1 ccm 5proc. Meerscheinchenblut grade complet.

Mengen des zugefügten Hundeserums	Lösungsfähigkeit der Abgüsse für			
	A. natives Meerschwein- chenblut	B. Meerschweinchenblut, vorbehandelt mit Hundeserum, inactivirt bei		
ccm		I. 60°	II. 55°	III. 50°
1. 0,15	complet	complet	complet	complet
2. 0,1	mässig	fast complet	complet	complet
3. 0,075	wenig	mässig	stark	complet

Wir haben also in diesem Falle eine Thermolabilität des Amboceptors festgestellt[1]), die besonders bei dem Activirungsversuch mit Meerschweinchencomplement, aber auch bei demjenigen mit dem eigenen Hundecomplement hervortrat. Erst durch diese eingehende Analyse war es möglich, auch für diesen III. negativen Fall Buchner's den sicheren Nachweis der complexen Constitution des normalen Hämolysins zu erbringen.

Nachdem wir festgestellt hatten, das gewisse Amboceptoren nur eine relativ geringe Erwärmung vertragen, um reactionsfähig zu bleiben, mussten wir von der Gepflogenheit, Sera einfach durch Erwärmen auf 60° zu inactiviren, Abstand nehmen und uns zunächst in jedem einzelnen Falle von der minimalen Inactivirungstemperatur überzeugen. Die Temperaturgrenze ist meist sehr scharf zu bestimmen; für Hundeserum liegt sie bei 49°. Wir haben auch versucht, bei 50° inactivirtes Hundeserum durch andere Complemente zu activiren uud ausser im Meerschweinchenserum im Menschen-

---

1) Es ist daher durchaus nicht angängig, die beiden Componenten des Hämolysins, wie Gruber will (Discussion zu Gruber's Vortrag, Wiener klin. Wochenschr. 1901, No. 50) nur nach der Temperatur derart zu definiren, dass bei einem bestimmten Wärmegrade der Amboceptor erhalten bleiben soll, das Complement dagegen nicht. Schon in ihrer zweiten Mittheilung über Hämolysine haben Ehrlich und Morgenroth über ein thermostabiles Complement des Ziegenserums berichtet, das bei Erwärmen auf 56° erhalten blieb, und nach unseren hier mitgetheilten Erfahrungen kann von einer generellen Definition der Amboceptor als bei 55° beständiger Körper überhaupt keine Rede sein. Der Einfluss der Temperatur auf Amboceptor und Complement schwankt vielmehr von Fall zu Fall, und wir können das Zusammenwirken beider Factoren bei der Hämolyse nur daraus erkennen, dass zwei, an sich nicht lösungsfähige Substanzen vereint die Hämolyse bewirken, und dass die eine dieser beiden Substanzen (das Complement) nie allein, sondern stets erst durch die Vermittelung der zweiten (des Amboceptors) von den Blutzellen gebunden werden kann.

serum ein sogar noch geeigneteres Complement gefunden. Auch
hierbei zeigte sich die Thermolabilität des Amboceptors, da bei
Erwärmen auf 60⁰ die Reactivirbarkeit aufgehoben wurde. In zwei
Fällen blieb sie allerdings auch nach Erwärmen auf 60⁰ in mehr
oder weniger starkem Grade erhalten. Ebenso liess sich Hundeserum durch die beschriebenen Complemente activiren, wenn es
durch andersartige Maassnahmen seiner Lösungsfähigkeit beraubt
war. So wurden die Complemente des Hundeserums einerseits
durch Hefe, andererseits durch ein von der Ziege stammendes Anticomplementserum, dessen für Meerschweinchenblut passender normaler Amboceptor durch Waschen mit Meerschweinchenblut entfernt worden war, absorbirt, und die derart inactivirten Sera liessen
durch entsprechende Activirungen ihre Amboceptoreneigenschaften
erkennen.

Nun suchte ich auch noch in den ersten beiden negativen
Fällen Buchner's für die im Hammel- und Kaninchenserum bereits
durch die Kältetrennungsmethode nachgewiesenen Amboceptoren
durch Activirungsversuche geeignete Complemente anderer Sera
aufzufinden. Nach den vorliegenden Erfahrungen musste natürlich
auch hier zunächst die minimale Inactivirungstemperatur festgestellt
werden. Sie liegt für Hammelserum bei 50⁰, für Kaninchenserum
bei 51⁰. Inactivirt man Hammelserum durch ½ stündiges Erwärmen auf 50⁰, so lässt sich seine hämolytische Wirkung auf
Meerschweinchenblut (I. Fall Buchner's) leicht durch Zusatz von
frischem Menschenserum wiederherstellen und damit also auch auf
diesem Wege die complexe Natur des normalen Hämolysins des
Hammelserums zeigen. Ebenso kann man mit Meerschweinchenserum activiren, nur erreicht man schwächere Lösungsgrade. In
beiden Fällen kann man sich auch hier von der Thermolabilität

des Amboceptors überzeugen, da auf 60° erhitztes Hammelserum
sich nicht oder doch nur in weit geringerem Maasse activiren lässt[1]).
Ganz analog liegen die Verhältnisse bei der Combination:
Hammelblut-Kaninchenserum (11. Fall Buchner's). Sowohl Meerschweinchenserum, als auch Menschenserum enthalten, letzteres nur
in mässigem Grade, ein den Amboceptor des Kaninchenserums
activirendes Complement. Der Kaninchenamboceptor ist aber
offenbar von stabilerer Constitution; denn auch bei Erwärmen auf
60° kann seine Lösungskraft in gleichem Maasse wiederhergestellt
werden. Ich kann daher in diesem Falle, wie nicht anders zu erwarten ist, auch den thatsächlichen Befund Buchner's bestätigen,
dass Hammelserum die Lösungsfähigkeit für Hammelblut wiederherzustellen nicht im Stande ist. Dies besagt aber nach unseren
obigen Erörterungen natürlich nichts gegen die complexe Natur des
Hämolysins, da eben nicht jedes beliebige Serum ein für
irgend einen Amboceptor passendes Complement zu enthalten braucht.

Während die Completirungsmethode bei genügendem Durch-
prüfen mannigfacher Combinationen in der Regel zum sicheren
Nachweis der Amboceptoren führt, ist die Kältetrennungsmethode
in einer Reihe von Fällen durch die Eigenart der Bindungsverhältnisse der einzelnen Componenten überhaupt nicht anwendbar.

---

1) Ich habe fernerhin auch eine Thermolabilität der durch Pferdeserum
activirten Amboceptoren des Ziegenserums für Kaninchen- und Meerschweinchenblut festgestellt. Nach wiederholten Untersuchungen von Dr. Morgenroth enthält ausserdem auch das Pferdeserum einen ausgesprochenen thermolabilen Amboceptor für Meerschweinchenblut, der nach Erwärmen auf 55°
nicht mehr activirbar ist, dessen Existenz aber im activen, Meerschweinchenblut nicht auflösenden, Pferdeserum durch die Bindung und Completirung mit
Meerschweinchenserum mit Sicherheit nachgewiesen werden kann.

18*

Es konnte uns daher nicht wundern, dass Gruber, der zweite
Autor, der sich gegen die Auffassung der complexen Natur der
normalen Serumhämolysine gewandt hat, bei dem Versuche, in
einer Anzahl normaler Sera durch Kälteabsorption Amboceptoren
nachzuweisen, in einigen Fällen nicht zu einer Trennung des Hämolysins gelangt ist. Ehrlich und Morgenroth haben bereits in
ihrer II. Mittheilung über Hämolysine die Bedingungen der Abtrennung des Zwischenkörpers durch Absorption analysirt und betont, „dass die Lösung des Problems vorläufig nur unter
den präcisirten günstigen Bedingungen möglich ist, d. h.
wenn die beiden haptophoren Gruppen des Zwischenkörpers in ihrer Avidität sehr verschieden sind, oder
wenn es gelingt, durch eine Combination, deren Auffinden vom Zufall abhängt, ein activirendes Complement
zu erlangen".

Die Grenzen der beiden für eine Analyse der complexen
Natur der Hämolysine geeigneten Methoden sind also scharf gezogen. Man wird im einzelnen Falle bei einem Versagen der
einen stets auch die andere Methode heranziehen müssen, um zu
einer, dem Stande der zur Verfügung stehenden Hülfsmittel entsprechenden Einsicht in die Constitution der Hämolysine zu gelangen, während die alleinige schematische Anwendung nur einer
Methode, die schwersten Irrthümer herbeiführen können wird. In
diesem Sinne ist eine vergleichende Betrachtung der Resultate
Buchner's und Gruber's lehrreich, da unter ihren Fällen sich
zwei Combinationen finden, die von dem einen als positiv, von
dem anderen als negativ angesprochen wurden. Den Amboceptor
des Kaninchenserums für Hammelblut, aus dessen Nichtactivirbarkeit durch Hammelserum Buchner überhaupt sein Fehlen
schloss, konnte Gruber durch die Kälteabsorption nachweisen;

und für das Rinderserum, dessen Amboceptor für Meerschweinchenblut bereits Buchner durch die Aktivirung mit Meerschweinchenserum nachgewiesen hatte, gelangte Gruber durch das Missglücken
der Kälteabsorption zu der Auffassung einer reinen Alexinwirkung.

Ich selbst habe in Gruber's negativen Fällen — es sind dies
die Combinationen: I. Kaninchenblut-Hundeserum, II. Ka-
ninchenblut-Rinderserum, III. Meerschweinchenblut-Rin-
derserum, IV. Kaninchenblut-Meerschweinchenserum —
systematisch nach geeigneten Complementquellen gesucht und deren
reichlich gefunden. Die Inactivirung der Sera geschah dabei na-
türlieh, unseren mitgetheilten Erfahrungen gemäss, bei möglichst
niedrigen Temperaturen, und zwar diejenige des Hunde- und Meerschweinchenserums bei 50°, diejenige des Rinderserums bei 52°.
In folgenden Seris habe ich, z. T. in Uebereinstimmung mit bereits
vorliegenden Erfahrungen, zur Activirung geeignete Complemente
gefunden:

I. Für den auf Kaninchenblut wirkenden Amboceptor des
Hundeserums: im Meerschweinchenserum, Ochsenserum
Ziegenserum und Hammelserum.

II. Für den auf Kaninchenblut wirkenden Amboceptor des
Ochsenserums: im Meerschweinchenserum, Kaninchenserum und Rattenserum.

III. Für den auf Meerschweinchenblut wirkenden Amboceptor des Rinderserums: im Meerschweinchenserum,
Menschenserum, Rattenserum, Pferdeserum und im geringen Grade auch im Hammelserum.

Selbstverständlich wurden in sämmtlichen Versuchen Controlen
mit dem als Complementquelle dienenden activen Serum allein
angestellt, das in den als positive Completirung ausgesprochenen

Fällen an und für sich garnicht oder nur in weit geringerem Grade
hämolytisch wirken durfte.

Der vierte negative Fall Gruber's „Kaninchenblut-
Meerschweinchenserum" bot insofern einige Schwierigkeiten,
als die Combination meist sehr wenig oder garnicht wirksam ist,
und in diesem Sinne spricht wohl auch Gruber von „concentrirtem
Meerschweinchenserum". Unter einer grossen Reihe von daraufhin
untersuchten Meerschweinchenseris fanden wir nur zwei genügend
stark hämolytisch wirksam, um die nöthigen Versuche anstellen
zu können. Aber auch hier konnten wir durch die gelungene
Activirung mittels Menschen- und Ochsenserums, die zwar an sich
Kaninchenblut lösen, aber noch in Mengen, die allein völlig unwirksam sind, als Complement fast vollständige Hämolyse bewirken,
den sicheren Nachweis von Amboceptoren erbringen.

Von den beiden Gegnern, durch deren Angriffe diese Arbeit
veranlasst wurde, sind also insgesammt 7 Fälle angeblich reiner
Alexinwirkung beschrieben worden, und diese Befunde wurden von
ihnen für wichtig genug und geeignet gehalten, die Frage von der
complexen Natur der normalen Serumhämolysine im negativen Sinne
zu entscheiden. Demgegenüber haben wir in allen diesen
Fällen den sicheren Nachweis erbracht, dass das im
Buchner'schen Sinne einheitlich gedachte Alexin seine
Wirkung durch das Zusammenwirken zweier Componenten
entfaltet, deren Existenz auf verschiedene Weise nachweisbar ist.
Wir müssen daher an der Ehrlich-Morgenroth'schen Auffassung
festhalten, dass normale und künstlich erzeugte Hämolysine
ihre Wirkung genau nach dem gleichen Mechanismus
entfalten.

Eine allgemein anwendbare Methode zum Nachweis der complexen Natur des Hämolysins besitzen wir zur Zeit nicht, und es

braucht daher selbst eine eingehende Analyse nicht in jedem Falle
zum Ziele zu führen. Von Interesse ist in dieser Beziehung die
Art des von Müller[1]) erbrachten Nachweises der Amboceptoren
im Hühnerserum, das für Kaninchenblut hämolytisch ist. Als die
üblichen Methoden fehlschlugen, gelangte er erst durch den Um-
weg, dass er durch Bouilloninjectionen den Complementgehalt des
Hühnerserums steigerte, ohne die Amboceptorenmenge zu beeinflussen, zur Erkenntniss der complexen Natur des Hämolysins, die
ausserdem noch in der Thatsache eine Bestätigung fand, dass es
gelang, erwärmtes Hühnerserum durch Taubenserum zu activiren.
Wenn also die Trennung auf dem bisherigen Wege in vereinzelten
Fällen noch nicht gelingen sollte, so sprechen derartige durch die
unzureichende Methodik verursachten Resultate absolut noch nicht
für eine einheitliche Alexinwirkung, und wir hoffen, dass die Anwendung möglichst niedriger Temperaturen beim Inactiviren geeignet
sein wird, die Grenzen der Completirungsmöglichkeit etwas zu erweitern und den Nachweis der completen Constitution des Hämolysins in schwierigen Fällen zu erleichtern. Vorläufig ist diese
Feststellung nur bei dem in seinem hämolytischen Verhalten überhaupt etwas eigenartigem Aalserum noch nicht geglückt, da zur
Activirung des erwärmten Serums geeignete Complemente bisher
nicht gefunden worden sind. In allen anderen daraufhin untersuchten Fällen von Hämolyse durch normale Sera ist nach unseren
Erfahrungen der sichere Nachweis von Amboceptoren erbracht
worden.

Auch die normalen bactericiden Sera verdanken ihre
bactericide Kraft dem Zusammenwirken zweier Substanzen. Die
ersten Thatsachen, die zu dieser Auffassung führten, hat bereits

---

1) P. Müller, l. c.

im Jahre 1895 R. Pfeiffer[1]) festgestellt, als es ihm gelang,
die bactericide Fähigkeit des inactivirten Ziegenserums in der
Bauchhöhle des Meerschweinchens wiederherzustellen. Später
hat Moxter[2]) den Nachweis von normalen bakteriolytischen
Amboceptoren durch Reactivirungsversuche in vitro erbracht,
und nach zahlreichen Untersuchungen von M. Neisser und Wechsberg im hiesigen Institut trifft die complexe Constitution für alle
daraufhin untersuchten Bacteriolysine des normalen Serums zu. Es
besteht eben für alle zellentödtenden Eigenschaften des
normalen Serums der nämliche Wirkungsmechanismus,
der bei einer immunisatorischen Hervorrufung und
Steigerung dieser Fähigkeiten durch die Mannigfaltigkeit
der Reactionsprodukte sich zwar complicirter gestaltet,
aber in seinem Princip stets derselbe bleibt.

Von cytotoxischen Fähigkeiten des normalen Serums habe
ich noch die weit verbreitete spermotoxische Function in den
Bereich meiner Untersuchungen gezogen. Das immunisatorisch erzeugte specifische Spermotoxin besteht nach dem übereinstimmenden
Urtheil der Autoren aus zwei Substanzen, für das normale Spermotoxin ist dieser Nachweis aber noch nicht erbracht worden, und
Métalnikoff[3]) hat in der Nichtreactivirbarkeit des erhitzten normalen spermotoxischen Serums ein principielles Unterscheidungsmittel von dem specifischen Immunserum gesehen. Demgegenüber
konnte ich mich nun auch hier bei einer eingehenden Untersuchung
durch geeignete Mischungsverhältnisse von der complexen Natur

---

1) R. Pfeiffer, Weitere Mittheilungen über die specifischen Antikörper
der Cholera. Zeitschr. f. Hygiene. XX. 1895.

2) Moxter, Ueber die Wirkungsweise der bacterienauflösenden Substanzen der thierischen Säfte. Centralbl. f. Bacteriologie. XXVI. 1899.

3) Métalnikoff, Etudes sur la Spermotoxine. Annales de l'Inst. Past.
1900.

des normalen Spermotoxins überzeugen. Die durch ½ stündiges Erwärmen auf 56° zerstörte spermotoxische Fähigkeit des Kaninchenserums für Meerschweinchensperma konnte ich durch Meerschweinchenserum und auch durch Pferdeserum wiederherstellen, wenn ich inactives Kaninchenserum und Meerschweinchenserum im Verhältniss von 3 : 1 oder 3 : 2 mischte. Die Abtödtung der Meerschweinchenspermatozoen trat dann nach 12—15 Minuten ein, während in den Controllen mit inactivem Kaninchenserum oder activem Meerschweinchenserum allein die Spermatozoen noch nach $1\frac{1}{4}$ bis $1\frac{1}{2}$ Stunden lebhafte Bewegung zeigten. Das von mir gebrauchte Mischungsverhältniss von Amboceptor und Complement ist dem von Metschnikoff und seinen Mitarbeitern für Immunsera empfohlenen entgegengesetzt, was sich durch die starke Amboceptorenconcentration im Immunserum erklärt. Grössere Mengen von Meerschweinchenserum müssen in meinem Falle vermieden werden, da das Meerschweinchenserum in grossen Dosen schliesslich auch an und für sich auf Meerschweinchenspermatozoen abtödtend wirkt, was mit einer Angabe London's (l. c.) übereinstimmt, dass die meisten normalen Sera Autospermotoxine enthalten.

———

Nachtrag: Unterdessen ist die französische Uebersetzung einer schon früher in russischer Sprache publicirten Arbeit Londons (Contribution à l'étude des spermolysines, Archives des Sciences Biologiques, T. IX, 1902) erschienen, in der auch schon dieser Forscher zur Erkenntniss der complexen Constitution des normalen Spermotoxins gelangt war.

Unsere Anschauungen über die complexe Natur der Hämolysine der normalen Blutsera haben in neueren Angaben über die gelungene Trennung von Amboceptor und Complement in der Kälte durch Flexner und Noguchi (Snake venom in relation to Hämolysis, Bacteriolysis and Toxicity, Journal of experimental medicine, Vol. VI, 1902) wiederum eine schöne Bestätigung gefunden.

XVIII.

Ueber die Vielheit der Complemente des Serums.[1]

Von

Professor Dr. **P. Ehrlich** und Dr. **H. Sachs.**

———

Das fortgesetzte Studium der Hämolysine des Blutserums hat nicht nur die Entstehung und die .Wirkungsweise der gegen Zellen gerichteten Immunitätsreaction dem Verständniss erheblich näher gerückt, sondern hat auch einen Einblick in eine ungeahnte Mannigfaltigkeit cellularen Stoffwechsels eröffnet, dem die im Blute kreisenden zahlreichen Schutzstoffe ihr Dasein verdanken. Dass die specifischen, durch Immunisirung hervorgerufenen Cytotoxine des Serums aus zwei Substanzen (Amboceptor und Complement) bestehen, ist eine wohl heute allgemein anerkannte Thatsache. Auch für die zellentödtenden Substanzen des normalen Serums müssen wir die complexe Constitution als erwiesen erachten[2] eine einheitliche Alexinwirkung im Buchner'schen Sinne giebt es nicht. Aber innerhalb des Rahmens dieser complicirten Auf-

———

1) Abdruck aus der Berl. klin. Wochenschr. 1902. No. 14 und 15.
2) S. vorige Arbeit.

fassung sind Ehrlich und Morgenroth durch ihre experimentellen Erfahrungen wiederum zu einem pluralistischen Standpunkt gelangt, so dass die eingehende Analyse der die cytotoxische Function eines Serums zusammensetzenden Factoren sich ungemein complicirt gestaltet. Es hat sich nämlich herausgestellt, dass bei der Immunisirung mit Zellen nicht eine einzige Art von Amboceptoren im Blutserum auftritt, sondern eine ganze Reihe verschiedenartiger Amboceptorentypen, die sowohl in ihrer cytophilen, wie auch complementophilen Gruppe variiren. Fernerhin liessen sich aber auch eine Reihe von Thatsachen und theoretischen Erwägungen, die in der VI. Hämolysinmittheilung ausführlich discutirt worden sind, nur mit der Annahme der Pluralität der Complemente befriedigend erklären und waren mit der unitarischen Annahme nur eines Complements in einem jeden Serum ganz unvereinbar.

Man könnte nach alledem die pluralistische Auffassung als wohl fundirt betrachten und auf eine weitere theoretische Erörterung in dieser Richtung verzichten, wenn nicht von Bordet[1]), dem strengsten Verfechter der Einheitlichkeit des Complements in demselben Serum, kürzlich in einer besonders der Widerlegung der Anschauung von der Pluralität der Complemente gewidmeten Arbeit eine neue Reihe von Experimenten mitgetheilt worden wäre, welche dieser Autor im Sinne eines einheitlichen Alexins deuten zu müssen glaubt. Bordet's Beweisführung basirt auf der Ermittelung der interessanten Thatsache, dass Blutkörperchen oder Bacterien, mit dem für sie specifischen inactiven Immunserum versetzt, ein nor-

---

1) Bordet, Sur le mode d'action des sérums cytolytiques etc. Annales de l'Inst. Pasteur. Mai 1901.

males actives Serum aller seiner Complementwirkungen zu berauben im Stande waren. Bordet sensibilirte Blutkörperchen mit · entsprechenden Amboceptoren und setzte sie ·dann der Wirkung eines frisch gewonnenen. normalen Serums.. aus. Wartete er nun den Eintritt der Hämolyse ab und fügte dann andersartige sensibilisirte Zellen, Blutkörperchen oder ·Bacterien hinzu, so blieben dieselben völlig unverändert, obwohl das als Complement gebrauchte Serum in nativem Zustand befähigt war, auch diese zu zerstören.

In gleicher Weise verlief der Versuch, wenn das frische Serum zuerst mit sensibilisirten Bacterien in Berührung gebracht wurde. Die nachträglich zugesetzten Blutkörperchen unterlagen dann nicht mehr der Hämolyse. Durch die einmal stattgehabte Wirkung auf eines der empfindlichen Substrate werden also die activen Sera in der Regel ihrer sämmtlichen Complementfunctionen beraubt, und Bordet schliesst daraus, dass die Zerstörung der verschiedenartigsten Elemente durch ein und dasselbe Serum nur durch ein einziges Complement vermittelt wird.

In der That muss man gestehen, dass zunächst diese Versuche, die auch von uns in zahlreichen Fällen bestätigt werden konnten, bei oberflächlicher Betrachtung im Sinne Bordet's zu sprechen scheinen. Nimmt man an, dass ein bestimmtes Serum A, welches zwei verschiedene Immunkörper B und C zu completiren befähigt ist, etwa. einen bactericiden und einen hämolytischen, nur ein einziges Complement enthielte, so ist das Bordet'sche Resultat in einfachster Weise dadurch zu erklären, dass die beiden Immunkörper in ihrer complementophilen Gruppe identisch sind. Dann wird natürlich durch die stattgehabte Wirkung der einen Function das disponible Complement verbraucht werden, so dass

für die Ausübung der zweiten Function nichts mehr übrig bleibt.
Aber bei näherem Zusehen sieht man, dass diese Deutung eine
willkürliche ist und den ermittelten Thatsachen nicht
Rechnung trägt. Nimmt man nämlich an, dass in dem betreffenden Serum A zwei verschiedene Complemente existiren, die
aber beide von den Amboceptoren B und C absorbirt werden
können, so erklärt sich der Bordet'sche Versuch in ganz anderer
Weise. Nun haben aber frühere Untersuchungen[1]) ergeben, dass die
künstlich erzeugten Immunsera nicht einheitlicher Natur sind,
sondern eine Reihe verschiedener, mit differenten complementophilen
Gruppen versehener Amboceptoren enthalten. Demjenigen, der sich
mit Auffassung vertraut gemacht hat, kann also die Schlussfolgerung Bordet's nichts weniger als zwingend erscheinen. Die
Einheitlichkeit des Complements wäre nur dann durch den
Bordet'schen Versuch erwiesen, wenn in dem zur Absorption
dienden Immunserum nur eine einzige complementophile Gruppe
und nicht eine Vielheit derselben in Action träte.

Trotz dieser Einwände gegen die Beweiskraft des Bordet-
schen Versuchs und trotz der von Ehrlich und Morgenroth
schon früher erbrachten positiven Beweisführung für die Pluralität
der Complemente schien uns bei der Wichtigkeit der Frage eine
nochmalige eingehende Untersuchung geboten zu sein. Wir haben
uns zunächst ausschliesslich mit den die hämolytischen Wirkungen
auslösenden Complementen beschäftigt und eine Reihe neuer sicherer
Beweise für die Verschiedenheit derselben in demselben Serum erbracht, über die z. Th. schon auf der Hamburger Naturforscherversammlung von Ehrlich berichtet worden ist.

------

1) Ehrlich und Morgenroth, s. S. 86.

Die Versuchsanordnung ergab sich im Wesentlichen aus folgendem Gesichtspunkte. Wenn nur ein einziges Complement in einem bestimmten Serum vorhanden war, so mussten sämmtliche Complementwirkungen desselben durch irgend welche Beeinflussungen chemischer, physikalischer oder thermischer Art quantitativ in gleichsinniger Weise abgeschwächt werden. Ist dagegen unsere Auffassung von der Pluralität der Complemente richtig, so musste es durch geeignete Versuchsbedingungen möglich sein, das Serum derart zu beeinflussen, dass nur ein Theil seiner Complemente zerstört wurde, andere dagegen erhalten blieben. Aber nicht nur die absolute Aufhebung einzelner Complementwirkungen, sondern auch erhebliche quantitative Unterschiede in der Abschwächung der einzelnen Completirungen lassen sich nur durch die Annahme verschiedener Substanzen als Träger dieser Wirkungen befriedigend erklären, da ein einziges Complement in seinen sämmtlichen Functionen in identischer Weise geschädigt werden müsste.

Wir haben besonders die Completirungsfähigkeit des Ziegenserums einer eingehenden Analyse unterzogen und wandten zu diesem Zweck fünf verschiedene, durch Ziegenserum activirungsfähige Combinationen an. Der Einfachheit halber wollen wir dieselben kurz mit den folgenden Zahlen bezeichnen:

Fall I = Meerschweinchenblut — inactives normales Ziegenserum;

Fall II = Kaninchenblut — inactives normales Ziegenserum;

Fall III = Kaninchenblut — inactives Serum von mit Kaninchenblut vorbehandelten Ziegen;

Fall IV = Ochsenblut — inactives Serum von mit Ochsenblut vorbehandelten Ziegen;

Fall V = Hundeblut — inactives Serum von mit Hundeblut vorbehandelten Ziegen.

Die Wege, die uns zu einer Trennung der einzelnen Complemente geführt haben, sind folgende:

1. Die Verdauung mit Papain;
2. die partielle Zerstörung durch Alkali;
3. die partielle Zerstörung durch Erhitzen auf 50°;
4. die Bindung durch Blutkörperchen.

Zunächst konnten wir constant den Befund erheben, dass nnter dem Einfluss der Papainverdauung vier Completirungen verschwanden oder mehr oder weniger stark abnahmen und nur eine einzige, diejenige für den durch Vorbehandlung mit Kaninchenblut im Ziegenserum entstehenden Amboceptor (Fall III) vollständig erhalten blieb. In diesen Versuchen wurden 20 ccm Ziegenserum mit 3 ccm einer 10 proc. Papainlösung versetzt und blieben zur Verdauung der Complemente im Brütschrank stehen. Gewöhnlich war nach 30 bis 45 Minuten der geeignete Zeitpunkt gekommen, um die Verdauung zu unterbrechen. Die Prüfung[1]) ergab dann ein vollständiges Erhaltensein des Complementes für Fall III bei völligem Verschwundensein oder beträchtlicher Abnahme der übrigen. Aus der grossen Reihe unserer diesbezüglichen Versuche mögen drei Beispiele in folgender Tabelle 1 (s. Seite 292) Platz finden:

Bei längerer Einwirkung des Papains hielt auch das resistente Complement III nicht stand, und nach 1½—2 stündiger Verdauung war das Ziegenserum in der Regel aller Complemente beraubt.

In ganz ähnlicher Weise verliefen die Abschwächungsversuche

---

1) Die als Reagens dienende Blutmenge beträgt in allen unseren Versuchen 1 ccm einer 5 proc. Aufschwemmung.

P. Ehrlich und H. Sachs,

Tabelle 1.
Verdauung des Ziegenserums durch Papain.

	Lösungsfähigkeit des Ziegenserums					
	Beispiel I		Beispiel II		Beispiel III	
	a) verdaut	b) normal	a) verdaut	b) normal	a) verdaut	b) normal
Fall I	0,5 mässig	0,25 complet	0,5 Spur	0,15 complet	0,5 mässig	0,25 complet
Fall II	1,0 Spur	0,5 complet	1,0 0	0,25 complet	1,0 Spürchen	0,5 complet
Fall III	0,2 complet	0,15 complet	0,15 complet	0,15 complet	0,15 complet	0,15 complet
Fall IV	0,3 wenig	0,06 complet	0,3 wenig	0,07 complet	0,5 stark	0,08 complet
Fall V	0,5 Spur	0,06 complet	—	—	0,3 fast complet	0,05 complet

mit Alkali. Wir verwandten dazu Soda und gingen in folgender
Weise vor: 10 ccm Ziegenserum bleiben, mit 1 ccm einer 7 proc.
Sodalösung versetzt, $1\frac{1}{4}$ Stunden im Brütschrank stehen und
werden sodann mit Salzsäure neutralisirt. Die Lösungsfähigkeit
wird mit Ziegenserum verglichen, das durch gleichzeitiges Hinzufügen entsprechender Soda- und Salzsäuremengen auf dieselbe Salzconcentration gebracht ist, ohne der schädigenden Einwirkung des
Sodas ausgesetzt gewesen zu sein[1]) (s. Tabelle 2, S. 293).

Es sind also unter dem Einfluss des Sodas die Complemente
für die Fälle I, II, IV und V vollständig geschwunden, während
Complement III noch vorhanden ist, wenn es auch um das
Vierfache in seiner Wirksamkeit abgenommen hat.

Ferner sind wir auch durch $\frac{1}{2}$ stündiges Erhitzen des
Ziegenserums auf 49—50° zu einer Trennung der Complemente

---

1) Die resultirende Salzconcentration ist übrigens so gering, dass sie an
sich die Lösungsfähigkeit in keiner Weise vermindert.

Tabelle 2·
Zerstörung des Ziegenserums duch Soda.

	Lösungsfähigkeit des Ziegenserums		
	a) nach Sodaeinwirkung		b) normal
Fall I	0,5	0	0,1 complet
Fall II	1,0	0	0,6 complet
Fall III	0,12	complet	0,03 complet
Fall IV	0,5	0	0,04 complet
Fall V	0,3	0	0,04 complet

gelangt. Bei dieser Temperatur wird die Lösungsfähigkeit des normalen Ziegenserums gegenüber Kaninchen- und Meerschweinchenblut ganz oder bis auf Spuren vernichtet. Dagegen bleiben die 3 Completirungen für die künstlich erzeugten Immunkörper mehr oder weniger erhalten, wie es folgende Tabelle 3 zeigt.

Tabelle 3.
$\frac{1}{2}$stündiges Erwärmen des Ziegenserums auf 50°.

	Lösungsfähigkeit des Ziegenserums		Von der ursprünglichen Leistungskraft ist erhalten
	a) erwärmt	b) normal	
Fall I	1,0 Spur	0,1 complet	} fast
Fall II	1,0 Spur	0,25 complet	
Fall III . . .	0,08 complet	0,01 complet	$\frac{1}{8}$
Fall IV . . .	0,035 complet	0,035 complet	1
Fall V	0,75 complet	0,02 complet	$\frac{1}{37}$

Es zeigt dieser Versuch, dass in diesem Fall Complement IV am widerstandsfähigsten ist, im Gegensatz zu dem Verhalten bei der Einwirkung von Papain oder Soda, wobei Complement III sich am resistentesten erwiesen hatte. Wenn wir die Tabelle genauer betrachten, so sehen wir ausserdem einen solch beträchtlichen Unterschied der Abschwächung

P. Ehrlich, Arbeiten zur Immunitätsforschung. 19

des Complements V von derjenigen des Complements III, dass
sich schon aus der Combination der drei bisherigen Versuchsanordnungen ohne weiteres der sichere Nachweis ergiebt, dass
die Completirungen III bis V vollständig unabhängig von
einander verlaufen und durch drei verschiedene Complemente vermittelt werden.

Aber gegenüber dieser Beweisführung könnte man den Einwand machen, dass es sich schliesslich doch nur um einheitliches
Complement handeln könne und die mitgetheilten Versuchsresultate
nicht unbedingt für eine Vielheit der Complemente sprächen.
Man könnte ja annehmen, dass die Anschauung, die wir über die
Vielheit der Complemente geäussert haben, nur in einer bestimmten
Hinsicht zutreffend ist. So wäre es wohl möglich, dass die Complemente nur eine haptophore Gruppe, aber eine Mehrheit von
zymotoxischen Gruppen enthielten, von denen eine im
speciellen Fall die Schädigung bedinge. Man könnte sich dann
auch leicht vorstellen, dass die verschiedenen zymotoxischen
Gruppen sich gegenüber chemischen oder thermischen Einflüssen
different verhielten, indem etwa durch Papain die eine derselben,
durch Alkali eine andere etc. geschädigt würden. Um diese Möglichkeit in der einen oder anderen Richtung zu entscheiden, erschien es am zweckmässigsten, Absorptionsversuche anzustellen, da im Falle eines einheitlichen Complements mit
verschiedenen zymotoxischen Gruppen die Absorptionsversuche in einheitlicher Richtung verlaufen mussten, während
im anderen Falle Differenzen, wie wir sie schon bei der Erhitzung etc. beobachtet hatten, zu erwarten waren.

Bei der grossen Bedeutung der Absorption haben wir diesen
Versuchen einen besonderen Werth zugelegt. Unsere ersten Versuche begründeten sich darauf, dass die Complemente, wie so viele

andere Körper der Chemie, durch Flächenanziehung an körnigen Substanzen verschiedener Art anhaften würden. Knochenkohle, Hautpulver, Lykopodium und Kieselguhr, die wir zu diesem Zwecke benutzten, erwiesen sich aber zur Absorption der Complemente überhaupt mehr oder weniger ungeeignet. Ein stärkeres Absorptionsvermögen zeigten dagegen in Bestätigung der Angaben v. Dungern's[1]) organisirte Materialien. Staphylokokkenaufschwemmungen waren im Stande, bei genügenden Quantitäten die Complemente ziemlich energisch herauszuschaffen[2]). Ebenso stellt Hefepulver schon in kleinen Mengen ein ausgezeichnetes Mittel dar, um ein Serum seiner Complementeigenschaften zu berauben. Aber eine Trennung der Complemente wurde durch diese Versuche nicht erreicht.

Wir nehmen an, dass in diesen Fällen die Fixation der Complemente auf physikalischer Absorption, nicht auf eigentlicher chemischer Bindung beruht. Maassgebend für diese Anschauung waren die positiven Ergebnisse, die wir erhielten, als wir zur Absorption Blutkörperchen verwandten, die mit geeigneten Amboceptoren versetzt und so im Sinne unserer Anschauungen geeignet waren, Complemente chemisch zu binden. Schüttelt man Blutkörperchen, die mit einem normalen oder künstlich erzeugten Immunkörper gesättigt (sensibilisirt) sind, mit einer für den Einzelfall auszuprobirenden Menge completirenden Serums, so kann man sich sehr leicht davon überzeugen, dass entsprechend den Bordet'schen Versuchsresultaten bei Eintritt der Hämolyse die vorhandenen Complementeigenschaften des normalen Serums

---

1) S. S. 56 ff.
2) Zu demselben Ergebniss gelangte auch Wilde (Berl. klin. Wochenschrift 1901. No. 34) bei Absorptionsversuchen mit Milzbrand-, Cholera- und Typhusbacterien; daraus aber einen Schluss auf die „Einheit des Alexins" ziehen, wie Wilde es thut, ist nach unseren Erörterungen nicht zulässig.

in den meisten Fällen vollkommen verschwunden sind. Gerade
diese Erscheinung hat ja Bordet zu seiner unitarischen Auffassung
geführt. Dagegen gelingt es durch geeignete Versuchsbedingungen,
sich auch bei dieser Absorption von der Verschiedenheit der Complemente zu überzeugen, indem man durch eine möglichste Abkürzung der Zeit es zu bewirken sucht, dass nur diejenigen
Complemente, welche die grösste Avidität zur entsprechenden complementophilen Gruppe haben, zur Absorption gelangen. Natürlich sind derartige Versuche schwierig und bedürfen
mannigfacher Variationen. Aber es gelingt schliesslich doch, zu einer
geeigneten Anordnung zu gelangen. Ein interessanter Fall, den
wir in dieser Richtung beobachtet haben, betrifft die Combination:
„Kaninchenblut-Ziegenserum" (Fall II). Bei genügend
schnellem Digeriren (höchstens 2—3 Minuten, ev. unter gelindem
Erwärmen) wies der Abguss eine erhebliche Einbusse an Complement für Fall IV oder V, oder auch für beide auf, ohne in den
übrigen Complementfunctionen geschädigt zu sein. Wir konnten dieses
Verhalten wiederholt constatiren und führen folgendes Beispiel an:

    10 ccm Ziegenserum werden mit 8 ccm Kaninchenblut ganz
kurz geschüttelt und schnell centrifugirt. Die Lösungsfähigkeit
des Abgusses und des normalen Ziegenserums zeigt die folgende

Tabelle 4.

Kurze Absorption des Ziegenserums durch Kaninchenblut.

	Lösungsfähigkeit des Ziegenserums	
	a) nach der Absorption	b) normal
Fall I	0,25 complet	0,25 complet
Fall II	0,5 complet	0,5 complet
Fall III	0,04 complet	0,04 complet
Fall IV	0,35 **complet**	0,08 **complet**
Fall V	0,2 **complet**	0,03 **complet**

Tabelle 4, in der die Zahlen I—V den auch in den vorigen Tabellen verwandten Blutkörperchen - Amboceptor - Combinationen entsprechen.

Die Complemente I, II, III sind vollständig erhalten geblieben, IV und V haben um das 4-, resp. 7 fache abgenommen, ein weiterer Beweis für ihre Verschiedenheit. Es ist hier von besonderem Interesse, dass das eigentlich activirende Princip (Complement II), das wir „dominantes Complement" nennen wollen, bei der kurzen Einwirkung überhaupt nicht an die Zelle herangetreten war, während andere Complemente, die für den Lösungsvorgang belanglos waren, schon einer deutlichen Absorption unterlegen sind.

In die Reihe der Absorptionen gehören auch den Fall I betreffende Versuche, die wir mit Meerschweinchenblutstromata angestellt haben, welche durch Erhitzen des Blutes auf 55° nach der von H. Sachs[1]) beschriebenen Methode dargestellt waren. In diesen Stromata sind die Receptoren zur Bindung der im normalen Ziegenserum vorhandenen Amboceptoren erhalten und reactionsfähig.

Diese Versuche ergaben die Absorption der Complemente für die beiden normalen Hämolysine (Fall I und II), während die übrigen drei Complemente im Wesentlichen erhalten blieben[2]). Ein derartiges Versuchsergebniss ist in folgender Tabelle wiedergegeben:

---

1) S. S. 242.

2) Man muss übrigens die günstigen Versuchsbedingungen auch hierbei erst ausprobiren. Um nämlich das Meerschweinchenbluthaemolysin (Amboceptor + Complement) des normalen Ziegenblutserums vollständig zu binden, muss man mit einem grossen Ueberschuss Meerschweinchenblutstromata absorbiren. Es geschieht dann leicht, dass auch einige andere Complemente ausser den zu den beiden normalen Haemolysinen gehörigen eine gewisse, oft auch

20 ccm Ziegenserum werden mit den Stromata aus 53 ccm
Meerschweinchenblut vorbehandelt; nach der Absorption wird centrifugirt und die Complementeigenschaften des Abgusses mit denjenigen
des normalen Ziegenserums verglichen (s. Tabelle 5).

Tabelle 5.

Absorption des Ziegenserums durch Meerschweinchenblutstromata.

	Lösungsfähigkeit	
	a) des Abgusses	b) des normalen Ziegenserums
Fall I	1,0 Spürchen	0,15 complet
Fall II	. 1,0 Spürchen	0,25 complet
Fall III	0,1 complet	0,1 complet
Fall IV	0,15 complet	0,04 complet
Fall V	0,15 complet	0,15 complet

Es waren also nach der Absorption die Complemente der
normalen Hämolysine fast total verschwunden, während die Complemente III und V in ihrer vollen Stärke erhalten wären. Eine
Mittelstellung nimmt Complement IV ein, dessen theilweise Absorption auch in diesem Versuche nicht vermieden werden konnte.
Es stellt dieses Verhalten des Complements IV eine schöne Bestätigung unseres bereits oben erbrachten Nachweises seiner isolirten Stellung dar.

Ganz analoge Resultate erhält man auch, wenn man anstatt
mit Meerschweinchenstromata mit rothen Blutkörperchen Reihen-
versuche anstellt und die nach Auflösung der rothen Blutkörper-

---

stärkere Einbusse erleiden. Besonders begegnete uns dieses Verhalten in
einigen Versuchen, in denen, um die vollständige Bindung der Complemente
für die normalen Haemolysine zu erleichtern, die Meerschweinchenblutstromata mit einer grossen Menge inactivirten normalen Ziegenserums sensibilisirt
worden waren. Es treten dann offenbar einige in relativ geringerer Zahl vorhandene Partialamboceptoren des Ziegenserums in Action, die auch zu den
anderen Complementen Affinitäten besitzen.

chen erhaltene rothe Flüssigkeit direkt als Complement für andere
Combinationen benutzt. In derartigen Versuchen konnten wir nachweisen, dass die so gewonnene Blutlösung die Complemente I und
II verloren hatte und nur noch die Complemente für die Fälle III
bis V enthielt. Diese Versuchsanordnung liefert also eine Bestätigung der auch mit den Stromata gelungenen Trennung der Complemente der normalen Hämolysine I und II
von den übrigen.

· Bordet hat übrigens selbst einen solchen Fall beschrieben,
der die Combination Kaninchenblut-Meerschweinchenserum betraf.
Dieser Versuch war natürlich mit seiner unitarischen Anschauung
unvereinbar, und so versuchte er dieses unbequeme Resultat dadurch in seinem Sinne zu erklären, dass er für die normalen
Hämolysine besondere Vertheilungsgesetze annahm[1]) und auch den
Zerstörungsproducten der zuerst verwandten rothen Blutkörperchen
eine die weitere Auflösung derselben hindernde Wirkung eventuell
zuschreiben zu müssen glaubte. Demgegenüber möchten wir betonen, dass in unserem Fall das Resultat auch durch den
Stromataversuch bestätigt ist, der dadurch, dass die Stromata
sammt dem gebundenen Complement durch Centrifugiren wieder
entfernt werden, die Bordet'schen Annahmen vollkommen auszuschliessen erlaubt.

---

1) Für diesen Einwand fehlt uns übrigens jedes Verständniss. Nach
unserer Auffassung entfalten normale und künstlich erzeugte Haemolysine ihre
Wirkung nach dem nämlichen Mechanismus; und wenn ein Serum durch eine
Blutart seines normalen Haemolysins für dieselbe vollständig beraubt wird,
aber noch im Stande ist, andere Blutarten und auch dasselbe, durch den künstlich erzeugten Immunkörper sensibilirte, Blut aufzulösen, so ist dieses Verhalten u. E. eben ein schlagender Beweis für die Vielheit der Complemente.
Denn mit dem Ersatz der normalen Amboceptoren durch die Amboceptorenschaar eines Immunserums treten neue complementophile Gruppen und damit
neue Partialcomplemente in Action.

Unsere Absorptionsversuche erbrıngen also den Nachweis, dass zwischen den beiden Möglichkeiten, nämlich der Annahme eines Complements mit mehreren verschiedenen zymotoxischen Gruppen oder derjenigen einer Mehrzahl differenter Complemente nur im Sinne der letzteren Hypothese entschieden werden kann. Was die Zahl der auf Grund unserer Versuche anzunehmenden Complemente im normalen Ziegenseıum anbetı:fft, so ergiebt sich dieselbe am besten aus folgender kleinen Tabelle 6.

Tabelle 6.

Completirungsfähigkeit des Ziegenserums nach:

für	a. Verdauung durch Papain	b. Einwirkung von Soda	c. Erhitzen auf 50°	d. Absorption durch Kaninchenblut	e. Absorption durch Meerschweinchenblut	f. Absorption durch Meerschweinchenblutstromata
Fall I	0	0	0	$+$	0	0
Fall II	0	0	0	$+$	0	0
Fall III	$+$	$+$	$1/_8$	$+$	$+$	$+$
Fall IV	0	0	$+$	$1/_4$	$+$	$1/_4$
Fall V	0	0	$1/_{37}$	$1/_7$	$+$	$+$

Wir ersehen aus dieser Uebersicht, dass die beiden Complemente I und II (normale Hämolysine) durch diese Versuche nicht von einander geschieden werden können, dass aber die drei andern Complemente sich sowohl unter einander, als auch von denen der ersten Gruppe in ihrem Verhalten voll und ganz unterscheiden. Es ist dadurch also bei den 5 verschiedenen Combinationen mit Sicherheit die Existenz von mindestens 4 verschiedenen Complementen nachgewiesen. Dass aber auch die beiden normalen hämolytischen Functionen des Ziegenserums durch zwei verschiedene Complemente vermittelt werden, geht schon aus einem früheren Versuch von Ehrlich und

Morgenroth[1]) hervor. Diese Autoren hatten gefunden, und E. Neisser und Döring[2]) haben diesen Befund bei Menschenserum bestätigt, dass bei der Filtration eines normalen Ziegenserums durch ein Pukallfilter das Filtrat genau dieselbe Menge Complement für Meerschweinchenblut enthielt, während das Complement für Kaninchenblut nahezu vollkommen fehlte.

Es ergiebt sich also als nothwendige Consequenz unserer Erfahrungen über das Ziegenserum die Feststellung der Thatsache, dass bei den fünf untersuchten Completirungen fünf verschiedene Complemente des Ziegenserums in Action treten[3]).

Auch bei einigen anderen Thierarten haben wir die Complementeigenschaften des Serums untersucht und sind ebenfalls zu Resultaten gelangt, die vollkommen gegen die einheitliche Auffassung der Complemente sprechen. Diese Versuche betreffen zunächst das Kaninchenserum. Wir knüpften hier an die von Schütze und Scheller[4]) unter Wassermann's Leitung festgestellte Thatsache an, dass das Kaninchenserum nach intravenöser Injection von Ziegenblut seine Fähigkeit vollständig verliert, Ziegenblut aufzulösen. Es war nun die Frage, ob das Kaninchen-

---

1) S. S. 86.
2) E. Neisser und Döring, Berliner klin. Wochenschr. 1901. No. 22.
3) Soeben erfahren wir durch die Liebenswürdigkeit von Herrn Privatdocent Dr. Wendelstadt in Bonn, dass auch er auf einem interessanten Wege zum Nachweis mehrerer Complemente im Ziegenserum gelangt ist. Er immunisirte eine Ziege mit mehreren Blutarten und konnte die für die entstehenden Immunkörper passenden Complemente des Ziegenserums durch Eingriffe thermischer und chemischer Art trennen. Die Arbeit wird demnächst im Centralblatt für Bacteriologie erscheinen.
4) Schütze und Scheller, Experimentelle Beiträge zur Kenntniss der im normalen Serum vorkommenden globuliciden Substanzen. Zeitschrift für Hygiene. Bd. 36. 1901.

serum nur dieser einen Complementfunction beraubt war, oder ob es auch seine übrigen Complementeigenschaften eingebüsst hatte. Wir prüften daher auch die Fähigkeit des Kaninchenserums, den vom Kaninchen durch Immunisirung mit Ochsenblut gewonnenen Immunkörper zu activiren, vor und nach der Ziegenblutinjection. Unsere zahlreichen Versuche ergaben im Wesentlichen, dass das Complement für Ziegenblut nach der Injection verschwunden, dasjenige für den Ochsenblut sensibilisirenden Immunkörper aber vollständig erhalten war. Folgendes Versuchsbeispiel möge hier angeführt sein:

Kaninchen, 1900 g, erhält 22 ccm Ziegenblut intravenös injicirt. Die Veränderung der Lösungsfähigkeit des Ziegenserums durch die Injection ergiebt sich aus folgender Tabelle 7.

Tabelle 7.

Blutart	Lösungsfähigkeit des Kaninchenserums	
	a vor der Injection	b nach der Injection
Ziegenblut — inactives normales Kaninchenserum	0,35 : complet	1,0 : keine Lösung
Ochsenblut — inactives Serum von mit Ochsenblut vorbehandelten Kaninchen	0,05 : complet	0,25 : complet

Zu entsprechenden Resultaten gelangt man bei Absorption des Kaninchenserums durch Ziegenblut in vitro, so dass wir durch diesen Versuch bereits berechtigt sind, zwei verschiedene Complemente im Kaninchenserum anzunehmen.

In einem der mit Ziegenblutinjection angestellten Versuche wurde auch die Hämolyse des Schweinebluts durch Kaninchenserum mitgeprüft, und es ergab sich, dass das Complement des normalen Hämolysins für Schweineblut ebenso wie dasjenige für sensibilisirtes Ochsenblut erhalten war. Auch durch intravenöse Injection von Schweineblut gelang es nicht, diese beiden Complemente des Kaninchenserums zu trennen, da in diesem Falle umgekehrt beide absorbirt wurden, dagegen dasjenige für Ziegenblut im Serum zurückblieb. Wir müssen uns daher vorläufig begnügen, für die Existenz zweier differenter Complemente im Kaninchenserum den sicheren Nachweis erbracht zu haben, der durch das umgekehrte Verhalten der beiden Complemente bei der Absorption mit Ziegen- und Schweineblut um so mehr an Beweiskraft gewinnt.

Die Verschiedenheit der beiden Complemente äussert sich auch in der verschiedenen Angreifbarkeit durch das Papain. Während die Completirungsfähigkeit des Kaninchenserums gegenüber dem künstlich erzeugten Immunkörper für Ochsenblut unter dem Einfluss der Papainverdauung eine erhebliche Einbusse erleidet, wird das Complement des normalen Hämolysins für Ziegenblut kaum angegriffen, so dass auch dieser Versuch eine schöne Bestätigung unserer Feststellung mindestens zweier Complemente im Kaninchenserum darstellt.

Einige mehr cursorische Versuche haben wir schliesslich noch mit Hunde- und Meerschweinchenserum angestellt, in der Absicht, durch vorsichtiges Erhitzen dieser Sera zu einer Trennung der Complemente zu gelangen. Beim Hundeserum erwies sich $1/2$ stündiges Erwärmen auf 49,5°, beim Meerschweinchenserum Erwärmen auf 49° geeignet, um aus den Differenzen der Abschwächung der einzelnen Complementfunctionen auch hier die Pluralität der Complemente zu erkennen. Wir lassen die diesbezüglichen Tabellen 8 und 9 folgen.

Tabelle 8.

½stündiges Erwärmen des Hundeserums auf 49,5⁰.

Blutkörperchen-Amboceptor-combination	Lösungsfähigkeit des Hundeserums		Von der Lösungskraft ist erhalten
	a) erwärmt	b) normal	
I. Kaninchenblut — inactives Hundeserum	0,5 0	0,25 complet	0
II. Meerschweinchenblut — inactives Hundeserum . .	0,5 0	0,1 complet	0
III. Hammelblut — inactives Hundeserum	0,5 0	0,08 complet	0
IV. Menschenblut — inactives Serum von mit Menschenblut vorbehandelten Ziegen	0,5 mässig	0,15 complet	weniger als ⅓
V. Ochsenblut — inactives Serum von mit Ochsenblut vorbehandelten Ziegen . .	0,35 complet	0,06 complet	· ⅙
VI. Ochsenblut — inactives Serum von mit Ochsenblut vorbehandelten Kaninchen .	0,5 stark	0,045 complet	weniger als ¹/₁₁

Tabelle 9.

½stündiges Erwärmen des Meerschweinchenserums auf 49⁰.

Blutkörperchen-Amboceptor-combination	Lösungsfähigkeit des Meerschweinchenserums		Von der Lösungskraft ist erhalten
	a) auf 49⁰ erwärmt	b) normal	
I. Kaninchenblut — inactives Meerschweinchenserum . .	1,0 0	0,5 complet	0
II. Ochsenblut — inactives Meerschweinchenserum . .	0,5 Spur	0,5 complet	fast 0
III. Ochsenblut — inactives Serum von mit Ochsenblut vorbehandelten Ziegen . .	0,008 complet	0,008 complet	1
IV. Ochsenblut — inactives Serum von mit Ochsenblut vorbehandelten Kaninchen .	0,025 complet	0,025 complet	1
V. Hammelblut — inactives Serum von mit Hammelblut vorbehandelten Ziegen . .	0,025 complet	0,006 complet	¹/₄,₂
VI. Hundeblut — inactives Serum von mit Hundeblut vorbehandelten Ziegen . .	0,5 complet	0,25 complet	½

Wenn wir alle unsere Beobachtungen resumiren, zeigen sie, wie die unitarische Auffassung in der Complementfrage in ein Gewirr von unlöslichen Widersprüchen führt und daher unbedingt aufgegeben werden muss. Dagegen stimmen alle Erfahrungen mit dem Vorhandensein einer Reihe verschiedener Complemente in demselben Serum aufs Beste überein und erscheinen bei nüchterner Betrachtung überhaupt nur als die nothwendige Consequenz einer derartigen Mannigfaltigkeit, für die wir durch unsere Untersuchungen aufs Neue den sicheren Nachweis erbracht haben. Es ist uns ganz besonders erfreulich, dass nun auch im Institut Pasteur von führender Seite die Buchner-Bordet'sche Annahme von der Einheitlichkeit des Alexins aufgegeben worden und Metschnikoff[1]) zu der Annahme wenigstens zweier verschiedener Complemente in demselben Serum gelangt ist. Metschnikoff fand, dass die an Macrophagen reichen Exsudate hämolytisch wirksam waren, dagegen keine bactericiden Functionen auszuüben vermochten. Umgekehrt übten die im wesentlichen Mikrophagen enthaltenden Exsudate eine bedeutende bactericide Kraft aus, erwiesen sich dagegen unfähig, selbst sensibilisirte rothe Blutkörperchen aufzulösen. Metschnikoff schliesst daraus, dass von den beiden Zellenarten zwei verschiedene Complemente gebildet werden, die Mikrocytase, welche die bactericiden Wirkungen veranlasst, und die Makrocytase, welche die Trägerin der die thierischen Zellen zerstörenden Functionen darstellt. Auch Metschnikoff betont dabei, dass durch den Nachweis der Dualität der Complemente die Richtigkeit der Bordet'schen Versuche nicht erschüttert wird; er sagt zur Erklärung der Bordet'schen Resultate:

---

1) Metschnikoff, l'Immunité dans les maladies infectieuses. S. 206. Paris 1901.

„Il n'y a qu' ä admettre que les éléments figurés, une fois qu'ils
sont imprégnés de fixateurs spécifiques, deviennent capables d'absorber non seulement la cytase qui les digère, .mais aussi une autre
qui, sans les dissoudre, se fixe simplement sur eux."

Demgegenüber möchten wir nochmals betonen, dass auch wir
die Richtigkeit der Bordet'schen Versuche nicht bestritten, sondern eben nur die Deutung im Sinne der unitarischen
Auffassung beanstandet haben.   Der alte Streit zwischen
den beiden Auffassungen dürfte nunmehr beendet und in
unserem Sinne endgiltig entschieden sein.

XIX.

Ueber den Mechanismus der Amboceptoren-wirkung.[1]

Von

Professor Dr. **P. Ehrlich** und Dr. **H. Sachs**.

I. Ueber Complementoidverstopfung des Amboceptors.

Die Complemente, welche die Activirung der Amboceptoren des Blutserums vermitteln, sind bekanntlich nach den Feststellungen von Ehrlich und Morgenroth ebenso wie die Toxine durch zwei Gruppen im Molecül charakterisirt, die haptophore, welche sich mit der complementophilen Gruppe des Amboceptors verbindet, und die zymotoxische, welche die Trägerin der specifischen Complementfunction darstellt. In bester Uebereinstimmung damit konnten Ehrlich und Morgenroth[2] durch die Erzeugung von Anticomplementen mittels durch Erwärmen inactivirter Sera den Nachweis erbringen, dass die Complemente unter gewissen Bedingungen ebenso wie die Toxine in unwirksame Modificationen übergehen, die durch die Fähigkeit der Antikörpererzeugung das

---

1) Abdruck aus der Berliner klin. Wochenschr. 1902. No. 21.
2) S. S. 123.

Intactsein ihrer haptophoren Gruppen verrathen und daher in
Analogie mit den Toxoiden als Complementoide zu bezeichen sind.
So leicht man nun die Gegenwart der Complementoide durch den
Thierversuch erkennen konnte, so wenig gelang es, ihre Reactionsfähigkeit im hämolytischen Reagensglasversuch zu demonstriren,
da eine Beeinträchtigung der Complementwirkung, wie man sie bei
den, ja ein Gemisch von Amboceptor und Complementoid dar-
stellenden, inactivirten Seris erwarten sollte, selbst bei stärkerer
Anhäufung von Complementoiden nach den bisherigen Erfahrungen
nicht stattfindet. Ehrlich und Morgenroth haben daher angenommen, dass die haptophore Gruppe des Complements
bei der Umwandlung in Complementoid eine Verminderung
ihrer Affinität erfährt, eine Annahme, die auch von Myers[1])
für die Toxoide des Cobragiftes gemacht worden ist.

Dass eine solche Herabsetzung der Affinität bei allen Complementen eintreten müsste, ist natürlich absolut nicht nothwendig,
bei der grossen Verbreitung und Mannigfaltigkeit der unter dem
Begriff „Complement" zusammengefassten Substanzen sogar a priori
wenig wahrscheinlich. So haben wir erwartet, im Laufe unserer
Untersuchungen geeignete Combinationen aufzufinden, in denen die
Affinitätsherabsetzung bei der Complementoidbildung nicht oder
nur in geringem Maasse stattfindet, und ein solcher Fall ist uns
in der That jüngst begegnet.

Normales Hundeserum löst, wie bekannt, Meerschweinchenblut
ziemlich energisch auf. Inactivirt man das Hundeserum, so lässt
sich diese hämolytische Fähigkeit durch actives Meerschweinchenserum leicht wiederherstellen, nur muss die Inactivirung bei geeigneter Temperatur (50—51°) erfolgen, da sich bei höheren

----

1) Myers, Cobra poison etc. The Lancet. 1898.

Temperaturen der Amboceptor des Hundeserums, wie Sachs[1]) ge-
zeigt hat, als thermolabil erweist, Buchner war aus diesem
Grunde die Activirbarkeit des Hundeamboceptors entgangen, indem
bei der von ihm gewählten Inactivirungstemperatur von 60° die
Completirung durch Meerschweinchenserum in der That nicht mehr
möglich ist. Bei einer fortgesetzten Analyse dieses interessanten
Falles machten wir nun die merkwürdige Beobachtung, dass die
Sedimente von Meerschweinchenblutkörperchen, die mit entsprechenden Mengen inactiven Hundeserums eine Stunde lang im
Brütschrank vorbehandelt und dann abcentrifugirt waren, sich
wider alle Erwartung durch Meerschweinchenserum nicht mehr
activiren liessen, während bei gleichzeitigem Mischen aller drei
Bestandtheile prompte Hämolyse eintrat (s. Tabelle 1).

Tabelle 1.

| Inactivirtes Hundeserum | Lösung des Meerschweinchenbluts[1]) | |
| | A. Blut + inactiv. Hunde-serum 1 Stunde bei 37°, dann centrifugirt und 0,5 ccm Meerschwein-chenserum zu den Sedi-menten | B. Blut + inact. Hunde-serum + 0,5 ccm Meer-schweinchenserum, gleichzeitig gemischt |
ccm		
1. 1,0		complet
2. 0,5		"
3. 0,35	0	"
4. 0,25		"
5. 0,15		fast complet
6. 0		0

1) Die in unseren Versuchen zur Verwendung kommende Blutmenge ist
stets 1 ccm einer 5 pCt. Blutaufschwemmung in 0,85 pCt. Kochsalzlösung.

1) S. S. 262 ff.

Unser erster Gedanke war der, dass der Amboceptor trotz des eine Stunde währenden, relativ langen Contacts mit den Blutkörperchen vielleicht doch nicht gebunden worden war. Ein solches Verhalten wäre zwar exceptionell, aber immerhin denkbar und kommt auch, wie wir später sehen werden, wirklich vor. In diesem Falle konnten wir uns aber leicht von der Grundlosigkeit dieser Vermuthung überzeugen. Denn als wir die mit inactivem Hundeserum in der beschriebenen Weise digerirten Meerschweinchenblutkörperchen, ohne die Zwischenflüssigkeit zu entfernen, durch Meerschweinchenserum zu activiren versuchten, blieb die Hämolyse ebenfalls aus. Dass der Amboceptor nicht in der Zwischenflüssigkeit war, ersahen wir auch aus dem Verhalten des Abgusses, den wir durch Centrifugiren des vorbehandelten Blutes gewannen. Liessen wir denselben auf natives Meerschweinchenblut wirken, dem actives Meerschweinchenserum (Complement) zugefügt worden war, so war keine Auflösung zu erzielen. Mithin musste der Amboceptor an die Blutkörperchen gebunden sein.

Wieso hatte er aber durch die vorherige Bindung seine Activirbarkeit verloren. Nach Ausschluss anderer Erklärungsmöglichkeiten wurden wir dazu gedrängt, das beobachtete Phänomen als die Folge einer Verstopfung der complementophilen Amboceptorengruppen des Hundeserums durch die im inactiven Serum noch befindlichen Complementoide aufzufassen. Die Richtigkeit dieser Deutung hat sich uns aufs Beste bestätigt:

1. Durch die isolirte Bindung des Amboceptors bei 0°;

2. durch die nachherige Verstopfung des bei 0° gebundenen Amboceptors mittels freien Complementoids;

3. durch das Verhalten des durch Schütteln mit Hefe inactivirten Hundeserums;

4. durch den Bindungsversuch mit durch Erwärmen inactivirtem Hundeserum bei erhöhter Salzconcentration.

1. Wiederholten wir den Bindungsversuch in der oben geschilderten Weise, nur mit der Modification, dass wir den Amboceptor nicht bei 37⁰, sondern bei 0⁰ an die Blutzellen verankerten, so liessen sich die bei 0⁰ vorbehandelten Meerschweinchenblutkörperchen durch Meerschweinchenserum glatt activiren, wie es die folgende Tabelle 2 zeigt.

Tabelle 2.

Meerschweinchenblut.

Inactives Hundeserum	Lösung der Sedimente bei Zusatz von 0,4 ccm Meerschweinchenserum nach Vorbehandlung	
ccm	A. bei 0⁰	B. bei 37⁰
1. 1,0	complet	
2. 0,5	„	
3. 0,35	„	0
4. 0,25	„	
5. 0,15	fast complet	
6. 0	0	

Nun wissen wir, dass bei 0⁰ in der Regel nur der Amboceptor von den Blutkörperchen gebunden wird, das Complement aber· im Wesentlichen unbeeinflusst bleibt. Es ist daher wohl selbstverständlich, dass in solchen Fällen, in denen die Complementoide ebenso wie die Complemente von den Amboceptoren gebunden werden, diese Bindung ebenfalls unterbleiben wird, wenn der Versuch in der Kälte bei 0⁰ angestellt ist. Durch diese Erwägungen bestätigt sich also unsere Auffassung, dass die Nichtactivirbarkeit der bei 37⁰ sensibilisirten Blutkörperchen durch eine Verstopfung der complementophilen Amboceptorengruppen des Hundeserums durch die Complementoide des eigenen Serums bedingt ist.

20*

2. Es war jetzt noch zu zeigen, dass nach der bei 0° erfolgten Bindung das die spätere Activirbarkeit verhindernde Moment auch wirklich in der Zwischenflüssigkeit zurückgeblieben ist. Dieser Nachweis gelang leicht auf folgende Weise. Zwei Parallelreihen Meerschweinchenblut blieben mit inactivem, d. h. Amboceptor + Complementoid enthaltendem Hundeserum, $1\frac{1}{2}$ Stunden bei 0° stehen, dann wurden die Röhrchen von Reihe A centrifugirt und die von der Zwischenflüssigkeit befreiten Sedimente in physiologischer Kochsalzlösung aufgeschwemmt, die Röhrchen der Reihe B blieben unverändert. Nun kamen alle Röhrchen auf eine Stunde in den Brütschrank, wurden dann sämmtlich centrifugirt und die Sedimente mit activem Meerschweinchenserum und Kochsalzlösung aufgeschwemmt. In den Röhrchen der Reihe A trat Lösung ein, die Blutkörperchen der Reihe B blieben ungelöst, wie es folgende Tabelle 3 zeigt:

Tabelle 3.

Inactives Hundeserum		Lösung des Meerschweinchenblutes bei Zusatz von 0,4 ccm Meerschweinchenserum	
	ccm	Reihe A	Reihe B
1.	1,0	complet	Spürchen
2.	0,5	„	
3.	0,35	stark	
4.	0,25	mässig	0
5.	0,15	„	
6.	0	0	

In der Zwischenflüssigkeit der bei 0° sensibilisirten Blutkörperchen war also der die Verstopfung der Amboceptoren verursachende Körper enthalten; denn in der Reihe A, in welcher die Zwischenflüssigkeit abgegossen war, liessen sich die Blutkörperchen trotz eines nachherigen Aufenthalts bei

37° activiren, in der Reihe B dagegen wurden die bei 0° frei geblicbenen Complementoide durch das nachherige Verweilen im Thermostaten noch gebunden und verhinderten so die Completirbarkeit durch actives Serum. Es kann sich nach alledem nur um eine Complementoidwirkung im Reagensglas handeln, und die Richtigkeit dieser Ansicht hat sich uns auch noch in anderer Weise bestätigt.

3. Bekanntlich stellt Hefe nach den Mittheilungen von v. Dungern[1]), Ehrlich und Sachs[2]) ein ausgezeichnetes Mittel dar, um die Complemente eines Serums zu entfernen. Stellten wir uns nun inactives Hundeserum anstatt durch Erhitzen durch Vorbehandeln mit Hefe dar, oder liessen wir die Complementoide des durch Erhitzen inactivirten Serums durch Hefe absorbiren, so erwies sich das derart vorbehandelte Hundeserum zur Erzeugung des Verstopfungsphänomens ungeeignet. Die Hämolyse trat in gleicher Weise ein, wenn wir das activirende Meerschweinchenserum sofort zusetzten oder die Blutkörperchen - Hundeserumgemische erst eine Stunde lang im Brütschrank stehen liessen (s. Tabelle 4, S. 310).

Die Complementoide waren durch die Hefe eben entfernt worden, und die isolirten Amboceptoren reagirten in normaler Weise.

4. Einen weiteren Beweis für die Richtigkeit unserer Auffassung fanden wir in dem Ausfall des Bindungsversuchs bei künstlich erhöhter molecularer Concentration der Zwischenflüssigkeit. Bekanntlich wird die hämolytische Wirkung der Sera durch eine höhere Salzcontraction gehemmt, resp. aufgehoben,

---

1) S. S. 56 ff.
2) S. S. 282 ff.

Tabelle 4.

Hundeserum	Lösung des Meerschweinchenbluts bei Zusatz von 0,4 ccm Meerschweinchenserum nach einstündigem Stehen bei 37°. Hundeserum inactiv:		
	A. durch Schütteln mit Hefe [1]	B. durch Erhitzen	
ccm		a) mit Hefe geschüttelt [1]	b) direct verwandt
1. 1,0	complet	complet	
2. 0,5	„	„	
3. 0,35	„	„	0
4. 0,25	fast complet	fast complet	
5. 0,15	stark	stark	
3. 0	0	0	

1) 6 ccm Serum werden mit 0,2 g Hefe ausgeschüttelt.

und wie die Untersuchungen Markl's[1]) gezeigt haben und wir nach unseren früheren, noch nicht publicirten, umfangreichen Erfahrungen bestätigen können, wird dabei der Amboceptor von den rothen Blutkörperchen gebunden, während das Complement nicht angreifen kann[2]). Unter diesen Verhältnissen musste es bei Richtigkeit der von uns entwickelten Auffassung natürlich auch möglich sein, die Complementoidverstopfung durch geeignete Salzcon-

---

1) Markl, Ueber Hemmung der Hämolyse durch Salze. Zeitschr. f. Hygiene. Bd. 39. 1902.

2) Diese Verhältnisse haben übrigens u. E. mit einer Beeinflussung der osmotischen Verhältnisse der Zellmembran, wie Markl es meint, nichts zu thun, vielmehr erscheint uns die Wirkung der Salze durch die Annahme einer durch die erhöhte Concentration bedingten Hemmung der chemischen Verbindung von Amboceptor und Complement in einfachster Weise erklärt. Dass die Salze in diesem Sinne antireactiv wirken, geht ja am besten aus der durch Knorr (Münchener med. Wochenschr. 1898, No. 11/12) ermittelten Thatsache hervor, dass Tetanusantitoxin und Toxin durch eine Zugabe von 10 pCt. NaCl an dem Zusammentritt durchaus gehindert werden.

centrationen zu .verhindern. Wir gingen also in der Weise vor, dass wir zwei Parallelreihen Meerschweinchenblut mit inactivem Hundeserum eine Stunde bei 37⁰ stehen liessen, die eine aber mit einem Zusatz von Ammonsulfat, entsprechend einer Concentration von 1,3 pCt. Dieser Salzzusatz genügt, wie uns specielle Versuche zeigten, um die hämolytische Wirkung selbst · grosser Mengen (1 ccm) activen Hundeserums vollständig aufzuheben. Der Ausfall . des Versuchs entsprach ganz unserer Erwartung. **Die Sedimente der mit Ammonsulfatzusatz vorbehandelten Meerschweinchenblutkörperchen liessen sich durch Meerschweinchenserum completiren, in der anderen Versuchsreihe blieb jede Lösung aus,** wie aus folgender Tabelle 5 hervorgeht.

Tabelle 5.

Inactives Hundeserum	Lösung der nach 1 stündigem Aufenthalt bei 37⁰ abcentrifugirten und mit 0,5 ccm Meerschweinchenserum versetzten Meerschweinchenblut-Sedimente, vorbehandelt unter Zusatz von:	
	A.	B.
ccm	0,15 ccm 20 pCt. $(NH_4)_2 SO_4$	0,15 ccm 0,85 pCt. NaCl
1. 1,0	complet	
2. 0,5	mässig	
3. 0,35	wenig	0
4. 0,25	Spur	

Durch die Analyse dieses Falles ist also zum ersten Male durch den Reagensglasversuch der Nachweis erbracht, dass Complementoide als unwirksame Modificationen der Complemente im inactiven Serum in der That bestehen. Freilich konnte ihre Existenz auch bisher nicht zweifelhaft erscheinen, da durch die Möglichkeit der Antikörpererzeugung der Beweis für das Erhaltensein der haptophoren Complementgruppen im inactivirten Serum u. E. bereits geliefert war[1]).

Im Gegensatz zum sonstigen Verhalten müssen wir in dem beschriebenen Falle annehmen, dass die **Affinität des Complements durch die Complementoidbildung keine sehr erhebliche Verminderung erfahren hat.** Es spricht auch hierfür eine kleine Versuchsreihe, die wir angestellt haben, um durch Ermittelung der niedrigsten Temperatur, bei welcher die Verankerung des Complementoids noch erfolgt, ein ungefähres

---

1) Angesichts dieser neuen Bestätigung möchte ich aber dem Leser eine Darstellung der Complementoidtheorie in der Beleuchtung eines Gegners nicht vorenthalten (Protocoll der k. k. Gesellschaft der Aerzte in Wien, Sitzung vom 13. December 1901, Wiener klin. Wochenschr. 1901, No. 51):

„Injicirt man dem Thiere statt actives, inactives Serum derselben fremden Species, so wird sein Serum ebenfalls anticomplenthaltig; Beweis, dass auch das Alexin — wie jedes andere Ding auf der Welt — eine haptophore und eine active Gruppe, diesmal zymotoxische genannt, enthält. Durch das Inactiviren wird die zymotoxische, nicht aber die haptophore Gruppe zerstört, daher Fortdauer der Assimilation des Complementoids und der Production des Anticomplements. Bis hierher geht's noch. Nun kommt aber eine bedenkliche Sache. Wenn das seiner zymotoxischen Gruppe beraubte Complement noch seine haptophore Gruppe besitzt, muss es ja noch seinen Amboceptor sättigen und binden. Wie kommt es dann, dass ein inactivirtes Antiserum durch Zusatz von wirksamem Complement (activem Normalserum) wieder lytisch wird, was ja nach Ehrlich (trotz Dr. Wechsberg) auf der Bildung von Lysin aus Amboceptor und Complement beruht. Wenn die haptophore Gruppe des Amboceptors bereits durch den Rest des alten Complementes, das „Complementoid", gebunden ist, kann sie ja kein neues Complement mehr binden. Also kann beim Erhitzen (Inactiviren) des Serums auch die haptophore Gruppe des Complementes nicht unverändert geblieben sein; sie muss alle Affinität zum Amboceptor verloren haben. Nun frage ich Sie, meine Herren, was ist denn nach dem Erhitzen von dem Complement noch übrig geblieben? Die zymotoxische Gruppe ist zerstört, die haptophore Gruppe bis zur Unkenntlichkeit verändert. Nichts von ihm ist übrig geblieben, als der Wunsch Ehrlich's, dass noch etwas von ihm übrig geblieben sein möchte, weil es sonst mit der Theorie nicht klappt, und dieser Wunsch Ehrlich's ist es, der unter dem Namen Complementoid im inactiven Serum schwimmt."

Criterium für seine relative Affinität zu erlangen. Aus der Activirbarkeit der bei verschiedenen Temperaturen mit inactivem Hundeserum vorbehandelten Meerschweinchenblutkörperchen ergab sich,
dass schon bei 3⁰ eine mässige Bindung der Complementoide stattfindet und das vollständige Verstopfungsphänomen bereits bei 8⁰ zu erzielen ist, wie es folgender Versuch zeigt.
(S. Tabelle 6.)

Tabelle 6.

Inactives Hundeserum ccm	Lösung des Meerschweinchenbluts bei Zusatz von 0,5 ccm Meerschweinchenserum nach Vorbehandlung bei:			
	A. 0⁰	B. 3⁰	C. 6⁰	D. 8⁰
1. 1,0	complet	mässig		
2. 0,75	fast complet	„	} Spürchen	} 0
3. 0,5	stark	„		
4. 0,35	mässig	wenig		

Indessen glauben wir doch, dass eine gewisse, wenn auch
geringe Herabsetzung der Affinität bei der Complementoidbildung
auch in diesem Falle stattfindet. Wenigstens spricht dafür die

---

Soweit Gruber! Ich unterdrücke hier jede persönliche Bemerkung, zu
der der gewiss ungewöhnliche Ton der Auslassungen genügend Grund geben
würde. Ich beschränke mich darauf, meine grosse Verwunderung darüber aus-
zusprechen, dass in Gruber's Darstellung gerade der wichtigste und er-
klärende Punkt unberücksichtigt geblieben ist, dass nämlich, wie ich im
Verein mit Morgenroth von Anfang an betont habe, die Complemente
bei der Umwandlung in Complementoide in der Regel eine Herabsetzung ihrer Affinität erfahren müssen, da sich nur so der
Mangel jeglicher störender Interferenz derselben im Reagensglasversuch erklärt. Wenn aber Gruber eine vollkommene Zerstörung
der Complemente beim Inactiviren annimmt, wie erklärt er dann die ja jedem
leicht gelingende Erzeugung von Anticomplement durch Einführung von erhitztem Serum in den Organismus? Ein im Serum schwimmender Wunsch
kann doch unmöglich ausreichen, um Anticomplemente zu erzielen!

Ehrlich.

Thatsache, dass bei gleichzeitigem Zufügen von inactivem Hundeserum (i. e. Amboceptor + Complementoid) und activem Meerschweinchenserum Auflösung des Meerschweinchenbluts erfolgt.
Es wird also unter diesen Verhältnissen, in denen dem Amboceptor Complement und Complementoid zur Auswahl stehen, das
erstere bevorzugt. Wenn es aber bei der Vorbehandlung mit
Complementoid gelingt, die complementophile Gruppe des Amboceptors für das später zugefügte Complement zu verstopfen, so
werden wir dies in einfachster Weise dadurch zu erklären haben,
dass nach erfolgter Verankerung des Complementoids
ein Festerwerden der Bindung eintritt. Analoge Erscheinungen finden sich ja vielfach im Immunitätsgebiet. So hat
Dönitz[1]) den Nachweis erbracht, dass die Festigkeit der Bindung
des Diphtheriegiftes im thierischen Körper, anfangs eine lockere,
sehr bald derart zunimmt, dass sie selbst durch ausserordentlich
grosse Antitoxinmengen nicht mehr gesprengt werden kann, und
in gleichem Sinne sprechen die Versuche Madsen's[2]), den Blutzellen das einmal an sie gebundene Tetanolysin durch Antitoxin
wieder zu entreissen.

Auch für die Technik des Amboceptorennachweises ist die
Complementoidverstopfung von besonderer Bedeutung. Wenn man
sich nämlich in zweifelhaften Fällen von der Existenz der Ambo-
ceptoren in der üblichen Weise durch Sensibilisirung von rothen
Blutkörperchen und nachherige Completirung mit andersartigem
Serum zu überzeugen sucht, so kann durch die sperrende
Wirkung der Complementoide natürlich ein Fehlen der

---

1) Dönitz, Ueber die Grenzen der Wirksamkeit des Diphtherieheilserums.
Arch. internat. de Pharmacodynamie. Vol. V. 1899.
2) Madsen, Ueber Heilversuche im Reagensglas. Zeitschrift f. Hygiene.
Bd. 32. 1899.

Amboceptoren vorgetäuscht werden. In diesem Sinne ist
es von besonderem Interesse, dass ein so ausgezeichneter Forscher
wie Buchner[1]), der sich gerade in dem von uns hier beschäftigenden Falle der erwähnten Methode zur Hämolysinanalyse bediente, beim Nachweis der Amboceptoren ausser an deren bereits
erwähnter Thermolabilität[2]) auch an der von ihm gewählten, für
diesen speciellen Fall unbrauchbaren Versuchsanordnung scheitern
musste.

II. Amboceptor oder Sensibilisator ?

Eine andersartige, für das Gelingen des Amboceptorennachweises bei schematischem Vorgehen gleich fatale Complication ist
uns in einem anderen Falle begegnet, der auch für die Theorie
der Hämolysinwirkung von ganz besonderem Interesse ist. Er
betrifft die hämolytische Kraft des Ochsenserums für Meerschweinchenblut. Inactivirt man Ochsenserum, so kann dieselbe durch
Zufügen von activem Pferdeserum leicht wiederhergestellt werden.
Versucht man indessen, Blutkörperchensedimente, die durch Centrifugiren des 1 Stunde bei 37° mit inactivem Ochsenserum vorbehandelten Meerschweinchenbluts gewonnen sind, durch actives
Pferdeserum zu completiren, so bleibt, ganz wie im vorigen Falle,
die Hämolyse aus. Der principielle Unterschied in der

---

1) H. Buchner, Sind die Alexine einfache oder complexe Körper?
Berliner klin. Wochenschr. 1891. No. 33.

2) Nach den mitgetheilten neuen Erfahrungen wäre es denkbar, dass die
Thermolabilität der Amboceptoren dadurch vorgetäuscht wird, dass die ohnehin relativ aviden Complementoide durch die grössere Wärmezufuhr bereits fest
an die Amboceptoren gekettet werden. Wie uns specielle Versuche gezeigt
haben, findet aber ein solches Verhalten nicht statt, da das durch Schütteln
mit Hefe inactivirte, also complementoidfreie, Hundeserum durch Erhitzen auf
60° seine Activirbarkeit ebenfalls einbüsst, nicht aber, wenn es nur auf 50 bis
51° erwärmt wird.

Ursache der Nichtactivirbarkeit tritt aber mit Evidenz
hervor in dem Verhalten der abgegossenen Zwischenflüssigkeit. Unterlässt man nämlich das Abcentrifugiren und
fügt den sensibilisirten Blutkörperchen, ohne die Zwischenflüssigkeit
zu entfernen, actives Pferdeserum zu, so erfolgt die Auflösung, und
in ganz entsprechender Weise verhalten sich, wenn man centrifugirt, die Abgüsse, indem sie, mit activem Pferdeserum gemischt,
natives Meerschweinchenblut zur Auflösung bringen. In folgender
Tabelle 7 ist ein vollständiger Versuch wiedergegeben.

Tabelle 7.

Inactives Ochsenserum ccm	Lösung des Meerschweinchenbluts nach Zufügen von 0,5 ccm Pferdeserums zu:			
	A den abcentrifugirten Sedimenten nach 1 Stde. Stehen bei 37⁰	B den Abgüssen von A, auf natives Meerschweinchenblut gegossen	C den nichtcentrifugirten Blut-Ochsenserumgemischen	
			a nach 1 stündl. Stehen bei 37⁰	b sofort
1. 0,5	Spürchen	complet	complet	complet
2. 0,35		"	"	"
3. 0,25		"	"	"
4. 0,15	0	stark	fast complet	fast complet
5. 0,1		mässig	stark	stark
6. 0		0	0	0

Der Amboceptor ist also im Gegensatz zu dem Verhalten in dem ersten von uns mitgetheilten Falle im
Abguss geblieben, also überhaupt nicht oder doch nur in
sehr geringem Grade von den Blutkörperchen gebunden
worden. Es ist daher selbstverständlich, dass auch unsere Versuche, die bei 0⁰ mit inactivem Ochsenserum vorbehandelten und
dann abcentrifugirten Meerschweinchenblutkörperchen mit Pferdeserum zu activiren, scheitern mussten. In ganz analoger Weise

verlief natürlich auch der Versuch, wenn das Ochsenserum durch
Ausschütteln mit Hefe complementoidfrei gemacht worden war.

Dieses sonderbare Verhalten, dass der Amboceptor allein
gar nicht an die Zelle herantritt, sondern erst dann,
wenn er mit dem Complement verbunden ist, seine
Wirkung zu entfalten vermag, ist wiederum für die Methodik
der Hämolysinanalysen von besonderer Bedeutung. Denn abgesehen
davon, dass der Versuch, die abcentrifugirten, vermeintlich „sensibilisirten“, Blutzellen zu activiren, unter diesen Verhältnissen
natürlich fehlschlagen muss, werden auch die ohnehin schon eng
gezogenen Grenzen der zweiten zur Erkenntniss der complexen
Constitution der Hämolysine geeigneten Methode, der Trennung in
der Kälte, durch das Vorkommen einer derartigen Complication
noch erheblich eingeschränkt.   Denn die Kältetrennungsmethode
beruht ja auf der Erfahrung, dass bei 0° gewöhnlich nur die Amboceptoren an die Blutzellen, nicht aber die Complemente an die
Amboceptoren gebunden werden.   Wenn aber, wie in dem beschriebenen Falle, die Bindung Amboceptor-Zelle erst von der erfolgten
Verankerung Amboceptor-Complement abhängig ist, wie soll sich
dann eine Trennung der beiden Componenten erreichen lassen, da
ja die für Bindung des Amboceptors an die Zelle hier bestehende
Conditio sine qua non einerseits bei niedriger Temperatur nicht
erfüllt werden kann, andererseits an sich eine Trennung überhaupt
ausschliesst! Kein Wunder daher, dass auch Gruber[1]) gerade in
diesem Falle (Meerschweinchenblut — actives Ochsenserum) die
Kältetrennung nicht gelang!

---

1) Gruber, Zur Theorie der Antikörper. Münchener med. Wochenschr.
1901. No. 49. Siehe dazu auch H. Sachs, l. c.

Die von uns hier mitgetheilten beiden atypischen Fälle sind
aber auch ganz besonders geeignet, den Mechanismus der Hämolysinwirkung in eindeutiger Weise zu beleuchten. Kann man schon
in dem ersten Falle die Thatsache, dass die doch in üblicher Weise
„sensibilisirten" Blutkörperchen der Einwirkung des Complementes widerstehen, mit der Bordet'schen Auffassung
kaum erklären, so fällt das im zweiten Falle mitgetheilte Verhalten
aus dem Rahmen der Erklärungsmöglichkeit gänzlich heraus, wenn
man sich mit Bordet den Vorgang der Hämolysinwirkung in der
Weise vorstellt, dass die Amboceptoren (substance sensibilisatrice
Bordet's) die Blutkörperchen sensibilisiren und sie so der Einwirkung der direct an sie angreifenden Complemente (Bordet's
Alexine) zugänglich machen.   Denn hier haben wir ja in sinn-
fälliger Weise gezeigt, dass eine Sensibilisirung überhaupt
nicht stattfindet; der Amboceptor wird an sich gar nicht gebunden, sondern erst durch das Zufügen von Complement reactionsfähig gemacht. Wollten wir aber annehmen, dass das Complement
in unserem Falle trotzdem direct an die Zelle angreift und dadurch
erst die Bindung des Amboceptors ermöglicht, so würden wir zu
einer Theorie gelangen, die von derjenigen Bordet's ebensoweit
entfernt ist, wie die von Ehrlich und Morgenroth vertretene,
die aber in ganz unerhörter Weise eine nur für diesen einen oder
vielleicht wenige Fälle giltige Ausnahme darstellen würde. Zum
Ueberfluss haben wir den entsprechenden Versuch trotzdem angestellt und gefunden, dass das Complement als solches, wie nicht
anders zu erwarten war, auch in diesem Falle von der Zelle überhaupt nicht gebunden wird.

Aber die Thatsachen erklären sich in einfachster Weise, wenn
wir nach dem Vorgang von Ehrlich und Morgenroth den Amboceptor als ein mit zwei haptophoren Gruppen versehenes Bindeglied

auffassen, das die Wirksamkeit des Complements auf die Zelle durch deren beiderseitige Fesselung überträgt. Dass in diesem Falle die cytophile Gruppe des Amboceptors eine sehr geringe Verwandtschaft zum Zellreceptor hat, folgt ja eo ipso aus unseren Versuchen. Wir haben also nur anzunehmen, dass im Gegensatz zum gewöhnlichen Verhalten bei der beschriebenen Combination der Amboceptor, an sich unbefähigt, sich mit der Zelle zu verbinden, durch die Verankerung des Complements eine Erhöhung seiner Affinität erfährt und dadurch erst reactionsfähig wird.

Auf die Bedeutung der Affinitätsschwankungen soll demnächst im Zusammenhang ausführlich eingegangen werden. Wir begnügen uns hier mit dem Hinweis, dass ohne die chemisch ja selbstverständliche Annahme, dass bestimmte haptophore Gruppen durch Aenderung des Gesammtmoleküls Erhöhung oder Verringerung ihrer chemischen Energie erfahren, ein Verständniss der Immunitätserscheinungen nicht möglich ist. Wir glauben, dass die hier mitgetheilten Beobachtungen ein neuer Beweis dafür sind, dass Amboceptor und Complement sich mit einander vereinigen. Principiell ist diese Frage durch die schönen Untersuchungen M. Neisser's und Wechsberg's[1]) über die Complementablenkung durch überschüssigen Amboceptor bereits entschieden und die Einwände, die gegen diese Versuche von Gruber[2]) und Metschnikoff[3]) erhoben worden sind, sind durch die neueren Untersuchungen Lipstein's[4]) vollkommen widerlegt.

---

1) S. S. 182 ff.
2) Gruber, Protocoll der k. k. Gesellschaft der Aerzte in Wien. Wiener klin. Wochenschrift. 1901. No. 50.
3) Metschnikoff, l'Immunité dans les malad. infect. p. 313. Paris 1901.
4) S. S. 198 ff.

Der von uns zuletzt beschriebene Fall stellt gewissermaassen ein Experimentum crucis dar für die
Richtigkeit der Anschauungen, die Ehrlich und Morgenroth über den Mechanismus der Hämolysinwirkung aufgestellt haben, und so glauben wir, dass die Bordet'sche
Sensibilisirungstheorie unhaltbar geworden ist, und dass
ebenso, wie dies in der Frage der Pluralität der Complemente geschehen ist, die Akten über diesen langen
Kampf nunmehr geschlossen sind. —

Nachträglicher Zusatz.

Nach neueren Versuchen von Herrn Dr. Sachs werden Meerschweinchenblutkörperchen, welche nach Vorbehandlung mit inactivem Hundeserum infolge
der Complementoidverstopfung durch Meerschweinenserum nicht gelöst werden
können, durch die Complemente des Hundeserums noch gelöst. Als Hunde-
serumcomplement dienten dabei die Abgüsse von Meerscweinchenblutkörperchen,
die durch Vorbehandeln mit activem Hundeserum bei 0^{0} letzterem die Amboceptoren nach Möglichkeit entzogen hatten. Aus diesen Versuchen ergiebt sich also:

1. dass das Complement des Hundeserums bei der Complementoidbildung
eine Herabsetzung seiner Affinität erfährt;

2. dass das im Meerschweinenserum vorhandene Complement eine geringere Affinität besitzt, als das analog wirkende Complement des Hundeserums.

Ueber Differenzirung von Complementen durch ein Partialanticomplement.[1]

Von

H. T. Marshall, M. D.,   und   Dr. **J. Morgenroth,**

Fellow of the Rockefeller Institute   Mitglied des Instituts.
of medical Research.

Die Frage, ob in dem Serum einer und derselben Species eine Vielheit von Complementen oder nur ein einziges Complement enthalten sei, erscheint uns durch die Beobachtungen von Ehrlich und Morgenroth[2]), ferner von Wassermann[3]), Wechsberg[4]), Wendelstadt[5]) und durch die unlängst veröffentlichten abschliessenden Versuche, welche Ehrlich und Sachs[6]) in dieser Richtung angestellt haben, principiell mit aller Sicherheit im Sinne der pluralistischen Auffassung entschieden. Wir wollen es trotzdem nicht unterlassen, in möglichster Kürze eine Versuchsreihe mitzutheilen, die für einen Einzelfall einen Beweis der Vielheit der

---

1) Abdruck aus Centralblatt für Bacteriol. I. Originale. Bd. XXXI. No. 12. 1902.

2) S. S. 16; 86; 135.

3) Wassermann, Zeitschr. f. Hyg. Bd. XXXVII. 1901.

4) Wechsberg, Sitzung d. k. k. Ges. d. Aerzte in Wien. Wien. klin. Wochenschr. 1901. No. 48.

5) Wendelstadt, Centralbl. f. Bact. etc. Abth. I. Bd. XXXI. No. 10.

6) S. S. 282 ff.

Complemente darstellt, nicht um lediglich die durchaus genügende
Zahl der Argumente noch um ein weiteres zu vermehren, sondern
um eine bis jetzt nicht angewandte Methode in die bereits vorhandene Beweiskette einzufügen.

Es sind Schwierigkeiten rein technischer Natur, die es bisher
unmöglich machten, die rationellste und einfachste Differenzirungs-
methode, nämlich mit Hülfe von Anticomplementen, für diese Frage
in Anwendung zu bringen. Bekanntlich ist es ein leichtes, durch
Immunisirung mit complement- oder complementoidhaltigem Serum
stark wirkende Anticomplemente zu erhalten. Aber ganz entsprechend dieser Darstellungsweise enthält eben ein solches Serum
in der Regel die Summe aller den ursprünglich eingeführten Complementen entsprechenden Anticomplemente[1]. Ein derartiges Serum
eignet sich daher nicht für eine Trennung von Complementen,
wenigstens nicht in den bis jetzt untersuchten Fällen, in denen
ein Partialanticomplement, welches nur gegen ein einzelnes Complement gerichtet war, nicht beobachtet wurde.

Wir benutzen deshalb gern einen günstigen Zufall, der sich
uns durch ein normales Anticomplement von den gewünschten
Eigenschaften bot, zu dem Versuch, in einem und demselben Serum
durch elective Anticomplementbindung die Verschiedenheit zweier
Complemente[2] zu demonstriren, die durch andere Mittel bisher
nicht nachgewiesen wurde.

Eine Ascitesflüssigkeit von einem Fall von Lebercirrhose, die
wir der Freundlichkeit des Herrn Direktor Dr. Cnyrim verdanken,

---

1) S. S. 96 ff.
2) Wir werden im Folgenden der Einfachheit halber stets nur von zwei
Complementen sprechen, bemerken aber, dass hierunter wahrscheinlich zwei
Gruppen von Complementen zu verstehen sind, welche sich aus einer Schaar
vorläufig nicht weiter analysirbarer Einzelcomplemente zusammensetzen.

besass für einen bestimmten Fall sehr ausgeprägte antihämolytische Wirkung. Dass diese Wirkung auf der Anwesenheit eines Anticomplements und nicht eines Antiimmunkörpers beruhte, stellten wir zunächst durch einen Versuch fest, der ergab, dass die Ascitesflüssigkeit keinen nennenswerthen Einfluss auf die Verankerung der in Betracht kommenden Immunkörper an die rothen Blutkörperchen ausübte.

Das Serum, dessen Complemente untersucht wurden, war Meerschweinchenserum, das zwei durch Immunisirung erzeugte Amboceptoren activirte. Diese Amboceptoren waren enthalten in dem inactiven Serum eines mit Ochsenblut behandelten Kaninchens (A) und in dem inactiven Serum einer mit Hammelblut vorbehandelten Ziege (B). Dementsprechend wurde für Fall A Ochsenblut, für Fall B Hammelblut verwendet. Die inactive Ascitesflüssigkeit löst diese Blutarten auch nicht nach Zusatz von Meerschweinchenserum.

Es wurden nun zunächst Ochsenblutkörperchen mit dem specifischen Amboceptor gesättigt, indem je 1 ccm einer 5 proc. Aufschwemmung mit 0,01 ccm des Immunkörpers A versetzt wurden, etwa dem Zehnfachen derjenigen Menge, welche bei reichlichem Complementzusatz (0,1 ccm Meerschweinchenserum) völlige Lösung herbeiführte. Nach einstündigem Verweilen im Brutschrank unter häufigem Umschütteln wurde centrifugirt, die Flüssigkeit abgegossen und die mit Amboceptor beladenen Blutkörperchen wurden in Kochsalzlösung aufgeschwemmt. Ganz entsprechend wurden Hammelblutkörperchen mit dem inactiven Serum B behandelt, 0,2 ccm für 1,0 der 5 proc. Aufschwemmung. Auf Zusatz von Meerschweinchenserum zu diesen Blutkörperchen erfolgte im Brutschrank rasch Hämolyse und zwar waren zur vollständig klaren Lösung von 1 ccm der Aufschwemmung in beiden Fällen

21*

0,008 ccm Meerschweinchenserum nöthig, während 0,0065 ccm
keine vollständige Lösung, 0,002 nur mehr geringe Lösung herbeiführte. Für die Anschaulichkeit des Versuches war es besonders
erwünscht, dass zufällig ·die completirenden Mengen in beiden
Fällen identisch waren.

Nun wurden parallel für die beiden Fälle zwei Versuchsreihen
angestellt, indem wechselnde Mengen des·Meerschweinchenserums
zuerst mit je 0,4 ccm der bei 56⁰ inactivirten Ascitesflüssigkeit
versetzt wurden und die Gemische eine halbe Stunde bei· Zimmertemperatur stehen blieben, nach welcher Zeit die Bindung vollständig verlaufen war[1]). Dann wurden die mit den Amboceptoren
beladenen Blutkörperchen zugefügt. Das Resultat der beiden Versuchsreihen giebt folgende Tabelle wieder.

Fall A (Ochsenblut + Amboceptor).

Meerschweinchenserum allein	Meerschweinchenserum + 0,4 Ascitesflüssigkeit
0,008 complete Lösung	0,1 fast complet
0,0065 Schleier	0,08 fast complet
0,005 stark	0,065 ziemliche Lösung
0,0035 ziemliche Lösung	0,05 mässig wenig
0,003 ziemliche Lösung	0,035 sehr wenig
0,0025 mässige Lösung	0,03 Spur
	0,025 Spur
	0,02 0

Fall B (Hammelblut + Amboceptor).

Meerschweinchenserum allein	Meerschweinchenserum + 0,4 Ascitesflüssigkeit
0,008 complete Lösung	0,008 complet
0,0065 fast complet	0,0065 fast complet
0,005 fast complet	0,005 fast complet
0,0035 stark .	0,0035 stark.

Es schützt also in Fall A das Antikomplement vollkommen
gegen das 2¹/₂ fache der complet lösenden Menge des Complements,
während die zur completen Lösung nöthige Serummenge um mehr

---

1) Die Vereinigung von Complementen und Anticomplementen ist analog
dem Verhalten gewisser Toxine und Antitoxine eine Function der Zeit, und es
musste dieser allgemeinen Erfahrung auch hier durch eine genügend lange
Digestion der Mischung Rechnung getragen werden.

als das 12 fache steigt. In Fall B dagegen bleibt die vollkommen lösende Dosis des Meerschweinchenserums unverändert, und die Reihe verläuft, als ob ein Zusatz von Anticomplement nicht erfolgt wäre.

Es ergeben also diese öfter wiederholten Versuche, dass die Ascitesflüssigkeit ein Anticomplement enthält[1]), welches in dasjenige Complement eingreift, durch welches der Amboceptor A activirt wird, während für das Complement des Amboceptors B die Anticomplemente fehlen. Man ist hiernach berechtigt, in dem Meerschweinchenserum mindestens zwei Complemente mit verschiedenen haptophoren Gruppen zu differenziren.

Man darf hoffen, bei fortgesetzter Untersuchung normaler Körperflüssigkeiten noch zahlreiche günstige Fälle zu finden, welche Differenzirungen in der hier vorgezeichneten Art ermöglichen werden. Denn, so gross auch schon im normalen Serum die Complikation der vorhandenen Haptine, wie Amboceptoren, Complemente, Complementoide, Antiamboceptoren und Anticomplemente ist, so liegen die Verhältnisse hier doch noch einfacher wie im Serum vorbehandelter Thiere, in dem noch eine unzählbare Reihe primärer, und, durch innere Regulationsvorgänge, secundärer Reactionsproducte hinzukommt.

---

1) Ueber die Natur der Anticomplemente haben sich Ehrlich und Morgenroth (Berl. klin. Wochenschr. 1901. No. 10) ausführlich ausgesprochen und sind zu der Annahme gelangt, dass dieselben dadurch entstünden, dass fremdartige Complemente an die complementophile Gruppe gewisser Zellreceptoren herantreten. Die Anticomplemente sind nach dieser Darlegung nichts anderes als abgestossene Amboceptoren, deren complementophilen Gruppen nur eine höhere Avidität zukommt, als dies gewöhnlich der Fall ist. Es ist daher verwunderlich, dass Gruber eine solche Auffassung, die als eine natürliche Consequenz der Receptorentheorie erkannt und ausgesprochen ist, 9 Monate später (Sitzg. der k. k. Ges. der Aerzte in Wien, Wien. klin. Wochenschr. 1901. No. 51) als einen ganz neuen Einwand gegen eben diese Theorie vorbringt.

XXI.

Ueber die complementophilen Gruppen der Amboceptoren.[1]

Von

Professor Dr. **P. Ehrlich**   und   **H. T. Marshall M. D.,**
Fellow of the Rockefeller Institute for
medical Research.

Auf Grund der Arbeiten der letzten Jahre, besonders durch die unlängst erschienene abschliessende Mittheilung von Ehrlich und Sachs[2]) ist der Nachweis als sicher erbracht anzusehen, dass im Gegensatz zu der unitarischen Auffassung Bordet's die Complemente des Serums vielfältig sind.

Diese Kenntniss bedeutet eine wichtige Vervollständigung unserer Anschauungen über den Mechanismus der Lysinwirkung und fügt sich einfach in die Principien der Amboceptorentheorie ein, die gegenüber der unhaltbaren Sensibilisirungstheorie Bordet's durch die neueren im Institut ausgeführten Versuche von M. Neisser und Wechsberg[3]), Lipstein[4]), Ehrlich und Sachs[5]) noch mehr gefestigt worden ist.

1) Abdruck aus der Berliner klin. Wochenschr. 1902. No. 25.
2) S. 282.
3) S. 181.
4) S. 198.
5) S. 303.

Wenn wir weiter in Betracht ziehen, dass, wie dies besonders aus Versuchen Bordet's[1]) hervorgeht, ein Amboceptor nach seiner Verankerung an zellige Elemente ein Serum so gut wie ganz seines Complementgehaltes berauben kann, so werden wir durch die Combination dieses Factums mit unserer Kenntniss der Vielheit der Complemente nothwendig zu einer Auffassung der Amboceptoren geführt, die schon früher als möglich hingestellt worden ist. Nach dieser Auffassung ist ein Amboceptor im Stande, gleichzeitig eine grössere Anzahl derartiger verschiedener Complemente zu binden. Es ist bereits auf ein solches Verhalten aufmerksam gemacht worden, indem Ehrlich und Morgenroth[2]) ausführten: „Es ist endlich noch möglich, dass ein Immunkörper neben einer bestimmten cytophilen Gruppe zwei, drei oder mehr complementophile Gruppen enthält.“ · Nach dieser neueren Anschauung ist also anzunehmen, dass ein Amboceptor Träger einer haptophoren Gruppe ist, die zu einem bestimmten Receptor der Zelle oder eines Nahrstoffs specifische Verwandtschaft hat, und dass derselbe zugleich eine grössere Anzahl complementophiler Gruppen enthält. Es würde nach dieser Auflassung das Wort Amboceptor bedeuten, dass es zwei verschiedenartige Substanzen — Nahrstoff und Complement — sind, die durch denselben gefesselt und zu einander in nahe Beziehung gebracht werden. Diese Eigenschaften eines Amboceptors würden sich durch folgendes Schema (s. S. 328) anschaulich machen lassen.

Die weitere Frage, die zu beantworten ist, ist nun die, ob es denn für die specifische Wirkung der Lysine nothwendig ist, dass alle in Betracht kommenden Comple-

---

1) Bordet, Annal. de l'Instit. Pasteur. Mai 1901.
2) S. S. 135 ff.

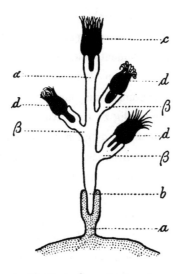

a) Receptor der Zelle. — b) Haptophore Gruppe des Amboceptors. — c) Do-
    minantes Complement. — d) Nichtdominante Complemente,
Complementophile Gruppen des Amboceptors: α) für das dominante Comple-
        ment, — β) für die nichtdominanten Complemente.

mente in Action treten. Neuere Versuche sprechen dafür, dass
dies nicht der Fall ist, sondern dass unter der Reihe der Complemente nur einzelne für die betreffende Wirkung im Einzelfalle nothwendig sind. Diese Complemente sind als „dominante Complemente" zu bezeichnen, die übrigen als „nicht dominante
Complemente".

Aufklärend in dieser Richtung ist schon ein Fall, der von
Ehrlich und Sachs beschrieben ist, und der hier nur kurz wiedergegeben werden soll[1]).

Es handelt sich hier um zwei Amboceptoren, nämlich den

---

1) Der Fall ist hier der grösseren Uebersicht halber etwas einfacher dargestellt, indem statt der im Versuch untersuchten drei Fälle nur zwei Typen
herausgegriffen sind. Die Einzelheiten s. bei Ehrlich u. Sachs, S. 282.

normalen Amboceptor des Ziegenserums für Kaninchenblut und einen immunisatorisch bei Ziegen erzeugten Amboceptor, welcher vom Ochsenblut verankert wird. Der Kürze halber seien diese Amboceptoren mit A und B bezeichnet.

Diese beiden Amboceptoren werden selbstverständlich von Ziegenserum activirt, in welchem wir mindestens 2 Complemente, die als α und β bezeichnet werden, annehmen müssen. α ist das für den Immunkörper A. β das für den Immunkörper B dominante Complement. Lässt man auf eine der beiden Combinationen, z. B. auf die mit dem Immunkörper A beladenen Kaninchenblutkörperchen das Serum lange genug einwirken, so werden beide Complemente, also dominantes und nicht dominantes Complement, gebunden. Ganz anders ist aber der Erfolg, wenn man die Einwirkung des Complements möglichst kürzt.

Die Flüssigkeit, die man nach dem Abcentrifugiren der Blutkörperchen erhält, enthält dann noch das dominante Complement α, hat dagegen das nicht dominante Complement β zum grossen Theil verloren. Wir haben also das überraschende Resultat, dass der an Blutkörperchen verankerte Immunkörper A das nicht dominante Complement eher bindet, als sein eigenes dominantes Complement.

Es müssen also in diesem Falle die das Complement bindenden complementophilen Gruppen des Amboceptors A eine höhere Verwandtschaft zu dem nicht dominanten Complement β haben, als zu dem dominanten Complement α.

Es ist demnach in diesem Falle die Bindung des nicht dominanten Complements unabhängig von der Bindung des dominanten Complements. Selbstverständlich hat aber ein solches Verhalten keine allgemeine Giltigkeit, und es hat nicht lange gedauert, bis es gelang, einen Fall aufzufinden, in welchem das Gegentheil der Fall ist, insofern, als hier die Besetzung mit dem nicht

dominanten Complement nur eintritt nach vorheriger
Bindung des dominanten Complements.

Der Nachweis dieses Verhaltens gelang nur dadurch, dass sich
in einer menschlichen Ascitesflüssigkeit ein Anticomplement fand,
welches nur gegen einen Theil der Complemente eines Serums
sich wirksam erwies. Das eigenthümliche Verhalten dieses Anticomplements ist in einer soeben erschienenen Mittheilung von
Marshall und Morgenroth[1]) beschrieben worden und ist auch
aus dem hier zu schildernden Versuch ohne Weiteres zu ersehen.
Die Complemente, die hier in Frage kommen, sind im normalen
Meerschweinchenserum enthalten. Dasselbe reactivirt zwei Immunkörper, von denen der eine, Immunkörper A, durch Behandlung
von Kaninchen mit Ochsenblut, der andere, Immunkörper B, durch
Immunisirung einer Ziege mit Hammelblut erhalten wurde. Die
beiden Immunkörper wirkten selbstverständlich auf Ochsen- bezw.
Hammelblutkörperchen.

Das Anticomplement ist nun in Fall A stark wirksam, in
Fall B dagegen unwirksam. Es ist aus diesem Verhalten der
Schluss zu ziehen, dass die in beiden Fällen in Betracht kommenden
Complemente, die als α und β bezeichnet werden, verschieden sind.

Nun war die weitere Frage zu entscheiden, ob der Immunkörper A ausser seinem dominanten Complement noch andere
Complemente aus dem Meerschweinchenserum bindet. Um dies
festzustellen, wurde folgender Versuch angestellt. Es wurden zunächst Ochsenblutkörperchen und Hammelblutkörperchen mit den
entsprechenden Amboceptoren A und B gesättigt und dann zu je
einem ccm der 5 proc. Blutaufschwemmung wechselnde Mengen
Meerschweinchenserum als Complement zugefügt. Im ersteren Falle

---

1) S. S. 321.

führten 0,0075 ccm des Meerschweinschenserums, im zweiten Fall 0,005 ccm complete Lösung herbei.

Setzte man nun zu einer ganz in gleicher Weise angestellten Versuchsreihe mit Ochsenblut und Immunkörper A, nachdem die Reagensröhrchen 1½ Stunden im Brutschrank bei 37° verweilt hatten und die Hämolyse im Wesentlichen vollendet war, von neuem dieselbe Menge mit Immunkörper beladener Ochsenblutkörperchen (0,05 vom Serum befreites und auf das ursprüngliche Volumen gebrachtes Ochsenblut) zu, so zeigte die nach weiteren 2 Stunden im Brutschrank eingetretene und nach Sedimentiren im Eisschrank beobachtete Hämolyse den Rest des noch nach der ersten Hämolyse für den ersten Fall disponiblen Complements α an. Wurde zu einer gleichartigen zur selben Zeit angesetzten Versuchsreihe an Stelle der mit Amboceptor beladenen Ochsenblutkörperchen analog vorbehandelte Hammelblutkörperchen zugesetzt, so war auch für diesen Fall nach Vergleichung mit der ursprünglich vorgenommenen Complementbestimmung der Rest des noch vorhandenen Complements β quantitativ anzugeben.

Es findet nun auch hier für beide Fälle ein ganz erheblicher Complementverlust statt, indem für Fall A erst 0,075, für Fall B 0,025 des complementhaltigen Meerschweinchenserums complete Lösung herbeiführt, sodass also etwa ¹/₁₀ resp. ¹/₅ des ursprünglich vorhandenen Complements noch erhalten sind. Es zeigt sich demnach, dass mit der Bindung des für Fall A dominanten Complements α auch eine Bindung des dominanten Complements β für Fall B einhergeht, das für A nicht dominant ist. Es galt nun weiter festzustellen, ob in Fall A die Absorption des nicht dominanten Complements β abhängig ist von der Bindung des dominanten Complements α oder nicht. Durch die eigenartige Beschaffenheit des Anticomplements ist es nun möglich, die Bindung des Complements α für Fall A zu verhindern, während die Bindung des Complements β für Fall B nicht beeinträchtigt wird. Die zur completen Lösung nöthige Complementmenge steigt nach Zusatz von 0,4 des Anticomplementserums von 0,0075 auf 0,2, also auf das 26 fache, während für Fall B eine Veränderung nicht eintritt und 0,005 des Meerschweinchenserums nach wie vor zur completen Lösung führt.

Wenn also die Bindung des Complements β durch mit Amboceptor A beladene Ochsenblutkörperchen von der Bindung des als Dominante zu betrachtenden Complements α abhängig ist, so muss man diese Bindung verhindern können, wenn man die anticomplementhaltige Flüssigkeit zusetzt. Der Versuch wird in folgender Weise angestellt.

Es werden zunächst je 0,4 ccm des Anticomplementserums mit verschiedenen Mengen Meerschweinchenserum versetzt. Nach halbstündigem Verweilen bei Zimmertemperatur werden die mit Amboceptor beladenen Ochsenblutkörperchen zugesetzt und dann nach $1^{1}/_{2}$ stündigem Aufenthalt im Brütschrank die nicht gelösten Blutkörperchen abcentrifugirt, die klare Flüssigkeit wird mit vorbehandelten Hammelblutkörperchen versetzt. Es zeigt sich nun, dass in diesem Falle eine Verminderung des Complements β für B nicht eingetreten ist, indem in demjenigen Reagensröhrchen, welches 0,005 Meerschweinchenserum enthält, complete Lösung eintritt. In der folgenden kleinen Tabelle (s. S. 333) sind die Versuchsresultate übersichtlich zusammengestellt.

Es ist also durch diesen Versuch nachgewiesen, dass in diesem Falle eine Bindung des nicht dominanten Complements β erst erfolgt, wenn die entsprechende complementophile Gruppe des Immunkörpers A das dominante Complement α gefesselt hat. Wir werden wohl nicht irren,

Complet lösende Mengen des Meerschweinchenserums.

	I. Absolute Bestimmung des Complements	II. Nach Complementbindung durch Amboceptor- + Blutkörperchen (Fall A)	III. Nach Complement bindung durch 0,4 ccm Anticomplement	IV. Complementverbrauch durch Amboceptor + Blutkörperchen (Fall A) nach Bindung der Dominante durch 0,4 Anticomplement
Fall A	0.0075	0.075	0,2	—
Fall B	0,005	0.025	0.005	0,005

wenn wir annehmen, dass in diesem Fall durch Besetzung der complementophilen Gruppe für α eine Aviditätssteigerung der complementophilen Gruppe für β eintritt. Analogien zu einem solchen Verhalten sind ja reichlich genug in der Lehre von den Hämolysinen zu finden. So ist es ganz gewöhnlich, dass erst durch Verankerung der haptophoren Gruppe eines Amboceptors an die Zelle, die complementophile Gruppe desselben genügende Avidität gewinnt, um das Complement zu fesseln.

Es ist eine solche Einrichtung, dass ein einzelner Amboceptor eine Reihe verschiedener Complemente, die ja mit Hülfe ihrer zymotoxischen Gruppe offenbar ganz verschiedenartige Wirkungen auszuüben vermögen, verankern kann, gewiss nicht unzweckmässig, wenn wir bedenken, dass dadurch die Verarbeitung sehr complexer Nährstoffmoleküle — worin ja die physiologische Function des Amboceptorenmechanismus zu erblicken ist — sicher erleichtert wird. Noch zweckmässiger erscheint aber eine solche Einrichtung, wenn wir bedenken, dass die haptophore (cytophile) Gruppe eines Amboceptors nicht auf ein Nährstoffmolekül als ganzes, sondern nur auf eine Partialgruppe desselben eingestellt ist. So besteht die Möglichkeit, dass ein bestimmter Amboceptor ganz verschiedene Nahrstoffe, die eben in dieser einen Partialgruppe übereinstimmen,

an sich fesseln kann. Unter dieser Voraussetzung wäre die Anwesenheit eines einzigen Complements, welches nur für die eine
oder die andere Möglichkeit in Aktion träte, dysteleologisch,
während durch die Vielheit der Complemente die höchste Wirksamkeit den verschiedensten Nahrstoffmolekülen gegenüber verbürgt
wird. Beispiele dafür, dass auch bei den extracellulären und intracellulären Verdauungsvorgängen verschiedene Fermente mit und
nach einander in Aktion treten, haben ja die Untersuchungen der
letzten Zeit in reicher Fülle gebracht. So sind z. B. in der Leberzelle, wie dies Hofmeister[1]) ausführt, nach unserer bisherigen
Kenntniss allein schon zehn verschiedene Fermente vorhanden:
„eine Maltase, eine Glykase, ein proteolytisches, ein Nucleine spal-
tendes Ferment, eine Aldehydase, eine Lakkase, ein Ferment, das
fest. gebundenen Stickstoff der Amidosäuren in Ammoniak über-
führt, ein Fibrinferment und, mit einiger Wahrscheinlichkeit eine
Lipase und ein labähnliches Ferment.“ Auch in einem so einfach
gebauten Organismus, wie der Hefezelle, sind nach Delbrück[2])
mindestens fünf Endofermente nachweisbar.

Man ist, wenn man will, wohl berechtigt, einen Amboceptor,
dessen verschiedene complementophile Gruppen mit differenten
Complementen besetzt sind, als eine Art Polyenzym aufzufassen.
Verwandte Anschauungen sind für die Fermente des Verdauungs-
tractus von Nencki[3]) aufgestellt worden. Wenn auch seine Auffassung, dass das Pepsin ein einheitliches Ferment mit verschiedenen wirksamen Gruppen (Pepsingruppe, Labgruppe, plasteinbildende

1) Hofmeister, Die chemische Organisation der Zelle. Vortrag. Braun-
schweig 1901.

2) Delbrück, Jahrbuch des Vereins der Spiritusfabrikanten. II. Bd. 1902.

3) Nencki und Sieber, Zeitschr. f. physiol. Chemie. 1901:

Gruppe) darstelle, wohl nicht zutreffend ist, so halten wir doch seine Conception derartiger Polyenzyme für eine an und für sich durchaus berechtigte und glauben, dass die von uns hier nachgewiesenen Eigenschaften des Amboceptors für die Richtigkeit des principiellen Standpunktes eines so hervorragenden Chemikers und tiefen Denkers sprechen.

XXII.

Ueber die Completirbarkeit der Amboceptoren.[1]

Von

Dr. **J. Morgenroth,**   und   Dr. **H. Sachs,**
Mitglied des Instituts.   Assistent des Instituts.

I. Ueber ein vermeintliches Gesetz, betreffend die Completirbarkeit der normalen und immunisatorisch erzeugten Amboceptoren.

In der Completirbarkeit der normalen und immunisatorisch erzeugten Amboceptoren des Blutserums glaubt Gruber[2] einen durchgreifenden Unterschied zwischen beiden gefunden zu haben. Gruber sagt: „Niemals scheint der Amboceptor[3] der Normalsera die Erythrocyten einer anderen Species für ihr eigenes Serum empfindlich zu machen" ...... „und ich glaube voraussagen zu können, dass die specifischen Amboceptoren die Erythrocyten regelmässig in ihrem eigenen Serum löslich machen. Dies wäre also ein durchgreifender Unterschied zwischen beiden."

Es ist zunächst ein Missverständniss, wenn Gruber meint,

---

1) Abdruck aus der Berliner klin. Wochenschr. 1902. No. 27.
2) Gruber, Münchener med. Wochenschrift. 1901. No. 49.
3) Von Gruber „Präparator" genannt.

dass Ehrlich die Identität der Amboceptoren der Normalsera und der Amboceptoren des Immunserums jemals behauptet habe. Es ist im Gegentheil grade in den Arbeiten aus dem hiesigen Institut[1]) betont worden, dass die Immunsera dank der Mannigfaltigkeit der bei der Immunisirung entstehenden Reactionsproducte eine grosse Schar verschiedenartiger Partialamboceptoren enthalten, deren cytophile und complementophile Gruppen vielfach variiren können. Dagegen besitzt das Normalserum nur wenige Amboceptorentypen, die mit einzelnen Amboceptoren des Immunserums übereinstimmen können.

Es kann also, wenn überhaupt, so nur von einer partiellen Identität der normalen und künstlich erzeugten Amboceptoren die Rede sein, und eines besonderen Beweises für ihre Verschiedenheit zur Widerlegung der gegentheiligen Ansicht hätte es von Seiten Gruber's nicht bedurft. Was aber Gruber als Beweis anführt, ist unrichtig und widerspricht der experimentellen Erfahrung. Sehen wir uns Gruber's Beweismaterial etwas genauer an.

Zur Stütze des ersten Theils seiner Behauptung, dass „der Amboceptor der Normalsera niemals die Erythrocyten einer anderen Species für ihr eigenes Serum empfindlich zu machen scheine“, führt er folgende acht Combinationen an. (Siehe Tabelle 1, S. 338.)

Es ist Gruber ganz entgangen, dass er in den ersten drei der hier angeführten Fälle wenige Zeilen vorher die Existenz von Amboceptoren überhaupt in Abrede gestellt hatte. Er hätte sie daher natürlich nicht als Beweis für die Nichtactivirbarkeit von Amboceptoren verwenden dürfen, da ja eben bei diesen Hämolysinen nach seinen eigenen Versuchen keine Amboceptoren vorhanden sein

---

1) Siehe insbesondere S. 135 ff.

Tabelle 1..

No.	Blutart und Complement	Amboceptor
1	Kaninchen	Rind
2	Meerschweinchen	Rind
3	Kaninchen	Hund
4	Meerschweinchen	Hund
5	Meerschweinchen	Hammel
6	Meerschweinchen	Kaninchen
7	Meerschweinchen	Huhn
8	Kaninchen	Hammel

sollten[1]). Die drei nächsten Combinationen Gruber's (4—6) führen nun, wie wir aus eigenen Versuchen wissen, in der Regel zur Auflösung des Blutes, und so bleiben von den 8 Fällen nur zwei (7 und 8) übrig, die wir im Sinne Gruber's als Beweismaterial verwenden dürfen[2]). Diesen zwei Fällen steht ein einziger von Gruber angeführter Fall gegenüber, der zur Stütze der zweiten Behauptung beigebracht wird, „dass die specifischen Amboceptoren die Erythrocyten in ihrem eigenen Serum löslich machen." Dass dieses Verhalten ein regelmässiges ist, glaubt Gruber voraussagen zu können.

---

1) Später sind freilich auch in diesen Fällen Amboceptoren nachgewiesen worden (cf. H. Sachs, S. 262).

2) Von diesen zwei Fällen betrifft der eine die Combination: Meerschweinchenblut-Hühnerserum. Aus den·früheren Erörterungen (S. 135 ff.) von Ehrlich und Morgenroth über Completirbarkeit hätte Gruber ersehen können, dass bei so fernstehenden Thierspecies, wie Huhn und Meerschweinchen, die Completirungswahrscheinlichkeit keine so grosse ist, wie innerhalb der Säugethierreihe. Wenn also Gruber so weitstehende Thierspecies zum Beweise heranzieht, so hätte er nothwendigerweise auch bei der Complementirung der Immunsera mit fernstehenden Arten arbeiten müssen. Wir zweifeln nicht, dsss man durch Immunisirung fernstehender Thierarten (Vögel) mit Meerschweinchenblut Amboceptoren erzeugen kann, die sich durch Meerschweinchenserum nicht oder nicht regelmässig completiren lassen.

Gruber hat in diesem Falle richtig prophezeiht. Demjenigen freilich, der sich mit der Vielheit der Amboceptoren im Immunserum vertraut gemacht hat, wird es selbstverständlich erscheinen, dass die mit specifischen Amboceptoren beladenen Erythrocyten, wie in den meisten Serumarten, so auch in ihrem eigenen Serum, in den meisten Fällen geeignete Complemente vorfinden, die sie zur Auflösung bringen. In der That scheinen nach unseren Erfahrungen die Amboceptoren der Immunsera die Blutkörperchen in der Regel für ihr eigenes Serum empfindlich zu machen. Aber der durchgreifende Unterschied vom Normalserum, den Gruber darin erblickt, besteht keineswegs.

In der folgenden Tabelle haben wir diejenigen Fälle zusammengestellt, in denen die Combination „Blutkörperchen a — inactives Normalserum (Amboceptor), b — Complement a" unseres Wissens, z. Th. entsprechend den Angaben der Autoren[1]) zur Hämolyse führt, im Gegensatz zu dem von Gruber supponirten Verhalten. (Siehe Tabelle 2.)

Tabelle 2.

No.	Blutart und Complement	Amboceptor
1	Meerschweinchen	Hund
2	Meerschweinchen	Kalb
3	Ziege	Kaninchen
4	Hammel	Kaninchen
5	Meerschweinchen	Hammel
6	Meerschweinchen	Pferd
7	Meerschweinchen	Rind
8	Kaninchen	Rind
9	Kaninchen	Mensch
10	Meerschweinchen	Kaninchen

1) Ehrlich und Morgenroth, S. 16; Neisser und Döring, Berl. klin. Wochenschr. 1901, No. 22; H. Buchner, Berl. klin. Wochenschr. 1901, No. 33; H. Sachs, S. 262.

22*

Diese Uebersicht, die auf Vollständigkeit keinen Anspruch
macht, zeigt, dass die Löslichkeit der mit normalen Amboceptoren
beladenen Blutkörperchen im eigenen Serum etwas ganz Gewöhnliches ist, zumal wenn man bedenkt, dass die angeführten Combinationen nur eine beschränkte Reihe der üblichsten Versuchsthiere
umfassen, die sich bei Heranziehung anderer Arten wohl leicht erweitern liesse.

Die Ausführungen Gruber's müssen daher umsomehr über-
raschen, als ein grosser Theil der von uns zusammengestellten
Fälle schon früher in der Literatur beschrieben worden ist. Ist
ja doch gerade die von Gruber bestrittene Activirbarkeit der
normalen Amboceptoren durch die den zur Verwendung kommenden
Blutkörperchen entsprechende Serumart in der kurz vorher erschienenen Arbeit Buchner's[1]) ausschliesslich als Reaction
auf das Vorhandensein normaler Amboceptoren herangezogen worden.

Wir sind weit entfernt, bei dem Versagen des von Gruber
als durchgreifendes Unterscheidungsmittel hingestellten Princips
nunmehr etwa in willkürlicher Weise normale und specifische
Amboceptoren zu identificiren. Wir selbst erachten, wie gesagt,
deren Verschiedenheit bereits in dem oben besprochenen Sinne als
erwiesen und möchten hier nur nochmals betonen, dass trotz aller
individuellen Mannigfaltigkeit, sämmtliche Amboceptoren principiell
in eine gemeinsame Klasse gleichartig reagirender Substanzen
gehören.

Auch in einer anderen Hinsicht erscheinen uns diese Betrachtungen von einem gewissen Interesse. Baumgarten[2])
schreibt die Hämolyse im fremdartigen Serum lediglich dem Einfluss der Amceptoren, die er mit den Agglutininen identificirt,

---

1) Buchner, Berl. klin. Wochenschr. 1901. No. 33.
2) Baumgarten, Berliner klin. Wochenschr. 1901. No. 50.

zu, „welche zwar an und für sich unfähig sind, Hämolyse zu bewirken, aber doch die rothen Blutkörperchen in einen Zustand versetzen, dass sie das Hämoglobin schon bei relativ geringen Graden osmotischer Störung heraustreten lassen." Diese geringgradigen osmotischen Störungen sollen nach Baumgarten eben durch die fremdartigen Sera bedingt werden, deren osmotische Spannkraft durch Erhitzen (Inactiviren) verändert wird. Die Annahme der Complemente erscheint Baumgarten daher überflüssig. Demgegenüber erinnern wir an die von uns erörterten Beobachtungen zahlreicher Combinationen — schon Bordet hat übrigens solche für die immunisatorisch erzeugten Hämolysine beschrieben —, in denen die Blutkörperchen sich in ihrem eigenen Serum, also dem idealsten isotonischen Medium auflösen, wenn sie durch ein andersartiges inactives Serum (Amboceptor) vorbehandelt sind. Derartige Fälle zeigen ja in eindeutiger Weise, dass die Hämolyse durch Blutserum mit den Verhältnissen der Isotonie nichts zu thun hat, vielmehr auf einer Giftwirkung beruht, die durch das Zusammenwirken zweier Componenten — Amboceptor und Complement — vermittelt wird.

II. Ueber die Variabilität der Complemente.

Die Vielheit der in einem Serum enthaltenen Complemente ist als durch die verschiedenartigsten Versuchsanordnungen erwiesen anzusehen. Durch Eingriffe thermischer und chemischer Art[1]), durch Bindung an mit Amboceptoren beladene Blutkörperchen[2]),

---

1) Ehrlich und Morgenroth, S. 16ff. — Ehrlich und Sachs, S. 282ff. — Wendelstadt, Centralblatt für Bacteriol. 1902. Bd. 31. No. 11.

2) Ehrlich und Sachs, l. c.

durch Filtration mittels poröser Filter[1]), durch die Wirkung eines
Partialanticomplements[2]) ist in verschiedenen Fällen eine Trennung
der Einzelcomplemente des Serums vorgenommen worden. Es bedarf aber nicht einmal in allen Fällen dieser Trennungsmethoden,
sondern eine eingehende und andauernde Untersuchung des Gehaltes
des genuinen Serums einer bestimmten Species kann Variationen
desselben anschaulich machen, die ohne weiteres auf die Vielheit
der Complemente schliessen lassen.

Von besonderem Interesse zeigte sich uns in dieser Richtung
nach mehrjähriger Erfahrung das Pferdeserum, über dessen
Complemente wir deshalb kurz berichten wollen.

Das Pferdeserum eignet sich besonders deshalb gut zu Completirungsversuchen, weil es in der Regel für sich nur sehr geringe
hämolytische Wirkungen ausübt. Hammelblut, Ochsenblut, Gänseblut u. a. werden nach unserer Kenntniss von Pferdeserum überhaupt nicht gelöst, während in Bezug auf Meerschweinchen- und
Kaninchenblut eine ausserordentlich starke Variabilität besteht, indem manche Pferdesera eine nicht unbedeutende hämolytische
Wirkung auf eine dieser Blutarten oder auf beide ausüben, andere
wieder völlig unwirksam sind. Nicht nur die Sera verschiedener
Pferde verhalten sich in dieser Hinsicht ganz different, sondern
es bot sich uns sogar die Gelegenheit, an dem Serum eines und
desselben normalen Pferdes markante zeitliche Differenzen dieser
Art zu beobachten, die besonders klar zeigen, wie sehr die hämolytischen Fähigkeiten des Serums eines Individuums wechseln
können. Das Verhalten des stets frisch untersuchten Serums an

---

1) Ehrlich und Morgenroth, S. 86. — E. Neisser und Döring,
Berliner klin. Wochenschrift. 1901. No. 22.

2) Marshall und Morgenroth, S. 321 ff.

verschiedenen Tagen ist aus der folgenden Zusammenstellung zu
ersehen (Tabelle 3).

Tabelle 3.

Datum	Menge des Serums	Haemolyse für	
		Kaninchenblut (5 pCt. 1,0)	Meerschweinchenblut (5 pCt. 1,0)
19. VI.	2,0	sehr wenig	0
	1,5	Spur	0
	0,5	0	0
22. VI.	2,0	Spur	complet
	1,5	minimal	complet
	1,0	minimal	wenig
	0,5	0	wenig
15. VII.	2,0	complet	0
	0,6	complet	0
	0,3	stark	0

Es ist also das Serum eines Pferdes im Laufe von drei Tagen
für Meerschweinchenblut stark hämolytisch geworden, ohne seine
schwache hämolytische Eigenschaft für Kaninchenblut zu ändern,
hat dagegen nach ungefähr drei Wochen geradezu eine Umkehrung
seiner hämolytischen Fähigkeit erfahren, indem es nun Meerschweinchenblut überhaupt nicht mehr, dagegen Kaninchenblut,
das früher nur sehr wenig beeinflusst wurde, sehr stark auflöst.
Bemerkenswerth ist, dass wir in jedem Pferdeserum, dass wir in
dieser Hinsicht untersuchten, einen meist reichlich vorhandenen
Amboceptor für Meerschweinchenblut fanden, der sich durch eine
besonders hochgradige Thermolabilität auszeichnet und stets durch
halbstündiges Erwärmen auf 55° völlig zerstört wird.   Ein Complement zu demselben fehlt in sehr vielen Fällen, und er kommt
daher erst durch Zuführung reichlicher Mengen frischen Meer-

schweinchenserums, dass ein passendes Complement enthält, zur Erscheinung.

Die Ursache dieser wechselnden hämolytischen Fähigkeit des Pferdeserums, die im Gegensatz zu dem ausserordentlich constanten normalen Hämolysingehalt anderer Sera, z. B. des Ziegenserums und Hundeserums steht, ist vielleicht zum Theil in der ungewöhnlichen Labilität der hier in Betracht kommenden Complemente zu sehen. Wir hatten oft Gelegenheit, zu beobachten, dass ein Pferdeserum, das Meerschweinchenblut oder Kaninchenblut auflöste, durch 24stündige Aufbewahrung auf Eis diese Eigenschaft völlig oder zum grossen Theil verloren hatte, eine Erscheinung, der wir bei anderen Sera nie begegnet sind.

In ganz ähnlicher Weise variabel erweist sich nun auch das Pferdeserum, wenn man es rein als Complementquelle benutzt.

Wir haben das Pferdeserum in folgenden Fällen zur Completirung sehr häufig verwendet:

	Blut.	Amboceptor.
1.	Meerschweinchen	Ziegenserum
2.	Kaninchen	Hundeserum
3.	Kaninchen	Rinderserum
4.	Meerschweinchen	Ziegenserum
5.	Meerschweinchen	Hundeserum
6.	Meerschweinchen	Rinderserum
7.	Hammel	Hundeserum
8.	Hammel	Serum von mit Hammelblut behandelten Ziegen.

Von allen diesen Fällen erwies sich nur das Complement für Fall 6 und Fall 8 constant in reichlicher Menge vorhanden. In Bezug auf die übrigen sechs Complemente zeigte sich jedoch ein fundamentaler Unterschied zwischen den Versuchen, die wir in früheren Jahren in Steglitz angestellt haben und den in den letzten zwei Jahren in Frankfurt ausgeführten. Während früher die sämmtlichen Completirungen normaler Amboceptoren gelangen, erhielten wir in Frankfurt in der weit überwiegenden Mehrzahl der ausgeführten zahlreichen Versuche negative Resultate.

Es fehlten hier die zur Completirung fast aller normalen Amboceptoren nöthigen Complemente, während für einen bestimmten normalen Amboceptor (Meerschweinchenblut—Rinderserum) und die durch Immunisirung einer Ziege mit Hammelblut erhaltene Amboceptorenschaar Complemente vorhanden waren[1]).

Dieses Verhalten spricht deutlich genug für die Vielheit der Complemente eines Serums, und wir bezweifeln nicht, dass dasselbe bei weiteren Untersuchungen auch in Bezug auf die Partialcomplemente anderer Sera sich zeigen wird. Gerade bei der Completirung normaler Amboceptoren wird das gelegentliche Fehlen des einen oder des anderen Complementes am leichtesten sich herausstellen, da hier stets nur wenige Amboceptoren in Betracht kommen, während von den zahlreichen Amboceptoren, die bei der Immunisirung entstehen, vielfach wenigstens einige derselben passende dominante Complemente finden werden. Für die Versuchstechnik ergiebt sich aber aus unseren Beobachtungen die Consequenz, aus negativen vereinzelten Completirungsversuchen nur mit

---

1) Das Pferdeserum nimmt in Bezug auf seine Complemente den meisten anderen im Laboratorium benutzten Sera gegenüber eine besondere Stellung ein. So gelang es uns z. B. nur ganz selten, den Amboceptor von mit Ochsenblut behandelten Kaninchen zu completiren, nie konnten wir in den untersuchten Pferdesera ein Complement für die Amboceptoren von mit Ochsenblut behandelten Ziegen und Gänsen beobachten. Dass bei solchen Erscheinungen auch gewisse örtliche Differenzen eine Rolle spielen können, geht aus unserer Beobachtung hervor, dass hier, im Gegensatz zu den Angaben eines so zuverlässigen Beobachters wie P. Müller in Graz, Kaninchenblut von Entenserum nicht nennenswerth gelöst wird.

der grössten Vorsicht Schlüsse zu ziehen. Aus der Unmöglichkeit, normale inactive Sera durch einige andere active Sera zu reactiviren, kann nicht auf das Fehlen eines Amboceptors geschlossen werden.

Für die Werthbestimmung bactericider Sera im Thierversuche erscheint uns die Beachtung derartiger Fälle von besonderer Wichtigkeit. Das völlige Fehlen oder eine erhebliche Verminderung von Complementen[1]), die für bestimmte bactericide Amboceptoren als Dominanten fungiren, kann zu einer Störung in der Regelmässigkeit der Versuchsreihen führen, indem auch in der Zone der zum Schutz genügenden Mengen des Immunserums vereinzelte Thiere der Infection erliegen. Solche Unregelmässigkeiten sind bei den üblichen Prüfungsreihen etwas ganz Gewöhnliches und treten bei der Werthbestimmung bactericider Sera häufig und sehr störend hervor.

Dass derartige individuelle Variationen der Complemente für gelegentliche Misserfolge bactericider Sera in der Praxis verantwortlich gemacht werden müssen, ist kaum zu bezweifeln, zumal, wenn man bedenkt, dass in krankhaften Zuständen gelegentlich eine starke Verminderung oder ein Verschwinden des Complements (Ehrlich und Morgenroth, Metschnikoff, Wassermann, Schütze und Scheller) stattfinden kann.

---

1) Eine andere abnorme Erscheinung, die hier nicht selten eintritt, die störende Wirkung grosser Mengen des Immunserums, findet ihre Erklärung durch die von M. Neisser und Wechsberg constatirte eigenartige Ablenkung durch einen Amboceptorenüberschuss. (S. S. 182 ff.)

XXIII.

Ueber die Erzeugung hämolytischer Amboceptoren durch Seruminjection.[1)]

Ein Beitrag zur Kenntniss der Receptoren.

Von

Dr. J. Morgenroth,
Mitglied des Instituts.

Durch die Seitenkettentheorie der Immunität und besonders durch die aus ihr entspringenden Vorstellungen von den Receptoren sind unsere Anschauungen über die Cytotoxine von den ursprünglichen morphologischen Gesichtspunkten in hohem Maasse emancipirt und auf eine chemische Grundlage gestellt worden. Dies ist am klarsten aus einer Betrachtung der complexen Hämolysine des Serums zu erkennen, da diese bis jetzt von allen Cytotoxinen die eingehendste Analyse erfahren haben.

Bekanntlich entstehen, wenn man einem Thier Erythrocyten einer fremden Species injicirt hat, im Blutserum dieses Thieres neue Substanzen — die hämolytischen Amboceptoren (Immunkörper). Die Amboceptoren werden vor Allem von den rothen Blutkörperchen derjenigen Species, von der das Blut zur auslösen-

---

1) Abdruck aus der Münchener med. Wochenschr. 1902. No. 25.

den Injection stammt, gebunden und vermitteln durch diese Bindung
die Wirkung des im frischen Serum enthaltenen Complements, die
Hämolyse. Nach der Seitenkettentheorie liegen der Verankerung
der Amboceptoren chemische Vorgänge zu Grunde, als deren Substrate bestimmte Gruppen des Protoplasmas der Blutkörperchen,
die Receptoren, anzusehen sind. Wenn man es sich auf Grund
der Theorie einmal klar gemacht hat, dass die specifische Bindung
eine streng chemische Reaction zwischen Receptor und Amboceptor
resp. dessen haptophorer Gruppe ist, so erscheint die morphologische Gestaltung der Zelle, an welcher sich die Reaction abspielt, als etwas Secundäres und, abgesehen von practischen Gesichtspunkten, zunächst nur erheblich als Indicator der durch das
Zusammenwirken der Amboceptoren und Complemente bewirkten
deletären Vorgänge, wie sie in diesem Falle durch Abgabe des
Hämoglobins, bei anderen Cytotoxinen durch Zerfall und Auflösung
der Zelle, Stillstand der Geissel- und Wimperbewegung anschaulich
werden. Die specifische Verankerung der Amboceptoren ist demnach nicht von einer gröberen oder auch allerfeinsten morphologischen Structur abhängig, sondern sie kann überall da
erfolgen, wo die specifisch verankerten Receptoren vorhanden sind.

Es bedeuten diese Anschauungen für die Immunitätslehre eine
neue und wirklich scharfe Definition der Specifität. Dieselbe
wird ihres ursprünglichen, auf dem Boden der Botanik und Zoologie
entstandenen systematischen Charakters entkleidet und muss fortan
rein chemisch gefasst werden, als durchaus abhängig von den an-
schaulichen Vorstellungen über das Wesen der Receptoren der
Zelle. Specifisch ist jedes Immunisirungsproduct in
Bezug auf diejenigen Receptoren, durch die es ausgelöst
worden ist, die Receptoren mögen sich vorfinden, wo

sie wollen[1]). Einem geeigneten Thiere injicirt, erzeugt der Receptor Antikörper, die wiederum, wenn sie mit dem Receptor unter passenden Bedingungen zusammentreffen, von ihm verankert werden. Diese Verankerung bleibt in unserem Sinne stets eine specifische, mag der Receptor dem Protoplasma derjenigen Zellart eigenthümlich sein, durch die die Immunität ursprünglich ausgelöst worden ist, mag er einer anderen Zellgattung derselben Species angehören oder irgend einer Zellart einer fremden Species.

So wird das Princip der Specifität der immunisatorisch erzeugten Amboceptoren nicht durchbrochen, wie dies auch schon v. Dungern[2]) unter Hinweis auf die Receptorengemeinsçhaft hervorhebt, wenn dieser Forscher durch Injection von Flimmerepithelzellen aus der Trachealschleimhaut des Rindes, von Epitheltrümmern, wie sie in der Ziegenmilch enthalten sind, oder Moxter[3]) durch Injection von Spermatozoen hämolytische Amboceptoren erhalten. Es besitzen sogar verschiedene zoologische Species, wie Ziege, Schaf und Rind, in ihren Blutkörperchen eine Anzahl gemeinschaftlicher Receptoren[4]).

Vom Standpunkt der Seitenkettentheorie aus, wie er oben dargelegt wurde, ist es beinahe selbstverständlich, dass diese Receptoren des Protoplasmas, welche die Bildung von Amboceptoren auslösen, unter normalen Verhältnissen auch in gelöstem Zustand in den Körperflüssigkeiten vorkommen, ein physiologisches Urbild derjenigen Vorgänge, welche uns im Gefolge der Immunisirung in höchster Steigerung entgegentreten[5]).

---

1) Siehe die Ausführungen Ehrlich's: Ueber den Receptorenapparat der rothen Blutkörperchen, in Schlussbetrachtungen, Bd. VIII der Spec. Pathol. und Therapie, herausgegeben von Nothnagel, Wien 1901.

2) v. Dungern, Münch. med. Wochenschr. 1899. No. 38.

3) Moxter, Deutsche med. Wochenschr. 1900. No. 1.

4) Ehrlich u. Morgenroth, S. 135.

5) Dass durch experimentelle Eingriffe, nämlich durch Injection von Amboceptoren bei empfänglichen Thieren reichliche Abstossung entsprechender Zellreceptoren, die sich als Antiimmunkörper manifestiren, erzielt werden kann, aben schon früher Ehrlich und Morgenroth gezeigt. (S. S. 35 u. 135.)

Die ausserordentliche Mannigfaltigkeit derartiger im Blutserum gelöster Substanzen ist von Ehrlich[1]) bereits gewürdigt worden: „Receptoren erster, zweiter und dritter Ordnung sind die Hauptwerkzeuge des inneren Stoffwechsels; sie werden fort und fort verbraucht und neugebildet und können so bei jeder zufällig übermässigen Production leicht in das Blut gelangen. Bei der grossen Zahl der Organe und dem mannigfaltigen Chemismus des Protoplasmas darf es daher nicht Wunder nehmen, wenn das Blut, gleichsam als Repräsentant aller Gewebe, von einer Unzahl der verschiedensten Receptoren erfüllt ist. Unter ihnen haben wir vorläufig die verschiedenen Arten von Lysinen, Agglutininen, Coagulinen, Complementen, Fermenten, Antitoxinen, Anticomplementen, Antifermenten unterscheiden gelernt."

Derartige freie Receptoren müssten nun einer geeigneten fremden Thierspecies eingeführt, ihre Identität mit denen der Zellen dadurch zeigen, dass sie ebenso wie diese die Bildung von specifischen Immunkörpern, die mit den auf die gewöhnliche Weise erzeugten identisch sind, auslösen.

Vereinzelte Beobachtungen in dieser Richtung liegen auch vor, ohne dass aus denselben bisher die Censequenzen, wie sie sich aus der Seitenkettentheorie ergeben, gezogen worden wären. So hat v. Dungern[2]) die Entstehung eines gegen Hühnererythrocyten gerichteten Hämolysins bei Meerschweinchen als Folge der Injection von Hühnerserum, Tschistovitsch[3]) die Bildung von Hämolysin (neben Agglutininen) bei Injection von Kaninchen mit Pferdeserum beobachtet[4]).

---

1) Ehrlich, Schlussbetrachtungen l. c.
2) v. Dungern, Münch. med. Wochenschr. 1899.
3) Tschistovitsch, Ann. Inst. Past. 1899.
4) Die Steigerung der hämolytischen Wirkung des Kaninchenserums für Hühnerblut nach Injection von Hühnerblutplasma, die Nolf (Ann. Inst. Past.

Ich habe nun schon vor längerer Zeit Versuche dieser Art angestellt, um im Ziegenserum das Vorhandensein freier Receptoren, die mit solchen der Ziegenerythrocyten identisch sind, nachzuweisen. Den Ausgang für die Versuche bot die Beobachtung, dass vereinzelte normale Ziegensera in geringem Maasse eine hemmende Wirkung gegen die Amboceptoren von mit Ochsenblut behandelten Kaninchen besassen, deren Substrat von Ehrlich und Morgenroth durch eine analytische Untersuchung als Antiimmunkörper erkannt wurde[1]). Die Versuche jetzt zu publiciren, veranlasst vor allem ein nicht unwesentlicher Widerspruch, der zwischen gewissen Versuchsergebnissen, die vor einiger Zeit Schattenfroh[2]) veröffentlicht hat, und den meinigen besteht. Schattenfroh fand nämlich, dass man durch Injection von Ziegenharn bei Kaninchen hämolytische Immunkörper für Ziegenblut erzeugen kann, es gelang ihm dagegen nicht, diese Immunkörper durch Injection des entsprechenden Serums zu erhalten. Von vornherein muss es merkwürdig erscheinen, dass Receptoren, die offenbar regelmässig und reichlich durch die Niere ausgeschieden werden, dem Serum selbst fehlen sollten. Man hätte ja immerhin sich mit der Erklärung helfen können, dass die Lösungsconcentration der Receptoren im Serum eine sehr geringe wäre im Vergleich zu der Concentration im Harn, wie dies ja auch beim Harnstoff, der Harnsäure und anderen Substanzen der Fall ist, wenn eben nicht die gelegentliche Antiamboceptorenwirkung des Serums auf die Anwesenheit der gelösten Receptoren in demselben hingewiesen hätte. Thatsächlich besteht nun der von Schattenfroh angeführte „interessante Gegen-

1901) beschrieben hat, beruht augenscheinlich nur auf einer Complementvermehrung, nicht auf der Entstehung neuer Amboceptoren.
1) S. S. 135 ff.
2) Münch. med. Wochenschr. 1901. No. 31.

satz" zwischen der Wirkung des Harns und des Serums nicht,
denn man kann durch Injection von Kaninchen mit vollständig von
Blutkörperchen befreiten Ziegenserum specifische Amboceptoren erzeugen. Allerdings bleiben diese Amboceptoren bei Anwendung
der gewöhnlichen Untersuchungsmethode, wie sie auch Schattenfroh geübt hat, im Allgemeinen verborgen und sind erst dann
leicht und mit Sicherheit nachzuweisen, wenn man sich gewisser
Kunstgriffe bedient.

In der Regel löst nämlich ein durch specifische Immunisirung
gewonnenes hämolytisches Serum im frischen Zustand die betreffenden Blutkörperchen auf, denn wie schon v. Dungern festgestellt hat, erleiden für gewöhnlich die Complemente bei der
Immunisirung mit Blutkörperchen in keinem Sinne eine Aenderung. .
Nur eine Ausnahme in dieser Richtung ist bis jetzt bekannt, nämlich die Einführung von Ziegenserum in den Kaninchenorganismus.
Ehrlich und Morgenroth[1]) haben festgestellt, dass die Injection
von Kaninchen mit Ziegenserum den Verlust gewisser Complemente
des Kaninchenserums zur Folge hat, der bedingt ist durch das
Auftreten von Anticomplementen, die gegen die Complemente des
eigenen Serums gerichtet sind und als Auto-Anticomplemente zu
betrachten sind. Diese Auto-Anticomplemente genügen nicht nur,
um die im Serum vorhandenen Complemente zu neutralisiren,
sondern sie vermögen auch neu zugefügte Complemente zu binden.
So kommt es, dass der Amboceptor der mit Ziegenserum behandelten Kaninchen vollkommen larvirt werden kann. Denn verwendet man das Immunserum frisch, so mangeln ihm zur Wirksamkeit die eigenen Complemente, aber auch, wenn man das Serum
inactivirt und es durch das Serum normaler Kaninchen zu reactiviren

---

1) S. S. 110 ff.

sucht, so werden selbst dessen Complemente durch die vorhandenen Auto-Anticomplemente unwirksam gemacht. Da nun diese Auto-Anticomplemente ohne Einfluss auf die Verankerung des Amboceptors sind, so ist die rationelle Versuchsanordnung von selbst gegeben. Man versetzt die Blutkörperchen mit dem Serum der immunisirten Kaninchen, centrifugirt nach dem Verlauf der zur Bindung vorhandener Amboceptoren nöthigen Zeit die Blutkörperchen ab und entfernt die obenstehende Flüssigkeit, welche die Materia peccans, das Auto-Anticomplement, enthält. Versetzt man dann die Blutkörperchen mit frischem, normalem Kaninchenserum, so zeigt die im Brutschrank eintretende Hämolyse den gebundenen Amboceptor an. Ist man einmal nach dieser Methode, welche alle mögliche Sicherheit giebt, zu positiven Resultaten gelangt, so kann man noch einfacher dadurch die Schwierigkeit umgehen, dass man als Complement Meerschweinchenserum benutzt, gegen welches das Auto-Anticomplement nach unserer Erfahrung unwirksam ist. Dies allein genügt aber nicht, um zu unzweideutigen Versuchen zu gelangen. Um einer zweiten sehr erheblichen Fehlerquelle sicher aus dem Wege zu gehen, ist es practisch, noch eine weitere Modification der Prüfung vorzunehmen.

Das normale Kaninchenserum besitzt nämlich, wie aus der folgenden Tabelle (s. Tabelle I) zu ersehen ist, eine nicht geringe, wenn auch wechselnde hämolytische Wirkung für Ziegenblut. Die Entscheidung, ob es sich nun um einen künstlich erzeugten oder um den schon ursprünglich vorhandenen normalen Amboceptor handelt, erfordert umständliche Vorversuche und Controlversuche und ist um so unsicherer, als auch der normal vorhandene Amboceptor, wie aus der Tabelle ersichtlich ist, im Meerschweinchenserum reichliches Complement findet, weit reichlicher sogar, als im Kaninchenserum selbst. Diesem Uebelstand geht man ohne

weiteres aus dem Weg, wenn man die gesuchten immunisatorisch
gebildeten Amboceptoren aus der Flüssigkeit nicht mit Ziegenblutkörperchen, sondern mit Ochsenblutkörperchen herausnimmt, was
ja bei der partiellen Receptorengemeinschaft beider Blutkörperchen
durchaus zulässig ist.   Normales Kaninchenserum löst Ochsenblut
in der Regel auch bei reichlichem Complementzusatz nur sehr wenig
(s. Tabelle I).

Tabelle I.

**Haemolyse von Ziegenblut (1 ccm 5 pCt,) durch frisches Serum normaler
Kaninchen.**

Kanin-chen-serum	I	II	III	IV	V	VI	VII
0,25	stark	mässig	wenig	mässig	complet	wenig	ziemlich
0,1	mässig	wenig	0	sehr wenig	—	0	0
0,05	sehr wenig	Spur	0	0	sehr wenig	0	0

**Haemolyse von Ziegenblut durch dieselben Kaninchensera, activirt durch
0,15 Meerschweinchenserum.**

0,25	complet	complet	complet	complet	complet	complet	complet
0,1	complet	complet	stark	fast complet	complet	stark	complet
0,075	complet	complet	—	stark	complet	—	stark
0,05	complet	fast complet	—	—	complet	—	—
0,025	—	—	—	—	complet	—	—

**Haemolyse von Ochsenblut durch dieselben Kaninchensera, activirt durch
0,15 Meerschweinchenserum.**

0,5	Spur	Spürchen	Spürchen	Spürchen	Spur	sehr wenig	ziemlich
0,25	0	0	0	0	Spürchen	Spur	mässig
0,1	0	0	0	0	0	0	wenig

Die frischen Kaninchensera üben für sich auch in der Menge von 0,5
keine lösende Wirkung auf Ochsenblut aus.

Die maassgebenden Versuche sind daher stets mit Ochsenblut
angestellt und zwar so, dass entweder zu 1 ccm einer 5 proc. Aufschwemmung von Ochsenblutkörperchen wechselnde Mengen des

Serums der mit Ziegenserum behandelten Kaninchen zugesetzt, nach einstündigem Verweilen im Wasserbade bei ca. 38⁰ abcentrifugirt wurden und nach Abgiessen der Flüssigkeit den Blutkörperchen frisches Kaninchenserum zugesetzt wurde. Oder aber es erfolgte die Activirung durch Zusatz von normalem Meerschweinchenserum. Die hämolytische Wirkung der Immunsera ist in Tab. II zusammengestellt.

Die Kaninchen waren mit Ziegenserum vorbehandelt, das durch andauerndes Centrifugiren sorgfältig auch von den letzten Blutkörperchen befreit war. Das Serum wurde in der Regel durch $1/2$ stündiges Erwärmen auf 55⁰ inactivirt und intraperitoneal injicirt. Die Thiere erhielten gewöhnlich 2 bis 3 Injectionen steigender Mengen des Serums, im Ganzen 35,0—90,0 ccm. Häufigere Injectionen führten zu keiner stärkeren Amboceptorenbildung, ein Verhalten, dass dem beim Injection von Ochsenblut oder Ziegenblut entspricht.

Tabelle II.

1,0 ccm 5proc. Ochsenblut.

A. Blut + Amboceptor bleiben 1 Stunde bei 37⁰. Nach Centrifugiren wird die Flüssigkeit abgegossen, das Sediment mit 2 ccm physiol. Kochsalzlösung und 0,2 ccm Kaninchenserum als Complement versetzt

	complete Haemolyse
Ser. Kan. I	0,05 ccm
„ „ II	0,05 „
„ „ III	0,25 „

B. Blut + Amboceptor + 0,1—0,2 Meerschweinchenserum als Complement.

	complete Haemolyse
Ser. Kan. IV	0,1 ccm
„ „ V	0,05 „
„ „ VI	0,05 „
„ „ VII	0,028 „
„ „ VIII	0,013 „
„ „ IX	mehr als 0,25 „
„ „ X	0,05 „
„ „ XI	weniger als 0,05 „

Es ergiebt sich aus diesen Versuchen, dass bei allen mit Ziegenserum behandelten Kaninchen die Bildung specifischer Amboceptoren eintrat, quantitativ, wie stets auch nach Injection von Blutkörperchen mit individuellen Schwankungen, in einigen Fällen in recht erheblicher Stärke. Die meisten dieser Sera wurden auch frisch bei einfacher Einwirkung auf Ochsenblut untersucht und immer, selbst in der Dosis von 0,5 ccm unwirksam gefunden[1]). Selbst Zusatz grosser Mengen normalen Kaninchenserums genügt nicht, das vorhandene Auto-Antikomplement zu überkompensiren. So zeigt z. B. das Serum von Kaninchen III nach Zusatz von 0,6 Kaninchenserum folgende lösende Wirkung:

0,5 ccm	0		0,075 ccm	sehr wenig
0,25 „	Spur		0,05 „	sehr wenig
0,15 „	Spur		0,025 „	Spur
0,1 „	sehr wenig			

Der abnorme Verlauf der geringen Hämolyse zeigt anschaulich die Interferenz von Antikomplement einerseits und des Amboceptors andererseits.

Die Gleichartigkeit der durch die Injection von Ziegenserum erzeugten Amboceptoren mit den durch Blutinjektion zu Stande gekommenen ergiebt sich am deutlichsten daraus, dass der immunisatorisch erzeugte Antiimmunkörper gegen diese Amboceptoren ebenso wirkt, wie gegen die durch Injektion von Blutkörperchen erzielten. Der folgende Versuch (Tabelle III, S. 357) wird dieses Verhalten veranschaulichen.

Der verwendete Antiimmunkörper war in dem inaktivirten Serum einer Ziege enthalten, die mit mehrfachen Injektionen des Serums von mit Ochsenblut immunisirten Kaninchen vorbehandelt war. 0,3 ccm dieses Serums wurden mit wechselnden Mengen der zu untersuchenden amboceptorenhaltenden Sera versetzt, die Gemische blieben eine Stunde bei Zimmertemperatur. Hierauf wurde je 1 ccm einer 5 proc. Aufschwemmung von Ochsenblutkörperchen zugefügt und nach einstündigem Aufenthalt im Wasserbad bei 38⁰

---

1) Die hier angewandte Methode zur Aufdeckung larvirter Amboceptoren kann vielfach mit Erfolg angewandt werden; über einen analogen Fall, der sich auf Amboceptoren eines pathologischen Exsudats bezieht, werde ich demnächst in Gemeinschaft mit Dr. Marshall berichten.

Tabelle III.

A. Hemmung des Amboceptors des mit Ziegenserum behandelten Kaninchens.

Menge des Amboceptors	+ 0,3 Antiamboceptor	+ 0,3 normal. inactives Ziegenserum
0,25	complete Lösung	complete Lösung
0,15	stark	„
0,1	wenig	
0,075	sehr wenig	„
0,05	0	„
0,025	0	stark

B. Hemmung des Amboceptors des mit Ziegenblut behandelten Kaninchens.

0,2	complete Lösung	complete Lösung
0,15	stark	„
0,1	wenig	„
0,075	Spur	„
0,06	0	„
0,05	0	mässig
0,025	0	wenig
0,012	0	Spur
0,009	0	0

centrifugirt. Das Blutkörperchensediment wurde von Neuem in Kochsalzlösung aufgeschwemmt und mit 0,15 ccm Meerschweinchen-serum als Complement versetzt. Die nun erfolgte Lösung war das Maass für die gebundenen Amboceptoren, resp. für die Ablenkung durch den Antiamboceptor. Zur Controle dienten Parallelversuche mit 0,3 ccm normalen inactiven Ziegenserums.

Es übt also der Antiamboceptor gegen die Amboceptoren, die durch Injection von Ziegenserum und Ziegenblut erzeugt sind, den nämlichen Schutz aus, womit deren Gleichartigkeit erwiesen ist.

Aus dem Befund der freien Receptoren im Harn und Serum lässt sich schliessen, dass im Organismus der Ziege offenbar ein reger Receptorenstoffwechsel besteht, dass Reptoren beständig von Zellen in das Serum gelangen und durch die Niere ausgeschieden werden. Ob es sich hierbei um Zerfallsproducte oder um Producte irgend welcher Sekretion handelt, lässt sich nicht entscheiden. Die Thatsache, dass die freien Receptoren aus dem Blutserum in den Harn übergehen, lässt eine Bedeutung derselben für den Organismus selbst nicht sehr wahrscheinlich erscheinen, sondern eher vermuthen, dass es sich um Produkte des regressiven Stoffwechsels handelt, die als unbrauchbar aus dem Körper eliminirt werden. Die Entstehung der freien Receptoren bei dem Zerfall von rothen Blutkörperchen oder anderen Zellen würde zur Erklärung vollkommen genügen; vielleicht handelt es sich aber auch um eine physiologische Abstossung derselben, die mit ihrer nutritiven Funktion in Zusammenhang steht. Eine reguläre Funktion als Antiimmunkörper gegen die Wirkung etwa entstehender Autolysine erscheint Angesichts der Ausscheidung durch den Harn, die doch dann ein recht unzweckmässiger Vorgang wäre, nicht als wahrscheinlich, wie überhaupt ein genereller Charakter als Antiautolysine, wie Besredka[1]) meint, den freien Receptoren augenscheinlich nicht zukommt, denn durch Injection von Kaninchen mit Rinderserum waren keine hämolytischen Amboceptoren zu erzielen, entsprechend dem negativen Erfolg London's[2]) bei Injection von Meerschweinchen mit Kaninchenserum.

Soviel lehrt das Vorhandensein gelöster, die Bildung von Amboceptoren bewirkender Substanzen jedenfalls, dass ohne die Vorstellung von Receptoren weder eine einheitliche Betrachtung der Entstehung und Wirkungsweise der Cytotoxine, noch eine anschauliche Vorstellung von dem Wesen der „Specifität" möglich ist.

1) Besredka, Annal. de l'Inst. Pasteur. October 1901.
2) London, Arch. des Sciences biologiques. St. Petersburg.

Nachträglicher Zusatz.

In einer neuerdings erschienenen Arbeit (Münchener med. Wochenschr. 1902. No. 32) berichtet auch P. Th. Müller über die Erzeugung hämolytischer Amboceptoren durch Behandlung von Tauben mit Meerschweinchenserum und schliesst sich in der Deutung den hier entwickelten Ausführungen an.

XXIV.

Ueber die quantitativen Beziehungen von Amboceptor, Complement und Anticomplement.[1]

Von

Dr. **J. Morgenroth,**   und   Dr. **H. Sachs,**

Mitglied des Instituts.   Assistent des Instituts.

I. Amboceptormenge und Complementbedarf.

Ueber die Beziehungen, welche zwischen den zur Hämolyse nöthigen Mengen von Amboceptor und Complement in verschiedenen Fällen bestehen, werden in jedem Laboratorium, in welchem systematische quantitative Untersuchungen über Hämolysine vorgenommen werden, Erfahrungen vorliegen. Der erste wohl, der auf diese Verhältnisse hingewiesen hat, war v. Dungern[2]. Er erkannte, dass in dem eingehend von ihm untersuchten Fall — Ochsenblut, Amboceptor von mit Ochsenblut behandelten Kaninchen, Kaninchenserum als Complement — der Zusatz eines hohen Multiplum der bei starkem Complementüberschuss zur completen Lösung nöthigen Amboceptormenge erforderlich ist, um die minimale Menge eines completirenden Serums, die zur Hämolyse noth-

---

1) Abdruck aus der Berliner klin. Wochenschr. 1902. No. 35.
2) S. S. 60.

wendig ist, genau zu bestimmen. v. Dungern verwendete deshalb
zur Complementbestimmung das 16fache der ausreichenden Amboceptormenge. Auch Gruber[1]) erwähnt neuerdings, dass „hochgradig präparirte (sensibilisirte) Menschenblutkörperchen" in Folge
ihrer Vorbehandlung durch ein Minimum von activem Normalserum
gelöst werden.

Einige bemerkenswerthe Beobachtungen in dieser Richtung,
die wir im Laufe der Jahre gemacht haben, wollen wir im Folgenden mittheilen.

Zunächst sei hier eine Reihe von verschiedenen Fällen ange-
führt, in denen die Beziehungen zwischen der zur vollständigen
Lösung nöthigen Menge des Amboceptors und des completirenden
Serums untersucht sind.

Zu allen Versuchen werden je 1 ccm einer 5proc. Blut-
körperchenaufschwemmung verwendet. Besonderer Werth wird
darauf gelegt, dass in den zu vergleichenden Versuchsreihen alle
Reagensröhrchen das gleiche Reagensvolum enthalten.

Wir lassen zunächst Versuche folgen, die mit Hammelblut,
dem Amboceptor von mit Hammelblut vorbehandelten Ziegen und
Meerschweinchenserum als Complement angestellt sind. (Siehe
Tabelle I, S. 361.)

Die Zahlen der Tabelle I lassen ersehen, dass in den vier
hier untersuchten gleichartigen Fällen Beziehungen zwischen der
Amboceptormenge und dem Complementbedarf bestehen, in der
Weise, dass bei Gegenwart grösserer Amboceptormengen
zur Hämolyse kleinere Complementdosen genügen. Im
Einzelnen ist das Verhältniss in jedem Falle verschieden, wie aus
den berechneten Zahlen der Columnen 2 und 4 leicht zu ersehen

---

1) Gruber, Wiener klin. Wochenschr. 1902. No. 15.

Tabelle I.

Hammelblut 5 pCt. 1,0 — Amboceptor von mit Hammelblut behandelten
Ziégen — Meerschweinchenserum als Complement.

Menge des Amboceptors	Verhältniss der Amboceptor- mengen	Menge des Com- plements, zur completen Lösung ausreichend	Verhältniss der Complement- mengen
		I.	
0,05	1	0,008	1
0,2	4	0,0025	$\frac{1}{3,2}$
0,4	8	0,0014	$\frac{1}{5,6}$
		II.	
0,025	1	0,04	1
0,038	1,5	0,025	$\frac{1}{1,6}$
0,05	2	0,025	$\frac{1}{1,6}$
0,075	3	0,02	$\frac{1}{2}$
0,1	4	0,016	$\frac{1}{2,5}$
0,2	8	0,01	$\frac{1}{4}$
0,5	20	0,004	$\frac{1}{10}$
		III.	
0,05	1	0,1	$\frac{1}{1}$
0,1	2	0,03	$\frac{1}{3,3}$
0,2	4	0,01	$\frac{1}{10}$
0,4	8	0,01	$\frac{1}{10}$
		IV.	
0,05	1	0,08	1
0,1	2	0,015	$\frac{1}{5,1}$
0,2	4	0,004	$\frac{1}{20}$

ist. Wir erzielten in einem Fall (I) durch Erhöhung der Amboceptormenge um das achtfache nur ein Sinken des Complementbedarfs auf $\frac{1}{5,6}$, während im Fall IV die Erhöhung der Ambo-

ceptormenge nur um das vierfache den Complementbedarf auf $\frac{1}{20}$ erniedrigt. Von einer scharf ausgesprochenen Proportionalität zwischen den beiden Factoren ist also keine Rede. Auf die Ursachen dieses von Fall zu Fall wechselnden Verhaltens werden wir später zurückkommen.

Viel weniger ausgesprochen ist die beschriebene Erscheinung in den Fällen, die in Tabelle II zusammengestellt sind, in denen Ochsenblut, der Amboceptor specifisch immunisirter Kaninchen und als Complement Meerschweinchen- resp. Kaninchenserum zur Verwendung kam.

Tabelle II.

A. Ochsenblut 5 pCt. 1,0 — Amboceptor von mit Ochsenblut behandelten Kaninchen — Meerschweinchenserum als Complement.

B. Dasselbe — Kaninchenserum als Complement.

A.

Menge des Amboceptors	Verhältniss der Amboceptor- mengen	Menge des Complements, zur completen Lösung ausreichend	Verhältniss der Complement- mengen
0,002	1	0,035	1
0,005	$2^1/_2$	0,015	$\frac{1}{2,3}$
0,01	5	0,01	$\frac{1}{3,5}$
0,05	25	0,008	$\frac{1}{44}$
0,1	50	0,008	$\frac{1}{4,4}$
0,2	100	0,008	$\frac{1}{4,4}$
0,4	400	0,01	$\frac{1}{3,5}$

B. I.

Menge des Amboceptors	Verhältniss der Amboceptor- mengen	Menge des Complements, zur completen Lösung ausreichend	Verhältniss der Complement- mengen
0,005	1	0,5	1
0,01	2	0,17	$\frac{1}{2,9}$
0,05	10	0,12	$\frac{1}{4,2}$
0,1	20	0,14	$\frac{1}{3,6}$
0,2	40	0,14	$\frac{1}{3,6}$
0,4	80	0,15	$\frac{1}{3,3}$

Menge des Amboceptors	Verhältniss der Amboceptormengen	Menge des Complements, zur completen Lösung ausreichend	Verhältniss der Complementmengen
		B. II.	
0,005	1	0,6	1
0,01	2	0,17	$\frac{1}{2,5}$
0,05	10	0,12	$\frac{1}{5}$
0,1	20	0,14	$\frac{1}{4,3}$
0,2	40	0,14	$\frac{1}{4,3}$
0,4	80	0,15	$\frac{1}{4}$
		B. III.	
0,005	1	0,75	1
0,0075	$1\frac{1}{2}$	0,6	$\frac{1}{1,25}$
0,015	3	0,14	$\frac{1}{5,3}$
0,03	6	0,17	$\frac{1}{4,4}$
0,06	12	0,14	$\frac{1}{5,3}$
0,12	24	0,12	$\frac{1}{6,3}$

Auch bei Anwendung ausserordentlich hoher Multipla des Amboceptors tritt hier höchstens eine Verminderung des Complementbedarfs auf $\frac{1}{3}$ bis $\frac{1}{6}$ ein. Was aber besonders charakteristisch für diesen Fall ist, ist der Umstand, dass der geringste Complementbedarf bei einem geringen Multiplum der Amboceptoreinheit[1]) beinahe erreicht ist und mit weiterer Vermehrung des Amboceptors sich nicht mehr wesentlich ändert. So ist in Ta-

---

1) Wir bezeichnen als „Amboceptoreinheit" diejenige Menge des Amboceptors, die bei optimalem Complementzusatz eben zur vollständigen Hämolyse ausreicht. In demselben Sinne spricht R. Pfeiffer bei bactericiden Sera von einer Immunitätseinheit. Der Amboceptoreinheit entspricht die „Receptoreinheit", als diejenige Receptormenge, welche die Amboceptoreinheit bindet.

belle II A (s. S. 362) bei Verwendung des fünffachen der Amboceptoreinheit, die nothwendige Complementmenge 0,01, beim 25-,
50- und 100 fachen 0,008, aus II B ist zu ersehen, dass schon bei
Anwendung der 2—3 fachen Amboceptoreinheit das Maximum der
Complementwirkung erreicht ist.

Ein ganz ähnliches Verhalten zeigen die Fälle in Tabelle III,
die sich auf dasselbe Blut und denselben Amboceptor beziehen,
wie Tabelle I, in denen aber andersartige Complemente — Hammelserum und Pferdeserum — zur Wirkung kommen.

Tabelle III.

A. Hammelblut 5 pCt. 1,0 — Amboceptor von mit Hammelblut behandelten Ziegen — Hammelserum als Complement.
B. Dasselbe — Pferdeserum als Complement.

Menge des Amboceptors	Verhältniss der Amboceptor-mengen	Menge des Com-plements, zur completen Lösung ausreichend	Verhältniss der Complement-mengen
		A.	
0,1	1	0,15	1
0,25	2,5	0,035	$\frac{1}{4,3}$
0,5	5	0,05	$\frac{1}{3}$
0,75	7,5	0,05—0,035	$\frac{1}{3} \cdot \frac{1}{4,3}$
		B.	
0,1	1	0,5 (fast compl.)	1
0,2	2	0,1	$\frac{1}{5}$
0,4	4	0,1	$\frac{1}{5}$
0,8	8	0,1	$\frac{1}{5}$

Diese Fälle bilden den Uebergang zu denjenigen, die in
Tabelle IV zur Anschauung gebracht werden und die sich auf
Ochsenblut, den Amboceptor von mit Ochsenblut behandelten Ziegen
und drei verschiedene Complemente, Meerschweinchen-, Kaninchen-
und Hammelserum, beziehen. Es ist hier wieder ein Extrem erreicht, indem die Verminderung des Complementbedarfs

Tabelle IV.

A. Ochsenblut 5 pCt. 1,0 — Amboceptor von mit Ochsenblut behandelten Ziegen — Meerschweinchenserum als Complement.
B. Dasselbe — Kaninchenserum als Complement.
C. Dasselbe — Hammelserum als Complement.

Menge des Amboceptors	Verhältniss der Amboceptormengen	Menge des Complements, zur completen Lösung ausreichend	Verhältniss der Complementmengen
A.			
0,1	1	0,01	1
0,2	2	0,01	1
0,4	4	0,01	1
0,8	8	0,01	1
B.			
0,1	1	0,15	1
0.2	2	0,15	1
0,4	4	0,15	1
0,8	8	0,15	1
C.			
0,1	1	0,1	1
0,2	2	0,1	1
0,4	4	0,1	1
0,8	8	0,075	$\frac{1}{1,4}$

durch die Steigerung der Amboceptormenge eine sehr geringfügige ist oder aber gänzlich ausbleibt.

Worin beruht nun die Erscheinung, dass bei Steigerung der Amboceptormenge der Complementbedarf bald mehr oder weniger sinkt, bald aber gleich bleibt? Zur Erklärung müssen drei verschiedene Momente in Betracht gezogen werden, die sich auch miteinander combiniren können, und die daher in jedem Einzelfall durch eine oft sehr mühselige Untersuchung jedes für sich ausgewerthet werden müssen. Es sind hier in Rücksicht zu ziehen: 1. die an den Blutkörperchen befindlichen

Receptoren, 2. die Aviditätsverhältnisse und 3. die Vielheit der Amboceptoren.

Was den ersten Punkt anbetrifft, so wissen wir, dass. die Receptoren der rothen Blutkörperchen in ihrer Menge im Einzelfall sehr grosse Unterschiede aufweisen können[1]. Für ein bestimmtes Gift kann ein Erythrocyt gerade nur so viel Receptoren besitzen, als zur Bindnng der einfach lösenden Dosis nothwendig ist, also eben die Receptoreinheit, während in anderen Fällen ein solches Multiplum der Receptoreinheit vorhanden sein kann, dass das Hundertfache der Amboceptoreinheit gebunden wird. Bei Bacterien tritt das letztere Verhalten noch in viel höherem Maasse hervor, indem von Agglutininen (Eisenberg u. Volk) und bacteriolytischen Amboceptoren (R. Rfeiffer) ein enormer Ueberschuss bis zum vieltausendfachen der wirksamen Menge gebunden wird. Es ist nun ganz klar, dass diese Verhältnisse einen ausschlaggebenden Einfluss darauf ausüben müssen, ob ein stärkerer Zusatz von Immunserum den Complementbedarf verringert oder nicht. Es kann als selbstverständlich vorangestellt werden, dass in allen den Fällen, in denen nur die einfache wirksame Dosis gebunden werden kann, in denen also nur eine Amboceptoreinheit verankert ist, ein Ueberschuss von Amboceptor nie einen begünstigenden Einfluss ausüben kann, sondern dass dann im Gegentheil leicht eine Erhöhung des Complementbedarfs eintreten kann durch die Ablenkungserscheinungen, deren Bedeutung M. Neisser und Wechsberg[2] zuerst erkannt haben.

---

1) cf. Ehrlich, Schlussbetrachtungen, in Nothnagel's spec. Pathologie und Therapie, Bd. 8. Wien, Hölder 1901 und Ehrlich und Morgenroth, S. 110.

2) M. Neisser und Wechsberg, S. 182.

Schwieriger liegt das Problem in den Fällen, in denen die rothen Blutkörperchen eine Mehrzahl von Receptoreinheiten enthalten und demgemäss ein Multiplum ' von Amboceptoreinheiten binden. Hier wird der Ausfall der Versuche hauptsächlich von folgenden Factoren abhängen.

Wir wissen, dass im Allgemeinen die complementophile Gruppe des Amboceptors eine Erhöhung der Avidität erfährt, wenn die cytophile Gruppe an die Receptoren verankert ist. Ist diese relative Aviditätserhöhung eine sehr grosse, so wird das zugefügte Complement ausschliesslich an den verankerten Amboceptor herangehen und bei einer gewissen Dosis die Lösung bewirken. In diesem Fall wird auch schon bei der gerade zur Lösung ausreichenden Complementmenge die nöthige Aequivalenz erreicht werden und wird daher eine Steigerung der Complementwirkung durch stärkere Beladung der Blutkörperchen mit Amboceptor nicht stattfinden.

Ganz anders aber liegen die Verhältnisse, wenn die Verwandtschaft der complementophilen Gruppe des verankerten Amboceptors zum Complement nur eine sehr geringe ist, wenn es sich also 'um eine hochgradig dissociirbare Verbindung in einem reversiblen Process handelt. Es wird dann nach einem bekannten chemischen Princip von der fertigen Verbindung um so mehr bestehen, je mehr eines der Elemente im Ueberschuss vorhanden ist. Befinden sich also nur sehr wenig Receptoreinheiten an dem Blutkörperchen, so wird man sehr viel Complement zufügen müssen, damit die Dissociationsquote herabgesetzt wird und es zur Bildung einer wirksamen Hämolysineinheit kommt, sind mehr Receptoreinheiten vorhanden, so wird weniger Complement hierzu genügen. Die mitgetheilten Tabellen bieten ja mannigfache Belege, dass wenig Amboceptor + viel Complement und viel Ambo-

ceptor + wenig Complement zur Bildung der gleichen
Menge der an die Receptoren · verankerten Verbindung Comple-
ment-Amboceptor (Hämolysineinheit) führen.

Eine ganz hervorragende Rolle spielt aber der Umstand,
dass das Immunserum kein einheitlicher Stoff ist, sondern dass Partialamboceptoren vorhanden sind, denen
verschiedene dominante Complemente der Sera entsprechen. Besonders wichtig sind in dieser Hinsicht Partialamboceptoren, die im Immunserum in geringer Menge vorhanden
sind, also erst bei Verwendung höherer Multipla des Immunserums
in Action treten können, welche aber zu ihrer Completirung ein
in dem completirenden Serum besonders reichlich vorhandenes
Partialcomplement finden. Ein solcher, in geringer Menge vorhandener Partialamboceptor, wie er z. B. im Serum von mit Ochsenblut behandelten Kaninchen nachgewiesen ist, bildet eines der
wichtigsten Erklärungsprincipien für die beschriebenen Erscheinungen.

Wir sehen aus diesen Betrachtungen, dass die verschiedenen
Phänomene, die wir in dem gegenseitigen Verhältniss von Amboceptormenge und Complementbedarf beobachten, ganz verschiedene
Ursache haben können, dass sie sich jedoch durch Berücksichtigung
aller der erwähnten drei Factoren in ungezwungener Weise erklären lassen. Eine Generalisirung mit Rückschluss von einem
Specialfall auf den anderen ist natürlich unter diesen Umständen
nicht angängig.

II. Amboceptormenge und Anticomplementbedarf.

Die folgenden Beobachtungen betreffen die quantitativen Beziehungen, welche zwischen der Menge des Amboceptors und den
zur Hemmung der Hämolyse nöthigen Anticomplementmengen bestehen. Es wurde zunächst in einer Anzahl von Fällen diejenige

Anticomplementmenge bestimmt, welche gerade ausreicht, um die Auflösung der in verschiedener Stärke mit Amboceptoren beladenen rothen Blutkörperchen durch die jeweilige gerade lösende Complementmenge aufzuheben.

Die Mehrzahl unserer Versuche bezieht sich wiederum auf die Auflösung von Hammelblut durch ein von der Ziege gewonnenes Immunserum, dessen Amboceptor durch Meerschweinchenserum completirt wurde, den Fall also, in welchem bei grosser Amboceptormenge der Complementbedarf erheblich sinkt. Als Anticomplement diente das Serum einer Ziege, die mit wiederholten Injectionen von Kaninchenserum vorbehandelt war. Dieses von uns verwandte Serum schützt, entsprechend einer früheren Angabe[1]), nicht nur gegen die Complemente des Kaninchenserums, sondern auch gegen diejenigen des Meerschweinchenserums.

Zunächst wurde bei wechselnden Amboceptormengen die zur vollständigen Lösung von 1 ccm 5proe. Hammelblut nöthige Menge des completirenden Meerschweinchenserums bestimmt und nach deren Feststellung das in jedem einzelnen Fall zur Neutralisation nöthige Anticomplementquantum ermittelt, Complement und Anticomplement wurden hierbei zunächst gemischt, blieben eine halbe Stunde bei 37 Grad im Brütschrank, dann wurde Blut und Amboceptor zugefügt. Folgende Tabelle zeigt einen derartigen Versuch. (Tabelle V, S. 370.)

Wie die in der Tabelle verzeichneten genaueren Angaben über den Grad der eingetretenen Hämolyse zeigen, besteht das bemerkenswerthe Verhalten, das bei geringen Amboceptormengen 0,015 ccm Anticomplementserum das Complement von 0,05 ccm Meerschweinchenserum neutralisirt, bei grossen Amboceptormengen

---

1) s. Ehrlich und Morgenroth, S. 135.

P. Ehrlich, Arbeiten zur Immunitätsforschung. 24

Tabelle V.

A.

Menge des Amboceptors	Menge des Complements, zur completen Lösung ausreichend
0,3	0,005
0,05	0,005
0,01	0,01
0,005	0,035

B.

Anticomplementmengen	a. Amboceptor 0,3 Complement 0,006	b. Amboc. 0,05 Compl. 0,006	c. Amboc. 0,01 Compl. 0,01	d. Amboc. 0,005 Compl. 0,05
0,35	0	0	0	0
0,25	Spürchen	0	0	0
0,15	Spur	0	0	0
0,1	Spur	0	0	0
0,075	mässig	Spürchen	0	0
0,05	complet	Spur	Spürchen	0
0,035	do.	mässig	wenig	0
0,025	do.	complet	wenig	0
0,015	do.	do.	complet	0
0,01	do.	do.	do.	Spürchen
0	do.	do.	do.	complet

erst 0,35 ccm Anticomplementserum zur Neutralisation von 0,006 ccm Meerschweinchenserum ausreicht. Berechnen wir die Mengen completirenden Serums, welche in beiden Fällen durch 1 ccm des Anticomplementserums neutralisirt werden, so finden wir in dem einen Fall 3,3 ccm, in dem anderen Fall 0,017 ccm. Es wirkt also das Anticomplement bei grosser Amboceptormenge etwa 195 mal schwächer. Die nothwendige Anticomplementmenge ist also durchaus abhängig von der Menge des angewandten Amboceptors, was sich am anschaulichsten darin kundgiebt, dass selbst bei gleichem Complementbedarf, aber verschieden starkem Amboceptorzusatz (s. Columne a und b der Tabelle V) je nach der Menge des vorhandenen Amboceptors verschiedene Anticomplementmengen, — und zwar bei grösserer Amboceptormenge mehr —

zur Neutralisirung des Complements nothwendig sind. Der Anticomplementbedarf ist in diesen Fällen also weit davon
entfernt, eine einfache Function der Complementmenge
darzustellen, sondern ist abhängig von der vorhandenen
Menge des Amboceptors.

Bei einigen anderen Combinationen, die wir in derselben
Richtung analysirten, sind wir dem gleichen Verhalten in mehr
öder weniger ausgesprochenem Maasse begegnet. Wir geben in
der folgenden Tabelle VI noch einen weiteren Versuch der Art
wieder, der die Auflösung von Ochsenblut durch einen vom Kaninchen
gewonnenen und durch Meerschweinchenserum completirten Amboceptor betrifft. Als Anticomplement diente, wie in dem oben beschriebenen Fall, das inactive Serum einer mit Kaninchenserum
vorbehandelten Ziege (Tab. VI).

Tabelle VI.
Ochsenblut — Amboceptor eines Ochsenblut-Kaninchens — Meerschweinchenserum.

Amboceptor- menge	Complementmenge, zur completen Lösung ausreichend	
0,2	· 0,05	
0,004	0,075	

Anticomple- ment	Amboceptor 0,2 Complement 0,05	Amboc. 0,004 Compl. 0,1
0,75	0	0
0,5	stark ·	0
0,35	fast complet	0
0,25	complet	0
0,15	do.	0
0,1	do.	0
0,075	do.	Spur
0,05	do.	wenig
0,035	do.	mässig
0,025	do.	stark
0,015	do.	fast complet
0,01	do.	complet

24*

Es neutralisirt in diesem Fall bei geringer Amboceptormenge
1,0 ccm des Anticomplementserums 1,0 ccm Meerschweinchenserum, bei grosser Amboceptormenge jedoch nur 0,067 ccm, also
etwa 15 mal weniger.

Das Studium der Immunisirungsvorgänge hat stets gelehrt,
dass nichts so fehlerhaft ist, als vorzeitiges Generalisiren. Es ist
uns daher gar nicht überraschend gewesen, dass im Gegensatz zu
dem oben Angeführten auch Fälle existiren, in welchen der Anticomplementbedarf ausschliesslich als eine Function der Complementmenge erschien und nicht von dem Grade der Occupation· der
Receptoren mit Amboceptoren abhängig war. Dieser Fall betrifft
interessanter Weise die zuerst beschriebene Combination, Hammelblut und Amboceptor von mit Hammelblut behandelten Ziegen mit
Meerschweinchenserum als Complement, doch mit dem Unterschied, dass hier das Anticomplement ein anderes war,
indem es von einem Kaninchen herrührte; welches mit
Meerschweinchenserum behandelt war. Es war also
dieses Anticomplement dem Meerschweinchenserum gegenüber im Gegensatz zu den früher verwendeten, welches
durch Injection von Kaninchenserum erzielt war, und
welches als ein „alloiogenes" Anticomplement bezeichnet
werden kann, ein „isogenes". Wir lassen zunächst den Versuch folgen. (Tabelle VII.)

Tabelle VII.

Menge des Amboceptors	Zur completen Lösung ausreichende Complementmenge	Complementmenge des Anticomplementversuches	Anticomplementmenge zur vollkommenen Neutralisation nöthig
0,1	0,02	0,025	0,04
0,2	0,0025	0,0035	0,005

Es ist hier zur Neutralisation der zehnfach grösseren Complementmenge, wie sie bei geringerer Amboceptormenge benöthigt wird, auch 10 mal so viel Anticomplement nöthig, wie für die zehnfach kleinere Complementmenge bei Verwendung grösserer Amboceptormengen.

Die Versuchsresultate stehen also in den verschiedenen Fällen in einem stringenten Gegensatz, indem in einem Fall eine Proportionalität zwischen Complement- und Anticomplementbedarf bei verschiedenen Amboceptormengen, in anderen Fällen eine weitgehende Divergenz besteht. Wie sind nun diese Erscheinungen zu erklären?

Nehmen wir zunächst der Einfachheit halber an, dass Complement und Anticomplement einheitlicher Natur seien, so wird bei einer weit höheren Verwandtschaft des Complements zum Anticomplement wie zum Amboceptor, wie sie sich aus allen Versuchen ergiebt, die Neutralisation von Complement und Anticomplement nach stöchiometrischen Gesetzen zu erwarten sein, wie wir dies ja auch in dem letzten Fall (Tab. VII) thatsächlich gefunden haben. Die Abweichung von diesem Verhalten ist jedoch in den beiden ersten Fällen so ausserordentlich erheblich und soweit ausser dem Bereich jeder durch Fehlerquellen bedingten Schwankung schlagend, dass schon aus dieser Thatsache allein mit Nothwendigkeit hervorgeht, dass hier die Aviditätsverhältnisse allein nicht zur Erklärung ausreichen können. Wir müssen vielmehr einen zweiten, schon früher betonten Factor, die Pluralität der Complemente und Anticomplemente, zur Erklärung heranziehen.

Nehmen wir an, dass in diesen Fällen im completirenden Serum nur zwei dominante Complemente A und B in Betracht kommen. In den als Anticomplement dienenden Sera müssen demnach auch die betreffenden Anticomplemente α und β vorhanden sein. Dass in dem isogenen Serum die entsprechenden Anticomplemente vorhanden sind, ist ja ganz selbstverständlich, dass sie auch in dem durch Injection eines andersartigen Serums, z. B. Kaninchenserum erhaltenen auftauchen, entspricht früheren Erfahrungen. Es ist deshalb noch keineswegs nöthig, anzunehmen, dass im Kaninchenserum genau dieselben Complemente A und B, wie im Meerschweinchenserum vorhanden sind, sondern es genügt, für die Complemente des Kaninchenserums, die als A_1 und B_1 bezeichnet werden, eine partielle Identität, nämlich in der haptophoren Gruppe anzunehmen.

Man könnte derartige Complemente verschiedener Species, die in ihrer haptophoren Gruppe übereinstimmen, der Terminologie der Zahlentheorie folgend, welche von befreundeten Zahlen (Numeri amicabiles) spricht, als „befreundete Complemente" bezeichnen.

Wenn man nun irgend ein Serum injicirt, welches zwei verschiedene Complemente enthält, so wird ja die Ausbeute an partiellen Anticomplementen zum grossen Theile abhängig sein von dem relativen Verhältniss der beiden Complemente. Ist z. B. in dem einen Fall viel Complement A und wenig Complement B, in dem anderen Fall viel Complement B und wenig Complement A vorhanden, so werden dementsprechend die Anticomplemente überwiegend gegen A bezw. B gerichtet sein. Es ist daher eine ganz leicht verständliche Thatsache, dass bei den isogenen Sera die Ausbeute an Anticomplementen annähernd der ja durchschnittlich constant bleibenden Complementmischung des verwendeten Injectionsmaterials entsprechen kann, so dass ein Serum resultirt, das gewissermaassen auf die Complemente des injicirten Serums harmonisch eingestellt ist.

Da aber in einem Serum nicht nur zwei Complemente, wie wir das der Einfachheit halber angenommen haben, sondern eine grosse Zahl von Complementen vorhanden ist, so kann natürlich auch bei isogenen Anticomplementen in Bezug auf gewisse Complementfractionen Dysharmonie eintreten. Wir führen hier einen Fall an, in dem auch bei isogenem Anticomplement eine Proportionalität zwischen Complement und Anticomplement bei verschiedenen Amboceptorenmengen nicht statthat (Tabelle VIII).

Tabelle VIII.

Menschenblut — Amboceptor eines Menschenblut-Kaninchens · — Kaninchenserum — Anticomplement von der mit Kaninchenserum behandelten Ziege.

Amboceptor-menge	Complementmenge zur completen Lösung
0,2	0,05
0,1	0,05
0,05	0,075

Anti-complement	Amboc. 0,2 Compl. 0,05	Amboc. 0,1 Compl. 0,05	Amboc. 0,05 Compl. 0,1
0,1	0	0	0
0,075	0	0	0
0,05	Spur	0	0
0,035	Spur	0	0
0,025	wenig	Spur	0
0,015	mässig	Spur	Spur
0,01	fast complet	wenig	mässig
0	complet	complet	complet

Es neutralisirt hier 1,0 ccm Anticomplement bei 0,05 ccm Amboceptor 4,0 ccm Complement, bei der doppelten Amboceptormenge 1,42 ccm und bei der vierfachen Menge des Amboceptors nur 0,67 ccm Complement.

Dass nun aber beim Kaninchen die Complemente A_1 und B_1 in genau demselben Verhältniss stehen, wie beim Meerschweinchen A und B, ist zwar a priori denkbar, wäre aber doch ein besonderer Zufall. Es wird also mit grosser Wahrscheinlichkeit bei der alloiogenen Anticomplementbildung ein Serum resultiren, in welchem das Verhältniss der beiden Anticomplemente ein durchaus anderes ist, so dass z. B. das eine Anticomplement β in verhältnissmässig viel geringerem Maasse vorhanden sein kann, als in

dem des isogenen Anticomplementserums. Es wird sich dann das
folgende Verhalten zeigen müssen.

Von dem durch Meerschweinchenserum erzeugten isogenen
Anticomplementserum wird unter Voraussetzung einer harmonischen
Beschaffenheit desselben eine bestimmte Menge das Meerschweinchenserum so absättigen, dass Complement A und B in dieser
Mischung gleichzeitig zur Neutralisation gebracht werden. Nehmen
wir denselben Versuch mit dem alloiogenen Anticomplementserum
vor, so ist in der Mischung von Anticomplement und Meerschweinchenserum das Complement A vollkommen abgesättigt, aber von
Complement B noch ein mehr oder weniger grosser Ueberschuss
ungesättigt. Es werden sich für den Fall, dass Complement A
dominant ist, die beiden Mischungen neutral erweisen, bei Verwendung von Amboceptoren aber, bei denen B das dominante Complement ist, wird nur das eine Gemisch neutral, das andere noch
wirksam sein.

Wir nehmen nun an, dass bei der Anwendung einer grossen
Amboceptorenmenge ein Partialamboceptor in Wirkung tritt, der
in dem Immunserum in relativ geringer Menge vorhanden ist; dieser
Amboceptor wird completirt durch das im Meerschweinchenserum
enthaltene Complement B, während bei der einfachen Sensibilisirung der überwiegend vorhandene Amboceptor durch Complement A activirt wird. Das B-Complement findet nun in dem
isogenen Immunserum ein reichliches Anticomplement vor, nicht
dagegen in dem alloiogenen Serum. Es wird also in dem letzteren
Fall unverhältnissmässig viel Serum mit β Anticomplement nöthig
sein, um die Complementwirkung bei grosser Amboceptorenmenge
aufzuheben. Wenn die Differenz aber so erheblich ist, dass das
Anticomplement gegen Complement B nur in ganz geringen Mengen

vorhanden ist, so nähert sich der Befund demjenigen, welchen Marshall und Morgenroth (S. 321) erhoben haben, die eine Ascitesflüssigkeit nur gegen ein bestimmtes Complement eines Serums wirksam, gegen ein anderes Complement desselben Serums jedoch ganz unwirksam fanden.

Wir haben uns bemüht, diese Gesichtspunkte noch auf eine weitere experimentelle Basis zu stützen. Wir verfuhren zu diesem Behufe so, dass wir einerseits bei geringer Amboceptormenge verschiedene Multipla der completirenden Serumdosis zusetzten und dann für jeden dieser Fälle den Anticomplementbedarf feststellten. In einem der Fälle wurden dann in einer zweiten Versuchsreihe analoge Versuche bei einem grossen Ueberschuss von Amboceptoren vorgenommen. Es hat sich nun gezeigt, dass unter diesen Verhältnissen für jeden einzelnen dieser Fälle bei einer bestimmten Amboceptormenge der Anticomplementbedarf proportional der Complementmenge ist, wie Tabelle IX zeigt.

Tabelle IX.

Hammelblut 5 pCt. 1,0 — Amboceptor von mit Hammelblut immunisirten Ziegen — Meerschweinchenserum als Complement.
Serum einer mit Kaninchenserum behandelten Ziege als Anticomplement.

A. Wenig Amboceptor = 1 Amboceptoreinheit.

Menge des Amboceptors	Complement- menge	Anticomplementmenge zur vollständigen Neutralisirung
0,005	0,1	0,22
0,005	0,2	0,4

B. Viel Amboceptor = 25 Amboceptoreinheiten.

0,125	0,006	0,24
0,125	0,012	0,42
0,125	0,024	0,8

Ochsenblut 5 pC. 1,0 — Amboceptor einer mit Ochsenblut behandelten
Ziege — Kaninchenserum als Complement.
Serum einer mit Kaninchenserum behandelten Ziege als Anticomplement.

Menge des Amboceptors	Complementmenge, die eben völlig neutralisirt wird	Anticomplementmenge
0,15[1])	0,2	0,1
0,15	0,1	0,05
0,15	0,05	0,025

1) = ca. 2 Amboceptoreinheiten.

Es liegt also hier das Phänomen vor, welches man auf dem
Gebiet der Antitoxinimmunität als die Multiplication der L_0-
Dosis bezeichnet. Von dem Standpunkt aus, den wir einnehmen,
ist diese Erscheinung in der einfachsten Weise zu erklären. Denn
wenn bei irgend einem Grad der Amboceptorensättigung der Blutkörperchen eine bestimmte Menge des hier dominanten Complements durch eine bestimmte Anticomplementmenge neutralisirt wird,
so ändern sich bei einer Verdoppelung, Vervierfachung etc. des
Complements die übrigen Bedingungen in keiner Weise und Complementmenge und Anticomplementbedarf bleiben proportional.

Es gilt also eine Proportionalität zwischen Complementmenge
und Anticomplementbedarf innerhalb jedes einzelnen Grades der
Amboceptorensättigung, im Gegensatz zu den grossen Unterschieden,
die auftreten, wenn die Besetzung mit Amboceptoren eine verschiedene ist. Es weist auch diese hier beschriebene Proportionalität darauf hin, dass wir es hier mit einem chemischen,
nach stöchiometrischen Gesetzen verlaufenden Vorgang
zu thun haben.

Erwähnen möchten wir noch, dass dieses von uns gefundene eigenartige
Verhalten auch von Bedeutung ist zur Zurückweisung eines Einwandes, den
Gruber (l. c.) gegen Wechsberg erhoben hat. Gruber hatte bekanntlich
den Nachweis zu erbringen geglaubt, dass in den bactericiden Sera durch

die Immunisirung erzeugte Anticomplemente vorhanden wären. Gruber maass diesem Nachweis eine grosse Bedeutung bei, der nach seiner Ansicht die von Neisser und Wechsberg angenommene Complementablenkung durch Amboceptorüberschuss als irrthümlich erkennen liess. Auf die grosse Unwahrscheinlichkeit der Deduction Gruber's, die von Wechsberg und später von Lipstein[1]) und auch Levaditi[2]) schon genügend gekennzeichnet ist, näher einzugehen, ist hier nicht der Platz. Wechsberg[3]) wiederholte Gruber's Versuche, konnte aber dessen Resultate ebensowenig wie Sachs bestätigen. Nun hat Gruber Wechsberg gegenüber den Vorwurf eines groben Versuchsfehlers erhoben, indem er annahm, dass Wechsberg mit schwach „sensibilisirten" Blutkörperchen gearbeitet habe, während er selbst stark „sensibilisirte" Blutkörperchen verwendet hätte. Wechsberg hätte deshalb auch viel mehr Complement anwenden müssen als er und demgemäss auch bedeutend mehr Anticomplement zur Neutralisation nöthig gehabt, so dass das Vorhandensein geringerer Anticomplementmengen Wechsberg hätte entgehen müssen. Nach unseren obigen Auseinandersetzungen trifft nun gerade das Entgegengesetzte zu, indem bei alloiogenen Sera für kleinere Complementmengen grössere Mengen Anticomplement nöthig sind. Dass aber, selbst wenn man die künstliche Erzeugung von Anticomplementen durch Bacterieninjection für denkbar hält, das hierbei entstehende Anticomplement in eminentem Sinn ein alloiogenes wäre, braucht nicht besonders hervorgehoben zu werden. Wie aus Tabelle VIII hervorgeht, trifft aber nicht einmal bei einem isogenen Anticomplement in dem Gruber'schen Fall (Menschenblut — Menschenblutkaninchen — Kaninchenserum) das von Gruber angenommene Verhalten zu. Ein weiteres Eingehen auf den Einwand Gruber's erübrigt sich, da es inzwischen Wechsberg[3]) gelungen ist, durch den Nachweis der complementophilen Amboceptoide, die inzwischen auch unabhängig von E. Neisser und Friedemann[4]) und P. Th. Müller[5]) gefunden worden sind, die Quelle der Differenzen aufzufinden. Ob in den von Gruber benutzten anticomplementär wirkenden Sera die ablenkenden Amboceptoide durch längeres Aufbewahren oder durch den Einfluss einer zu hoch gewählten Inactivirungstemperatur entstanden sind, ist für die Auffassung des Vorganges gleichgültig. Die Hauptsache ist, dass auch das von Gruber beobachtete und gegensätzlich gedeutete Phänomen einen neuen und schlagenden Beweis für die Richtigkeit der Amboceptortheorie bildet.

---

1) Lipstein, S. S. 198 ff.
2) Levaditi, Compt. rend. Soc. de Biol. 1902. No. 25.
3) Wechsberg, Wiener klin. Wochenschr. 1902. No. 13 u. No. 28.
4) Neisser u. Friedemann, Berl. klin. Wochenschr. 1902. No. 29.
5) P. Th. Müller, Münch. med. Wochenschr. 1902. No. 32.

Wir sehen also, dass die Anticomplementversuche uns in die Mechanik der Hämolysinwirkung einen weiteren Einblick gewähren, der wiederum dafür spricht, dass die einfachen unitarischen Vorstellungen ersetzt werden müssen durch die von unserer Seite eingeführte Auffassung, dass sowohl die auslösenden Substanzen, wie die Reactionsproducte, welche bei der Immunisirung entstehen, überaus mannigfacher Art sind.

XXV.

Ueber die hämolytischen Eigenschaften von Organ-Extracten.[1)]

Von

Dr. **S. Korschun**   und   Dr. **J. Morgenroth,**

aus Charkow.   Mitglied des Instituts.

Die ersten Beobachtungen über die hämolytische Wirkung von Organextracten veröffentlichte, soweit uns bekannt ist, Metschnikoff[2)].

Metschnikoff, von seiner Beobachtung ausgehend, dass Gänseblutkörperchen im Peritoneum des Meerschweinchens von gewissen Phagocyten, den Makrophagen, aufgenommen und intracellulär verdaut werden, suchte im Extract von solchen Organen, welche vorwiegend Makrophagen enthalten, digestive Wirkungen in vitro, als deren Indicator er die hämolytische Function ansah, nachzuweisen. Extracte von Organen des Meerschweinchens (nicht aber das Meerschweinchenserum) wirkten hämolytisch auf Gänseblut, und zwar fast regelmässig der Lymphdrüsentheil des Netzes, sehr häufig die Mesenteriallymphdrüsen und in einer beschränkten Zahl

---

1) Abdruck aus der Berliner klin. Wochenschr. 1902. No. 37.

2) Metschnikoff, Annal. de l'Inst. Pasteur. October 1899. — Weitere Angaben in Metschnikoff, l'Immunité. Paris 1901.

von Fällen die Milz. Von anderen Organen zeigte nur das Pankreas eine ausgesprochene und die Speicheldrüsen eine schwache hämolytische Wirkung, während Knochenmark, Leber, Niere, Gehirn und Rückenmark, Ovarium, Hoden, Nebenniere unwirksam waren.

Die hämolytische Substanz fasst Metschnikoff als ein in den Makrophagen enthaltenes lösliches Ferment auf, das er im Gegensatz zu der bactericid wirkenden, aus den Mikrophagen derivirten „Mikrocytase" als „Makrocytase" bezeichnet. Als „Cytase"[1]) charakterisirt es sich nach Metschnikoff dadurch, dass seine Wirksamkeit durch dreiviertelstündiges Erwärmen auf 56° vollkommen aufgehoben wird.

Neuerdings sind Beobachtungen in derselben Richtung von Shibayama[2]) und von Klein[3]), sowie eine ausführlichere Arbeit von Tarassevitch[4]) aus Metschnikoff's Laboratorium erschienen.

Shibayama untersuchte in Kitasato's Laboratorium die Einwirkung von Extracten von Meerschweinchenorganen auf Hundeblut und erzielte Hämolyse durch Milz und Lymphdrüsen, nicht durch Knochenmark und andere Organe. Er identificirt ohne weitere Analyse die hämolytischen Organsubstanzen mit den specifischen Hämolysinen, welche nach Immunisirung mit Hundeblutkörperchen im Serum auftreten, und gelangt so zu dem Schluss: „Aus den

---

1) Cytase nennt Metschnikoff und seine Schüler unsere Complemente sowohl, als auch die complexen Cytotoxine (Hämolysine, Bacteriolysine etc.) normaler Sera, deren Zusammensetzung aus Amboceptor und Complement, wie sie in zahlreichen Fällen festgestellt wurde, von dieser Schule leider viel zu wenig berücksichtigt wird. (S. besonders die neueren Arbeiten von Sachs, S. 262ff. und Morgenroth u. Sachs, S. 336.)

2) Shibayama, Centralbl. f. Bact. Bd. 30. 1901. No. 21.

3) Klein, K. k. Ges. der Aerzte in Wien, Sitzung vom 20. Dec. 1901. Wien. klin. Wochenschr. 1901. No. 52.

4) Tarassevitch, Sur les Cytases. Annal. de l'Inst. Pasteur. 1902. Februar.

mitgetheilten Thatsachen erkennt man sehr leicht, dass die hämolytischen Seitenketten des Meerschweinchens physiologisch schon
in der Milz und den Lymphdrüsen vorhanden sind, und dass die
Einspritzung von Hundeblut ihre Hyperproduction befördert."

Klein stellte Organextracte her, indem er die Organe ver-
kleinerte, mit der gleichen Menge physiologischer Kochsalzlösung
und etwas Quarzsand verrieb und in der Kälte filtrirte. Constant
war nur die hämolytische Wirkung des Pankreasextracts, in einzelnen Fällen löste der Extract der Niere und der Darmschleim-
haut die rothen Blutkörperchen auf.

Die Versuche von Metschnikoff führte in dessen Laboratorium Tarassevitsch fort, und mit seinen Versuchsresultaten
müssen wir uns etwas eingehender beschäftigen.

Tarassevitsch untersuchte hauptsächlich die Organe von
Meerschweinchen, Kaninchen und Hunden und prüfte die hämolytische Wirkung entsprechend Metschnikoff's ersten Versuchen
meistens an Vogelblutkörperchen und auch an Blutkörperchen von
Säugern. Er fand beim Meerschweinchen in der überwiegenden
Mehrzahl der Fälle die Extracte des Netzes, der Mesenteriallymphdrüsen und der Milz hämolytisch wirksam. Ferner wirkte Pankreasextract, in vielen Fällen der Extract aus Speicheldrüsen hämolytisch. Die hämolytische Wirkung der Organextracte des Kaninchens ist im Allgemeinen geringer, wie beim Meerschweinchen;
das Netz, die Milz und die Mesenteriallymphdrüsen erwiesen sich
vielfach wirksam, die Speicheldrüsen waren schwach wirksam, unwirksam Knochenmark, Leber und Thymus. Es besitzen also
nach Tarassevitsch nur die Makrophagen-Organe und die
Verdauungsdrüsen eine hämolytische Wirksamkeit.

Erwärmt man die Organextracte auf 56° während einer halben
oder ganzen Stunde, so verschwindet die hämolytische Fähigkeit

in manchen Fällen, in anderen Fällen vermindert sie sich, sehr
selten bleibt sie unverändert. Dieser Unterschied den „Cytasen"
gegenüber, die im Allgemeinen durch halbstündiges Erwärmen auf
56° zerstört werden, ist jedoch nach Tarassevitsch nur ein
scheinbarer. Die „Makrocytase" ist in den Organextracten nicht
völlig in Freiheit gesetzt, sondern man kann behaupten, dass sie
zum grossen Theil durch die Zelltrümmer zurückgehalten ist, die
sich in den Emulsionen befinden, und dass sie die Trümmer nur
langsam und unvollständig verlässt. Dies geht daraus hervor,
dass die gesammte Emulsion stets wirksamer ist als der flüssige
Antheil, den man durch Absetzenlassen oder Centrifugiren erhält,
und dass bei Filtration durch Papier die klare Flüssigkeit zum
grossen Theil der Eigenschaften beraubt ist, die der ganzen Emulsion zukommen. Diese filtrirte Flüssigkeit nun, in der nach
Tarassevitsch alle vorhandene „Cytase" sich in gelöstem Zustande befindet, soll sich Temperatureinflüssen gegenüber wie hämolytisches Serum verhalten.

Im Uebrigen ist nach Tarassevitsch auch die Thermostabilität der Gesammtextracte nicht sehr bedeutend.
Erwärmte er seine Extracte ein wenig höher, 1—2 Stunden auf 58,5°, 60°, 62°, so verschwand die hämolytische
Fähigkeit vollkommen.

Tarassevitsch kommt zu dem Schluss, dass durch dieses
Verhalten thermischen Einflüssen gegenüber die Verwandtschaft der
hämolytischen Substanzen der Organextracte mit den „Cytasen"
des Serums ganz klar sei und dass man eine hämolytische Wirksamkeit, die bei so niedrigen Temperaturen vernichtet wird, nicht
osmotischen Phänomenen oder der Gegenwart „de quelques substances chimiques" zuschreiben dürfe. Es ist also, wie Metschnikoff annahm, in den untersuchten Organen eine „Makrocytase".

enthalten, und dieser Umstand beweist, dass die Makrophagen-
organe eine Rolle bei der Bildung der natürlichen und künstlichen
Hämolysine spielen müssen.

Wir wollen im Folgenden unsere eigenen Versuche mittheilen,
die uns zu wesentlich anderen Resultaten führen, als diejenigen,
zu denen Metschnikoff und Tarassevitsch gelangten.

Die Emulsionen der Organe wurden in folgender Weise hergestellt. Die
dem entbluteten Thiere entnommenen Organe werden mit durch Salzsäure gereinigtem Seesand möglichst fein verrieben, dann mit dem 5—10fachen ihres
Gewichts physiologischer Kochsalzlösung aufgeschwemmt und zwei Stunden
im Schüttelapparat geschüttelt, hierauf werden die gröberen Theile durch
mehrstündiges Centrifugiren entfernt, bis eine mehr oder weniger gleichmässig
getrübte Flüssigkeit zurückbleibt. Die Organextracte wurden möglichst frisch
verwendet, liessen sich aber auch, bei —10⁰—15⁰ eingefroren, gut conserviren[1].

Bei der Untersuchung auf Hämolysine wurden Blutkörperchen verwendet,
die vom Serum durch Centrifugiren möglichst befreit waren.

Die Versuchsreihen blieben 2—3 Stunden im Thermostat bei 37⁰ und
über Nacht im Eisschrank bei 8⁰. Der Verlauf der Hämolyse ist bei Anwendung grösserer Mengen der Organextracte ein rascher, bei geringen Mengen
ein sehr langsamer. Die Reagensröhrchen müssen bei 37⁰ häufig aufgeschüttelt
werden, und das Resultat kann erst am folgenden Tage beurtheilt werden.

Wir suchten uns zunächst einen allgemeinen Ueberblick über
die hämolytische Wirkung einiger Organextracte auf verschiedene
Blutarten zu verschaffen. Die Extracte des Darmes und Magens
der Maus, sowie des Magens von Meerschweinchen und des Pankreas des Rindes zeigten stets eine starke hämolytische Wirkung
allen untersuchten Blutarten gegenüber und führten in der Menge
von 1,0—0,5 ccm zur completen Lösung von 1 ccm 5proc. Blutes
von Kaninchen, Meerschweinchen, Maus, Ratte, Ziege, Schaf, Rind,
Schwein, Pferd, Hund, Gans. Die übrigen untersuchten Organ-

---

1) Nach dem Aufthauen beobachteten wir oft in den vorher von sicht-
baren Partikelchen befreiten Organextracten das Auftreten von zahlreichen
Klümpchen, die sich abcentrifugiren liessen und, in Kochsalzwasser aufgeschwemmt, hämolytisch wirkten.

extracte von Meerschweinchendarm, Rattendarm, Rattenmagen verhielten sich in ihrer hämolytischen Fähigkeit den verschiedenen
Blutarten gegenüber wechselnd, sowohl qualitativ wie quantitativ.
Extracte der Milz des Meerschweinchens lösten nur Hundeblut und
Meerschweinchenblut, Extracte der Milz der Maus in geringem Grade
Meerschweinchen- und Schweineblut. Meerschweinchennebenniere
löste die beiden in diesem Falle untersuchten Blutarten, Meerschweinchenblut und Gänseblut. Die Extracte aus Milz, Mesenteriallymphdrüsen, Pankreas, Magen, Darm und Nebennieren eines
Hundes fanden wir sehr stark hämolytisch für Meerschweinchenblut, während sich in einem anderen Fall die Milz eines Hundes
vollkommen unwirksam erwies, dessen Pankreas stark hämolytisch
wirkte. Die von uns beobachtete Verschiedenheit der hämolytischen
Wirkung differenten Blutkörperchen gegenüber ist auch schon anderen Untersuchern aufgefallen, und wir wollten deshalb nur auf
einen bisher nicht berücksichtigten, sehr wichtigen Punkt hinweisen, dass nämlich die Organextracte auch die Blutkörperchen derjenigen Thierspecies, ja des Individuums,
von dem sie stammen, aufzulösen vermögen.

So lösen Emulsionen von Meerschweinchen-Magen, -Milz,
-Nebenniere, -Niere, -Darm, Mäusedarm und -Magen, Rattendarm
und -Magen, Ochsenpankreas nach unseren Erfahrungen die Blutkörperchen der eigenen Species. Von dem Verhältniss dieser Wirkung auf das Blut der eigenen Species und der Hämolyse fremder
Blutarten geben folgende zwei Versuche eine Vorstellung (Tabelle 1,
S. 387).

Es ist aus diesen Versuchen zu ersehen, dass die Empfindlichkeit des eigenen Blutes eine sehr hohe sein kann, ebenso hoch,
wie die einer fremden Blutart. Ob alle diese Extracte das Blut
des Individuums selbst lösen, haben wir nicht untersucht, halten

Tabelle 1.
Emulsion aus Darm der Maus 10 pCt.

Ochsenblut 5 pCt. 1,0		Meerschweinchenblut 5 pCt. 1,0	Mausblut 5 pCt. 1,0
1,0	complet	complet	complet
0,75	complet	complet	complet
0,5	fast complet	complet	complet
0,35	Spur	complet	complet
0,25	0	complet	Spur
0,2	0	complet	0
0,15	0	complet	0

Emulsion aus Rinderpankreas 10 pCt.

Kaninchenblut 5 pCt. 1,0		Meerschweinchenblut 5 pCt. 1,0	Ochsenblut 5 pCt. 1,0
0,5	complet	complet	complet
0,35	complet	0	0
0,25	stark	0	0
0,15	?—0	0	0

es aber für wahrscheinlich, da in allen Versuchen, die wir in dieser Hinsicht anstellten (besonders mit Extracten aus Mäusedarm und Meerschweinchenmagen) positive Resultate erhalten wurden.

Die Versuche, besonders das Verhalten des Extractes der Meerschweinchenmilz, den auch Shibayama nur für Hundeblut wirksam fand, zeigen auch, dass wir es hier nicht mit hämolytischen Giften genereller Art zu thun haben, die, wie die Saponine, die gallensauren Salze, gewisse Alkaloide (Solanin) alle Blutkörperchen ohne Unterschied der Species auflösen, sondern dass eine gewisse Specifität dieser hämolytischen Gifte besteht, die von besonderem biologischen Interesse ist.

Gerade die Eigenschaft der Organextracte, die Blutkörperchen des eigenen Individuums selbst zu lösen, ist insofern von grosser Bedeutung, als das Blutserum der Thiere weder normal, noch nach immunisatorischen Eingriffen Stoffe enthält, welche die Blutkörperchen des Thieres selbst schädigen (Autohämolysine). Es ist natürlich auch Tarassevitsch selbst schon der Unterschied aufgefallen, der zwischen dem Mangel einer ausgesprochenen hämolytischen Wirkung des Meerschweinchenserums fremden Blutarten gegenüber und der starken hämolytischen Wirkung der Extracte aus gewissen Meerschweinchenorganen besteht. Er glaubt, diese so grosse Differenz dadurch erklären zu können, dass er eine Verschiedenheit der aus den Organen ausgezogenen und der im Serum vorhandenen Makrocytase annimmt. Auf alle Fälle aber muss hier für Tarassevitsch ein Dilemma entstehen. Denn entweder existiren mehrere „Makrocytasen", entgegen dem unitarischen Standpunkt Metschnikoff's, oder aber die Makrocytase des Serums ist identisch mit derjenigen der Organextracte, was bei dem ganz differenten Verhalten beider auch Tarassevitsch selbst nicht annehmbar erscheint.

Für uns selbst lag die erste Frage in einer ganz anderen Richtung, da wir in allen genügend untersuchten Fällen von Hämolyse und Bakteriolyse niemals einem einheitlichen Alexin im Sinne von Buchner und Metschnikoff begegnet sind, sondern immer auf ein Zusammenwirken von Amboceptor und Complement trafen. Demnach mussten unsere Untersuchungen vor allem darauf gerichtet sein, festzustellen, ob sich die hämolytischen Organextracte durch den Nachweis von Complement und Amboceptor charakterisiren liessen.

Diese ersten Zweifel, ob diese Stoffe dem entsprechen, was wir als complexe Hämolysine des Blutserums auffassen, veranlassten uns zunächst, die hämolytischen Organe in Bezug auf diejenigen Hauptcharakteristica zu untersuchen, die wir beim Studium der complexen Hämolysine kennen gelernt haben.

Es sind dies:

I. Das Verhalten gegenüber thermischen Einflüssen.

II. Das Verhalten bei der Bindung an rothe Blutkörperchen bei niedriger Temperatur.

III. Die Fähigkeit der immunisatorischen Antikörperbildung.

Wir beginnen zunächst mit der Darstellung einer Anzahl typischer Versuche, die das Verhalten der Organextracte höheren Temperaturen gegenüber zeigen. An erster Stelle seien diejenigen Versuche angeführt, welche sich auf die Hämolyse von Gänseblutkörperchen durch Organextracte beziehen, da Metschnikoff und Tarassevitsch sich vornehmlich dieser Blutart bedient haben (Tabelle 2).

Tabelle 2.

A. Einwirkung erhitzter Organextracte auf Gänseblutkörperchen (1,0 ccm 5 pCt.)

I. Extract aus Hundemilz (10 p Ct.)

	Nicht erwärmt	3^h 62^0
0,2	complete Lsg.	complete Lsg.
0,15	complete Lsg.	fast complet
0,1	sehr wenig	sehr wenig — Spur

II. Extract aus Hundemagen (10 pCt.)

	Nicht erwärmt	3^h 62^0	1^h 100^0	3^h 100^0
0,35	complet	complet	complet	complet
0,25	complet	complet	complet	complet
0,15	complet	complet	complet	complet
0,1	sehr wenig	sehr wenig	sehr wenig	sehr wenig

III. Extract aus Hundepancreas (10 pCt.)

	Nicht erwärmt	3ʰ 62⁰	1ʰ 100⁰	3ʰ 100⁰
0,75	complet	complet	complet	complet
0,5	complet	complet	complet	wohl complet
0,35	stark	0	0	0
0,25	sehr wenig	0	0	0
0,15	0	0	0	0

IV. Extract aus Hundemesenteriallymphdrüsen (10 pCt.)

	Nicht erwärmt	3ʰ 62⁰	1ʰ 100⁰ ¹)	3ʰ 100⁰ ¹)
0,75	complet	complet	complet	complet
0,5	complet	complet	stark	stark
0,35	complet	fast complet	sehr wenig	sehr wenig

1) Enorme Coagula.

V. Extract aus Mausdarm (5 pCt.)

	Nicht erwärmt	3ʰ 62⁰	1ʰ 100⁰	3ʰ 100⁰
0,35	complet	complet	complet	complet
0,25	complet	complet	complet	mässig
0,2	complet	stark	stark	mässig
0,15	complet	mässig	wenig	wenig
0,1	fast complet	wenig	Spur	Spur

Diese Versuche zeigen auf das klarste, dass die hämolytische
Wirkung von Organemulsionen auf Gänseblutkörperchen in den
meisten Fällen durch dreistündiges Erwärmen auf 62⁰ gar nicht
oder nur wenig geschädigt wird, und dass selbst einstündiges, ja
dreistündiges Erhitzen auf 100⁰ eine weitere Schädigung der hämolytischen Wirkung nicht zu Stande bringt. Nur der hämolytische
Effect der Emulsion des Mausdarms wird durch Erwärmen auf 62⁰
auf beinahe die Hälfte reducirt, durch dreistündige Einwirkung von
100⁰ nur wenig mehr geschädigt. Dass es sich aber auch hier
nicht um eine wirkliche Zerstörung eines Theiles des Hämolysins

handeln muss, darauf werden wir noch zurückkommen. Wir wollen zunächst unsere weiteren Versuche mittheilen, die sich auf das Verhalten erwärmter Organemulsionen gegen Meerschweinchenblut beziehen (Tabelle 3).

Tabelle 3.
Einwirkung erhitzter Organextracte auf Meerschweinchenblut
(1 ccm 5 pCt.)
I. Extract aus Hundemesenterialdrüsen (5 pCt.)

	Nicht erhitzt	1^h 64^0	$30'$ 100^0
0,25	complet	complet	complet
0,15	complet	complet	complet
0,1	Spur	0	Spürchen
0,075	0	0	0

II. Extract aus Ochsenpancreas (10 pCt.)

	Nicht erhitzt	1^h 62^0
0,35	complet	complet
0,25	complet	complet
0,15	stark	stark

III. Extract aus Ochsenpancreas (20 pCt.)

	Nicht erhitzt	1^h 68^0	1^h $15'$ 100^0
0,15	complet	complet	complet
0,1	complet	complet	complet
0,075	Spur	Spur	Spur
0,05	0	Spürchen	0

IV. Extract aus Meerschweinchenmagen (10 pCt.)

	Nicht erhitzt	3^h 65^0
0,25	complet	complet
0,2	—	complet
0,15	stark	stark

Auch durch Zusatz stärker alterirender Mittel, Säure und Alkali, bei höherer Temperatur wird dieses Resultat nicht geändert (Tabelle 4).

Tabelle 4.
Ochsenpancreasextract 10 pCt.

nicht behandelt	$\frac{1}{50}$ n. HCl enthaltend, 30' auf 60° erwärmt, dann neutralisirt	$\frac{1}{50}$ n. NaOH enthaltend, 30' auf 60° erwärmt, dann neutralisirt
0,35 complet	complet	complet
0,25 complet	fast complet	fast complet
0,15 ·Spürchen	0	0
0,1 0	0	0

Aus allen diesen Versuchen geht hervor, dass die Organextracte ohne jede nennenswerthe Schädigung ihrer hämolytischen Fähigkeit stundenlanges Erwärmen auf 62—68°, ja sogar ein mehrstündiges Erhitzen auf 100° ertragen. Es ist uns bis jetzt in diesen Versuchen überhaupt noch nicht gelungen, eine Grenze für die Thermostabilität der Organextracte zu finden. Es handelt sich also um Substanzen, die kochbeständig (coctostabil) sind, eine Feststellung, die an und für sich schon genügt, die Annahme hinfällig zu machen, dass es sich hier um „Cytasen" handelt.

Die nächste Frage ist natürlich die, wie denn eine so fundamentale Divergenz zwischen unseren Befunden und den Angaben des so bewährten Metschnikoff'schen Laboratoriums zu erklären sind. Wir glauben, den Grund dieser Differenz in Folgendem erkannt zu haben.

Es ist nämlich von der grössten Wichtigkeit bei den eben geschilderten Versuchen, dass dafür gesorgt wird, dass die beim Erwärmen entstandenen mehr oder weniger reichlichen Niederschläge vor der Prüfung auf hämolytische Fähigkeit wieder gründlich aufgeschüttelt und gleichmässig in der Flüssigkeit vertheilt werden, denn einzig und allein den beim Erhitzen entstehenden Coagula kommt eine hämolytische Fähigkeit zu. Ist einmal durch Erwärmen ein Niederschlag entstanden, so enthält die von diesem befreite völlig klare Flüssigkeit nach unseren Erfahrungen überhaupt kein Hämolysin mehr. Centrifugirt man den Niederschlag ab, so erhält man einen unwirksamen klaren Antheil und durch Aufschwemmung des Niederschlages in der entsprechenden Menge physiologischer Kochsalzlösung eine neue Emulsion, die die hämolytische Fähigkeit bewahrt hat, wie dies aus folgenden Versuchen hervorgeht[1]) (Tabelle 5).

Tabelle 5.

I. **Extract aus Hundelymphdrüsen (10 pCt.).**
Meerschweinchenblut 1,0 ccm 5 pCt.

	frisch	$1^h\ 62^0$ (kein Coagulum)	$1^h\ 100^0$ geringer Nieder schlag, centrifugirt, in Kochsalzlösung wieder aufgenommen	$1^h\ 100^0$ durch Centrifugiren gewonnene klare Flüssigkeit
2,0	—	—	complet	0
1,5	—	—	complet	0
1,0	complet	complet	complet	0
0,75	complet	complet	—	0
0,5	complet	complet	complet	—
0,25	complet	stark	—	—
0,15	stark	sehr wenig	—	—

1) Die beim Erhitzen entstehenden Coagula können so massenhafte sein, dass sie eine exacte Beobachtung der Hämolyse sehr erschweren. Häufig ist zu beobachten, dass die Hämolyse durch erhitzte, mit Coagula erfüllte Organextracte bedeutend langsamer von Statten geht, da anscheinend die Niederschläge dem Austritt der hämolytischen Substanz einen grösseren Widerstand entgegensetzen. Hierin liegt natürlich eine Quelle der Täuschung, da bei niederer Temperatur und zu kurzer Beobachtung die hämolytische Wirksamkeit unterschätzt wird und hierdurch kann sich auch die oben angeführte gelegentliche Abschwächung erhitzter Organextracte erklären, die dann nicht auf einer partiellen Zerstörung der Substanz beruhen würde.

II.   Extract aus Hundepancreas (20 pCt.).
Meerschweinchenblut 1 ccm 5 pCt.

	frisch	1^h 62^0 (kein Coagulum)	1^h 100^0 geringer Niederschlag, centrifugirt, in Kochsalzlösung wieder aufgenommen	1^h 100^0 durch Centrifugiren gewonnene klare Flüssigkeit
2,0	—	—	complet	0
1,5	—	—	complet	0
1,0	complet	complet	complet	0
0,75	complet	complet	—	0
0,5	complet	wenig	mässig	0
0,25	wenig	0	—	—
0,15	wenig	0	—	

III.   Hundedarmextract 10 pCt.
Gänseblut 5 pCt. 1,0.

	1^h 100^0 Niederschlag wieder gleichmässig vertheilt	1^h 100^0 Niederschlag nach Centrifugiren in Kochsalzlösung aufgenommen	1^h 100^0 abcentrifugirte Flüssigkeit, noch etwas trübe
1,5	complet	complet	wenig
1,0	complet	complet	Spur
0,75	complet	complet	0
0,5	complet	fast complet	0
0,35	fast complet	0	0
0,25	—	—	0
0,2	—	—	0
0,15	—	—	0

IV.   Extract aus Mäusedarm (10 pCt.).
Gänseblut 5 pCt. 1,0.

	3^h 100^0 Niederschlag gleichmässig vertheilt	3^h 100^0 Niederschlag in Kochsalzlösung aufgenommen	3^h 100^0 klare abcentrifugirte Flüssigkeit
1,0	complet	—	0
0,75	complet	complet	—
0,5	complet	complet	0
0,35	complet	stark	0
0,25	mässig	Spur	—
0,2	mässig	Spur	
0,15	wenig	Spürchen	
0,1	sehr wenig	minimal	

Es dürfte nach diesen Versuchen sehr wahrscheinlich sein, dass die entgegengesetzten Resultate, zu denen wir einerseits, Metschnikoff und Tarassevitsch andererseits gelangt sind, darauf zurückgehen, dass von den beiden Beobachtern die beim Erhitzen der Organextracte entstehenden Niederschläge nicht genügend berücksichtigt werden.

Wenn wir annehmen, dass die hämolytisch wirkende kochbeständige Substanz in den Organextracten in gelöster Form vorhanden ist, so bereitet die Thatsache, dass dieselbe durch das beim Erhitzen entstehende Coagulum der Flüssigkeit entzogen wird, dem Verständniss einige Schwierigkeiten. Man könnte allenfalls an eine Adsorption durch die entstehenden Coagula denken. Wenn sich aber die hämolytische Substanz nicht in Lösung, sondern in einem Zustand feinster Suspension befindet, so ist die vollkommene Befreiung der Flüssigkeit beim Erhitzen viel leichter verständlich, da es eine alte Erfahrung ist, dass man fein in einer Flüssigkeit vertheilte Substanzen durch Erzeugung eines Niederschlags mitreisst. Beruht doch die Technik des Klärens von Flüssigkeiten zum grossen Theil auf solchen Fällungen.

Wir sind zur Zeit zu einer definitiven Entscheidung der Frage, ob die hämolytische Substanz in der Flüssigkeit gelöst oder in feinster Suspension vorhanden ist, noch nicht vorgedrungen, neigen aber entschieden zu der letzteren Annahme. Wir stützen uns hierbei auf unsere zahlreichen Erfahrungen, dass die Organextracte durch Filtration durch poröse Filterkerzen vollkommen unwirksam werden, und auf das Verhalten der hämolytischen Substanz bei Behandlung mit Alkohol.

Versetzt man 1 Theil eines 10proc. Extracts aus Ochsenpankreas mit 10 Theilen 96proc. Alkohol, filtrirt nach einiger Zeit von dem entstandenen flockigen Niederschlag ab, destillirt das vollkommen klare Filtrat im Vacuum und nimmt den Rückstand wieder in physiologischer Kochsalzlösung auf, so erhält man eine grobflockige Suspension von starker hämolytischer Wirkung, etwa $\frac{1}{2}$. bis $\frac{1}{3}$. der ursprünglichen Wirkung. Filtrirt man diese Flüssigkeit, so erweist sich das klare Filtrat als vollkommen unwirksam, während die vom Filter abgewaschenen Flocken fast die ganze hämolytische Wirkung entfalten. Folgender Versuch giebt hierfür ein Beispiel (Tabelle 6).

Tabelle 6.

Meerschweinchenblut 5 proc. 1,0. Ochsenpankreasextract 10 proc, Rückstand aus Alkoholdestillat, in 0,85 proc. Kochsalzlösung aufgenommen.

	Gesammtflüssigkeit	klares Filtrat	Aufschwemmung der Flocken
1,0	complet	0	complet
0,5	complet	0	complet
0,35	—	0	complet
0,25	complet	0	complet
0,15	—	0	stark
0,1	mässig	0	Spur

Es handelt sich also offenbar um eine Substanz, die bei der beschriebenenen Behandlung in der alkoholischen Flüssigkeit gelöst ist, die aber in Kochsalzlösung höchstens nur in sehr geringem Grade löslich ist.

Eine gewisse Löslichkeit in Kochsalzlösung ist natürlich als Bedingung der beobachteten hämolytischen Wirksamkeit immer vorauszusetzen, doch kann ja dieselbe eine minimale sein, indem die rothen Blutkörperchen, die jedesmal in Lösung gehenden Mengen der Substanz durch Bindung an sich reissen und so die Flüssigkeit wieder aufnahmefähig für neue, geringe Mengen der Substanz machen. Es ist diese Vorstellung einer relativen Unlöslichkeit der

Substanz also wohl vereinbar mit ihrer hämolytischen Wirkung. Der Vorgang, der sich hierbei abspielt, erinnert an das „Abbluten" gewisser Farbstoffe, die von der gefärbten Faser an Wasser nicht merklich abgegeben werden, und welche dennoch durch Vermittlung des wässerigen Mediums von den gefärbten Fasern auf ungefärbte übergehen.

Die Coctostabilität der hämolytischen Substanz der Organextracte, das Haften derselben an festen Theilchen, die Alkohollöslichkeit zeigt unseres Erachtens zur Evidenz, dass sie weder mit den „Cytasen" Metschnikoff's noch mit unseren complexen Hämolysinen identificirt werden darf. Trotzdem haben wir nicht unterlassen, noch eine Prüfung der weiteren zur Charakterisirung der Hämolysine dienenden Eigenschaften vorzunehmen.

Wir untersuchten deshalb noch in einem Fall die Einwirkung unserer Organemulsionen auf Blutkörperchen bei 0⁰, um die Möglichkeit einer Trennung eines etwa vorhandenen Amboceptors und Complements festzustellen.

Je 1 ccm 5 proc. Meerschweinchen-Blutaufschwemmung wurden in Eis gut gekühlt, dann wurden wechselnde Mengen vorgekühlten Pankreasextracts vom Ochsen zugeführt und die Gemische unter häufigem Umschütteln 2 Stunden bei 0⁰ gehalten. Hier trat nur bei grossen Mengen des Extracts eine geringe Lösung ein. Es wurde dann centrifugirt, das Sediment von Neuem in Kochsalzlösung (1,5 ccm) aufgeschwemmt und der Abguss mit 0,05 ccm vom Serum befreiten Meerschweinchenbluts versetzt (Tabelle 7, S. 398).

Es ist also hier bei 0⁰ die einfache lösende Dosis vollkommen von den Blutkörperchen verankert und führt nach Centrifugiren zur Lösung derselben in der Wärme; auch die doppelte lösende Dosis wird noch vollständig von den Blutkörperchen gebunden. Es zeigt sich also auch hier ein Verhalten, das durchaus

Tabelle 7.

Meerschweinchenblut 5proc. 1,0.

Pankreas-extract	Lösung nach 2 Stunden 0°	Haemolyse durch Abguss	Haemolyse des Sedi-ments	Controlle, ab-solute Wir-kung in der Wärme
1,0	wenig	complet	complet	complet
0,5	0	0	complet	complet
0,35	0	0	complet	complet
0,25	0	0	fast complet	complet
0,15	0	0	stark	stark

nicht dem der complexen Hämolysine des Serums ent-spricht.

Es erübrigte nun noch, eine weitere Fundamentaleigenschaft zu untersuchen, nämlich die Antikörperbildung.

Zur peritonealen Injection von Kaninchen bedienten wir uns eines stark wirksamen Extracts aus Ochsenpankreas, der durch einstündiges Erwärmen auf 60° sterilisirt war. Die ausfallenden Niederschläge wurden als der eigentlich wirksame Bestandtheil gut aufgeschüttelt und das Ganze injicirt. Zwei Kaninchen erhielten in geeigneten Intervallen 20 ccm, 45 ccm, 60 ccm des Extracts in-jicirt und wurden 10 Tage nach der letzten Injection entblutet. Die antihämolytische Wirkung des Serums gegenüber dem Extract erwies sich genau gleich derjenigen normalen Kaninchenserums (Tabelle 8, S. 399).

Wie aus diesem Versuche, dessen Resultat durch eine Anzahl ähnlicher Versuche mit dem Serum anderer derartig vorbehandelter Kaninchen und einer Ziege bestätigt wurde, zu ersehen ist, ist es nicht möglich gewesen, durch Injection von Pankreasextract Anti-körper zu erzeugen.

Dagegen zeigt der obige Versuch, dass dem normalen Kanin-chenserum schon eine sehr erhebliche hemmende Wirkung auf die

Tabelle 8.

1 ccm Meerschweinchenblut + 0,5 Pankreasextract vom Ochsen = 2 mal lösende Dosis.

+ Serum ccm	1. von Kaninchen, mit Pankreasextract immunisirt, inact.	2. von normalem Kaninchen inact.
1. 0,25	0	0
2. 0,2	0	0
3. 0,15	0	0
4. 0,1	complet	fast complet
5. 0,075	complet	complet
6. 0,05	complet	complet
7. 0,015	complet	complet

Hämolyse durch Organextract zukommt, ein Verhalten, das wir an allen von uns untersuchten Serumarten, besonders ausgeprägt beim Ochsenserum, constatiren konnten, wie folgende Beispiele zeigen (Tabelle 9)[1]).

Tabelle 9.

Meerschweinchenblut 5 pCt. 1,0.   Ochsen-Pankreasextract 0,5.

	Kaninchenserum inact.	Ziegenserum inact.
1,0	0	0
0,5	0	0
0,25	0	0
0,1	fast complet	0
0,05	complet	stark
0,025	complet	complet
0	complet	complet

Meerschweinchenblut 5 pCt. 1,0.
Ochsenpankreasextract 1,0 (= 4 mal lösende Dosis).
Ochsenserum inact. ($\frac{1}{2}$ h. bei 56°).

0,05	0
0,025	0
0,01	stark
0	complet

Dass derartige starke antihämolytische Wirkungen normalen Serums nicht auf Antikörper im eigentlichen Sinn zurückzuführen

---

[1] Dieser Wirkung des Serums muss auch in allen Versuchen durch vorheriges Waschen der Blutkörperchen Rechnung getragen werden.

sind, geht daraus hervor, dass diese Schutzwirkung den Einfluss
hoher Temperaturen, selbst von 100° übersteht. Dies ist aus
folgendem Versuch zu ersehen (Tabelle 10).

Tabelle 10.

| Pankreasextract | 1 ccm Meerschweinchenblut 5 pCt. + 0,2 ccm (1,0 ccm = 1/3) Ziegenserum. Ziegenserum wurde 1 Stunde erhitzt | | ohne Serum |
	bei 70° C.	bei 100° C.	
1. 1,0	complet	complet	complet
2. 0,75	Spur	Spürchen	complet
3. 0,5	0	0	complet
4. 0,35	0	0	complet
5. 0,25	0	0	complet
6. 0,15	0	0	Spürchen
7. 0,1	0	0	0
8. 0	0	0	0

Das Serum wurde 5 mal mit Leitungswasser verdünnt und nach
Erhitzen die entsprechende Menge Kochsalz zugefügt.

Es zeigt dieser Versuch, dass die Wirkung des Ziegenserums,
welches in der Menge von 0,2 ccm die dreifache lösende Dosis der
Emulsion fast vollständig neutralisirt, selbst durch einstündiges Erhitzen auf 100° nicht die geringste Einbusse erleidet, dass also ein
Antikörper im gewöhnlichen Sinn nicht vorliegt.

Ob die coctostabile Substanz, die hier wirkt, eine einheitliche und specifisch die hämolytische Substanz des Organextractes
beeinflussende ist, oder ob es sich um einen Complex von „antireactiv" wirkenden Körpern handelt, können erst weitere Untersuchungen entscheiden[1]).

---

1) Analoge Wirkungen kochfester Substanzen beobachtete neuerdings
Korschun, der ein „Pseudo-Antilab" normaler Sera untersucht hat (Zeitschrift für physiolog. Chemie. Bd. 36. Heft 2 u. 3. 1902). Auch eine hitze-
beständige, die Wirkung der Urease hemmende Substanz wurde von Moll
(Hofmeister's Beiträge. Bd. II. H. 7—9) jüngst beschrieben.

Die von uns untersuchten hämolytischen Substanzen der Organextracte sind also:

1. coctostabil,
2. in Alkohol löslich,
3. nicht complex,
4. nicht befähigt zur Antikörperauslösung.

Es ergiebt sich aus diesem Verhalten, dass es sich hier um Substanzen handelt, die von den Hämolysinen des Serums völlig verschieden sind, und die einer eigenartigen Classe von hämolytisch wirkenden Stoffen angehören.

Eine gewisse Analogie zeigen diese Substanzen mit den baktericiden Körpern, die von Conradi[1]) bei der Autolyse von Organen erhalten wurden, und die gleichfalls coctostabil und alkohollöslich sind, welche aber im Gegensatz zu den hier vorliegenden durch poröse Filter gehen.

Ob diese Substanzen, deren weitere chemische Erforschung wir uns vorbehalten möchten, schon in der lebenden Zelle als solche präformirt sind, oder ob sie erst beim Zerfall des lebenden Protoplasmas, sei es durch Zertrümmerung der Zellen und den Einfluss des Extractionsmittels, sei es durch den Einfluss der Autolyse entstehen, muss vorläufig dahingestellt bleiben. Ueber das Vorkommen von Amboceptoren und Complementen in der lebenden Zelle ist durch diese Feststellungen nichts präjudicirt, nur müssen künftig die von uns aufgedeckten Fehlerquellen bei der Beurtheilung wohl berücksichtigt werden.

Als sicher durch unsere Versuche widerlegt ist die Identificirung der beschriebenen hämolytischen Substanzen der Organextracte mit den „Cytasen" resp. Complementen des Serums anzusehen.

---

1) Conradi, Beiträge zur chem. Physiol. u. Pathol. Bd. 1. Heft 5/6. 1901.

XXVI.

Besprechung von Besredka's Arbeit „Les Antihémolysines naturelles".[1]

H. T. Marshall, M. D. und Dr. **J. Morgenroth.**[2]

Das Hauptergebniss der Arbeit Resredka's ist folgendes: Im Serum gesunder und kranker Menschen findet sich ein Anti- haemolysin, und zwar ein einheitlicher Antiamboceptor, der ausschliesslich auf den specifischen, auf Menschenblut ein- gestellten, streng unitarisch aufgefassten Amboceptor, einwirkt. Der zu den Versuchen des Autors dienende Amboceptor war von einer mit Menschenblut vorbehandelten Ziege gewonnen.

Antihämolysine, welche die Blutkörperchen anderer Species als des Menschen gegen Hämolysine schützen, fehlen im mensch- lichen Serum, und es gilt allgemein das Gesetz, dass das normale Antihämolysin i. e., der Antiamboceptor eines Serums stets nur die eigenen Blutkörperchen schützt. Die letztere Verallgemeinerung ist von uns experimentell leicht als ganz unhaltbar zu erweisen

---

1) Annal. de l'Inst. Pasteur. October 1901.

2) Aus einer ausfürbrlichen Arbeit „Ueber Anticomplemente und Anti- amboceptoren normaler Sera und pathologischer Exsudate", die in der Zeit- schrift für klinische Medicin erscheint, und deren experimenteller Theil dort zu ersehen ist.

gewesen. Es schützen, wie aus unseren Versuchen (s. Zeitschr. f. klin. Medicin, Tab. III) zu ersehen ist, die verschiedensten Serumarten (so besonders stark Pferdeserum) menschliche Blutkörperchen gegen specifische Hämolysine, und ebenso schützt umgekehrt nach unseren Versuchen Menschenserum Ochsenblutkörperchen.

Vor Allem ist es unumgänglich nöthig, die zwei falschen Prämissen aus dem Wege zu schaffen, aus denen sich die gesammten Irrthümer Besredka's ableiten. Es ist dies leicht genug, da ihre Aufstellung nur dadurch möglich war, dass die Versuche, welche schon vor langem deren Unhaltbarkeit dargethan haben, ignorirt wurden. Die beiden fehlerhaften Voraussetzungen sind:

1. Alle durch Injection einer bestimmten Blutkörperchenart bei irgend einer beliebigen Species immunisatorisch erzeugten Amboceptoren sind vollkommen gleich. Injicirt man, so ist die Annahme Besredka's, Thieren verschiedener Species, z. B. Kaninchen, Meerschweinchen, Ziegen, die Blutkörperchen einer anderen Species, z. B. des Menschen, so sind die neugebildeten Amboceptoren identisch.

2. Die Hämolyse fremder Blutarten durch normale Sera beruht ausschliesslich auf dem Vorhandensein eines einzigen, einheitlichen Alexins, nicht aber eines complexen, aus Amboceptor und Complement bestehenden Hämolysins.

Die Unrichtigkeit der ersten Annahme ist durch eingehende Studien von Ehrlich u. Morgenroth[1]) sicher bewiesen. Vor allem ist durch diese Untersuchungen festgestellt, dass das, was man der Einfachheit halber als den Amboceptor eines durch Immunisirung erzeugten hämolytischen Serums bezeichnet, bei einem und demselben Thier als aus Schaaren verschiedenartiger Ambo-

---

1) S. S. 135.

ceptoren bestehend experimentell zu erweisen ist. Ferner wurde
durch Bindungsversuche, durch Versuche mit einem künstlich erzeugten Antiamboceptor und durch Untersuchung der Completirbarkeit der Amboceptoren verschiedenartiger Thierspecies gezeigt,
dass gegen dieselbe Blutkörperchenart gerichtete Amboceptoren, die
von verschiedenen Species gewonnen sind, sowohl in ihren cytephilen, als auch in ihren complementophilen Gruppen verschieden sind.

Besredka, dem diese Arbeit erst nach Abschluss seiner Versuche bekannt wurde, bedauert „étant donné la complexité de plus
en plus grande de la question, de ne pas pouvoir suivre ici les
auteurs dans leur argumentations". Es wäre sehr bedauerlich,
wenn das Princip, die einschlägigen Arbeiten einfach zu ignoriren,
weil wegen der Complicirtheit der Ergebnisse die Durcharbeitung
des experimentellen Materials etwas schwieriger ist, sich allgemein
verbreiten würde. Im Uebrigen ist schon früher in den Untersuchungen über Isolysine[1] die Verschiedenheit der Amboceptoren
dargethan, und es ist gezeigt worden, dass sogar bei 12 mit Injection von Ziegenblut behandelten Ziegen, auch 12 verschiedene Isolysine, d. h. 12 verschiedene gegen dieselbe Blutart gerichtete
Amboceptoren oder, richtiger ausgedrückt, Amboceptorencomplexe
zu unterscheiden sind.

Dieser grossen Zahl der auf ein Blutkörperchen gerichteten
Amboceptoren entspricht auch ein gleiches Verhalten der Receptoren
der Blutkörperchen. Diese müssen in ausserordentlicher Mannigfaltigkeit vorhanden sein, da neben denjenigen Receptoren, welche
die Amboceptoren verankern, noch die verschiedensten Receptoren
für die zahlreichen einfachen Hämolysine und Hämagglutinine vorhanden sind. Die Richtigkeit dieses Standpunkts, den Ehrlich[2]

---

1) Ehrlich und Morgenroth, s. S. 35.
2) Ehrlich, Nothnagel's spec. Pathol. u. Ther. Bd. VIII. 1901.

ausführlich dargelegt hat, wurde erst in letzter Zeit wieder durch sehr elegante von Landsteiner. und Stúrli[1]) angestellte Versuche erhärtet. Diese Autoren zeigten, dass Blutkörperchen, die mit dem Agglutinin eines normalen Serums. vollkommen gesättigt sind, noch das Agglutinin eines zweiten, dritten (ja fünften) Serums successive und in beliebiger Reihenfolge aufnehmen können. So wurde das Agglutinin des Pferdeserums von Taubenblutkörperchen noch gebunden, die mit Ziegenserum und Kaninchenserum so verbehandelt waren, dass sie diesen letzteren Sera kein Agglutinin mehr zu entziehen vermochten. Diese Ergebnisse sind nur verständlich, wenn man eine grosse Anzahl verschiedener Receptoren für die Agglutinine differenter Sera annimmt, und es muss daher sehr befremden, dass gerade diese den Anschauungen Ehrlich's so entsprechende Versuchsreihe durch Landsteiner und Sturli eine andersartige und complicirte Deutung erfahren hat.

Die zweite Voraussetzung Besredka's entspricht gleichfalls nicht den Thatsachen. Ehrlich und Morgenroth (S. 16) haben schon vor nun drei Jahren für eine Anzahl normaler Hämolysine die complexe Natur erwiesen und später auch Beweise für die Vielheit der Complemente erbracht. In einer abschliessenden Arbeit hat neuerdings Sachs (S. 262) gezeigt, dass in den Fällen, wo es anderen Untersuchern nicht gelang, die Complexität normaler Hämolysine festzustellen, nur technische Schwierigkeiten und experimentelle Missgriffe die Schuld trugen.

Nach dieser principiellen Auseinandersetzung können wir nun Besredka's Versuche selbst ins Auge fassen und seine Folgerungen aus denselben besprechen.

---

1) Landsteiner u. Sturli, Ueber die Hämagglutinine normaler Sera. Wien. klin. Wochenschr. 1902. No. 2.

Der von Besredka besonders untersuchte Fall bezieht sich
auf das System Menschenblut — Amboceptor einer mit Menschenblut behandelten Ziege — Meerschweinchenserum als Complement.
Setzt man diesem System inactives Menschenserum zu, so wird
die Lösung, wie auch wir fanden, verhindert. Besredka
schloss aus diesem Verhalten des Menschenserums, dass in demselben ein Antiamboceptor vorhanden sein müsse, und zwar
aus folgenden Gründen.

Nach Besredka enthält jedes Serum einer bestimmten Thierart eine einzige, einheitliche „Cytase“, die für diese Thierart specifisch ist. Nun hat der Autor sich die Frage vorgelegt, ob denn
das Menschenserum als solches eine Anti-„Cytase“ gegen die
betreffende „Cytase“ besitze, ob also in diesem Falle das inactive
Menschenserum eine Anticytase gegen Meerschweinchenserum enthält. Die Entscheidung dieser Frage war für Besredka eine
ausserordentlich leichte. Das Meerschweinchenserum löst nämlich, vermittelst seiner „Cytase“ allein, gewisse Blutarten, und
diese Wirkung wird durch Menschenserum nicht aufgehoben. Das
Menschenserum kann also überhaupt keine Anticytase enthalten,
es kann also, wenn dieses Serum bei der oben angegebenen Combination Menschenblut — specifischer Amboceptor — Meerschweinchenserum eine Schutzwirkung ausübt, per exclusionem geschlossen
werden, dass diese auf einem Antiamboceptor beruht.

Der Fundamentalfehler dieser Beweisführung liegt eben, wie
schon oben auseinandergesetzt, in der Annahme einer einheitlichen
Cytase, die noch dazu an und für sich zur Hämolyse befähigt sei.
Thatsächlich aber erfolgt die Lösung von rothen Blutkörperchen
durch Meerschweinchenserum doch nur in der Weise, dass ein im
Blutserum vorhandener normaler Amboceptor an die Blutkörperchen
herantritt und dann durch weitere Verankerung das Complement

(Cytase) bindet, welches die Lösung herbeiführt. Wenn man das Complement an und für sich als eine einheitliche Substanz auffasst, so könnte man aus dem Umstand, dass das Menschenserum diese normale Hämolyse nicht aufhebt, ohne weiteres folgern, dass das menschliche Serum weder einen Antikörper gegen den normalen Amboceptor, noch gegen das Complement enthält. In Wirklichkeit liegt aber die Sache so, dass das „Complement" aus zahlreichen Partialcomplementen sich zusammensetzt, von denen das eine oder das andere für die Completirung bestimmter Amboceptoren — sei es hämolytischer, sei es bakteriolytischer — maassgebend, dominant ist. Diese Theorie der dominanten Complemente ist von Ehrlich und Marshall[1]) ausführlich begründet.

Für anticomplementär wirkende Sera ist nun schon nachgewiesen, dass ein bestimmtes derartiges Serum nur einen Theil der Complemente eines zweiten Serums, nicht alle neutralisirt. Marshall und Morgenroth[2]) haben gezeigt, dass das Anticomplement einer menschlichen Ascitesflüssigkeit die completirende Wirkung des Meerschweinchenserums für einen hämolytischen Amboceptor aufhebt, für einen anderen intact lässt. Es geht also aus dem Befunde, dass Menschenserum die normale hämolytische Wirkung eines Serums nicht aufhebt, dagegen antihämolytisch wirkt, wenn dieses als Complement für einen immunisatorisch erzeugten Amboceptor dient, einzig und allein hervor, dass in dem Menschenserum kein Anticomplement vorhanden ist, welches gegen das in dem Fall der normalen Hämolyse dominante Complement wirkt. Dies hindert natürlich nicht, dass das nämliche Serum Partialcomplemente, die in anderen Fällen

---

1) S. S. 326 ff.
2) S. S. 321.

dominant sind, beeinträchtigt. Es entbehrt also die ganze Beweisführung Besredka's der festen Grundlage.

Im Uebrigen muss daran festgehalten werden, dass
derartige Fragen nicht auf rein speculativem, sondern
auf experimentellem Wege zu entscheiden sind. Wir haben
in der Centrifugal-Methode eine Versuchsanordnung ausgebildet, die
es gestattet, Antiamboceptor und Anticomplement direct als solche
nachzuweisen, unabhängig von jeder theoretischen Speculation, und
wir haben in dem hier beschriebenen speciellen Fall gezeigt, dass
so gut wie ausschliesslich eine Anticomplementwirkung
vorhanden ist, der gegenüber der geringe Antiamboceptor
ohne Belang ist[1]).

Wir müssen demnach auf Grund unserer eigenen Resultate
daran festhalten, dass erstens der Hauptantheil der beschriebenen
Gegenwirkung des Menschenserums dem Anticomplement zukommt,
dass zweitens die Versuchsanordnung Besredka's betreffs eines
Antiimmunkörpers überhaupt keine Schlüsse erlaubt, und dass
drittens nur durch die von uns durchgeführte Methodik eine Entscheidung über den Antheil der einzelnen Factoren an der antihämolytischen Wirkung möglich ist.

Nachdem also Besredka auf Grund der Versuche mit mensch-
liehem Blut die antihämolytische Wirkung des Menschenserums
irrthümlich auf einen Antiamboceptor zurückgeführt hat, geht er

---

1) Anmerkung. Die von Besredka festgestellte Zerstörung und Abschwächung des Antihämolysins durch längeres Erwärmen auf 65° bis 67° ist
natürlich in keiner Weise für die Natur und Wirkungsart des Antikörpers
charakteristisch. Diese Temperatur schädigt, wie wir feststellten, sowohl Antiamboceptor wie Anticomplement. Das Verhalten eng begrenzten thermischen
Einflüssen gegenüber hat überhaupt nicht den Werth einer Gruppenreaction,
wie das Vorkommen eines thermostabilen Complements (Ehrlich u. Morgenroth, S. 16) und thermolabiler Amboceptoren (Sachs, S. 262) lehrt.

dazu über, zu untersuchen, ob dieser vermeintliche Antiamboceptor specifisch, d. h. nur für Menschenblut und menschenblutlösendes Serum sei, und gelangt in diesem Sinne zu einem positiven Resultat. Er findet — und dies bildet die Grundlage für diese Verallgemeinerung — dass Menschenserum Hammelblut nicht schützt gegenüber dem hämolytischen Serum einer mit Hammelblut vorbehandelten Ziege, das durch Meerschweinchenserum reactivirt wird. Auch wir haben die Beobachtung gemacht und gerade dieses Verhalten auch an einer menschlichen Ascitesflüssigkeit eingehend studirt. Es handelt sich aber gerade hier um einen besonderen Ausnahmefall, bedingt durch ein Partialanticomplement, der demnach als Basis für Verallgemeinerungen besonders ungeeignet ist. Wie aus unseren Versuchen hervorgeht, findet man, wenn man noch andere Fälle untersucht, einen sehr erheblichen Schutz des menschlichen Serums gegen normale und immunisatorisch erzeugte Hämolysine, welche andere Blutarten — in unseren Fällen Ochsenblut — auflösen. Es handelt sich aber auch hier wie beim Menschenblut, soweit eine genaue Analyse die Entscheidung ermöglicht, um Anticomplemente, und nicht um Antiamboceptoren.

Dass schliesslich gelegentlich auch eine kleine Quote der antihämolytischen Wirkung — wie bei einem unserer Versuche mit menschlicher Exsudatflüssigkeit und Ochsenblut — auf Rechnung eines Antiamboceptors zu schreiben ist, entzieht der generellen Annahme Besredka's, dass ein normal vorhandener Antiamboceptor stets nur die eigenen Blutkörperchen schützt, vollkommen den Boden.

Es ist nach alledem der Antheil der Antiamboceptoren der menschlichen und thierischen Körperflüssigkeiten bei der Hemmung der Hämolyse gegenüber den Anschauungen Besredka's ganz wesentlich zu Gunsten des Anticomplements einzuschränken. Dass Antiamboceptoren im normalen Serum existiren, ist ausser Zweifel

und ja schon vor längerer Zeit zuerst von Ehrlich u. Morgenroth[1]), sowie von P. Müller[2]) nachgewiesen. Ein regelmässiges
Vorkommen bilden diese Antiamboceptoren nicht, worauf gleichfalls
schon früher hingewiesen wurde.

Aus unseren Ausführungen ergiebt sich endlich, dass die weitgehenden theoretischen Schlussfolgerungen, die Besredka aus dem
ausschliesslichen Schutz der eigenen Blutkörperchen durch Serum
zieht, nicht anzuerkennen sind, da die grundlegende Thatsache
nicht zutrifft. Dass wirklich etwa vorhandene Amboceptoren in
erster Linie die Blutkörperchen der betreffenden Thierart selbst
schützen, ist an und für sich wahrscheinlich, da sie nach unserer
Auffassung, wie an anderer Stelle ausgeführt ist[3]), freie Zellreceptoren darstellen, nur kann der Beweis ausschliesslich durch eine
rationelle Versuchsanordnung geführt werden. Besredka nimmt
als Bedingung für die Entstehung seiner vermeintlichen Antiamboceptoren an, dass im Organismus beständig zu Grunde gehende
Blutkörperchen Hämolysinbildung auslösen, die das Leben bedrohen
würde, wenn nicht der Organismus durch Bildung von Antiamboceptoren ihre Wirkung paralysirte. Nun ist aber ein solcher Regulationsvorgang sicher nichts Gewöhnliches und von Ehrlich und
Morgenroth in den zahlreichen Experimenten über Isolysine, wo
er am ehesten hätte in Erscheinung treten müssen, nicht beobachtet worden. Wenn aber eine solche Regulation nothwendig
wäre, dann müsste sie auch constant vorkommen. Das ist aber
durchaus nicht der Fall, wie bereits früher ausführlich begründet
worden ist[4]).

---

1) S. S. 135 ff.
2) P. Müller, Centralbl. f. Bakt. Bd. 29. 1901.
3) Morgenroth, s. S. 347 ff.
4) S. S. 35 u. 110 ff.

Es bleibt also die nächstliegende und einfachste Annahme, dass die Antiamboceptoren nichts Anderes sind, als Producte des Zerfalls von Zellen, freie Receptoren, die im Stande sind, Amboceptoren zu binden und so ablenkend zu wirken. Dafür, dass diese freien Receptoren Producte des regressiven Stoffwechsels sind, spricht besonders auch der Umstand, dass sie, wie die Versuche Schattenfroh's[1]) bewiesen, durch den Harn, und zwar in erheblicher Menge, zur Ausscheidung gelangen.

. . Wir haben eine besondere ausführliche Widerlegung der Ansichten Besredka's vor allem deshalb für unumgänglich nothwendig erachtet, weil der unitarische Standpunkt, dass gegen eine Blutart nur ein Hämolysin, gegen eine Bakterienart nur ein Bakteriolysin möglich sei, der in denselben zum Ausdruck gelangt, die Fortbildung der Immunitätslehre und hauptsächlich die Entwicklung ihrer praktischen Anwendungen ganz erheblich zu hemmen geeignet ist.

Die Untersuchungen der letzten Zeit, die den äusserst mannigfaltigen Receptorenapparat der Zellen und die Vielheit der durch Immunisirung mit denselben entstehenden Amboceptoren dargethan haben, lassen ein Vorgehen nach zwei Richtungen als erfolgverheissend erscheinen. Das eine besteht in der Erzeugung polyvalenter Sera durch Immunisirung mit zahlreichen Stämmen derselben Bakterienart. Es ist anzunehmen, und hierfür sprechen besonders die Versuche Durham's über die Agglutinirbarkeit verschiedener Colistämme durch specifische Sera, dass die Varietäten einer Bakterienart die verschiedenen Receptoren in quantitativ sehr wechselnden Verhältnissen enthalten, so dass eine genügende Anreicherung aller in Betracht kommenden Amboceptorentypen erst möglich ist, wenn gegen eine grosse Anzahl verwandter Stämme

---

1) Schattenfroh, Münchener med. Wochenschr. 1901. No. 31.

eine hochgradige Immunisirung erzielt ist. Dieses Vorgehen wurde
früher schon von Denys und van de Velde bei der Herstellung ihres
polyvalenten Streptokokkenserums gewählt und ist neuerdings von
Wassermann und Ostertag[1]) für die Bereitung eines wirksamen
Serums gegen die Schweineseuche in Anwendung gebracht und auf
der Basis der hier angeführten Ergebnisse von Ehrlich und
Morgenroth theoretisch begründet worden.

Auf einen zweiten Erfolg versprechenden Weg wird die Darstellung baktericider Sera durch den Nachweis geführt, dass die
Amboceptoren je nach ihrem Ursprung von verschiedenen Thierspecies verschieden sind. Wir müssen in dieser Hinsicht auf die
Ausführungen von Ehrlich und Morgenroth[2]) verweisen, die in
der Forderung gipfeln: „Es dürfte sich daher empfehlen, die Darstellung baktericider Sera nicht, wie es bis jetzt üblich ist, bei
einer einzigen Thierspecies zu versuchen, sondern Präparate herzustellen, die durch Mischung der Immunsera von Thieren erhalten
sind, welche in ihrem Receptorenapparat möglichst verschieden sind“.

Praktische Versuche, die auf diesen theoretischen Grundan-
schauungen beruhen, sind bereits mit Erfolg von Schreiber[3]) bei
Gewinnung eines Schweinerothlaufserums vom Pferd und vom Rind
gemacht worden, neuerdings ist auch Römer[4]) unter voller Wür-
digung dieses Standpunktes zur Herstellung eines Pneumokokken-
serums, das von verschiedenen Thierspecies gewonnen ist, gelangt.
Es wäre gerade angesichts des Bestrebens, diese Principien der
Praxis nutzbar zu machen, in hohem Grade zu bedauern, wenn die
unhaltbare unitarische Anschauung, wie sie Besredka vertritt, von
der Verfolgung dieser Ziele abhielte.

---

1) Wassermann u. Ostertag, Monatsh. f. prakt. Thierheilk. Bd. 13.
2) S. S. 168.
3) Schubert, Berl. thierärztl. Wochenschr. 1902. No. 19.
4) Römer, v. Graefe's Arch. f. Ophthalmol. Bd. 54. H. 1. 1902.

XXVII.
Ueber die Wirkungsweise des Cobragiftes.[1)]

Von

Preston Kyes, A. M., M. D.,

Associate in Anatomy, University of Chicago.

[Fellow of the Rockefeller Institute for medical Research.

I. Ueber die Amboceptoren des Cobragiftes.

Eine der für den Wirkungsmechanismus thierischer Gifte be-
deutungsvollsten Arbeiten der letzten Jahre sind die in neuester
Zeit erschienenen Untersuchungen Flexner's und Noguchi's[2)]
über die Hämolyse durch Schlangengift. Flexner und Noguchi
haben gefunden, dass rothe Blutkörperchen, deren Serum durch
sorgfältiges Waschen mit physiologischer Kochsalzlösung vollständig
entfernt worden ist, durch Schlangengift zwar agglutinirt, aber
nicht gelöst werden. Fügt man den gewaschenen Blutkörperchen
aber Serum zu oder benutzt ungewaschenes Blut, so tritt Hämolyse ein. Flexner und Noguchi schliessen daraus, dass die
hämolytische Wirkung des Schlangengiftes durch zwei Factoren
bedingt ist. Die eine Componente ist im eigentlichen Schlangen-

---

1) Abdruck aus der Berliner klin. Wochenschr. 1902. No. 38 u. 39.
2) S. Flexner and H. Noguchi, Snake Venom in relation to Haemo-
lysis, Bacteriolysis, and Toxicity. Journal of experimental medicine. Vol. VI.
No. 3. 1902.

gift enthalten und soll Erhitzen bis auf etwa 90° gut vertragen. Die zweite Componente ist ein Bestandtheil des Serums, welches das an und für sich unwirksame Gift gewissermaassen activirt. .

Flexner und Noguchi sind daher zu der Auffassung gelangt, dass das Schlangengift aus einer Anzahl nach Art der Amboceptoren wirkender Substanzen besteht, die durch gewisse Complemente des Serums activirt werden.

Die fundamentale Bedeutung dieser interessanten Feststellung liegt auf der Hand. Hatte man früher das Schlangengift als ein einheitliches nach Art der Toxine wirkendes Gift angesehen, so war nunmehr auch die Hämolysinwirkung des Schlangengiftes als eine complicirtere aufzufassen und stimmte in ihrem Mechanismus mit dem von Ehrlich und Morgenroth als gesetzmässig festgestellten Verhalten der Hämolysine des Blutserums überein.

Die Entdeckung Flexner's und Noguchi's musste daher grade im hiesigen Institut freudig begrüsst werden, und es erschien bei der principiellen Wichtigkeit dieser Fragen lohnend, auf Grund der neu gewonnenen Erfahrungen ein weiteres Eindringen in den Wirkungsmechanismus des Schlangengiftes zu versuchen. Wir hatten zu unseren Untersuchungen zwei Proben trockenen Cobragiftes zur Verfügung, die sich in der Stärke ihrer hämolytischen Wirksamkeit fast völlig gleich erwiesen, und für deren gütige Ueberlassung wir Herrn Dr. Lamb und Herrn Prof. Calmette zu grossem Dank verpflichtet sind.

Als Standard-Giftlösung diente stets eine 1 proc. Lösung von getrocknetem Cobragift in 0,85 pCt. Kochsalzlösung, die, auf Eis aufbewahrt, mehrere Tage unverändert blieb.

Die Versuche sind mit folgenden Blutarten angestellt: Mensch, Rind, Pferd, Ziege, Hammel, Hund, Kaninchen und Meerschweinchen. Ausgehend von Flexner's und Noguchi's Beobachtungen benutzten wir zunächst nur Blutkörperchen, die vom Serum befreit waren. Zur Entfernung des Serums wurden die Blutkörperchen in der Weise gewaschen, dass eine $2^1/_2$ proc. Suspension in 0,85 pCt. Kochsalzlösung hergestellt, centrifugirt, die Flüssigkeit abgegossen, von neuem mit derselben Menge Kochsalzlösung aufgefüllt wurde. Diese Procedur wurde stets zweimal vorgenommen und dann eine 5 proc. Suspension hergestellt.

In allen Reagensröhrchen einer Versuchsreihe war stets 1 ccm einer 5 proc. Blutsuspension und wurde mit Kochsalzlösung gleiches Volum (2—2,5 ccm) hergestellt. Die Proben blieben zwei Stunden bei 37° im Brustschrank und dann bis zum nächsten Vormittag im Eisschrank bei 6—8°.

Nach unseren Erfahrungen kommen in Bezug auf das Verhalten gegenüber dem Cobragift zwei Arten von Blutkörperchen vor:

1. Solche, die durch Cobragift an und für sich gelöst werden.

2. Solche, die erst durch Zufügung von Hülfssubstanzen (Complementen etc.) der Einwirkung des Cobragiftes unterliegen.

Wir lassen zunächst eine kleine Tabelle folgen, die das Verhalten der gewaschenen rothen Blutkörperchen verschiedener Species gegen Cobragift zeigt. (Tabelle I, S. 416.)

Aus der Tabelle sind ohne weiteres zwei Gruppen von Blutarten zu erkennen, nämlich solche, die wie Meerschweinchen-, Hunde, Kaninchen-, Menschen- und Pferdeblut von Cobragift gelöst werden, und solche, die unter diesen Bedingungen auch durch die verwandten grossen Mengen des Giftes nicht angegriffen werden. Die empfindlichen Blutkörperchen besitzen, wie dies allen hämolytischen Giften gegenüber der Fall ist, nicht alle die gleiche Empfindlichkeit, sondern weisen je nach der Species erhebliche

P. Kyes,

Tabelle I.

Mengen des Cobragiftes (1 pCt) ccm	1 ccm 5 pCt. Blutaufschwemmung							
	Meer- schwein- chen	Hund	Mensch	Kanin- chen	Pferd	Ochs	Hammel	Ziege
1,0	complet	complet	complet	—	—	0	0	0
0,1	„	„	„	complet	complet			
0,05	„	„	„	fast com- plet	Spur			
0,025	„	„	„	wenig	Spürchen		keine Lösung	
0,01	„	„	„	0	0			
0,005	„	„	„					
0,0025	„	„	fast com- plet					
0,001	wenig	stark	mässig					
0,0005	Spur	Spur	Spur					
0,0001	0	0	0					

Schwankungen auf. Natürlich kommen daneben auch gewisse individuelle Schwankungen der Empfindlichkeit vor. Am empfindlliehsten sind die Blutkörperchen des Hundes und des Meerschweinchens, da in der Regel 0,25 ccm einer Verdünnung 1 : 10000 des Giftes noch complete Lösung hervorrufen. Am wenigsten empfiudlich erweisen sich die Pferdeblutkörperchen, bei denen zur completen Lösung.erst 1,0 ccm einer Verdünnung 1 : 1000 des Giftes ausreichte. Es handelt sich also um einen vierzigfachen Empfindlichkeitsunterschied.

Nach den Versuchen Flexner's und Noguchi's, welche die Amboceptorennatur der hämolytischen Qnote der Schlangengifte erwiesen hatten, erschien es geboten, in den Fällen, in denen eine Spontanlösung durch Cobragift nicht stattfand, Activirungsversuche vorznnehmen.

In der That gelang es mit Leichtigkeit durch Zufügung fremder Sera Lösung herbeizuführen. Wir werden bald zu zeigen haben, dass unter Berücksichtigung der später zu erwähnenden Beobachtungen Calmette's[1]) nicht alle diese Activirungen auf Complemente zu beziehen sind. Complemente in unserem Sinne sind nur solche Substanzen, die entsprechend der. mehr oder weniger grossen Labilität der bekannten Complemente im Allgemeinen bei einer Temperatur zwischen 52⁰ und 60⁰ (event. auch erst bei etwas höherer Temperatur) inactivirt werden.

Von derartigen als reine Completirungen anzusehenden Combinationen sind aus unserem Versuchsmaterial folgende anzuführen:

Pferdeblut — Ochsenserum,

Ochsenblut — Meerschweinchenserum,

Hammelblut — Meerschweinchenserum,

Kaninchenblut — Meerschweinchenserum.

Wir lassen ein derartiges Versuchsbeispiel folgen, welches die Activirung des Cobragiftes veranschaulicht (Tabelle II).

Tabelle II.

Mengen des zu- gefügten Meerschweinchen- serums $\left(\frac{1}{3}\right)$ ccm	1 ccm 5 pCt. Hammelblut +		
	a. Meerschwein- chenserum allein	b. 0,02 ccm 1 pCt. Cobragift + Meerschweinchenserum	
		I. normal	II. ¹/₂ Std. auf 56⁰ erwärmt
0,5	wenig	complet	0
0,25	Spur	stark	0
0,1	0	wenig	0
0,05	0	Spur	0
0,025	0	Spürchen	0
0,01	0	0	0

Aus Tabelle II geht auch hervor, dass das benutzte Serum durch ¹/₂stündiges Erwärmen auf 56⁰ seine completirenden Eigenschaften verloren hat.

---

1) A. Calmette, Sur l'action hémolytique du venin de cobra. Compt. rend. de l'Académie des Sciences. T. 134. No. 24. 1902.

Es ist aus diesen Versuchen zu ersehen, dass in den beschriebenen Fällen dem Cobragift eine ohne Schwierigkeit zu erweisende Amboceptorennatur zukommt, und dass die Amboceptoren durch Complemente des Serums activirt werden, welche den gewöhnlichen Grad der Thermolabilität besitzen.

Wir haben es nun weiterhin für nothwendig gehalten, den Wirkungsmechanismus der beiden Substanzen nach dem durch die früheren Arbeiten über Hämolyse gegebenen Schema festzustellen. Wir haben daher zunächst untersucht, wie sich die Hammelblutkörperchen dem isolirten Cobragift und Complement gegenüber verhalten. Was das Verhalten dem Gift allein gegenüber anbelangt, so kann man in Bestätigung der Angaben von Flexner und Noguchi nachweisen, dass dasselbe von dem durch Cobragift allein nicht lösbaren Hammelblut gebunden wird, doch besitzen die Blutkörperchen nach unseren Erfahrungen, zumal in dünnen Giftlösungen, nur ein relativ geringes Bindungsvermögen[1]). Das Complement allein wird dagegen von den Blutkörperchen überhaupt nicht fixirt. In bester Uebereinstimmung mit diesem Verhalten steht es, dass Hammelblutkörperchen von Cobragift + Meerschweinchenserum bei 0⁰ gar nicht, bei 8⁰ höchstens spurweise gelöst werden. Führt man einen Trennungsversuch aus, indem man Amboceptor und Complement bei 0⁰ einwirken lässt und dann

---

1) Anmerkung. In bester Uebereinstimmung mit dem geringen Bindungsvermögen der rothen Blutkörperchen gegenüber Schlangengift stehen die Angaben von Decroly und Ronsse (Archiv. internat. de pharmacodynamie et de thérapie, Bd. VI, 1899), nach denen Schlangengift auch im Thierkörper erheblich langsamer gebunden wird, als das Diphtherie- und Tetanusgift. Kaninchen, denen die tödtliche Dosis Schlangengift intravenös injicirt wurde, konnten durch Blutentziehung und Transfusion von frischem Blut noch innerhalb 10 Minuten vor dem Tode gerettet werden, während bei entsprechender Vergiftung mit Diptherie- oder Tetanustoxin auch eine sofortige Blutentziehung den tödtlichen Ausgang nicht zu verhindern vermochte.

Blutkörperchen und Zwischenflüssigkeit durch Centrifugiren trennt, so constatirt man, dass die Blutkörperchen einen gewissen Antheil der Amboceptoren aufgenommen haben, nicht aber Complement. Es dürfte durch diese Versuche die Amboceptorennatur des Cobragiftes ganz im Sinne von Flexner nnd Noguchi für die hier untersuchten Fälle bewiesen sein.

II. Ueber Endocomplemente.

Wir kommen nun zu der Analyse der Erscheinungen, die wir an solchen Blutkörperchen beobachten, die, wie Meerschweinchenblutkörperchen etc., direct durch Cobragift gelöst werden. Zur Erklärung dieser Thatsache könnte man die Annahme machen, dass im Cobragift neben den Amboceptoren noch eigentliche Toxine, die dem Diphtherietoxin analog sind und eine toxische Wirkung ausüben, vorhanden seien, so dass die Hämolyse ohne Vermittelung eines Complements erfolgte. Man müsste dann allerdings die weitere Annahme machen, dass eben nur ein Theil der Blutkörperchenarten auf dieses Gift reagire. Aber die Unrichtigkeit dieser Auffassung ist experimentell leicht zu zeigen.

Es ist schon den früheren Autoren [Stephens und Myers[1])] aufgefallen, dass rothe Blutkörperchen, die sich in schwachen Giftlösungen lösen, in stärkeren nicht gelöst werden, und auch wir konnten beim Kaninchenblut das nämliche Verhalten beobachten. Mit der Annahme eines präformirten Giftes ist. eine solche Erscheinung ganz unvereinbar, da ceteris paribus die schädigende Wirkung mit der grösseren Dosis zunehmen müsste. Es ist also die Aufhebung der Wirkung durch grosse Giftdosen unmöglich mit der Toxintheorie vereinbar, dagegen deutet sie darauf hin, dass wir es hier mit einem Phänomen zu thun haben, dessen princi-

---

1) Journal of Pathol. and Bact. Vol. V. 1898.

pielle Wichtigkeit zuerst von M. Neisser und Wechsberg[1]) erkannt ist, und das darin besteht, dass die bactericide Wirkung
eines Immunserums bei gleich bleibender Complementmenge durch
einen Amboceptorenüberschuss aufgehoben wird.

Nehmen wir an, dass die rothen Blutkörperchen in sich ein
für den Amboceptor des Cobragiftes passendes Complement enthalten, das als „Endocomplement" zu bezeichnen wäre, so
wird bei kleinen Amboceptormengen Lösung auftreten,
bei grossen Dosen dieselbe durch Ablenkung des Complements durch die in der Zwischenflüssigkeit befindlichen und durch Massenwirkung wirkenden Amboceptoren ausbleiben. Diese Anschauung ist leicht experimentell zu
erhärten. Behandelt man Blutkörperchen mit sehr starken Schlangen-
giftlösungen, so werden dieselben nicht gelöst. Centrifugirt man
nun und wäscht die Sedimente mit Kochsalzlösung, so lösen
sich die Blutkörperchen in Kochsalzlösung nicht, dagegen
erfolgt prompte Auflösung, wenn man geeignete Complemente zusetzt. Es ist also durch die Vorbehandlung das in den
rothen Blutkörperchen enthaltene Complement aus den Blutkörperchen
entfernt worden, und der ganze Vorgang entspricht folgendem Schema:

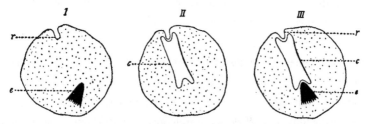

I Blutkörperchen mit Receptor (r) und Endocomplement (e). — II. Blutkörperchen nach Vorbehandlung mit viel Cobragift. Der Cobraamboceptor (c) ist an den Blutkörperchenreceptor (r)
verankert. Das Endocomplement ist durch den freien Amboceptorüberschuss den Blutkörperchen
entrissen worden. — III. Blutkörperchen im Stadium II nach Zufügung von Complement oder
Endocomplement (e). Das zugefügte Endocomplement hat sich mit dem Cobraamboceptor (c)
vereinigt und kann nunmehr Lösung bewirken.

2) Münchener med. Wochenschr. 1901. No. 18.

Folgender Versuch möge als Beispiel dienen (Tabelle III).

Tabelle III.

	1 ccm 5proc. Kaninchenblut + 1 ccm 5proc. Cobragift, 2 Std. bei 37°, centrifugirt, gewaschen. Sedimente +			Controlen: natives Kaninchenblut + 0,15 ccm Meerschweinchenserum oder 0,5 ccm Meerschweinchenendocomplem.
	a. 0,85 pCt. NaCl-Lösung	b. 0,15 ccm Meerschweinchenserum	c. 0,5 ccm Meerschweinchenendocomplement ($^1/_3$)	
Erfolgte Lösung:	0	complet	complet	0

Von der Richtigkeit dieser Darstellung kann man sich auch auf anderem Wege leicht überzeugen. Enthalten nämlich die Blutkörperchen in der That ein Endocomplement, so muss sich dasselbe sehr leicht dadurch nachweisen lassen, dass die durch Wasser aufgelösten Blutkörperchen befähigt sind, Complementwirkungen auf das Cobragift bei solchen Blutkörperchen auszuüben, die durch Cobragift allein nicht gelöst werden.

In der That ist es uns in einer grossen Reihe von Fällen gelungen, derartige Blutkörperchen, durch Zufügung von lackfarbenen Endocomplementlösungen[1]) zur Auflösung zu bringen. Der Endocomplementgehalt der Blutkörperchen ist ein schwankender, derjenige des Menschen- und Meerschweinchenbluts scheint ziemlich constant und am höchsten zu sein.

---

1) Anmerkung. Diese Endocomplementlösungen wurden in der Regel in der Weise hergestellt, dass eine gewisse Menge Vollblut zweimal gewaschen und centrifugirt, das Sediment dann mit destillirtem Wasser auf ein bestimmtes Volumen aufgefüllt wurde. Je nach Bedarf wurde mit Wasser auf das ursprüngliche Blutvolumen aufgefüllt oder eine mehr oder weniger starke Verdünnung hergestellt, die wir als $\frac{1}{2}$, $\frac{1}{3}$, $\frac{1}{10}$ etc.-Endocomplement bezeichnen. Die lackfarbene Lösung wurde dann nach Bedarf mit NaCl entsprechend einem Gehalt von 0,85 pCt. besalzen.

In folgender Tabelle sind die einzelnen Combinationen, die nach´unseren Versuchen bei Gegenwart von Cobragift zur Lösung der durch Cobragift allein nicht löslichen Blutkörperchen führen (+), zusammengestellt (s. Tabelle IV).

Tabelle IV.

Endocomplement von:	Blutart Ochs.	Ziege	Hammel
Kaninchen	+	+	+
Mensch	+	+	+
Hund	+	+	+
Meerschweinchen	+	+	+
Ziege	—[1]	—	—
Ochs	+	—	—
Hammel	—[1]	—	—

1) Bei einigen Blutproben beobachteten wir auch in diesen Fällen eine Activirung.

Erwähnen möchten wir noch, dass die bei Cobragift-empfindlichen Blutkörperchen beschriebene Ablenkung des Endocomplements durch grosse Giftmengen in gleicher Weise gelingt, wenn man den Versuch mit einer für Cobragift allein unempfindlichen Blukörperchenart (Ochsenblut) anstellt und gelöste Endocomplemente (Meerschweinchen) zur Activirung benutzt. Es sind also nach diesen Versuchen zweifellos in den Blutkörperchen selbst complementartige Substanzen, Endocomplemente, vorhanden.

Was das Verhalten dieser Endocomplemente gegen thermische Einflüsse anbetrifft, so sind sie, wie die folgenden Versuchsbeispiele (Tabelle V, S. 423) zeigen, etwas resistenter, als im Allgemeinen die im Serum enthaltenen Complemente, indem erst halbstündiges Erwärmen auf 62° zur Inactivirung ausreicht. Bei dem jetzigen Stand unserer Kenntnisse dürfte wohl aber trotz der etwas höheren

Tabelle V.
Ueberall 0,02 ccm 1 proc. Cobragift.
A.

Mengen des Endocomplements $\left(\frac{1}{20}\right)$ ccm	1 ccm 5 pCt. Ochsenblut + Meerschweinchenblut-endocomplement $\left(\frac{1}{20}\right)$	
	a) normal	b) $^1/_2$ Std. auf 62° erhitzt
1,0	complet	0
0,75	„	0
0,5	„	0
0,25	Spur	0
0,1	0	0

B.

Endo-complement $\left(\frac{1}{10}\right)$ ccm	1 ccm 5 pCt. Ziegenblut + Meerschweinchen-endocomplement $\left(\frac{1}{10}\right)$			
	a) normal	$^1/_2$ Stunde erhitzt auf		
		b) 56°	c) 60°	d) 62°
1,0	complet	stark	Spur	0
0,5	mässig	wenig	„	0
0,25	wenig	Spur	0	0
0,1	Spürchen	0	0	0

C.

Endo-complement $\left(\frac{1}{10}\right)$ ccm	1 ccm 5 pCt. Hammelblut + Meerschweinchen-endocomplement $\left(\frac{1}{10}\right)$			
	a) normal	$^1/_2$ Stunde erhitzt auf		
		b) 56°	c) 60°	d) 62°
1,0	fast complet	mässig	Spur	0
0,5	wenig	Spur	0	0
0,25	Spur	„	0	0
0,1	0	0	0	0

Thermostabilität die Complementnatur dieser Substanzen nicht geleugnet werden, um so weniger, als schon seit langem von Ehrlich und Morgenroth[1]) ein weit wärmebeständigeres Partialcomplement im Ziegenserum beschrieben worden ist. Nach noch nicht
veröffentlichten Versuchen von Dr. Shiga scheinen auch bei der
Bacteriolyse der Milzbrandbacterien durch Kaninchenserum derartige
thermostabile Complemente mitzuwirken. Noch weit thermostabiler
ist die wirksame Gruppe der Coaguline und Agglutinine, die nach
Ehrlich ein Analogon der zymotoxischen Gruppe der Complemente darstellt, indem hier die Inactivirung erst bei 70—75⁰
erfolgt[2]).

Nach alledem werden wir uns vorzustellen haben, dass die
dem Cobragift gegenüber empfindlichen Blutkörperchen zugleich
mit Receptoren und Complementen versehen sind. Treten
die Amboceptoren hinzu, so gelangt das Diskoplasma der Blutkörperchen durch Vermittlung des Amboceptors in die enge Verbindung mit dem Complement, welche erst die Wirkung des letzteren ermöglicht.

An diese Feststellung haben wir noch einige erörternde Bemerkungen anzuschliessen. Es betreffen diese zunächst die Auffassung der Complemente als Endocomplemente. Man
könnte ja zunächst daran denken, dass die Endocomplemente nicht
aus den Blutkörperchen, sondern aus dem etwa noch anhaftenden
Serum stammen. Aber wir glauben, dass durch das wiederholte
Waschen und Abcentrifugiren die rothen Blutkörperchen vollständig
von Serum befreit worden sind. Wir haben Meerschweinchenblutkörperchen 8 mal gewaschen und abcentrifugirt und auch unter

1) S. S. 16 ff.
2) Siehe Bail, Archiv für Hygiene. Bd. 42. 1902, sowie Eisenberg
und Volk, Zeitschr. f. Hygiene. Bd. 34. 1902.

diesen Umständen noch die Complementwirkung der aufgelösten Blutkörperchen constatirt. Also kann von anhaftenden Serumspuren keine Rede sein. Es spricht hiergegen auch die von uns gefundene Thatsache, die wir ab und zu, meistens allerdings nur angedeutet, beobachtet haben, dass die letzten Abgüsse stärker activirend wirkten, als die ersten. Wenn durch das Waschen nur anhängende Serumbestandtheile entfernt werden würden, müsste gerade in den ersten Abgüssen mehr enthalten sein, als in den späteren. Thatsächlich wurde aber das entgegengesetzte Verhalten gefunden; es spricht dies dafür, dass es sich um Auswaschungsphänomene handelt.

In einem Falle ist es uns sogar gelungen, das Endocomplement durch Kochsalzlösung vollkommen zu entfernen. Es handelt sich um eine Probe (5 pCt. Aufschwemmung in 0,85 pCt. Kochsalzlösung) des durch Cobragift löslichen Kaninchenbluts. Die Blutkörperchensuspension wurde 24 Stunden lang im Eisschrank aufbewahrt und dann abcentrifugirt. Die in frischer Kochsalzlösung aufgeschwemmten Sedimente waren nun durch Cobragift direct nicht oder nur sehr wenig löslich. War unsere Anschauung richtig, so mussten die Endocomplemente nun in der abgegossenen Flüssigkeit sein. In der That gelang es durch Zufügen geeigneter Mengen des Abgusses, die durch Cobragift allein nicht lösbaren Blutkörperchen zur vollständigen Auflösung zu bringen. Bei zwei folgenden Versuchen gelang es uns nicht, das gleiche Resultat zu erhalten. Offenbar spielen kleine Abänderungen des Versuches, möglicherweise auch ganz leichte Schwankungen in der Zusammensetzung, Verunreinigungen, die vielleicht irgend welche Jonenwirkungen entfalten können, dabei eine schwer controlirbare Rolle. Wir selbst hatten kein Interesse, diese Verhältnisse weiter zu verfolgen, glauben aber, dass es uns, wenn wir Werth darauf gelegt hätten, gelungen wäre, die Bedingungen für das Auswaschen der Endocomplemente günstiger zu gestalten. Wir erwähnen hier diese Thatsache nur darum, weil Flexner und Noguchi angeben, dass sie bei ihren Versuchen nach wiederholten Waschungen alle Blutkörperchen durch Cobragift an sich unlöslich gefunden haben. Wie weit daran der Umstand Schuld trägt, dass diese Autoren vorwiegend mit verschiedenen anderen Schlangengiften (Crotalus adamanteus, Ancistrodon contortrix etc.) arbeiteten, wie wir, oder ob der Austritt des Endocomplements durch andere Versuchsbedingungen begünstigt wurde, kann hier nicht entschieden werden[1]).

Dass übrigens die Endocomplemente nicht aus dem Serum stammen können, ergiebt sich auch aus der oft von uns beobachteten Thatsache, dass das Serum einiger Blutarten, deren Blutkörperchen einen reichlichen Gehalt an Endocomplement aufweisen, nicht im geringsten activirend wird, ja sogar zuweilen, wie z. B. das Kaninchenserum die Hämolyse der gleichartigen Blutkörperchen durch Schlangengift hemmt.

Was den Zustand des Endocomplements betrifft, so werden wir in den Fällen, in denen die rothen Blutkörperchen direct lösbar sind, anzunehmen haben, dass das Endocomplement frei in den Blutkörperchen enthalten ist. In den primär unlöslichen rothen Blutkörperchen wird es entweder fehlen oder in einer cachirten Form vorhanden sein können. Ein Fehlen möchten wir bei der Ziege annehmen, da die aufgelösten Ziegenblutkörperchen niemals zu einer Activirung des Cobragiftes gegenüber Ziegenblut geeignet waren. Dagegen wird Ochsenblut durch aufgelöste Ochsenblutkörperchen für Cobragift empfindlich gemacht. Wir werden

---

1) Wir erwähnen nur, dass Daboiagift, dessen Verschiedenheit vom Cobragift durch die schönen Versuche Lambs erwiesen ist, Kaninchenblut nicht löst.

also anzunehmen haben, dass im Ochsenblut Endocomplemente nicht in disponibler Form vorhanden sind und erst beim Auflösen in die active Form übergehen.

Ob die Endocomplemente einheitlicher Natur oder vielfältig sind, soll einer späteren Untersuehung vorbehalten bleiben.

Wir möchten noch darauf hinweisen, dass die Existenz der Endocomplemente einen weiteren Einwand gegen die Anschauung Bordet's liefert, nach welcher der Amboceptor nur ein Schlüssel ist, der dem Complement das Eindringen in die Zelle ermöglicht. Denn in diesen Fällen befinden sich die Complemente, welche das Blutkörperchen zerstören können, schon von vornherein in demselben, bevor der Amboceptor hinzutritt, und schädigen dasselbe dennoch in keiner Weise. Die Schädigung tritt eben erst dann ein, wenn eine bestimmte organische Beziehung zwischen Complement und Protoplama durch Vermittelung des Amboceptors hergestellt ist.

Endlich halten wir den Nachweis, dass in den rothen Blutkörperchen complementartige Substanzen enthalten sind, auch in einer anderen Hinsicht für ausserordentlich wichtig. Besonders die französische Schule war geneigt, die Entstehung der Complemente ausschliesslich auf die Leukocyten zu beziehen. Nun sehen wir, dass die rothen Blutkörperchen, denen man bisher nur die Function des Sauerstoffaustausches zuschrieb, auch die Träger von besonderen complementartigen Substanzen darstellen. Es spricht dies für die Richtigkeit der Auffassung, die Ehrlich[1]) in seinen Schlussbetrachtungen auseinandergesetzt hat, dass nämlich „die rothen Blutscheiben noch andere bis dahin übersehene Functionen ausüben". „Die rothen Blutkörperchen haben als Speicherungs-

---

1) Nothnagel's specielle Pathologie und Therapie. Bd. 8. Wien 1901.

centren zu dienen, in dem Sinne, dass sie mannigfaltige, aus
der Nahrung oder dem inneren Stoffwechsel herrührende Substanzen,
die durch das Vorhandensein von haptophoren Gruppen ausgezeichnet sind, provisorich in sich aufnehmen."

III. Cobragift und Lecithin.

Nachdem wir nun nachgewiesen haben, dass der Schlangengiftamboceptor durch leicht zerstörbare Complemente, die sowohl
im Serum, als auch in den rothen Blutkörperchen vorkommen
können, ergänzt werden kann, treten wir nun zu einer Reihe
anderer Erscheinungen, bei denen Activirungsvorgänge durch stabilere Substanzen, die mit den Complementen nichts zu thun haben,
ausgelöst werden. In Verfolg der Arbeit von Flexner und Noguchi constatirte Calmette[1]), dass gewisse normale Sera durch
Erhitzen auf 62° erheblich geeigneter wurden, im Vereine mit
Cobragift die Hämolyse der gewaschenen Blutkörperchen herbeizuführen. Es zeigte sich sogar, dass frische Sera, in grossem
Ueberschuss zugefügt, die Hämolyse verzögern oder gar aufheben,
während dieselben Sera, erhitzt, sofortige Auflösung der mit Cobragift versetzten Blutkörperchen bewirken. Calmette schloss daraus,
dass in einem solchen Blutserum ein natürliches Antihämolysin
enthalten ist, welches die rothen Blutkörperchen bis zu einem gewissen Grade gegen die Auflösung durch Schlangengift schützen
kann. Dieses Antihämolysin ist thermolabil und wird durch Temperaturen über 56° zerstört. Dagegen ist die zweite — activirende — Componente des Serums hitzebeständig, da sie auch
durch Erwärmen auf 80° nicht unwirksam wird. Calmette nimmt
daher an, dass bei der Activirung das Alexin, i. e. unser Comple-

---

1) l. c.

ment keine Rolle spielt, sondern, dass im Serum eine besonders thermostabile „Substance sensibilisatrice" neben dem thermolabilen Antihämolysin vorhanden ist. Unter „Substance sensibilisatrice" wird nun in der französischen Termino- logie das verstanden, was wir „Amboceptoren" nennen. Es soll näm- lich der verankerungsfähige Amboceptor die rothen Blutkörperchen gegenüber dem Angreifen der Alexine (Complemente) empfindlich machen. Es ist schwer, sich eine rechte Vorstellung zu machen, wie Calmette sich den ganzen Vorgang denkt. Das Schlangengift wird, wie wir schon durch Flexner und Noguchi wissen, verankert und ist also nach seinen gesammten Eigenschaften sicher eine Substance sensibilisatrice (Amboceptor). Wenn nun auch die von Calmette supponirte Substanz eine Sensibilisatrix wäre, so ständen wir einem vollkommenen Novum — nämlich der combinirten Einwirkung zweier Sensibilisatoren — gegenüber. Leider hat Calmette keine Ver- ankerungsversuche angestellt und also auch den Beweis seiner Vermuthung nicht erbracht — unsere eigenen später zu erwähnen- den Versuche aber sprechen gegen seine Annahme.

Die Hauptursache, die Calmette zu dem Schluss, dass Com- plemente bei der Hämolyse durch Cobragift keine Rolle spielen, geführt hat, finden wir in zwei Punkten: 1. in einem Uebersehen der Endocomplemente und 2. in einer zu schematischen Art der Inactivirung, die in der Regel ausschliesslich bei 62° vorgenommen wurde.

Wir haben uns in geeigneten Fällen (cf. Tab. VII; IV) über- zeugt, dass ein Blutserum, z. B. Ochsenserum, frisch die rothen Blutkörperchen auflöst. Inactivirt man es durch Erhitzen auf 56°, so ist die Wirkung vollständig oder bis auf Spuren aufgehoben, dagegen bedingt dasselbe Serum, auf 65° und höher erhitzt, wieder Hämolyse. Die Lösungskraft des auf 65° erhitzten Serums ist

stärker, als die des frischen Serums, indem schon Bruchtheile der
im frischen Zustand complet lösenden Dosis zur vollständigen Auflösung ausreichen (s. Tabelle VI).

Tabelle VI.
1 ccm, 5 pCt. Pferdeblut + Ochsenserum.

Mengen des Ochsenserums $\frac{1}{10}$	I. Ochsenserum, allein	II. 0,02 ccm 1 pCt. Cobragift + Ochsenserum, $\frac{1}{10}$ Verdünnung		
		a) normal	$\frac{1}{2}$ Stunde erhitzt auf:	
			b) 56^0	c) 65^0
0,5	Spürchen	complet	Spürchen	complet
0,35	0	fast complet	Spürchen	"
0,25	0	stark	0	"
0,15	0	wenig	0	wenig
0,1	0	Spur	0	Spur

Es beweist dieser Versuch, den wir oft wiederholten, dass in
diesem Fall zwei ganz verschiedene Arten der Activirung
auftreten, nämlich:

1. durch Complemente,
2. durch Substanzen, die erst durch Erhitzen manifest werden.

Es schien uns von grösster Bedeutung, einen näheren Einblick in das Wesen dieser thermostabilen activirenden Substanzen
zu erhalten. Wir constatirten zunächst, dass die Substanz weit
stabiler ist, als Calmette annahm, indem die Activirung auch
durch stundenlang gekochte Sera erfolgt. Wir untersuchten nun
eine Reihe von Sera auf ihre verschiedene Activirungsfähigkeit
und fanden zunächst eine geradezu verwirrende Erscheinungsreihe.
Wir fanden Sera, die sowohl in frischem Zustand, als auch nach
Erhitzen auf 56^0 und 100^0 lösten (No. I der Tab. VII). Andere
Sera activirten weder frisch, noch nach Erwärmen auf 56^0, wohl

aber, wenn sie auf 65° und 100° erhitzt wurden (No. II der Tabelle VII); gewöhnlich erwies sich dabei das auf 100° erwärmte Serum stärker lösend, als das auf 65° erwärmte. Eine dritte Reihe betrifft Sera, die frisch nicht, wohl aber auf 56° und höher erhitzt activiren (No. III der Tab. VII). Und endlich kommt der schon erwähnte Typus vor, dass Sera im frischen Zustand lösen, durch Erwärmen auf 56° inactiv und durch Temperaturen über 65° wieder activirungsfähig werden (No. IV der Tab. VII). Auch dass ein Serum nur in frischem Zustande activirt, ohne diese Fähigkeit bei stärkerem Erhitzen wieder zu gewinnen, haben wir beobachtet (No. V der Tab. VII). Es handelt sich also um 5 verschiedene Combinationen[1]), die in folgender Tabelle VII (s. S. 432) zusammengestellt sind.

Schon diese einander widersprechenden Resultate sind nicht mit der Calmette'schen Vorstellung eines bestimmten bei 56° zu zerstörenden Antikörpers zu vereinigen. So müsste man im Pferdeserum, welches durch Erhitzen auf 56° in der Regel keine Verstärkung der Hämolyse erfährt, annehmen, dass hier das normale Antihämolysin vollkommen fehlte. Andererseits müsste man auch daran denken, dass in einem Serum, das, wie bei Fall II, auch beim Erhitzen auf 56° keine activirenden Eigenschaften annimmt, kein Activator vorhanden sei. Das Verhalten wird noch dadurch complicirter, dass ein und dasselbe Serum gegen verschiedene Blutarten sich verschieden verhalten kann. So activirt z. B. auf 100° erhitztes Pferdeserum Cobragift für Ochsenblut in schon grossen Verdünnungen (0,02 complet), während es Ziegenblut auch in

---

1) Natürlich sind bei solchen Blutarten, die, wie Kaninchenblut, durch Cobragift allein gelöst werden, solche Giftmengen verwandt, die an und für sich nicht mehr wirksam sind, wohl aber noch in Verbindung mit geeigneten Verstärkungsmitteln (Complementen etc.) die Hämolyse herbeiführen.

Tabelle VII.

| Activirungsfähigkeit des Serums | | | Combinationen | |
normal	a) 56° erhitzt auf	b) 65° resp. 100°	Serum	Blutkörperchen
I. +	+	+	Pferd Pferd Pferd Mensch Kaninchen	Ochs Ziege *) Pferd Mensch Ochs
II. 0	0	+	Mensch Mensch Hammel Kaninchen	Ziege *) Ochs Hammel *) Ziege *)
III. 0	+	+	Ochs Hammel	Ochs Ochs
IV. +	0	+	Meerschweinchen Ochs Meerschweinchen	Ochs Pferd Hammel *)
V. +	0	0	Meerschweinchen	Kaninchen

*) nur schwache Lösung.

grossen Quantitäten nur in ziemlich geringem Grade (0,35 ccm
mässig) löst. Es wäre also hier der Activator im Wesentlichen
nur für Ochsenblut, nicht für Ziegenblut vorhanden.

Wir glaubten, in das Wesen dieses complicirten Thatsachen-
complexes nur durch eine eingehende chemische Analyse eindringen
zu können und suchten die stermostabile activirende Substanz zu
isoliren. Zunächst gelang uns der Nachweis, dass, wenn man Serum
durch 8—10 Volumen Alkohol fällt, die activirende Substanz in
den Alkohol geht, während die hemmende Substanz im Niederschlag enthalten ist. Verdunstet man nämlich den Alkoholextract
im Vacuum und nimmt den Rückstand in einer der ursprünglich
vorhandenen Serummenge entsprechenden Quantität 0,85 Kochsalzlösung auf, so erhält man eine stark activirende Flüssigkeit. Der

derartig verarbeitete Alkoholextract aus Pferdeserum löst nun im
Gegensatz zu dem nativen auf 100° erhitzten Pferdeserum auch
Ziegenblut in hohem Maasse auf (0,1 ccm complet). Also musste
im Alkoholniederschlag eine Substanz enthalten sein, welche die Wirkung des Activators hemmt. In der That gelang es uns, die
hemmende Substanz im Niederschlag nachzuweisen. Löst man
diesen in Kochsalzwasser auf, so erhält man eine Flüssigkeit, welche
die Hämolyse des Ziegenbluts durch Cobragift und dem aus dem
Alkoholextract des Pferdeserums gewonnenen Activator hemmt,
und nur in ungleich grösseren Dosen Ochsenblut vor der Auflösung
durch Cobragift und Activator schützt. Bevor wir auf die Art
der durch den Eiweissniederschlag bedingten Hemmung eingehen,
wollen wir uns erst über die Natur des Activators einige Klarheit
verschaffen. Lösten wir den nach Verdunsten des Alkohols bleibenden Rückstand in Kochsalzwasser und schüttelten wir diese
Lösung mit Aether aus, so hatte der Aether die activirende Substanz in toto aufgenommen. Es war dadurch der Nachweis erbracht, dass der Activator eine in Alkohol und Aether lösliche
Substanz ist, die in den Blutsera der Thierreihe weit verbreitet
sein musste. Aetherlösliche Substanzen des Blutserums sind ja
längst bekannt. Es kommen dabei hauptsächlich Cholestearin,
Lecithin, Fette und Fettsäuren in Betracht. Nach einigen negativen
Versuchen mit Cholestearin fanden wir, dass das Lecithin die
Eigenschaften des Activators besitzt, indem Lecithin alle Blutkörperchen bei gleichzeitiger Einwirkung des Cobragiftes schnell
zur Auflösung bringt. Sowohl durch Cobragift an sich unlösliche
Blutkörperchen, wie Ziegenblutkörperchen, als auch solche, die
durch Behandlung mit starken Giftlösungen (s. II. Endocomplemente)
endocomplementfrei gemacht waren, werden durch Lecithin prompt

gelöst. Als Lösungsmittel für Lecithin[1]) benutzten wir reinsten Methylalkohol, der, wie wir aus besonderen Versuchen wissen, die rothen Blutkörperchen selbst in einer Concentration von 9—10 pCt. noch nicht schädigt. Von der 1 proc. Stammlösung wurden Verdünnungen mit 0,85 proc. Kochsalzlösung hergestellt. Schon 0.0025 ccm bis 0,0035 ccm der 1 proc. Stammlösung (d. h. 0,000025 g Lecithin) erwiesen sich als hinreichend, um 1 ccm 5 proe. Ochsen- oder Ziegenblut bei Zufügen einer geeigneten Menge Cobragift vollständig aufzulösen (s. Tabelle VIII).

. Tabelle VIII.

Mengen des Lecithin 1 pCt.	0,002 cem 1 proc. Cobragift	
	Ochsenblut	Ziegenblut
0,005	complet	complet
0,0035	complet	complet
0,0025	complet	mässig
0,0015	fast complet	Spur
0,001	wenig	0
0,00075	0	0

Wie haben wir uns nun die Wirkung des Lecithins vorzustellen? Wir wissen ja, dass das Lecithin Verbindungen mit Eiweissstoffen, Zuckerarten (Henriquez und Bing) etc. eingehen kann. Es galt

---

1) Das von uns verwandte Lecithin war aus Eigelb dargestellt und von der Firma E. Merck-Darmstadt bezogen. · Es stellte eine neutral reagirende Masse von salbenähnlicher Consistenz dar, welche aus der ätherischen Lösung durch Aceton vollkommen ausgefällt wurde (Altmann-Henriquez). Auch das so gereinigte Präparat zeigte die unveränderte Activirungsfähigkeit. Versuche mit dem nach dem Verfahren von P. Bergell (Ber. der deutsch. chem. Gesellschaft, Jahrg. 33, 1900, S. 2584) rein dargestellten Lecithin und seinen Homologen behalten wir uns vor. — Ein von der Firma J. D. Riedel-Berlin bezogenes Lecithinpräparat stimmte in seiner Wirksamkeit mit dem Merck'schen Lecithin quantitativ überein. Cerebrin und Protagon, die wir der Liebenswürdigkeit des Herrn Professor Kossel in Heidelberg verdankten, entbehrten der Activirungsfähigkeit.

daher zunächst, die dreifache Frage zu entscheiden, ob sich das Cobragift mit dem Lecithin nach Art eines Amboceptors verbindet, ob vielleicht durch das Schlangengift die rothen Blutkörperchen Lecithin-empfindlich gemacht werden, oder etwa auch das umgekehrte Verhalten statt hat. Ein Vorversuch sollte uns zunächst Aufschluss darüber geben, ob Lecithin und Schlangengift sich mit einander vereinigen. Die Versuchsanordnung ist eine relativ einfache. Lecithin ist aus seiner Kochsalzlösung mit Aether leicht auszuschütteln. Wie folgender Versuch zeigt, geht dabei das Lecithin in reichem Maasse in Aether über, aber nicht vollständig. Es entspricht dieses Verhalten einem allgemeinen Phänomen, welches als der Ausdruck des „Loi de partage" bekannt ist. Fügt man aber der gleichen Lecithinmenge eine geeignete Quantität Schlangengift zu, so geht beim Ausschütteln dieser Mischung mit Aether nur sehr wenig Lecithin in letzteren über. Ausgeschüttelt wurden je 10 ccm Flüssigkeit, A. 2 ccm einer bestimmten Lecithinlösung, B. ausserdem noch 1 ccm einer 0,1 proc. Cobragiftlösung enthaltend. Vorher blieben beide Lösungen $\frac{1}{2}$ Stunde bei 37^0 stehen. Der Aetherextract wurde verdunstet und der Rückstand in 10 ccm 0,85 proc. Kochsalzlösung aufgenommen. Die Wirkung der Aetherextractrückstände einerseits, der ausgeschüttelten Lösungen andererseits auf Ochsenblut + Cobragift ergiebt sich aus folgender Tabelle IX (s. S. 436).

Wie aus der Tabelle ersichtlich, ist also bei Zusatz von Schlangengift aus derselben Lecithinmenge nur der 20. Theil dessen in Aether übergegangen, was beim Ausschütteln einer reinen Lecithinlösung in Aether gelöst wird. Das Cobragift musste also Lecithin gebunden haben.

Wir gingen nun an die weitere Frage heran, wie sich die rothen Blutkörperchen dem Cobragift und Lecithin allein, und

Tabelle IX.

Complet lösende Dosis Lecithin (Stammlösung) bei 0,1 ccm 0,1 proc. Cobragift = 0,005 ccm (entspricht 0,025 ccm der ausgeschüttelten Lösungen).

| Menge von A. resp. B. | 1 ccm 5 proc. Ochsenblut + 0,1 ccm 0,1 proc. Cobragift | | | |
| | A. Lecithin allein | | B. Lecithin + Cobragift | |
	I. Aetherextract	II. wässriger Theil	I. Aetherextract	II. wässriger Theil
ccm				
1,0	complete Lösung	complete Lösung	complete Lösung	complete Lösung
0,5	„	„	mässig	„
0,25	„	„	0	„
0,1	„	0	—.	„
0,05	„	—	—	„
0,025	Spur	—	—	„
0,015	—	—	—	0

Mischungen von beiden gegenüber verhalten. Um dabei den Verlauf der Reactionen nach Möglichkeit zu verzögern und so ein anschaulicheres Bild von den Vorgängen zu erlangen, suchten wir uns reactionshemmende Bedingungen zu schaffen, indem wir diese Versuche mit dünnen Lösungen und bei 0° anstellten. Es war daher eine vorausgehende quantitative Bestimmung der Wirksamkeit der einzelnen Factoren nothwendig. Wir constatirten, dass entsprechend der geringen Verwandtschaft des Cobraamboceptors zu den rothen Blutkörperchen eine Verankerung des Amboceptors bei geeigneter Versuchsanordnung (2 Stunden bei 0° in dünner Giftlösung) nicht stattfindet und ebenso wenig Lecithin an und für sich von den Blutkörperchen gebunden wird. Dagegen wurden Blutkörperchen, die mit Cobragift + Lecithin in geeigneten Dosen versetzt waren, schon bei 0° schnell gelöst. Es müssen also beide Componenten gebunden worden sein. In folgender Tabelle X (s. S. 437 u. 438) ist ein derartiger Versuch wiedergegeben.

Diese Resultate sind nur dadurch zu erklären, dass sich Lecithin und Cobraamboceptor zu einer Verbindung paren, die man als das „Lecithid" des Cobragiftes bezeichnen könnte, und dass dadurch die Avidität der cytophilen Gruppe des Cobraamboceptors erhöht wird. Es fungirt also nach dieser Vorstellung das Lecithin in dem Sinne, dass das Cobragift durch den Eintritt des Lecithins weit schneller verankert wird, als der Cobraamboceptor an sich. Dass durch die Besetzung einer Gruppe die Avidität der cytephilen Gruppe erhöht wird, ist ja ein gewiss chemisch leicht denkbarer Vorgang, der in dem Umstand, dass durch die Verankerung

Tabelle X.

Complet lösende Dosis Cobragift (0,1 pCt.) bei 0,01 ccm Lecithin = 0,005 ccm. Complet lösende Dosis Lecithin bei 0,1 Cobragift (0,1 pCt.) = 0,005 ccm.

A.

Mengen des zugefügten Cobragiftes (0,1 pCt.) ccm	1 ccm 5 pCt. Ochsenblut + fallende Mengen Cobragift 2 Std. bei 0^0, danu abcentrifugiren, waschen und zufügen von 0,01 Lecithinlösung:	
	I. zu den Sedimenten	II. zu den auf natives Ochsenblut gegossenen Abgüssen
0,1	Spürchen Lösung	complete Lösung
0,05	0	"
0,025	0	"
0,01	0	"
0,005	0	fast complet
0,0025	0	0

B.

Mengen der zugefügten Lecithinlösung ccm	1 ccm 5 pCt. Ochsenblut + fallende Mengen Lecithins, 2 Std. bei 0^0, centrifugiren, waschen, zufügen von 0,1 ccm Cobragift (0,01 pCt.):	
	I. zu den Sedimenten	II. zu den auf natives Ochsenblut gegossenen Abgüssen
0,075	Spur Lösung	complete Lösung
0,05	0	"
0,025	0	"
0,01	0	"
0,0075	0	"
0,005	0	0

C.

Mengen des zugefügten Cobragiftes (0,1 pCt.) ccm	1 ccm 5 pCt. Ochsenblut + 0,025 Lecithinlösung + fallende Mengen Cobragifts 2 Std. bei 0°:		
	I. eingetretene Lösung	II. nicht gelöste Röhrchen centrifugirt, Sedimente gewaschen	
		a) Sedimente in Kochsalzlösung aufgeschwemmt (+ 0,01 ccm Lecithin)	b) Abgüsse auf natives Ochsenblut
0,1	complet	—	—
0,05	„	—	
0,025	„	—	—
0,01	„	—	—
0,005	Spürchen	0	complet
0,0025	0	0	mässig
0,001	0	0	0
0	0	0	0

der hämolytischen Serumamboceptoren an die Blutzellen die Avidität der complementophilen Gruppen in der Regel eine Erhöhung erfährt, ein häufiges Analogon findet. Dass auch die Besetzung der complementophilen Gruppen von Serumamboceptoren eine Erhöhung der Avidität der cytophilen Gruppen bedingen kann, wie es dem hier vorliegenden Fall entspricht, ist bereits von Ehrlich und Sachs[1]) erwähnt worden.

Wir nehmen also an, dass das Lecithin nach Art eines Complements wirkt, indem es durch bestimmte Gruppirungen des Giftmoleküls verankert wird. Es entsteht so eine giftige Doppelverbindung, in der vielleicht der Cholinrest des Lecithins die toxophore Gruppe darstellt.

Für unsere hier entwickelte Auffassung spricht auch der Umstand, dass die Lecithinamboceptoren schon bei 0° die Auflösung

---

1) S. S. 303 ff.

der Erythrocythen bewirken, während die Verankerung der thermolabilen Complemente des Blutserums erst bei höheren Temperaturen
vor sich geht. Wir werden daher annehmen müssen, dass der
Schlangengiftamboceptor entsprechend den Anschauungen, wie sie
von Ehrlich und Marshall[1]) für die Amboceptoren (Polyceptoren)
des Blutserums ausgesprochen wurden, ausser der cytophilen Gruppe
mindestens zwei haptophore Complexe besitzt, von denen der eine
in der gewöhnlichen Weise Complemente, der andere Lecithin
binden kann. Jede dieser Bindungen ist an und für sich dominant, d. h. zur Auflösung der Blutkörperchen hinreichend. Es
ist sehr wahrscheinlich, dass durch die Doppelbesetzung beider
Gruppen der Lösungseffect vermehrt wird. — Wir möchten noch
einen Versuch anführen, der einen weiteren Beweis dafür darstellt,
dass die beobachteten Erscheinungen nicht etwa im Sinne einer
Sensibilisirung gedeutet werden können. Bestimmt man nämlich
in zwei Parallelreihen einerseits bei geringem, andererseits bei
einem sehr starken Zusatz von Cobragift, die zur vollständigen
Hämolyse nothwendige Lecithinmenge, so zeigt es sich, dass bei
einem grossen Ueberschuss von Cobragift weit mehr Lecithin zur
Lösung nothwendig ist (s. Tabelle XI, S. 440).

Würde nun etwa das Cobragift die Blutkörperchen empfindlich
gegen Lecithin machen, so müsste man um so weniger Lecithin
zur Lösung brauchen, je mehr Cobragift man zusetzt. Thatsächlich verhält es sich aber, wie unser Versuch zeigt, umgekehrt. Bei
Verwendung eines grossen Ueberschusses von Gift brauchten wir
5 mal so viel Lecithin zur completen Lösung als bei kleinen Dosen.
Es erklärt sich dies einfach daraus, dass durch einen so grossen
Amboceptorenüberschuss eine Ablenkung des Lecithins bewirkt

1) S. S. 326 ff.

Tabelle XI.

Mengen der zugesetzten Lecithin-lösung ccm	1 ccm 5 pCt. Ochsenblut +	
	a) 0,4 ccm Cobragift 5 pCt.	b) 0,1 ccm Cobragift 0,1 pCt.
0,05	complete Lösung	complete Lösung
0,035	mässig	„
0,025	wenig	-
0,015	Spürchen	„
0,01	0	„
0,0075	0	mässig
0,005	0	Spur
0,0035	0	0 .

wird, wie wir sie auch für die Endocomplemente oben kennen gelernt haben.

Die von uns beobachteten Erscheinungen lassen weiterhin die hemmende Wirkung, die gewisse Sera ausüben, ausserordentlich leicht erklären. Das Lecithin ist ja sehr befähigt, sich mit Eiweissstoffen, Zuckerarten etc. zu paren. Ist deren Verbindung mit dem Lecithin eine so innige, dass sie durch die Avidität des Cobraamboceptors nicht aufgehoben wird, so wird das Lecithin nicht in Action treten können. Ein solcher Fall liegt z. B. beim Ochsenserum vor, das in frischem Zustand keine Spur von Activirung auf Ziegenblut ausübt, obwohl in ihm, wie wir durch die Pfrüfung seines Alkoholextracts wissen, genügend Lecithin vorhanden ist.

Das Ochsenserum hindert sogar auch die Hämolyse bei Zusatz von freiem Lecithin, offenbar, weil es einen Ueberschuss von hemmenden Substanzen enthält. Erhitzt man das Serum, so büsst das in ihm vorhandene Gemenge hemmender Substanzen seine Wirkungskraft mehr oder weniger ein, so dass jetzt das Ochsenserum befähigt wird, im Verein mit Cobragift Hämolyse herbeizuführen. Aber die Hämolyse ist, wie schon erwähnt, meist erheblich stärker, wenn die Sera auf 100°, als wenn sie nur auf 65° erhitzt sind.

Wahrscheinlich kommen dabei Substanzen verschiedener Thermolabilität in Betracht.

In anderen Fällen ist aber ein sehr geringer Unterschied in der Activirungsfähigkeit zwischen frischem und erhitztem Serum wahrzunehmen. Hier ist augenscheinlich schon im frischen Serum freies, d. h. actionsfähiges Lecithin vorhanden, und die hemmende Substanz wird durch Erhitzen nur sehr wenig beeinträchtigt. Bei dieser Sachlage ist es daher jedenfalls nicht angebracht, von einem bestimmten thermolabilen, bei 56° zerstörbaren Antikörper im Sinne Calmette's zu sprechen[1]).

Es liegt nahe, auf dem Wege der Lecithinbindung eine quantitative Bestimmung des Cobraamboceptors zu versuchen und event. an die Möglichkeit einer Isolirung der Cobraamboceptoren als Lecithide zu denken. Versuche nach dieser Richtung hin möchten wir uns vorbehalten.

Unsere mitgetheilten Versuchsergebnisse liefern einen weiteren Einblick in das Wesen und die Wirkungsart der Amboceptoren. Besonders wichtig für den Ausbau der Lehre von den Giften dürfte der Nachweis der Endocomplemente sein und die Feststellung der bedeutsamen Thatsache, dass eine chemisch definirte und krystallisirende Substanz, das Lecithin, eine der Wirkung der Complemente im gewissen Sinne entsprechende Rolle übernehmen kann.

---

1) Man könnte nun annehmen, dass die im II. Abschnitt auf die Wirkung der Endocomplemente zurückgeführte Hämolyse durch Cobragift allein vielleicht durch den Lecithingehalt der rothen Blutkörperchen verursacht wird. Indess wird diese Annahme sofort durch die Thatsache ausgeschlossen, dass die Endocomplementlösungen durch Erhitzen auf 62° inactivirt werden, ihre Wirkung also mit derjenigen des Lecithins nichts zu thun hat.

XXVIII.

Weitere Studien über den Dysenterie-bacillus[1].

Von

Dr. K. Shiga.

Als ich im Jahre 1897 den Dysenteriebacillus entdeckte, constatirte ich, dass dieser Bacillus, obgleich er augenscheinlich nur im Darme localisirt bleibt und nicht in die Circulation übergeht, gleichwohl die Entstehung specifisch wirksamer Antikörper im Serum veranlasst. Ich habe diese Erscheinung in Anlehnung an die Gruber-Widal'sche Reaction als wesentliches Hülfsmittel bei der Diagnose der Dysenteriebacillen benutzt.

Im Laufe der folgenden Jahre sind die von mir gefundenen Thatsachen bezüglich der epidemischen Ruhr an verschiedenen Punkten der Erde bestätigt worden[2], zumal seitdem Kruse das Studium der epidemischen Ruhr in Deutschland so erfolgreich aufgenommen hat. Ueber die Identität des von Kruse herausgezüchteten Bacillus mit dem meinigen kann ein Zweifel heute nicht mehr bestehen, auch wenn über gewisse morphologische Details eine völlige Einigung noch nicht erzielt ist. Alle wichtigen Charak-

---

1) Abdruck aus der Zeitschr. f. Hygiene u. Infectionskrankh. Bd. 41. 1902.
2) Vgl. auch die nach Abschluss dieser Arbeit erschienene Abhandlung: Untersuchungen über die Ruhr. Berlin 1902.

teristika der von mir gefundenen Bacillen, sowie die Agglutination
durch das Serum der Kranken sind von Kruse völlig bestätigt
worden. Dass trotzdem geringe Wachsthumsunterschiede vorkommen
können, ist auch bei anderen Bakterien, selbst bei Cholera, nichts
Ungewöhnliches. Besonders schwierig ist es, die Frage einer eventuellen Beweglichkeit zu beantworten. Ich gab zuerst für meine
Bacillen die Beweglichkeit an, Kruse fand sie unbeweglich. Es
ist bekannt, dass es nicht immer leicht ist, zu unterscheiden, ob
ein Bacillus beweglich ist oder nicht, und Kruse selbst giebt für
die Beweglichkeit als Charakteristikum der Coligruppe bei Flügge,
Bd. II, S. 361, an: „dass man bei Feststellung dieses Charakters
vorsichtig sein muss, da die Bewegungen oft nur kurz dauernd
sind und nicht unter allen Lebensbedingungen (Nährböden, Temperatur) stattfinden". Ich erinnere in dieser Beziehung noch an
den Bacillus des Schweinerothlaufs, dessen Unbeweglichkeit noch
von manchen Autoren in Zweifel gezogen wird. Die Beweglichkeit
meiner Culturen habe ich immer als eine schwache bezeichnet.
Auffallend war es mir allerdings, dass es mir zunächst nicht gelang, Geisseln färberisch nachzuweisen. Als ich aber späterhin
einmal in einem Präparate zwei endständige Geisseln fand, glaubte
ich diese Frage für erledigt ansehen zu können. Inwieweit ich
hierbei einem Irrthum anheimgefallen bin, möchte ich noch nicht
entscheiden, und ebensowenig möchte ich die Befunde von Vedder
und Duval[1]), welche peritriche Geisseln fanden, vorläufig als Bestätigung meiner Befunde ansehen.

Nachdem ich bereits im Jahre 1898 Pferde mit Dysenteriebacillen immunisirt und damit ein hochwerthiges Serum hergestellt

---

1) The etiology of acute dysentery in the United states. The Journal
of experimental Medicine. 1902. Vol. VI. No. 2.

hatte, mit welchem in den Jahren 1898 bis 1900 fast 300 Menschen behandelt worden sind, schien es mir wichtig zu sein, dieses von mir zuerst hergestellte Dysenterieheilserum nach den Gesichtspunkten der heutigen Immunitätslehre zu untersuchen. Zugleich wollte ich auch noch einmal die Identität des Kruse'schen mit dem meinigen auf dem serodiagnostischen Wege erweisen.

Zur Verwendung gelangten eine originale Cultur von mir, eine Cultur von Herrn Prof. Flexner, eine Cultur des Kruse'schen Bacillus aus dem hiesigem Institute und eine Cultur des Kruse'-schen Bacillus von Herrn Dr. Conradi-Berlin. Ich bemerke von vornherein, dass diese Culturen bei den verschiedensten bakterieiden Versuchen sich völlig gleichmässig verhielten, so dass ich im Folgenden immer nur von dem Dysenteriebacillus als solchem sprechen werde. Ueber eine gewisse Verschiedenheit des Flexner'schen Bacillus von dem meinigen und Kruse'schen werde ich bei der Agglutination sprechen.

Zunächst wurde die bactericide Kraft normaler activer Sera gegenüber dem Dysenteriebacillus geprüft. Die Methode der Prüfung entsprach vollständig derjenigen von M. Neisser und Wechsberg angegebenen, auf die ich deshalb verweise[1]).

Die Einsaat betrug immer $1/_{500}$ mg einer eintägigen Agarcultur, welche Menge bei der von mir gewählten Verdünnung in 1,0 ccm Kochsalzlösung enthalten war. Die gesammte Menge in einem Röhrchen betrug 2,0 ccm, wozu stets drei Tropfen Bouillon kamen. Die Einwirkung des Serums betrug drei Stunden bei 37°, nach welcher Zeit sechs Tropfen zu Agarplatten verarbeitet wurden. Die Beurtheilung der Platten erfolgte nicht durch genaue Zählung, sondern ebenfalls nach M. Neisser und Wechsberg durch unge-

---

1) S. S. 182 ff.

fähre Schätzung, da nur grosse Ausschläge als beweisend angesehen wurden. Manchmal wurde der Rest, der in dem·Röhrchen nach Herausnahme der sechs Tropfen verblieb, wiederum in den Thermostaten gestellt. Man erhält so häufig eine werthvolle Bestätigung der Agarplatten, indem man das Wachsthum oder Nichtwachsthum in den Röhrchen notirt.

Die stärkste bactericide Kraft — die übrigens immer noch im Vergleich zu manchen·anderen Bakterien gering ist — besitzen das Ziegen- und das Hammelserum, welche in der Menge von 0,3 bei der angegebenen Versuchsanordnung die Keime vollständig oder fast vollständig abtödteten. Schwächer wirken das Rinder-, Pferde-, Menschen-, Hunde-, Meerschweinchen- und Kaninchenserum. Eine Reactivirung normaler inactiver Sera gelang nur bei folgender Combination: normales inactives Ziegenserum konnte durch eine an sich nicht abtödtende Menge normalen activen Pferdeserums völlig reactivirt werden. Es ging aus diesen Versuchen schon hervor, dass nur wenige Sera zur Reactivirung brauchbar waren (z. B. Pferdeserum), augenscheinlich, weil die übrigen Sera einen nennenswerthen Ueberschuss oder überhaupt freies dominantes Complement nicht enthielten. Dies wurde durch die Completirungsversuche, welche mit einem hochwerthigen Immunserum angestellt wurden, vollständig bestätigt. Als Immunserum stand mir ein Serum eines Pferdes zur Verfügung, das ich selbst noch zu immunisiren angefangen hatte, und das in der Zwischenzeit weiter immunisirt worden war. Es wurde mir von Japan mit einem Zusatz 0,5 proc. Carbol zugeschickt. (Dieser Carbolzusatz störte, wie Controlversuche zeigten, bei den kleinen Mengen des verwendeten Serums in keiner Weise die bactericiden Versuche.) Die ersten Versuche, welche mit der Completirung durch actives Pferdeserum angestellt wurden, liefen insofern negativ aus, als eine abtödtende Wirkung nicht zu bemerken ·war. Es zeigte sich alsbald, dass dies auf dem M. Neisser-Wechsberg'schen Phänomen der Complementablenkung beruhte, denn, als immer kleinere Dosen des Immunserums verwendet wurden, wurde die abtödtende Wirkung immer deutlicher. Die folgende Tabelle I, in welcher Columne A. das Resultat des Plattenversuches, Columne B das Resultat des gleichzeitigen Röhrchenversuches ergiebt, zeigt die abtödtende Wirkung ebenso klar,

Tabelle I.

Inactives Dysenterieserum ccm	Actives Pferdeserum ccm	Dysenteriecultur	A. Zahl der Keime auf der Platte	B. Wachsthum der Röhrchen
0,01	0,3	1,0 ccm ($^1/_{500}$ mg)	∞	+
0,0075	„	„	∞	+
0,005	„	„	∞	+
0,0025	„		fast 0	—
0,001	„		0	—
0,00075	„		fast 0	—
0,0005	„		ca. 50	—
0,00025	„		etwa 100	+
1,0001	„		etwa 1000	+
0,000075	„	„	einige 1000	+
0,00005	„	„	∞	+
Controle { —	0,3	1,0 ccm ($^1/_{500}$ mg)	einige 1000	+
—		„	∞	+
0,1	—	—	0	—
—	0,3	—	0	—

wie das Phänomen der Complementablenkung. Man sieht daraus, dass noch 0,0025 und 0,0005 ccm eine deutliche bactericide Wirkung haben. Dieses Verhalten wurde zu sehr verschiedenen Malen und mit verschiedenen Stämmen in fast gleicher Weise erzielt.

Ausser dem Pferdeserum war zur Completirung dieses Immunserums nur noch ein Serum verwendbar, nämlich das active Menschenserum. Die folgende Tabelle (s. S. 447) ergiebt einen der diesbezüglichen Versuche.

Tabelle II.

Inactives Dysenterieserum ccm	Actives Menschenserum ccm	Dysenteriecultur	Zahl der Keime auf der Platte
0,01	0,3	1,0 ccm ($^1/_{500}$ mg)	∞
0,003	„	„	∞
0,001			∞
0,0003			wenig
0,0001			0
0,00003			etwa 100
0,00001	„	„	etwa 1000
Controle —	0,3	1,0 ccm ($^1/_{500}$ mg)	∞
—	—	„	∞
0,1	—	—	0
—	0,3	—	0

Ich habe bisher das Serum von 6 Individuen geprüft und
5 mal (4 mal Placentaserum und 1 mal das Serum von Erwachsenen)
für wirksam gefunden; nur 1 mal war das ganz frische Serum
eines Nephritikers bei der Completirung unwirksam. Erwähnt werde
übrigens, dass das eine dieser Sera mein eigenes war, welches
beträchtlich stärker war, als die übrigen. Ob diese Eigenschaft
mit einer vor 4 Jahren vorgenommenen activen Immunisirung im
Zusammenhang steht, möchte ich auf Grund dieser wenigen Prüfungen dahingestellt sein lassen.

Ich glaube demnach den Beweis erbracht zu haben, dass das
von mir therapeutisch verwendete Pferdeimmunserum diejenige An-
forderung erfüllt, welche man heutzutage an ein bactericides
Immunserum stellen muss, dass es nämlich einerseits ein sehr
hochwerthiges ist und andererseits im normalen Menschenserum ein
passendes Complement findet. Es ist dieses Serum als das erste
in der menschlichen Therapie verwendete Serum, das die von
Ehrlich 1900 in der Croonian lecture ausgesprochene Bedingung

erfüllt. Die von mir in Japan erhaltenen guten Heilresultate[1])
geben andererseits eine Stütze für die Ehrlich'schen Anschauungen.

Mit dem Complement des activen Pferdeserums war, wie erwähnt, das Phänomen der Complementablenkung sehr schön zu
zeigen. Da nun diese Ablenkung in erster Linie von der Menge
des vorhandenen Immunkörpers ahängt, so wird man vielleicht das
Maass der Ablenkung als Maassstab für die Hochwerthigkeit verschiedener Immunsera verwerthen können. Versuche, welche ich
in dieser Beziehung auf Anregung von Herrn Prof. M. Neisser
angestellt habe, sind noch nicht zu einem endgültigen Abschlusse
gelangt.

Wie erwähnt, waren die übrigen activen Sera (z. B. Ziegenserum u. s. w.) zur Completirung des Dysenterieimmunserums nicht
brauchbar, obgleich sie an sich bactericid waren. Es lässt sich
aber mit dem Immunserum auch bei diesen Seris das Phänomen
der Complementablenkung sehr schön demonstriren, wie die folgende Tabelle III zeigt.

Tabelle III.

Dysenterie-Immunserum ccm	Actives Ziegenserum ccm	Dysenteriecultur	Zahl der Keime auf der Platte
0,1	0,3	$^1/_{500}$ mg	∞
0,03	„	„	∞
0,01			∞
0,003	„	„	0
0,001	„	„	0
Controle { —	0,3	$^1/_{500}$ mg	0
—	—	„	∞
0,1	—	—	0
—	0,3	—	0

1) Deutsche med. Wochenschrift. 1901. No. 43—45.

Vielleicht ist auch diese Versuchsanordnung zur Bestimmung der Werthigkeit baktericider Sera verwendbar.

Ich habe mich übrigens durch einen Absorptionsversuch analog den Versuchen von A. Lipstein[1]) ausdrücklich davon überzeugt, dass die beschriebene Complementablenkung in der That durch den überschüssigen Immunkörper, und nicht etwa durch ein Anticomplement, hervorgerufen wurde.

Noch in einer anderen Beziehung glaubten Prof. Neisser und ich das Phänomen der Complementablenkung verwerthen zu können. Bei der von Ehrlich und seinen Schülern erwiesenen Pluralität der Complemente des normalen activen Serums war es denkbar, dass durch die Complementablenkung in Folge grossen Zusatzes von inactivem Immunserum zu einem an sich baktericiden Normalserum wesentlich nur das Complement abgelenkt würde, welches zur Completirung dieses Immunserums geeignet ist, während die übrigen Complemente verhältnissmässig unbeeinflusst blieben. Daraus würde folgen, dass das betreffende normale active Serum im Wesentlichen nur diese eine bakteriide Wirkung verloren, alle anderen aber ziemlich behalten haben könnte. Man hätte somit ein Serum, welches eine bakteriide Wirkung im Wesentlichen nur für das Bakterium verloren hätte, dessen Immunkörper im Ueberschuss zugesetzt worden ist, also gleichsam einen wirklich specifischen Nährboden. Auf Grund dieser Erwägung setzten wir kleine Mengen von normalem Stuhl, welchen wir künstlich mit geringen Mengen Dysenteriebacillen inficirt hatten, zu 2,0 ccm normalen, activen Ziegenserums, und fügten 0,2 ccm inactiven Immunserums hinzu. Nach 3 Stunden im Brütschrank wurden 6 Tropfen davon in ein zweites, dieselben Serumgemische enthaltendes Röhr-

---

1) S. S. 198 ff.

chen übergetragen. Es wurden Agarplatten ausgestrichen: 1. von
dem ursprünglichen Stuhlgemisch, 2. aus dem ersten Röhrchen und
3. aus dem zweiten Röhrchen, nachdem es ebenfalls 3 Stunden
bei 37° C. gestanden hatte. Bei sehr vielfachen Versuchen zeigte
sich nun, dass auf diese Weise in der That eine specifische
Anreicherung der Dysenteriebacillen eintritt, derart, dass,
wenn auf der ersten Platte nur ganz vereinzelte Dysenteriebacillen-
colonien zu finden waren, diese auf der Platte II oder III reichlich auftraten. Einmal gelang es uns sogar in der Platte II und
III Dysenteriebacillen zu finden, die auf der Platte I nicht zu
finden waren. · Als Agar benutzten wir übrigens mit Vortheil den
von v. Drigalski und Conradi[1]) für Typhusbacillendiagnose angegebenen. Diese Methode, die den ersten Weg zu einer specifischen
Anreicherung giebt, dürfte vielleicht zu einer weiteren Ausbildung
empfohlen werden.

Proagglutinoid.

Durch die schönen Untersuchungen von Bail[2]) einerseits und
Eisenberg und Volk[3]) andererseits sind zwei neue Phänomene
bei der Agglutinationsreaction beschrieben worden, welche für das
Studium der Agglutinine von grosser Wichtigkeit sind. Bail be-
schrieb zuerst, dass Typhusbacillen, welche man zu einem durch
die Hitze inactivirten Agglutinin zusetzte und abcentrifugirte, durch
erneute Zugabe von activem Agglutinin nicht mehr agglutinirt werden können. Eisenberg und Volk zeigten die weitere wichtige
Thatsache einer ungleichmässig verlaufenden Versuchsreihe bei der
Agglutination, derart, dass die Röhrchen mit der grössten Menge

---

1) Zeitschrift für Hygiene. Bd. XXXIX.
2) Archiv für Hygiene. 1902. Bd. XLIII.
3) Zeitschrift für Hygiene. 1902. Bd. XL.

Agglutinin keine oder schwache Agglutination zeigten, die Röhrchen mit geringerem Agglutiningehalt eine starke Agglutination zeigten[1]). Bail glaubte, das von ihm beobachtete Phänomen mit dem Zusammenwirken zweier Componenten (entsprechend Amboceptor und Complement) zu erklären und erhärtete diese Annahme durch einige Reactivirungsversuche. Eisenberg und Volk erklärten diese unregelmässige Reihe durch das Vorhandensein von Agglutinoiden, welcher Erklärung ich mich vollständig anschliesse.

Nur möchte ich diese Agglutinoide[2]) entsprechend der Ehrlich'schen Nomenclatur als Proagglutinoide bezeichnen. Es handelt sich dementsprechend um die Wirkung von Körpern, welche durch äussere Eingriffe aus dem Agglutinin entstehen, welche weiterhin eine höhere Avidität zu den Bacillen haben, als das unveränderte Agglutinin, und welche schliesslich diejenige Gruppe, welche Trägerin der eigenartigen Agglutinationswirkung ist, verloren haben, während die andere Gruppe, welche die Verankerung mit den Bakterien besorgt, erhalten geblieben ist. Aus der grossen Zahl von Versuchen, die ich mit dem Dysenterie- und Typhusbacillus angestellt habe, will ich im Folgenden nur diejenigen Versuche herausgreifen, welche zum Beweise des oben Gesagten dienen sollen. Mit

---

1) Dieses paradoxe Phänomen hat Asakawa im Bericht aus dem Institut für Infectionskrankheiten zu Tokio (Sept. 1901) angegeben und „ein umgekehrt sich verhaltendes Phänomen" genannt.

2) Nach Abschluss dieser Versuche sind zwei neue Arbeiten von R. Kraus (Centralblatt für Bakteriologie, 1902, Bd. XXXII, No. 1) und v. Pirquet, sowie von Eisenberg (Extrait d. Bull. d. l'Acad. des sciences de Cracovie. — Ebenso auch Centralblatt für Bakteriologie, 1902, Bd. XXXI, No. 15) über Präcipitoide (Ueber Präcipitoide s. bereits Wiener klin. Wochenschrift, 1901, Sitzungsbericht) erschienen. Die Verfasser kommen bezüglich des Präcipitins zu denselben Resultaten, wie sie für Agglutination beschrieben worden sind. Sie haben für diese Propräcipitoide die gleichen beweisenden Versuche, wie ich für Proagglutinoide.

meinem oben erwähnten Dysenterieimmunserum und meinem Originaldysenteriestamm oder mit der Kruse'schen Cultur liess sich das Eisenberg-Volk'sche Phänomen unschwer demonstriren. Die Versuchsanordnung war folgende: Eine Agarcultur wurde mit 10,0 ccm 0,85 procent. NaCl-Lösung aufgeschwemmt und anfangs lebend, in späteren Versuchen (nachdem constatirt war, dass zwischen Verwendung der lebenden und der auf diese Weise abgetödteten Cultur kein Unterschied vorhanden war) nach Zusatz von 0,02 ccm 40 procent. Formalins verwendet. Von dieser Aufschwemmung kam in jedes Röhrchen 1,0 ccm. Dazu kamen fallende Mengen des Immunserums ($^2/_{10}$, $^2/_{20}$, $^2/_{40}$ u. s. w. gewöhnlich bis $^2/_{5120}$ ccm). Das gesammte Volumen in allen Röhrchen betrug 2,0 ccm. Die Röhrchen kamen in den Thermostaten (37 ° C.) und wurden nach 2, 5 und 24 Stunden besichtigt. Diese Besichtigung erfolgte mit dem blossen Auge und der Lupe.

Notirt wurde: — keine Agglutination, ± Spur, + makroskopisch deutlich aber schwach, + + sehr deutlich, + + + völlig geklärte Flüssigkeit mit agglutinirtem Bodensatz. Die folgende Tabelle IV zeigt einen solchen Versuch.

Tabelle IV.

Verdünnung des Dysenterieserums	2 Stunden	5 Stunden	24 Stunden
1 : 10	—	—	+
1 : 20	—	±	+ +
1 : 40	±	+	+ + +
1 : 80	+	+ +	+ + +
1 : 160	±	+	+ + +
1 : 320	—	+	+ + +
1 : 640	—	±	+ +
1 : 1280	—	—	±
1 : 2560	—	—	—
1 : 5120	—	—	—

[Durch entsprechende Zugabe von normalem Serum und anderen Flüssigkeiten (z. B. Gelatine, Gummilösung u. s. w.) wurde der Einwand widerlegt, dass die grössere Menge des Serums in den Röhrchen an der Behinderung der Agglutination Schuld sei.] Der erste Punkt, nämlich die Entstehung des Proagglutinoides aus dem Agglutinin konnte an dem alten Dysenterieserum nur insofern erwiesen werden, als die Menge des in diesem Serum bereits vorhandenen Proagglutinoids durch Erwärmung oder durch ausgedehnte Belichtung oder durch Versetzen mit Chloroform gesteigert werden konnte.

Tabelle V.

Ver-dünnung des Dys.-Serums	Das 17 Tage der Belichtung ausgesetzte Serum			Das auf 60° C. 1 Stunde erhitzte Serum			Das mit Chloroform durchgeschüttelte Serum		
	2 Std.	5 Std.	24 Std.	2 Std.	5 Std.	24 Std.	2 Std.	5 Std.	24 Std.
1 : 10	—	—	—	—	—	—	—	—	—
1 : 20	—	—	—	—	—	—	—	—	—
1 : 40	—	—	+	—	—	+	—	—	—
1 : 80	±	+	+ +	—	—	+ +	—	—	+
1 : 160	+	+	+ + +	—	±	+ + +	—	—	+
1 : 320	+	+	+ + +	—	—	+	—	—	+
1 : 640	±	±	+ +	—	—	±	—	—	±
1 : 1280	—	—	—	—	—	—	—	—	—
1 : 2560	—	—	—	—	—	—	—	—	—
1 : 5120	—	—	—	—	—	—	—	—	—

Noch deutlicher war die Entstehung des Proagglutinoides aus dem Agglutinin an einem frischen Typhusimmunserum (Ziege) zu zeigen. Das Serum, welches keine Proagglutinoidzone gezeigt hatte, wies nach der 2 mal 4 stündigen Erhitzung auf 60° eine deutliche Proagglutinoidzone auf.

Die höhere Avidität des Proagglutinoids ging bereits aus diesem Versuche hervor, konnte aber noch durch andere Versuche bestätigt werden. Durch Versetzen des Dysenterieserums mit Chloroform war schliesslich eine fast völlige Umwandlung des Agglutinins zu Proagglutinoid zu erzielen, so dass das Serum in fast keiner Verdünnung mehr agglutinirte. Setzte ich zu einer an sich agglutinirenden Dosis des unveränderten Dysenterieserums absteigende Mengen des mit Chloroform behandelten Serums, so .blieb die Agglutination bis 1 : 160 Verdünnung aus. Controlversuche mit chloroformirtem normalen Serum fehlten natürlich niemals. Dasselbe war auch bei Dysenterieserum durch Erhitzung zu erzielen. Das auf 65° C. drei Stunden erhitzte Dysenterieserum verhinderte in der Vedrünnung 1 : 10 bis 1 : 320 die Agglutination der an sich wirksamen Dosis des unveränderten Dysenterieserums (1 : 160). (S. Tabelle VI.)

Tabelle VI.

Dys.-Serum in der Verdünnung 1 : 8	Das auf 65° 3 Stunden erhitzte Dys.-Serum	Aufschwemmug der Dys.-Cultur	2 Std.	5 Std.
0,1 ccm	1 : 10 (1,0 ccm)	1,0 ccm	—	—
„	1 : 20 „	„	—	—
„	1 : 40 „	„	—	—
„	1 : 80 „	„	—	—
„	1 : 160 „	„	—	—
„	1 : 320 „	„	—	—
„	1 : 640 „	„	—	+
„	1 : 1280 „	„	—	+
„	1 : 2560 „	„	—	+ +
„	1 : 5120 „	„	—	+ +
Contr. 0,1 ccm	Kochsalzlösung 1,0 ccm	1,0 ccm	+	+ +

Dass schliesslich das Proagglutinoid an die Bakterien verankert war, also die agglutinirbare Gruppe der Bacillen verstopft hatte, war leicht dadurch zu erweisen, dass die Bacillen aus denjenigen Röhrchen, in welchen die Agglutination ausgeblieben war, abcentrifugirt und gewaschen wurden und danach mit einer an sich wirksamen Dosis des Agglutinins versetzt wurden. Es zeigte sich dabei stets, dass diese Bacillen inagglutinabel geworden waren (Tabelle VII).

Tabelle VII.

A.

Verdünnung des Dys.-Serums	24 Std.		Zum Rückstand des 1/160 Dys.-Serum zugesetzt	2 Std.	5 Std.	Bemerkungen
1 : 10	—		2,0 ccm	—	—	
1 : 20	—		„	—	—	
1 : 40	+					
1 : 80	+ + +	Danach centrifugirt				Wegen primärer Agglutionation nicht zum 2. Male geprüft.
1 : 160	+ + +					
1 : 320	+ + +					
1 : 640	+ +					
1 : 1280	+					
1 : 2560	—		„	+ +	+ + +	
			Controle 2,0 + Dys.-Bacillen	+	+ + +	

B.

Verdünnung des auf 65° 3 Std. erhitzten Serums	5 Std.	24 Std.		Zum Rückstand das 1/160 verdünnte Dys.-Serum zugesetzt	2 Std.	5 Std.
1 : 10	—	—		2,0 ccm	—	—
1 : 20	—	—		„	—	—
1 : 40	—	—			—	—
1 : 80	—	—	Dann centrifugirt		—	—
1 : 160	—	—		„	—	+ +
1 : 320	—	—		„	+	+ + +
1 : 640	—	—		„	+	+ + +
1 : 1280	—	—		„	+	+ + +
1 : 2560	—	—		„	+ +	+ + +
				Controle 2,0 + Dys.-Bacillen	+	+ + +

Noch ein anderer Punkt mag erwähnt werden. In den bisher angeführten Versuchen war die Menge der in den einzelnen Röhrchen vorhandenen Bakterien stets die gleiche (siehe oben). Wurde aber die Menge der Bakterien sehr vergrössert, so zeigten sich andere Erscheinungen. Wie die folgende Tabelle VIII zeigt, verschwindet die Proagglutinoidzone vollständig, wenn man eine genügend grosse Menge der Bakterien verwendet.

Tabelle VIII.

Verdünnung des Dysenterie- serums	Normale Aufschwemmung der Dysenteriebacillen			5 fach con. Aufschwemmung der Dysenteriebacillen		
	2 Stunden	5 Stunden	24 Stunden	2 Stunden	5 Stunden	24 Stunden
1 : 10	—	—	±	+	+ +	+ + +
1 : 20	—	±	+	+	+ +	+ + +
1 : 40	±	+	+ +	+	+ +	+ + +
1 : 80	±	+	+ + +	+	+ +	+ + +
1 : 160	±	+	+ + +	±	+	+ +
1 : 320	±	+	+ + +	—	+	+ +
1 : 640	—	±	+	—	±	+
1 : 1280	—	—	—	—	—	—
1 : 2560	—	—	—	—	—	—
1 : 5120	—	—	—	—	—	—

Die Erklärung hierfür ist nicht schwer, wenn man einerseits die Versuche von M. Neisser und Lubowsky[1]) und andererseits von Eisenberg und Volk mit in Betracht zieht. Zumal aus den letzten Versuchen geht unzweifelhaft hervor, dass z. B. Typhus- bacillen ein ungleich viel grösseres Quantum von Agglutinin zu verankern vermögen, als zu ihrer Agglutination nöthig ist. Man wird deshalb annehmen müssen, dass auch der Dysenteriebacillus eine grosse Zahl von Receptoren besitzt, welche das Agglutinin bezw. das Proagglutinoid zu verankern im Stande sind. Um aber den Dysenteriebacillus zu agglutiniren, genügt augenscheinlich die Besetzung von nur wenigen dieser vielen Receptoren mit dem wirksamen Agglutinin. Setzen wir nun verhältnissmässig wenige Dysenteriebacillen zu einem Serum, welches viel Proagglutinoid und wenig Agglutinin enthält, so werden alle die zahlreichen Re- ceptoren der Bacillen mit Proagglutinoid besetzt werden. . Setzen wir hingegen eine grössere Menge Bakterien der gleichen Menge Serum zu, so wird das Proagglutinoid nicht mehr zur Besetzung

1) S. S. 216 ff.

aller Receptoren ausreichen und es wird noch Agglutinin verankert
werden können. Das bedingt aber das Eintreten der Agglutination.
Wie wir oben angegeben haben, verhielt sich meine originale
Cultur bezüglich der Proagglutinoidzone völlig identisch mit der
Kruse'schen Cultur. Hingegen zeigten die Flexner'schen Culturen
ein anderes Verhalten. Wie nämlich aus folgender Tabelle IX
hervorgeht, wird die Flexner'sche Cultur in etwa gleich starker
Weise von dem Immunserum agglutinirt, aber die Zone des Proagglutinoides fehlt vollständig.

Tabelle IX.

Verdünnung des Dysenterieserums	2 Stunden	5 Stunden	24 Stunden
1 : 10	+ + +	+ + +	+ + +
1 : 20	. + +	+ + +	. + + +
1 : 40	+ +	+ + +	+ + +
1 : 80	+	+ + +	+ + +
1 : 160	±	+ +	+ +
1 : 320	—	+	+
1 : 640	—	+	+.
1 : 1280	—	±	+
1 : 2560	—.	—	—
1 : 5120	—	—	—

Absorptionsversuche, die ich weiterhin ausführte, zeigten, dass
Zusatz des Kruse'schen Bacillus zu meinem Immunserum diesem
Serum das Agglutinin und das Proagglutinoid für diesen Stamm
vollständig entzog, während das Agglutinin für den Flexner'schen
Stamm in nur geringerem Grade absorbirt war. Und umgekehrt
entzog Zusatz und Centrifugiren von Flexner'schen Bacillen
meinem Immunserum das Agglutinin für die Flexner'schen Bacillen, aber nur wenig von dem Agglutinin und Proagglutinoid des
Kruse'schen Stammes.

Man wird deshalb annehmen müssen, dass mein Originalstamm mit dem Kruse'schen Stamm bezüglich des Receptoren-

apparates vollständig übereinstimmte, wahrend diese beiden
Stämme mit dem Flexner'schen Stamm sowohl identische als
als auch verschiedene Receptoren besassen. Wir dürfen weiterhin
annehmen, dass das Serum, mit welchem diese Versuche gemacht
waren, nicht nur durch die Immunisirung mit meinem Stamm gewonnen war, sondern dass im Laufe der Jahre verschiedene
Stämme zur Immunisirung verwendet wurden. Dadurch entstanden
Agglutinine von etwas verschiedener Art, die deshalb auch für
Stämme mit etwas differentem Receptorenapparate passend waren.
Dass übrigens der Receptorenapparat der Bakterien qualitativ und
quantitativ nicht etwas dauernd völlig Constantes zu sein braucht,
geht aus einigen Versuchen hervor, in welchem es mir gelang,
durch Züchtung eine Veränderung dieser Eigenschaften hervorzurufen. Nachdem ich nämlich die Kruse'schen Bacillen 10 mal
hintereinander (je den 2. Tag) auf steriler Milch gezüchtet[1]) und
zuletzt auf Agar übertragen hatte, zeigte dieser Milchstamm nicht
mehr die Zone der Proagglutinoidreaction; und bei wechselseitigen
Absorptionsversuchen verhielt er sich nun nicht mehr wie der ur-

1) Dieses Culturverfahren wurde eigentlich entsprechend der Angabe von
Celli gemacht, der in seiner Mittheilung „Zur Aetiologie der Dysenterie"
(v. Leyden-Festschrift) geschrieben hat, dass mein Bacillus ebenso wie der
von ihm gefundene auch Milch coagulirt, wenn er 8—10 mal auf alkalische
Milch verpflanzt worden ist. Das Resultat meines Versuches war vollständig
abweichend, weil mein Originalstamm und auch der Kruse'sche und Flexner'sche Stamm Milch gar nicht coagulirten, wenn sie vorsichtig, vor Verunreinigungen ganz geschützt, 10 mal hintereinander auf Milch gezüchtet worden
waren. Da ich schon in Japan geprüft hatte, dass der von Celli gefundene
Bacillus ziemlich stark Gas bildet und Milch coagulirt, während mein Bacillus
solche Eigenschaften nicht hat, und ferner der Celli'sche Bacillus mit dem
Immunserum, das mit meinem Bacillus hergestellt wurde, keine Agglutination
zeigte, so schliesse ich, wie ich schon in meiner früheren Mittheilung (a. a.O.)
geschrieben habe, dass diese beiden Bacillen von einander ganz
verschieden sind.

sprüngliche Kruse-Stamm, sondern vollständig wie der Flexner-sche Stamm. Es hatte sich somit, wie aus der folgenden Tabelle X

Tabelle X.

Verdünnung des agglutinirenden Serums	Normale Cultur			I. Generation der Milchcultur			IV. Generation der Milchcultur		
	2 Std.	5 Std.	24 Std.	2 Std.	5 Std.	24 Std.	2 Std.	5 Std.	24 Std.
1 : 10	—	—	±	—	±	+	±	+	+
1 : 20	—	±	+ +	±	+	+	±	+	+ +
1 : 40	±	+	+ + +	±	+ +	+ + +	±	+ +	+ + +
1 : 80	+	+ +	+ + +	+	+ + +	+ + +	+	+ + +	+ + +
1 : 160	±	+	+ + +	±	+ + +	+ +	+	+ + +	+ + +
1 : 320	—	+	+ + +	±	+ +	+ + +	±	+ +	+ + +
1 : 640	—	±	+ +	—	+	+ + +	±	+	+ + +
1 : 1280	—	—	±	—	±	±	—	±	+ +
1 : 2560	—	—	—	—	—	—	—	—	—
1 : 5120	—	—	—	—	—	—	—	—	—

Verdünnung des agglutinirenden Serums	VI. Generation der Milchcultur			VIII. Generation der Milchcultur			X. Generation der Milchcultur		
	2 Std.	5 Std.	24 Std.	2 Std.	5 Std.	24 Std.	2 Std.	5 Std.	24 Std.
1 : 10	+	+ +	+ +	+ +	+ + +	+ + +	+ +	+ + +	+ + +
1 : 20	+	+ +	+ + +	+ +	+ + +	+ + +	+ +	+ + +	+ + +
1 : 40	+ +	+ + +	+ + +	+ +	+ + +	+ + +	+ +	+ + +	+ + +
1 : 80	+ +	+ + +	+ + +	+	+ + +	+ + +	+ +	+ + +	+ + +
1 : 160	+	+ + +	+ + +	+	+ +	+ + +	+	+ + +	+ + +
1 : 320	+	+ +	+ + +	±	+	+ + +	±	+	+ +
1 : 640	±	+	+ + +	—	±	+	—	±	+
1 : 1280	—	±	+ +	—	—	—	—	—	—
1 : 2560	—	—	—	—	—	—	—	—	—
1 : 5120	—	—	—	—	—	—	—	—	—

hervorgeht, durch diese Züchtung auf Milch eine allmälig zu beob-achtende Veränderung des Kruse-Stammes vollzogen, die in der Verschiedenheit bezüglich der Proagglutinoidzone des Absorptions-vermögens ihren Ausdruck fand. Weiteren Versuchen in dieser Richtung bleibt es vorbehalten, ob mir eine Zurückzüchtung des Milch-Kruse-Stammes zu dem ursprünglichen Kruse-Stamm, bezw. einer Umzüchtung des Flexner-Stammes in den Kruse-Stamm gelingt. Bisher haben der Flexner-Stamm sowie der umgezüchtete Flexner-Stamm sowie der umgezüchtete Flexner-Stamm ihre Eigenschaften monatelang constant erhalten.

Resumé.

1. Mein Originaldysenteriestamm aus Japan verhielt sich bei baktericiden Reagensversuchen, sowie bei Agglutinationsversuchen völlig identisch mit den beiden Kruse'schen Stämmen. Da diese Methoden die schärfsten sind, die uns zur Zeit zur Verfügung stehen, so ist an der Identität meines Originalstammes vom Jahre 1897 mit dem Kruse'schen Bacillus (1900) nicht mehr zu zweifeln.

2. Das von mir im Jahre 1898 bis 1900 zu therapeutischem Zwecke verwendete Dysenterie-Immunserum vom Pferd ist ein sehr hochwerthiges und ist das erste derartige Serum, dessen Completirbarkeit durch menschliches Serum nachgewiesen worden ist.

3. Die M. Neisser-Wechsberg'sche Complementablenkung war damit sehr leicht zu constatiren und ergab einen neuen Weg zur specifischen Anreicherung von Bakterien in Gemischen.

4. Die Umwandlung des Agglutinins in ein Proagglutinoid gelang bei Dysenterie- und Typhusserum.

5. Verschiedene Stämme können einen etwas verschiedenen Receptorenapparat besitzen. Durch dauernde Milchpassage war eine gewisse Aenderung im Verhalten des Receptorenapparates eines Dysenteriestammes zu erzielen.

Zum Schluss danke ich Herrn Geheimrath Prof. Ehrlich und zumal Herrn Prof. M. Neisser, in dessen Abtheilung vorliegende Arbeit entstanden ist, für ihre vielfache Förderung.

XXIX

Methodik der Hämolysinuntersuchung.

Von

Dr. **J. Morgenroth,**

Mitglied des Instituts.

Im Folgenden sollen vom methodischen Standpunkt aus
die Grundprincien, welche für die Anordnung hämolytischer Versuche maassgebend sind, kurz dargestellt werden. Da die in den
vorausgehenden Abhandlungen angewandten Methoden, sei es unverändert oder sinngemäss modificirt, auf viele der in Zukunft
noch zu bearbeitenden Probleme der Hämolyse und auf mannigfache
Fragen, welche die Bakteriolysine und die Cytotoxine überhaupt
betreffen, Anwendung finden dürften, wird besonders denjenigen,
welche sich nur gelegentlich dieser Methoden zu bedienen haben,
eine systematische Zusammenstellung die Orientirung erleichtern.
Wo eine genügende Beschreibung der einzelnen Methoden schon in
den vorausgegangenen Abhandlungen gegeben ist, haben wir uns
mit einem Hinweis hierauf begnügt.

Abgesehen von diesem practischem Zweck, soll aber auch hier
ein Gesammtüberblick gegeben werden, der zeigt, wie eine auf
Grund einer umfassenden Theorie aufgebaute, zielbewusst ausge-

staltete Methodik das analytische Eindringen in ein Gebiet ermöglichte, das den Methoden der Chemie bis jetzt so gut wie ganz
verschlossen blieb. Das Ausserachtlassen dieser Methodik hat
stets zu Unklarheiten und Irrthümern geführt, wie wir bei mehreren
Gelegenheiten zeigen konnten[1]), und auch in Zukunft, selbst wenn
es gelingt, verfeinerte chemische Methoden in dieses Forschungsgebiet mit Erfolg einzuführen, wird der hier vorgezeichnete Unter-
suchungsgang immer die Grundlage des Studiums bilden müssen.
Eine Anzahl technischer Einzelheiten, die wir im Folgenden noch
mittheilen, werden nach unseren mehrfachen Erfahrungen die Einführung in das Studium der Hämolysine erleichtern.

I. Die Gewinnung und Conservirung von Blut und Serum.

Zunächst seien einige Bemerkungen über die Gewinnung und
Aufbewahrung des zu den Versuchen dienenden Blutes und Serums
vorausgeschickt.

Im allgemeinen ist für die Zwecke der hämolytischen Versuche
eine Wahrung der Asepsis nicht nothwendig und es genügt gewöhnlich, wenn die Blutentnahme unter Vermeidung von Verunreinigungen und das Auffangen der Flüssigkeit in trocken sterilisirten Gefässen geschieht. Man wird deshalb zu dem immerhin
umständlichen Aufbinden der Thiere und der Blutentnahme aus
der Carotis nur dann schreiten, wenn aus besonderen Gründen
Asepsis oder eine möglichst vollständige Ausbeute nothwendig ist,
die man ja in diesem Falle durch rythmische Compressionen der
Herzgegend am Ende der Entblutung bedeutend steigern kann.
Bei Ziegen, Schafen etc. ist es leicht, zur Gewinnung von Blut eine
passende Canüle ohne vorgängige Präparation direkt durch die

---

1) Siehe z. B. S. 262 ff., S. 347 ff., S. 402 ff. etc,

Haut in die Jugularvene, die man vorher durch centrale Com-
dression zur Schwellung bringt, einzustechen, wie dies bekanntlich
bei der Gewinnung der Heilsera von Pferden die Regel ist. Auf
diese Weise kann man den Thieren ausserordentlich oft geringere
Blutmengen entziehen Kleinere Thiere, Hunde, Kaninchen, Meerschweinchen, Ratten entblutet man am einfachsten so, dass man
am narkotisirten, straff horizontal gehaltenen Thier die Haut der
Schenkelbeuge abpräparirt und dann mit einem raschen Schnitt die
Arteria und Vena femoralis zugleich durchtrennt. Geringe Mengen
Blut erhält man bei Kaninchen leicht durch einen Einschnitt mit
der Scheere oder auch durch Einführen einer Hohlnadel in die
Randvene des Ohres. Von Vögeln sind geringere Blutmengen aus
der grossen Flügelvene, bei Gänsen und Enten auch durch einen
Einschnitt in die Schwimmhaut zu erhalten.

_ Das Blut fängt man zur Serumgewinnung in cylindrischen
Gefässen auf, überlässt es der spontanen Gerinnung und hält es
im Eisschrank, bis das Serum ausgepresst ist. Von den Wänden
der cylindrischen Gefässe muss der Blutkuchen einige Stunden nach
der Gerinnung mit einem Glasstab oder spatelähnlichem Instrument
losgelöst werden, da sonst unter Umständen das Auspressen des
Serums unterbleibt. Kleinere Blutmengen lässt man zweckmässig
in einem schräg gelegten cylindrischen Gefässe oder Reagensglas
gerinnen. Nach der Gerinnung stellt man das Gefäss aufrecht, das
ausgepresste Serum fliesst an der schrägen Oberfläche ab und wird
am nächsten Tage abgegossen. Ist das abgeschiedene Serum durch
Blutkörperchen getrübt, so sind diese baldigst abzucentrifugiren[1]).

- 1) Anmerkung. Als eine vortreffliche Centrifuge, die bis zu 200 ccm
fasst, aber auch grösser hergestellt wird, ist die Construction des Universitäts-
mechanikers Runne in Heidelberg sehr zu empfehlen. Dieselbe wird für
Wasser- und electrischen Antrieb hergestellt und zeichnet sich durch äusserst

Nach dem ersten Abgiessen des Serums kann man den Blutkuchen noch 24 Stunden im Eisschrank stehen lassen und erhält
dann in der Regel noch eine weitere Ausbeute.

Zur sofortigen Gewinnung des Serums defibrinirt man das
Blut entweder durch.Schlagen mit einem Holzstab oder durch
Schütteln in Flaschen, die Glasperlen oder besser einen kleinen
Ballen von trocken sterilisirten Eisendrehspähnen enthalten. Nach
dem Defibriniren wird centrifugirt und das Serum vorsichtig mit
einer Pipette abgehoben. Man befestigt practisch am oberen Ende
der Pipette einen langen Gummischlauch und lässt durch einen
Gehilfen ansaugen, während man selbst den Stand der Pipetten-
spitze beobachtet.

Was die Aufbewahrung des gewonnenn Serums anbetrifft, so
genügen die bisherigen Erfahrungen noch nicht, um sichere, allgemein gültige Regeln aufzustellen. Handelt es sich doch nicht nur
darum, das Serum vor Fäulniss zu bewahren, sondern vor allem,
eine Schaar der labilsten Substanzen, deren Existenzbedingungen
z. Th. offenbar eng begrenzt und complicirter Art sind, intact zu
erhalten. Es muss deshalb vorläufig als Regel aufgestellt werden,
zu allen ersten wichtigen Feststellungen nur möglichst frisches
Serum zu verwenden. Vor allem gilt dies für das Studium der
Complemente. Besonders negative Urtheile über Sera, die schon
mehrere Tage alt sind oder irgendwelchen thermischen oder chemischen Einflüssen (hierzu gehört auch das Eintrocknen) ausgesetzt
waren, machen auf Zuverlässigkeit keinen Anspruch. Es müssen
daher vor dem Conserviren die Eigenschaften eines Serums, die

---

ruhigen Gang aus. Zum Centrifugiren kleinerer Flüssigkeitsmengen und besonders zum Abschleudern der Blutkörperchen aus verdünnten Blutauf-
schwemmungen leistet die Handcentrifuge nach Steenbeck-Litten von
F. u. M. Lautenschläger in Berlin vortreffliche Dienste.

man zu studiren gedenkt, untersucht werden, sodass man secundäre
Veränderungen jeder Zeit controliren kann.

Am leichtesten gelingt die Conservirung der Antitoxine, Anticomplemente, Antiamboceptoren und der Mehrzahl der künstlich
erzeugten Amboceptoren. Hat doch Pfeiffer[1]) ein von einer Ziege
gewonnenes Choleraimmunserum über 5 Jahre unter Carbolzusatz
ohne Abschwächung aufbewahrt. Wir bewahren hämolytische Amboceptoren sehr lange Zeit bei 8° im Eisschrank ohne Zusatz auf.
Bakterienentwicklung verhütet man meist schon dadurch, dass man
das Serum in Reagensröhrchen, die mit Wattebausch verschlossen
sind, durch ein- oder zweimaliges Erwärmen auf 57° während einer
halben Stunde zugleich inactivirt und sterilisirt. Aehnlich wie die
Amboceptoren verhalten sich nach unseren Erfahrungen bezüglich
ihrer Haltbarkeit im Eisschrank die Anticomplemente und Antiamboceptoren. Auch das Eintrocknen des Serums über Schwefelsäure oder Phosphorsäureanhydrid im Vacuum ist für die Conservirung
dieser Substanzen anwendbar.

Die Complemente sind von allen den hier in Frage kommenden
Substanzen die weitaus labilsten und, wenn irgend möglich, benutzt
man frisches Serum zur Activirung. Die meisten Complemente
halten sich auch eine Anzahl von Tagen unverändert, wenn man
das Serum auf Eis lagert, doch sind hier unliebsame Ueber-
raschungen nicht ausgeschlossen, und treten oft hochgradige Com-
plementabschwächungen ein, ohne dass man besondere Gründe hierfür finden könnte. Die Complemente des Meerschweinchenserums
und Ziegenserums sind nach unseren Erfahrungen verhältnissmässig
gut haltbar. Am unzuverlässigsten ist in dieser Hinsicht das
Pferdeserum, dessen complementirenden Eigenschaften oft innerhalb

---

1) Siehe: Mertens, Deutsche med. Wochenschrift. 1901. No. 24.

24 Stunden ganz oder theilweise zerstört sein können. Auch beim
Eintrocknen des Serums leiden die Complemente nach unseren
allerdings wenig ausgedehnten Erfahrungen.

Das beste und fast in allen Fällen zuverlässigste Verfahren,
Complemente für lange Zeit zu conserviren, ist das Einfrieren des
Serums bei 10—15°, wie dies im Institut schon seit langem
geübt wird. Man füllt das Serum in kleine Fläschchen, die in
einem Kühlapparat oder in einer gut isolirten Kältemischung aus
Eis und Kochsalz aufbewahrt und deren Inhalt je nach Bedarf auf-
gethaut wird. Dies Verfahren ist bis jetzt das einzige, das allgemeiner Anwendung fähig ist und welches die verschiedenen Bestandtheile des Serums für lange Zeit conservirt.

Das zu den hämolytischen Versuchen dienende Blut wird auf
eine der oben genannten Weisen defibrinirt. In besonderen Fällen
kann man statt des Defibrinirens die Gerinnung auch durch Kalk-
bindung verhindern, indem man in der von Ehrlich[1]) angegebenen
Weise das Blut in eine mit citronensaurem Natron gemischte Kochsalzlösung einfliessen lässt. Für die meisten Versuche verdünnt
man das Blut mit physiologischer Kochsalzlösung. Liegt eine Veranlassung vor, das Serum zu entfernen, so centrifugirt man die
Blutkörperchen ab und erneuert die Suspensionsflüssigkeit mehrmals.
Blut, das zwei Tage auf Eis aufbewahrt war, ist in der Regel noch
brauchbar.

Bemerkt sei noch, dass für jede Blutart eine geeignete Kochsalzlösung zur Suspension gewählt werden muss. Für die meisten
Säugethierblutkörperchen erweist sich eine schwach hypertonische
Kochsalzlösung von 0,85 pCt. als geeignet. Hunde- und Pferdeblut zeigen sehr häufig in 0,85 proc. Kochsalzlösung eine geringe

---

1) Ehrlich, Fortschritte der Medicin. 1897. No. 2.

spontane Hämolyse, die durch Anwendung einer etwas stärkeren Concentration (0,95 pCt.) häufig vermieden werden kann. Stark hypertonische Kochsalzlösungen sind gewöhnlich zu vermeiden, da der stärkere Salzgehalt die Hämolyse erheblich hindert[1]).

II. Allgemeines über die Ausführung hämolytischer Versuche.

Die quantitative Bestimmung der Hämolyse gestaltet sich bei einiger Uebung zu einer höchst einfachen. Die beiden Fundamentalpunkte, die vollständige Hämolyse (complet) und das Ausbleiben derselben (0) sind meist ausserordentlich scharf zu erkennen. Als „Spur" bezeichnen wir das Auftreten einer geringen, bei sanftem Bewegen des Reagensglases leicht erkennbaren Lösungszone dicht oberhalb der Kuppe. Die Bestimmung der vollständigen Hämolyse macht nur dann Schwierigkeit, wenn eine erhebliche Agglutination eingetreten ist, sodass die Flüssigkeit beim Aufschütteln durch zusammengeballte Stromata getrübt wird. Derartige Fälle eignen sich an und für sich schlecht zu quantitativen Arbeiten, da rasch eintretende Agglutination unter Umständen den Austritt des Hämoglobins rein mechanisch hemmt und so das Fehlen der Hämolyse vortäuscht.

Die grössten Schwierigkeiten machen nach unseren Erfahrungen in dieser Hinsicht Hundeblutkörperchen und gegen diese gerichtete specifische Immunsera von der Ziege, in noch höherem Maasse vom Kaninchen. Die Hundeblutkörperchen sind hier unter Umständen schon vor Eintritt irgend welcher Hämolyse agglutinirt und auf den Boden des Reagensglases niedergerissen. Aehnlich verhält sich Gänseblut und specifisches Immunserum. In solchen Fällen müssen durch häufiges Aufschütteln die agglutinirten Blutkörperchen

---

1) S. Markl, Zeitschr. f. Hyg. Bd. 39. 1839.

getrennt werden, so dass dem Hämoglobin die Möglichkeit des
Austritts gegeben ist.

In Fällen, in denen die übliche Angabe des Lösungsgrades
nicht genügt, und sehr genaue quantitative Bestimmungen der
hämolytisch beeinflussten Blutkörperchenquote erwünscht ist, bedient man sich nach dem Vorgang von Madsen einer colori-
metrischen Bestimmung, indem man durch Auflösung von Blutkörperchen in Wasser sich jedesmal zum Vergleich genaue
Farbencontrolen herstellt[1]).

Die Agglutination ist beim Aufschütteln der sedimentirten
Blutkörperchen meist leicht zu erkennen. Sehr deutlich wird dieselbe, wenn man die Blutproben aufschüttelt und dann die Schnelligkeit der Senkung der Blutkörperchen vergleicht, die bei den agglutinirten Blutkörperehen stets eine grössere ist.

Im allgemeinen hat sich für hämolytische Versuche eine 5 proe.
Aufschwemmung der Blutkörperchen in 0,85 pCt. Kochsalzlösung
am zweckmässigsten gezeigt. 1—2 ccm einer solchen für jedes
Reagensglas wird für die meisten Versuche geeignet sein. Bei
spärlichem Versuchsmaterial kann man, allerdings meist auf Kosten
der Genauigkeit der Abmessung, noch weit kleinere Blutmengen
anwenden, indem man dann die Bestimmungen in sehr engen
Reagensröhrchen vornimmt. Das auf seine hämolytische Wirksamkeit zu prüfende Serum wird in fallenden Mengen in die einzelnen
Röhrchen vertheilt. In allen Proben einer Versuchsreihe muss
durch Auffüllen mit physiologischer Kochsalzlösung gleiches Volumen

---

1) cf. Madsen, Zeitschrift für Hygiene, Bd. 32. 1899.
2) In gewissen Fällen ist die Verwendung ganz hoher Blutschichten angezeigt, indem die hier eintretende Zonenbildung (farblos—schwach rot—stark
roth) eine ganz genaue Abschätzung der Incubationszeit der Giftwirkung
resp. der verschiedenen Empfindlichkeit der Blutkörperchen erlaubt (cf. Madsen l. c.).

hergestellt sein, da die Gesammtflüssigkeitsmenge von Einfluss auf
den Verlauf der Hämolyse sein kann. Wir lassen die Versuchsreihe gewöhnlich zwei Stunden im Thermostat bei 37°, wenn nöthig
unter häufigem Umschütteln, und dann über Nacht im Eisschrank
bei 8°, wo eine vollkommene Sedimentirung der noch intacten
Blutkörperchen stattfindet. Diese Anordnung ist in den von uns
bisher untersuchten Fällen völlig ausreichend, um die maximale
Hämolyse herbeizuführen, muss aber natürlich gegebenen Falles
entsprechend modificirt werden.

Zu bemerken ist noch, dass man bei der erstmaligen Prüfung
irgendwelcher Substanzen auf · hämolytische Wirkung die Blut-
körperchen stets durch mehrmaliges Waschen von anhaftendem
Serum befreien muss, da dieses unter Umständen (wie z. B. bei
Solanin) eine starke Hemmung der Hämolyse veranlasst und so
Täuschungen verursachen kann.

III. Das Immunisirungsverfahren.

Was die immunisatorische Erzeugung von hämolytischen
Amboceptoren betrifft, so lassen sich natürlich nur wenige und
ganz allgemeine Regeln angeben, da die optimalen Verhältnisse noch
nach keiner Richtung hin durch systematische Untersuchungen genügend erforscht sind. Zur Immunisirung wählt man stets am
besten solche Thiere, deren Serum an und für sich auf die betreffende Blutart nicht oder nur wenig hämolytisch wirkt, da in
diesem Fall das Neuauftreten des Hämolysins am leichtesten zu
beurtheilen ist und das normale Serum der betreffenden Thierart
selbst stets einwandfreies Complement liefert. Immunisirt man
Thiere, deren Serum ohnehin auf die betreffende Blutart hämolytisch wirkt, so muss der Injection eine genaue Bestimmung der

hämolytischen Kraft des normalen Serums vorausgehen und stets
auch eine gleichzeitige Controle mit normalem Serum angestellt werden.

Das zu injicirende Blut bedarf unter Umständen insofern einer
Vorbereitung, als man das Serum mehr oder weniger vollständig
durch Centrifugiren zu entfernen hat. Dies ist besonders dann
nöthig, wenn man intravenös injicirt oder wenn zur Injection
grössere Mengen einer Blutart verwendet werden, deren Serum für
die betreffende Thierart hochtoxisch ist. Würde man z. B. einem
Kaninchen intravenös 10 ccm Hundeblut injiciren, dessen Serum
vorher nicht entfernt ist, so würde man den acuten Tod des Thieres
herbeiführen. Ausserdem entgeht man durch vorheriges Entfernen
des Serums der reactiven Entstehung von Serum-Coagulinen und
Anticomplementen, die unter Umständen die Beurtheilung der
Hämolyse erheblich stören können. Welcher Weg der Injection
für die Immunisirung zu wählen ist, ist im allgemeinen nicht anzugeben. Grössere Versuchsthiere injicirt man zweckmässig subcutan; die Ziege verträgt in der Regel intraperitoneale Injectionen
vortrefflich, und es ist diese Injectionsart nach vorheriger Auflösung der rothen Blutkörperchen durch Wasser dann geboten,
wenn ein besonders scharfer „Ictus immunisatorius" nothwendig
erscheint, wie bei der Auslösung von Isolysinen. Vögel injicirt
man in den grossen Brustmuskel oder intraperitoneal. Bei Kaninchen und Meerschweinchen ist die intraperitoneale Injection
zweckmässig, da man bei nicht sicher sterilem Material am besten
secundäre Infectionen, die bei subcutaner Injection besonders bei
Kaninchen zu äusserst störenden Abscessen führen können, vermeidet. Unerwünschte Verletzung des Darms verhütet man fast
sicher, wenn man die Thiere nahezu vertical, mit dem Kopf nach
unten lagert und die etwas abgestumpfte Canüle wenig oberhalb
der Harnblase in der Mittellinie nicht allzutief einsticht (nach

freundlicher, mündlicher Mittheilung von Herrn Privatdocent
Dr. R. Krause). Die Wiederholung intravenöser Injectionen
bietet ganz besondere Schwierigkeit, da nach einmal eingetretener
Hämolysinbildung die eingeführten Blutkörperchen rasch aufgelöst
werden und dann der Tod des Thieres durch Embolie eintritt
[Rehns[1])]. Auch die Bildung von Coagulinen als Folge einer vorausgegangenen Injection von Serum nicht befreiten Blutes kann
durch die rasch entstehenden Niederschläge innerhalb der Blutbahn
zum Tod durch Embolie führen[2]).

Die Menge des zu injicirenden Blutes richtet sich nach der
Grösse der Versuchsthiere und nach den speciell vorliegenden Verhältnissen. Ziegen kann man ohne weiteren Schaden bis zu einem
Liter von der Hauptmenge des Serums befreites Blut injiciren, bei
Kaninchen von 2 kg wird man kaum über 100 ccm gehen, bei
Meerschweinchen dem Gewicht entsprechend weniger injiciren.
Nach unseren Erfahrungen führt bei Kaninchen eine einmalige Injection von 20—30 ccm Hammel-, Ziegen-, Ochsen-, Hundeblut zu einer starken Hämolysinbildung, die man durch eine
weitere Injection von 40—60 ccm nach 6—10 Tagen noch steigern
kann. Weitere Injectionen der gleichen Menge Blutes oder einer
grösseren Menge von 80—100 ccm haben nach unserer Erfahrung
keinen Vortheil und wir haben gelegentlich in Anschluss an dieselben ein Sinken des Hämolysins beobachtet. Den höchsten

---

1) Rehns, Compt. rend. de la Soc. de Biol. 1901, No. 12; cf. auch die
entsprechenden Beobachtungen von Bier (Münch. med. Wochenschrift. 1901,
No. 15) am Menschen.

2) Anmerkung. Coagulinbildung war es auch offenbar, die schon
Magendie („Vorlesungen über das Blut", übers. von Krüpp, Leipzig 1839)
zu ganz unerklärlichen Versuchsresultaten führte. Er fand nämlich, dass Kaninchen, die eine zweimalige intravenöse Injection von Eiereiweiss ohne jeden
Schaden vertragen hatten, einer weiteren, nach einer Reihe von Tagen ausgeführten Injection sofort erlagen.

Wirkungswerth erreicht das Serum in der Regel zwischen dem
6. und 10. Tage[1]), doch muss auch hier streng individualisirt
werden, wie z. B. der von Ehrlich und Morgenroth beschriebene
Fall zeigt, in welchem bei einer Ziege erst am 15. Tage die
kritische Entstehung eines Isolysins eintrat (s. S. 45).

Die Injectionen von Serum kommen vornehmlich zur Erzeugung
von Antiamboceptoren und Anticomplementen, unter Umständen auch von hämolytischen Amboceptoren durch die im Serum
gelöst vorhandenen Receptoren in Betracht[2]). Die Auslösung von Antiamboceptoren erfordert eine besondere Auswahl der Thierart. Uns
liegen positive Erfahrungen nur über die Injection von Ziegen mit dem
Serum von mit Ochsenblut vorbehandelten Kaninchen und einem
isolytischen Serum vor. Da das Immunserum in diesen Fällen für
die Ziege giftig, insbesondere blutzerstörend wirkt, muss man
mit der Injection kleiner Mengen (10—20 ccm) beginnen und allmälig nach dem Abklingen der Reaction zu grösseren Dosen übergehen. Wie bei allen Immunisirungen mit toxischen Substanzen,
ist auch in diesem Fall besonders eine sorgfältige Controle des
Gewichts der Thiere nothwendig und es gilt stets die Regel, erst
dann in der Immunisirung fortzufahren, wenn das ursprünglich vorhandene Gewicht des Thieres wieder erreicht ist.

Für die Erzeugung von Anticomplementen injicirt man grösseren Thieren, Ziegen, Schafen steigende Mengen normalen Serums und
kann in der Regel mit grösseren Mengen (100—500 ccm) beginnen.
Kaninchen enthalten gewöhnlich nach zwei- bis dreimaliger Injection von Meerschweinchen-, Pferde-, Ziegen-, Ochsenserum, be-
ginnend mit 5—10 ccm und ansteigend bis zu 20—50 ccm reich-

---

1) S. hierzu Bulloch, Centralbl. f. Bakt. Bd. 29. 1901.
2) cf. Morgenroth (S. 347 ff.) und P. Müller, Münchener med.
Wochenschr. 1902, No. 32.

lich Anticomplement im Serum. Für manche Fälle dürfte sich die Injection des seiner toxischen Wirkungen in erheblichem Maasse beraubten inactiven Serums empfehlen, das durch seinen Gehalt an Complementoiden ebensogut Anticomplemente auslöst, wie frisches Serum (s. S. 123 ff.).

Will man durch Injection eines bestimmten Serums Anticomplemente erhalten, welche auch gegen verschiedene andersartige Sera gerichtet sind[1]), so ist es nöthig, die Injectionen mehrmals und mit steigenden Mengen zu wiederholen. Ehrlich und Morgenroth beobachteten bei der Behandlung einer Ziege mit Kaninchenserum zuerst das Auftreten von Anticomplementen, welche ausschiesslich gegen die Complemente des Kaninchenserums gerichtet waren (isogene Anticomplemente), während im Laufe der Immunisirung auch Anticomplemente gegen die Complemente des Meerschweinchenserums (alloiogene Anticomplemente) auftauchten. Es kommen hier offenbar in geringerer Menge im Kaninchenserum vorhandene Partialcomplemente ins Spiel, die erst nach öfterer Wiederholung der Injection mit steigenden Mengen Anticomplemente auslösen[2]).

Wie bei der Erzeugung von Anticomplementen verfährt man auch, um Serumcoaguline zu erhalten, die ja durch die Untersuchungen von Wassermann und Schütze, von Uhlenhuth und vielen anderen für die forensische Bestimmung verschiedener Blutarten, besonders des Menschenbluts, eine hohe Bedeutung erlangt haben. Für die Erzeugung von Milchcoagulinen genügt in der Regel die ein- oder zweimalige Injection von Kaninchen mit 20—40 ccm Milch, die auf 60⁰ zur Verringerung der Keimzahl erwärmt werden kann. Ueber die Erzeugung von Serumcoagulinen macht neuerdings Uhlenhuth (Deutsche medic. Wochenschr. 1902, No. 37) interessante Mittheilungen. Dieselben schildern u. a. das auch von uns beobachtete gelegentliche Versagen der Reaction und das Auftreten „alloiogener" Coaguline bei Steigen des Titers, entsprechend den oben beschriebenen Beobachtungen bei der Anticomplementbildung[2]).

---

1) S. S. 173 ff.
2) Ueber isogene und alloiogene Anticomplemente cf. Morgenroth und Sachs, S. 368 ff.

IV. Die Bestimmung hämolytischer Wirkungen.

Die Feststellung der hämolytischen Wirksamkeit von Giften pflanzlichen und thierischen Ursprungs, von normalen Sera und anderen Körperflüssigkeiten gestaltet sich so einfach, dass sich wohl weitere Ausführungen hierüber erübrigen. Bemerkt sei nur, dass zu einer einigermaassen erschöpfenden Untersuchung in dieser Richtung möglichst viele Arten von Blutkörperchen herangezogen werden müssen, da deren Empfindlichkeit ausserordentlich verschieden sein kann und gewisse Gifte eine starke hämolytische Wirkung bestimmten Blutarten gegenüber entfalten, die auf andere Blutkörperchenarten überhaupt keine Wirkungen ausüben. So ist das von Sachs[1]) untersuchte Gift der Kreuzspinne für Meerschweinchen- oder Hundeblutkörperchen unwirksam, während dasselbe doch auf Kaninchenblutkörperchen eine ausserordentlich starke hämolytische Function ausübt. In ähnlicher Weise verhält sich das Crotin, welches gewisse Blutkörperchenarten (z. B. Kaninchenblut) auflöst, andere (z. B. Schweineblut) agglutinirt[2]).

Bei den specifisch durch Immunisirung erzeugten Hämolysinen ist natürlich die Wahl der Blutart von selbst gegeben, doch kann auch hier eine Ausdehnung der Untersuchung auf zahlreiche andere Blutarten zu wichtigen Ergebnissen in Bezug auf Receptorengemeinschaft, wie sie zwischen Hammel, Ziege und Rind[3]), sowie nach neueren Untersuchungen von Marshall zwischen Mensch und gewissen Affenarten besteht, führen. Bei der Prüfung eines Serums auf das Vorhandensein von Isolysin muss das Blut zahlreicher Individuen als Prüfungsobject dienen, da nach unseren Erfahrungen bei Ziegen die

---

1) S. S. 242 ff.
2) Elfstrand, Ueber giftige Eiweissstoffe, welche Blutkörperchen verkleben. Upsala 1891.
3) S. S. 144 ff.

Empfindlichkeit des Blutes individuell in weitestem Maasse schwankt, sodass man leicht zu der völlig irrigen Annahme eines negativen Versuchsausfalls verleitet werden kann. Ein vorheriges Entfernen des Serums von den Blutkörperchen durch wenigstens einmaliges Waschen dürfte sich bei derartigen ersten Prüfungen auf hämolytische Fähigkeit irgendwelcher Flüssigkeiten stets empfehlen, da unter Umständen eine geringgradige hämolytische Wirkung durch einen antihämolytischen Einfluss des normalen Serums, wie er z. B. in besonders hohem Maasse den blutlösenden Giften der Organextracte[1]) gegenüber zu Tage tritt, verdeckt werden kann. Bezüglich der Dosirung soll man gerade in den ersten Vorversuchen weite Grenzen wählen. Hat man einmal das Bestehen einer hämolytischen Wirkung festgestellt, so erfolgt die quantitative Bestimmung derselben durch eine mehr oder weniger fein abgestufte Versuchsreihe. Typen der Art finden sich auf S. 244, 387, 394 etc.

Von Wichtigkeit ist stets bei der Prüfung noch nicht untersuchter Hämolysine die Feststellung, ob es sich um ein Haptin im eigentlichen Sinne handelt. Die hämolytisch wirkenden Alkaloide, Glykoside etc. werden im allgemeinen leicht durch die chemischen Methoden, die zu deren Isolirung ausgebildet sind und die auf Ausschüttelung oder Fällung beruhen, sich identificiren lassen, was ja bei den Haptinen nicht der Fall ist. Die Haptine sind nach diesen Methoden nicht darstellbar, sondern höchstens zusammen mit den Eiweisskörpern auszufällen. Ein weiterer Unterschied besteht darin, dass im allgemeinen die chemisch definirten Substanzen thermostabil sind, während die Haptine in der überwiegenden Mehrzahl der Fälle durch Hitze, besonders durch die Siedehitze zerstört werden. Ein ganz principieller Unterschied ist aber vor allem dadurch gegeben,

---

1) S. Korschun und Morgenroth, S. 381 ff.

dass nur die Haptine befähigt sind, immunisatorisch Antikörper
zu erzeugen, ein Moment, das auch in schwierigen Fällen die
Classification ermöglicht. Oft lässt die Provenienz in dieser Hinsicht schon bestimmte Vermuthungen zu. Wenn z. B. ein Pflanzen-
extract eine hämolytische Wirkung ausübt, die dem Kochen wider-
steht und ferner festgestellt wird, dass die hämolytische Substanz
ätherlöslich ist, so ist schon hierdurch deren Haptinnatur ausgeschlossen. Findet man anderseits, dass die hämolytische Wirkung einer thierischen Körperflüssigkeit durch ein halbstündiges
Erwärmen auf 56^0 aufgehoben wird, so spricht dies schon für ein
Haptin, dessen sicherer Nachweis dann durch andere Methoden,
eventuell durch die Immunitätsreaction zu erbringen ist.

V. Die Untersuchung complexer Hämolysine.

Wir kommen nun zu der weiteren, principiell sehr wichtigen
Frage, die beim Studium eines jeden hämolytischen Giftes auftaucht, nämlich zu der Frage, ob es sich im Einzelfall um ein
einfaches oder complexes, aus Amboceptor und Complement be-
bestehendes Hämolysin handelt.

Zur Feststellung der complexen Beschaffenheit eines Hämo-
ysins verfügen wir bis jetzt über folgende Methoden:

1. Trennung von Amboceptor und Complement durch Bindung
des ersteren an rothe Blutkörperchen in der Kälte.

2. Entfernung des Complements resp. Umwandlung desselben
in das unwirksame Complementoid,

     a) durch Absorption des Complements vermittels gewisser
        Zellen, z. B. Hefe, Bakterienzellen, Zellen thierischer Or-
        gane oder durch poröse Filter.

     b) durch thermische und chemische Einflüsse (Erwärmen auf

auf 50—60°, Einwirkung von Lauge und Säure, Verdauung
durch Papayotin);

Die Trennung von Amboceptor und Complement in der
Kälte stellt eine ausserordentlich wichtige und auch von anderer
Seite mit Erfolg benutzte Methode zur Analyse complexer Hämolysine dar. Die Bedingungen, welche erforderlich sind, wenn
diese Methode zum Ziele führen soll, sind bereits früher eingehend
auseinandergesetzt. Die Trennung ist nur dann möglich, wenn bei
niedriger Temperatur die Avidität zwischen der cytophilen Gruppe
des Amboceptors und dem Receptor eine grössere ist, wie
die zwischen der complementophilen Gruppe des Amboceptors
und der entsprechenden Gruppe des Complements. Der Grad
dieses Aviditätsunterschiedes würde entscheidend sein für die
grössere oder geringere Vollständigkeit der Trennung. Dass auch
hier unter Umständen ganz eigenartige Verhältnisse vorliegen
können, beweist das Verhalten des Aalserums gegenüber dem
Kaninchenblut. Trennungsversuche in der Kälte scheitern in diesem
Fall schon daran, dass auch bei 0° die Hämolyse eintritt und sich
auch durch die Anwendung hoher Kochsalzconcentrationen bis zu
5 pCt., die sonst ein geeignetes Mittel bilden, die Verwandtschaft
zwischen Amboceptor und Complement zu lockern, nicht aufhalten
lässt. Natürlich lässt sich aus diesem Verhalten nicht etwa
schliessen, dass im Aalserum ein complexes Gift nicht vorhanden
ist, sondern nur, dass in diesem Fall besondere und noch nicht
genügend durchsichtige Verhältnisse vorliegen, zu deren Aufklärung
die bisher angewandten Methoden nicht genügen.

In Fällen, in denen die Kältemethode als solche versagt, kann
noch ein zweiter Weg in Betracht kommen. Derselbe beruht darauf,
dass eine hohe Salzconcentration die Hämolyse nach Art der

Kältetrennung aufheben kann, indem Concentrationen, die noch die
Vereinigung von Receptor und Amboceptor zulassen, die Vereinigung
von Amboceptor und Complement hindern. Auf diese Weise
kommt auch die Hemmung der Hämolyse durch Salze zustande,
wie sie zuerst Markl[1]) beschrieben und fälschlich auf Diffusions-
verhältnisse bezogen hat. Er hat dabei ganz übersehen, dass auch
in gewissen Fällen die Vereinigung von Toxin-Antitoxin, z. B.
Tetanustoxin - Antitoxin durch Salz aufgehoben wird (Knorr).
Ueber die Verwendung dieser Methode vergl. Ehrlich und Sachs,
S. 309—311.

Dass die Kältetrennungsmethode in solchen Fällen vollständig
versagen muss, in denen, wie bei der von Ehrlich und Sachs
beschriebenen Combination (S. 315), die Bindung von Amboceptor und Complement erst die Bedingung für die Verankerung an die Blutkörperchen darstellt, ist selbstverständlich und
eine derartige Möglichkeit muss stets im Auge behalten werden.

Die Ausführung derartiger Kälte-Trennungen gestaltet
sich sehr einfach. Nach vorheriger Abkühlung der mit Blut gefüllten
Reagensröhrchen und des Serums auf 0° durch Einlegen der Gefässe
in Eiswasser oder Verpacken derselben in Eisstückchen wird das
Serum dem Blut zugesetzt. Man wählt hierzu Mengen, die sich
von der einfach lösenden Dosis nach beiden Richtungen nicht allzu-
weit entfernen. Nach zweistündigem Aufenthalt der Mischungen bei
0° wird möglichst rasch centrifugirt und die obenstehende Flüssigkeit sofort abgegossen, die zurückbleibenden Blutkörperchen werden
event. nochmals mit physiologischer Kochsalzlösung gewaschen und
dann entsprechend aufgeschwemmt. Die abgegossene Flüssigkeit
wird nun von neuem mit Blutkörperchen beschickt, und zwar

---

1) Markl, Zeitschrift f. Hygiene. Bd. 39. 1902.

nimmt man hierzu, um das Gesammtvolum nicht zu vermehren,
die Blutkörperchensedimente, die aus einer entsprechenden Menge
der 5 proc. Suspension abcentrifugirt sind.   Ist eine vollkommene
Trennung von Amboceptor und Complement erfolgt, so werden
weder die sedimentirten Blutkörperchen gelöst, noch ist der Abguss im Stande, die neu zugefügten Blutkörperchen aufzulösen.
Es handelt sich dann darum, das im Abguss vorhandene Complement
zu bestimmen, indem man entsprechende Mengen durch Erwärmen
inactivirten Serums zufügt, während der von den Blutkörperchen in
der Kälte verankerte Amboceptor dann manifest wird, wenn man das
im Abguss enthaltene Complement dem Sediment wieder zufügt.

Was die zweite, einfachere Methode, die Methode der Wärme-
Inactivirung des hämolytischen Serums und Activirung
des Amboceptors durch neu zugefügtes Complement,
betrifft, so liegt die Hauptschwierigkeit häufig darin, dass ein bestimmtes, gerade im Einzelfall nöthiges Complement nicht in allen
Sera enthalten ist, und dass die Sera, die das betreffende Complement enthalten, häufig an und für sich mit Hilfe eines normalen
Amboceptors die Blutkörperchen mehr oder weniger stark auflösen.

Es giebt mehrere Wege, dieser Schwierigkeit zu entgehen.
Der eleganteste Weg, der in vielen Fällen gangbar ist, besteht
darin, dass man als complementirendes Agens das Serum der
Thierspecies wählt, deren Blutkörperchen geprüft werden, also
z. B. Meerschweinchenserum als Complement bei Amboceptoren,
welche auf Meerschweinchenblut einwirken.   In diesem Falle ist
natürlich eine Auflösung der Blutkörperchen durch das eigene
Serum allein völlig ausgeschlossen.

Für alle anderen Fälle muss man sich completirender Sera
bedienen, welche der betreffenden Blutart fremd sind. Man findet hierzu
häufig Sera, die an und für sich die betreffende Blutart nicht lösen,

so z. B. bei der Reactivirung von Amboceptoren für Hammelblut
oder Ochsenblut durch Ziegenserum.

Häufig kann man aber auch die Completirung mit einem
Serum ·erreichen, das an und für sich die Blutkörperchen löst, aber
eine. Completirung schon in Mengen bewirkt, in denen dasselbe
allein keine oder nur eine sehr geringe hämolytische Wirkung ausübt. Natürlich muss in diesen Fällen die Lösungskraft des Serums
allein genau durch Controlen bestimmt werden. Man kommt vielfach auf diesem Wege zum Ziel, jedoch ist häufig in diesen Sera
das Verhältniss zwischen normalem Amboceptor und dem Complement ein so ungünstiges, dass. die Completirung des fremden
Amboceptors unmöglich wird. In diesem Falle kann · man entweder den normalen Amboceptor durch Bindung an Blutkörperchen
in der Kälte entfernen, wie dies neuerdings auch Flexner und
Noguchi[1]), um Complemente für die hämolytischen Amboceptoren
von Schlangengiften zu erlangen, ausgeführt haben, oder man
kann den Complementgehalt des completirenden Serums künstlich
zu ·erhöhen suchen nach. dem Vorgang von P. Müller[2]). Dieser
erreichte durch Injection von Peptonlösungen bei Hühnern eine
erhebliche Complementvermehrung in deren Serum.

Was die Wahl der completirenden Sera anbetrifft, so wird
man bei immunisatorisch erzeugten Amboceptoren, wenn möglich,
selbstverständlich immer diejenigen Sera bevorzugen, welche von
der Thierspecies stammen, von der auch der Amboceptor gewonnen
ist.· Im übrigen ist das Princip aufzustellen, dass dasjenige Serum
am brauchbarsten ist, das von einer Thierart stammt, die derjenigen, welche den Amboceptor lieferte, nahe steht, da von den.

---

1) Flexner und Noguchi, Journal of experimental medicine. Vol. VI.,
1902.

2) Müller, Centralblatt f. Bacteriologie. I. Abth. Bd. 29. 1901.

fernerstehenden Thierarten oft nur in geringer Menge vorhandene
Partialamboceptoren completirt werden[1]).   Als ein an und für sich
sehr wenig hämolytisches Serum von grossem Complementreichthum
hat sich für sehr viele Fälle das Meerschweinchenserum bewährt.
Bei der Completirung der Amboceptoren ist aber auch die Art
der Inactivirung der Sera von grosser Bedeutung.   Die Inactivirung
geschieht in der Regel durch ½ stündiges Erwärmen des Serums
im Wasserbade. Dem Grade und der Dauer dieser Einwirkung ist nach
den neueren Erfahrungen eine ganz besondere Aufmerksamkeit zu
schenken[2]). Während man lange Jahre hindurch auf Grund der ver-
dienstvollen Untersuchungen Buchner's die Inactivirung durch
eine Temperatur von 55—56° geradezu als ein specifisches Kriterium
der Alexine ansah, hat sich neuerdings gezeigt, dass sich allgemeine
Regeln in dieser Richtung durchaus nicht aufstellen lassen.   Einerseits
kommen Complemente vor, die durch das gewöhnliche halbstündige
Erwärmen auf 55° überhaupt nicht beeinträchtigt werden, thermostabile Complemente, ferner aber giebt es Amboceptoren, die
durch die halbstündige Einwirkung einer Temperatur von 55° schon
völlig zerstört werden.   Ein Complement der ersteren Art wiesen
zuerst Ehrlich und Morgenroth[3]) im Serum eines mit Hammelblut immunisirten Bockes und normaler Ziegen in grösserer Menge
nach, und thermolabile Amboceptoren gehören, besonders in normalen
Seris, keineswegs zu den Seltenheiten.   So ist z. B. der oben erwähnte, regelmässig im Pferdeserum vorhandene, auf Meerschwein-

---

1) Ehrlich und Morgenroth, S. 168 ff.
2) Zur genauen Beobachtung der constant zu haltenden Temperatur benutzen wir mit Vortheil Thermometer mit besonders breiter Gradeintheilung
(1° C. = 1 cm). Die Thermometer brauchen für diese Zwecke nur eine gewisse Zone von Graden zu umfassen (etwa 40°—80° oder 45°—85°) und sind
von A. Haak in Jena zu beziehen.
3) s. S. 19·

chcnblut wirkende Amboceptor ebenso ein von Sachs[1]) studirter, im Hundeserum vorhandener, auf Meerschweinchenblut wirkender Amboceptor völliger Zerstörung durch halbstündiges Erwärmen auf 55° ausgesetzt. Es muss daher als oberste Regel für die Feststellung der complexen Natur hämolytischer Gifte durch thermogene Inactivirung festgestellt werden, dass stets die niedrigste Temperatur gewählt werden muss, bei welcher innerhalb kürzerer Zeit 20—60 Minuten die Inactivirung eintritt[2]).

VI. Die quantitative Bestimmung von Amboceptoren, Complementen und Receptoren.

In speciellen Fällen, z. B. im Verlauf der Immunisirung, ist es von grossem Werth, den Gehalt eines Serums an Amboceptor und Complement genau zu bestimmen. Indem wir hier auf die Arbeiten von v. Dungern (s. S. 56 ff.), Bulloch (l. c.), Morgenroth und Sachs (s. S. 336 u. 359) verweisen, heben wir hier nur hervor, dass es im allgemeinen bei der Complementbestimmung nothwendig ist, zwei Bestimmungen vorzunehmen, nämlich eine, die mit der einfachen wirksamen Dosis des Amboceptors und eine, die mit einem vielfach höheren Multiplum derselben ausgeführt ist. Die Gründe dieses Vorgehens sind aus der Arbeit über die quan-

---

1) s. S. 262 ff.
2) Nach den Untersuchungen von Korschun und Morgenroth (s. S. 381 ff.) sind die hämolytischen Substanzen der Organextracte „coctostabil", d. h. sie werden auch durch mehrstündiges Kochen nicht zerstört. Wir bezeichnen daher Substanzen als:
thermolabil, wenn sie durch Erwärmen auf 55° bis 56° unwirksam werden,
thermostabil, wenn sie Temperaturen von 56° und darüber vertragen, aber beim Kochen zerstört werden,
coctostabil, wenn sie gegen Erhitzen auf 100° resistent sind.
Zur genauen Charakterisirung des Verhaltens kann im Einzelfall Temperatur und Dauer der Einwirkung, event. als Index, beigefügt werden.

titativen Bestimmungen von Amboceptor, Complement und Anticomplement (S. 359) zu ersehen.

Was die Bestimmung der Amboceptormenge anbetrifft, so erfolgt dieselbe nach ähnlichen Principien und zwar in der Regel so,
dass man mit einem Ueberschuss von Complement arbeitet. Eine
gewisse Schwierigkeit besteht darin, dass der Complementgehalt
der zu verwendenden Sera, z.B. des Kaninchenserums, ein wechselnder
ist. Man wird deshalb, um den Einfluss dieses Factors auszuschalten, stets den Wirkungswerth des completirenden Serums
mit einer als Standard-Serum dienenden Probe des betreffenden
Immunserums auszuführen haben und unmittelbar an diesen Vorversuch, der die nothwendige Complementmenge limitirt, die quantitative Amboceptor-Bestimmung des neuen Serums anzuschliessen
haben.

Von Wichtigkeit ist auch die Bestimmung des Recep-
torengehalts der rothen Blutkörperchen, als deren Maass
die Bindung des Amboceptors dient.

Ehrlich und Morgenroth (s. S. 113 ff.) haben nachgewiesen,
dass die Bindungsfähigkeit der rothen Blutkörperchen ausserordentlich variirt. Während bei manchen Combinationen die Blutkörperchen gerade nur diejenige Amboceptormenge binden, die bei genügendem Complementzusatz zu ihrer vollständigen Lösung ausreicht
(Amboceptoreinheit), erwiesen sich in zahlreichen anderen Fällen
die Blutkörperchen befähigt, bis zu 100 einfach lösenden Dosen
des Amboceptors aufzunehmen. Der Amboceptoreinheit entspricht
die Receptoreinheit. als diejenige Receptormenge, welche die
Amboceptoreinheit bindet (cf. S. 363). Die Bindungsfähigkeit der
Erythrocyten wird nun in der Weise bestimmt, dass man den Blutkörperchen wechselnde Multipla der Amboceptoreinheit zufügt,
nach etwa 1 Stunde abcentrifugirt und dann die Abgüsse auf

31*

frische Blutkörperchen unter genügendem Complementzusatz einwirken lässt. Aus dem Grade der eingetretenen Hämolyse ist
dann ohne weiteres zu erkennen, wieviel Amboceptor gerade noch
vollständig gebunden wurde [cf. S. 117 ff. und die Protocolle S. 149
und S. 151][1]).

Bei der Untersuchung der Complemente eines Serums ist endlich der Nachweis ihrer Pluralität oft von grösster Wichtigkeit.
Die Methoden, die zu einer Differenzirung der einzelnen Complemente führen, sind an verschiedenen Stellen bereits ausführlich erörtert worden, so dass hier ein Hinweis auf die Arbeiten von
Ehrlich und Morgenroth (S. 16, S. 89, S. 168), Ehrlich und
Sachs (S. 282), Marshall und Morgenroth (S. 321) genügen kann.

VII. Die Untersuchung antihämolytischer Wirkungen.

Das Gebiet der antihämolytischen Functionen hat erst in
jüngster Zeit eine eingehendere Bearbeitung erfahren und hohe
Bedeutung für das Verständniss der Mechanik der Hämolysinwirkung erlangt. Wenn auch das Studium der mannigfaltigen
Hemmungsvorgänge der Hämolysinwirkung bis jetzt nach keiner
Richtung hin erschöpfend ist, so lassen sich doch wenigstens die
allgemeinen Principien der Untersuchung vorzeichnen.

Wir beginnen zunächst mit den einfachen Hämotoxinen,
denen sich auch die Hämagglutinine anreihen, die durch eine cytophile haptophore Gruppe und eine zymotoxische resp. agglutinirende
Gruppe charakterisirt sind. Macht man sich die Wirkung dieser

---

1) Ueber die ausserordentlich grosse Bindungsfähigkeit von Bakterien
für Agglutinine und für Amboceptoren vergl. die interessanten Mittheilungen
von Eisenberg und Volk (Zeitschr. f. Hyg. Bd. SO) und von Pfeiffer und
Friedberger (Berl. klin. Wochenschr. 1902, No. 25).

Hämotoxine klar, so sieht man, dass dieselbe auf zwei Arten gehemmt werden kann, nämlich

1. durch einen Antikörper, der in die haptophore Gruppe eingreift und dieselbe so von dem Receptor der Zelle ablenkt,

2. durch Substanzen, die imstande sind, den Receptor der
rothen Blutkörperchen zu occupiren und so dem Zutritt des Hämotoxins den Weg zu versperren.

Was die erste Gruppe von Antikörpern betrifft, so sind diese
für eine grosse Zahl von Blutgiften schon bekannt. Es sei hier nur
erinnert an die Antihämolysine, wie Anticrotin, Antitetanolysin,
Antistaphylolysin, die Antikörper gegen die hämolytischen Schlangen-,
Spinnen-, Krötengifte und an die Antiagglutinine, Antiricin, Antiabrin, Anticrotin. Diese Substanzen können als Antitoxine auf
immunisatorischem Weg erzeugt werden, kommen aber auch im
normalen Serum vor, wie Antitetanolysin im Pferdeserum (Ehrlich),
Antistaphylolysin im Serum von Ziege, Mensch und Pferd
M. Neisser und Wechsberg) etc.

Die zweite Art hemmender Wirkung wird durch Substanzen bewirkt, welche die Receptoren der Zelle besetzen. Es
müssen dies also Substanzen sein, welche dieselbe haptophore
Gruppe besitzen, wie die Hämotoxine selbst. Hieraus aber ergiebt
sich, dass man am ehesten daran denken muss, dass Umwandlungsproducte des Hämolysins selbst diese „ver-
stopfende" Wirkung ausüben können. Durch die Untersuchungen
von Ehrlich über die Constitution des Diphtheriegiftes ist es nun
erwiesen, dass bei Toxinen und verwandten Körpern die zymotoxische Gruppe weit labiler ist, als die haptophore. Die so entstandenen Derivate, Toxoide, besitzen noch ein Bindungsvermögen
für die Zellreceptoren, besitzen das Neutralisationsvermögen für
Antitoxine, besitzen die Fähigkeit, reactiv Antikörper zu erzeugen,

sie entbehren aber der Toxicität mehr oder weniger vollkommen. Diese von Ehrlich zuerst beschriebene Toxoidbildung ist nun inzwischen bei einer Reihe von Substanzen nachgewiesen worden, bei Hämotoxinen sowohl (Tetanolysin, Schlangengift, Staphylolysin), wie neuerdings auch bei Agglutininen und Coagulinen[1]) Ehrlich hat nun schon in seiner ersten Arbeit hervorgehoben, dass auch eine bei der Toxoidbildung eintretende Aviditätserhöhung der haptophoren Gruppe denkbar wäre. Das neu entstandene Toxoid müsste dann durch diese Aviditätserhöhung imstande sein, den Receptor der Zelle auch in Concurrenz mit dem unveränderten Toxin in Beschlag zu nehmen und so die Zelle vor dem Eintritt des eigentlichen Giftes, also auch vor dessen schädigender Wirkung zu schützen. Ehrlich hat für derartige Toxoide den Namen Protoxoide vorgeschlagen. Selbstverständlich kann eine solche schützende Wirkung nach dem Gesetz der Massenwirkung sich auch in dem Fall geltend machen, dass das Toxoid (Syntoxoid) die gleiche Verwandtschaft zum Zellreceptor hat, wie das Toxin, während der Schutz gering oder ganz minimal ausfallen wird, wenn durch die Toxoidbildung eine Herabsetzung der Avidität eingetreten ist (Epitoxoid). Nun haben die neueren Untersuchungen bei den Agglutininen der Bakterien[2]) und bei den Coagulinen gezeigt, dass durch Erwärmen Agglutinoide aus diesen Substanzen in reicher Menge entstehen, welche eine höhere Verwandtschaft besitzen als die Agglutinine selbst und die deshalb als Proagglutinoide zu bezeichnen sind.

Die experimentelle Unterscheidung dieser beiden hier geschilderten Arten der Hemmung ist nun im Einzelfalle leicht.

1) s. Eisenberg und Volk, Zeitschr. f. Hygiene, Bd.40, 1902; Bail, Archiv f. Hygiene, Bd. 42, 1902, Shiga S. 442.
2) Eisenberg und Volk (l. c.); Bail (l. c.); Shiga S. 442.

Handelt es sich um irgend ein bestimmtes Serum, das die
Wirkung eines Hämotoxins aufhebt, so ist schon a priori die Wahrscheinlichkeit, dass es sich um einen Antikörper im üblichen Sinne
handelt, gegeben, die beinahe zur Sicherheit wird, wenn das betreffende Serum von einem specifisch immunisirten Thier stammt.
Experimentell lässt sich die Zugehörigkeit zu dieser Gruppe dadurch
sehr leicht erweisen, dass man die rothen Blutkörperchen, nachdem
sie mit einem gerade neutralen Gemisch von Hämotoxin und Antikörper behandelt sind, abcentrifugirt. Sie müssen sich dann, wenn
eine wirkliche Ablenkung des Giftes vorlag, genau so verhalten
wie frische Blutkörperchen und vor allem noch genau das ursprüngliche Bindungsvermögen für das Hämotoxin erhalten haben.

Im Gegensatz zu diesem Verhalten tritt die Störung, welche
durch Umwandlungsproducte des Hämolysins selbst bedingt wird,
schon in solchen Versuchsreihen auf, die allein mit Blutkörperchen
und der toxischen Substanz angestellt werden, und markirt sich
in der Art, dass die Reihe der Versuche unregelmässig verläuft,
analog Shiga's Versuchen mit Agglutininen. Fügt man z. B. zu
Dysenteriebacillen steigende Mengen von agglutinirendem, vorher
erwärmtem Dysenterieserum zu, so kann man beobachten, dass
in den Reagensröhrchen, welche die grösste Menge des Agglutinins
enthalten, keine Agglutination eintritt, dass diese erst bei geringeren
Mengen manifest wird und endlich bei noch kleineren Agglutinin-
mengen verschwindet.

Als ein Beweis, dass es sich hier um eine wirkliche Occupation
der Receptoren durch das Proagglutinoid handelt, dient das Verhalten
der abcentrifugirten Bakterien, welche in Kochsalzwasser aufgeschwemmt und von neuem mit einer sonst wirksamen Dosis
Agglutinin versetzt, nicht mehr agglutinirt werden, da dieses eben
an die „verstopften" Receptoren nicht mehr herantreten kann.

Wir bezweifeln nicht, dass es auch gelingen wird, dieselben Phänomene bei Hämagglutininen etc. zu erhalten.

Weit verwickelter liegen die Verhältnisse bei den complexen
Hämolysinen. Die einzelnen Möglichkeiten des Hemmungsmecha-
nismus sind hier zahlreicher, und es dürfte die nöthigen Ueberlegungen erleichtern, wenn wir dieselben an der Hand eines Schemas
(s. S. 489) durchgehen.

Das Schema bezieht sich auf Versuche, welche mit Mischungen
angestellt sind, die an und für sich Blutkörperchen nicht lösen,
Mischungen, deren Zusammensetzung natürlich vorher genau quantitativ ermittelt werden muss. Man bestimmt zunächst ein hämolytisches System, in dem sich Amboceptor und Complement in
gerade ausreichender Aequivalenz befinden und die Menge des betreffenden Antikörpers, welche dessen Wirkung gerade aufhebt.
Mit diesem ausbalancirten Gemisch nimmt man nach der Centrifugalmethode die dem Schema entsprechende Untersuchung der
Sedimente und Abgüsse vor[1]).

Bei der Untersuchung der Sedimente ist stets eie Frage,
ob dieselben Amboceptor aufgenommen haben oder nicht. Am
einfachsten wird diese Frage durch Complementzusatz entschieden, ein Verfahren, welches durch die schwierigere und um-
ständlichere Untersuchung der Bindungsfähigkeit der Blutkörperchen
für neu zugefügten Amboceptor zu ergänzen ist, wobei natürlich
ein Parallelversuch mit nicht vorbehandelten Blutkörperchen die
Grundlage der Beurtheilung bilden muss. Für gewöhnlich genügen
Versuche bei mittlerer Temperatur, nur bei der Untersuchung des

---

1) Anm. Diese Versuchsanordnung bezieht sich auf Fall 1, 3 und 4 des
Schemas, während es sich in Fall 2 um Versuche handelt, die mit dem einfachen, durch Erwärmen gewonnenen complementoidhaltigen Serum angestellt sind.

	Verhalten des Sediments		Verhalten des Abgusses		
	Activirungs-fähigkeit durch neues Complement	Bindungs-fähigkeit für Receptoren	...halt	Complement-gehalt	Complement-...lt (nur für Fall II)
I. Anticomplement. c: Complement. ac: Anticomplement. (c, ac)	+	0	0	0	
II. Verstopfung der complementophilen Gruppe des Amboceptors (a) durch Complementoid (cd). a) bei 0° (c, cd, a)	+	0	0	0	+
b) bei 37°	0	0	0	0	0
III. Antiamboceptor (aa) a: Amboceptor. (a, aa)	0	+	0	+	
IV. Cytophiles Proto-Amboceptoid (ca). r: Receptor der rothen Blutkörperchen. (ca, r)	0	0	+	+	

II. Falles (Complementoidverstopfung) ist eine Variation der Temperatur erforderlich.

I. In dem ersten Fall wird das Complement durch ein Anticomplement abgelenkt. Es kommen hier sowohl immunisatorisch erzeugte als natürlich vorkommende Anticomplemente in Betracht und ausserdem ebenso functionirende Derivate der Amboceptoren, Amboceptoide, deren complementophile Gruppe erhalten ist[1]). Besonders, wenn die complementophile Gruppe dieser Amboceptoide eine Aviditätserhöhung erfahren hat, werden sich diese in ihrem Verhalten in nichts von den Anticomplementen unterscheiden. Im Sinne eines Anticomplements können auch endlich Amboceptoren wirken durch die zuerst von M. Neisser und Wechsberg beobachtete Complementablenkung durch überschüssigen Amboceptor (cf. S. 182 ff.); es enthält dann der Abguss natürlich den Ueberschuss von Amboceptoren nnd das an letztere gebundene Complement.

II. Der zweite Fall ist der, dass die complementophile Gruppe des Amboceptors verstopft ist. Hier kommt in erster Linie die Wirkung von Complementoiden in Frage (s. Ehrlich und Sachs, S. 303 ff.), die allerdings nach den vorliegenden Erfahrungen nur selten eine Rolle spielt, da gewöhnlich bei der Complementoidbildung eine Verringerung der Avidität erfolgt.

III. Als dritte Möglichkeit kommt die Wirkung der Antiamboceptoren in Betracht, welche in die cytophile Gruppe der Amboceptoren eingreifen und normal vorhanden oder immunisatorisch erzeugt sein können. Diese Antiamboceptoren sind im Sinne der Theorie mit den Receptoren der Zellen zu identificiren, in welche die Amboceptoren eingreifen. Es werden deshalb abgestossene und in Lösung befindliche Receptoren als Antiamboceptoren wirken[2]).

---

1) Wechsberg, Wiener klin. Wochenschrift, 1902, No. 28; E. Neisser und Friedemann, Berl. klin. Wochenschr., 1902, No. 29.
2) Morgenroth, S. 347 ff., s. auch P. Müller, Münch. med. Wochenschr. 1902. No. 32.

Auch das Serum gegen Schlangengift enthält nach neueren Untersuchungen Antiamboceptoren gegen die Amboceptoren des Cobragiftes.

IV. Die vierte Möglichkeit besteht in der Besetzung des
Receptors durch cytophile Proamboceptoide, Verhältnisse, die mit
den bei der Besprechung der einfachen Hämotoxine (S. 485) erörterten zusammenfallen. Da die Lehre von den Amboceptoiden in ihrem
ersten Beginn steht, sind derartige Fälle noch nicht beschrieben,
jedoch ist ihr Vorkommen im höchsten Grade wahrscheinlich und
die nächsten Zeiten dürften wohl Erfahrungen in dieser Hinsicht
bringen.

Was die Einzelheiten der Versuchsanordnung betrifft, so enthalten die vorausgehenden Aufsätze ausführlich beschriebene Beispiele, die im Einzelfalle nachzusehen sind. Wir verweisen hier
auf folgende:

Fall I: S. 324, S. 370ff.;

„ II: S. 303ff;

„ III: S. 157, 159, 357.

Im Einzelfall handelt es sich nun darum, festzustellen, welcher
von diesen Fällen jeweils in Betracht kommt. Vor allem muss
man sich bei allen Hemmungserscheinungen immer vor Augen
halten, dass die Hemmung nicht immer auf einer specifischen Bindung
beruhen muss, sondern auf störenden Momenten, die wir unter dem
Namen der „antireactiven" Wirkungen zusammenfassen, beruhen
kann. Wenn z. B. die Vereinigung von Amboceptor und Complement
in der Kälte nicht stattfindet, wenn durch Salzwirkung die Bindung
des Complements an den verankerten Amboceptor oder die Bindung
des Amboceptors an den Receptor der Zelle verhindert wird, so
liegen „antireactive" Einflüsse und nicht specifische Hemmungen vor.
Im allgemeinen ist die Unterscheidung zwischen diesen beiden

Arten der Hemmung im Einzelfalle leicht zu treffen. Liefert doch
schon meist die Herkunft und Art der Gewinnung der betreffenden
Substanzen werthvolle Hinweise in dieser Richtung. Sind „antireactive" Wirkungen ausgeschlossen, so lässt sich durch consequente Anwendung der Centrifugalmethode leicht die Einordnung
des Falles unter einen der im Schema dargestellten Typen durchführen.

Natürlich können sich die Fälle auch combiniren. So könnte
z. B. gleichzeitig in einer Flüssigkeit Anticomplement und Antiamboceptor, Anticomplement und Procomplementoid vorhanden
sein, während Antiamboceptor und Amboceptor, Complement und
Anticomplement in einer Lösung sich insofern ausschliessen, als sie
sich gegenseitig absättigen.

Von Wichtigkeit und methodisch hierher gehörig ist auch die Er-
kennung larvirter Amboceptoren, deren Activirbarkeit durch die
gleichzeitige Gegenwart von Anticomplement unterdrückt ist. Die
Versuchsanordnung s. bei Morgenroth (S. 352 ff.).

Es ist natürlich nicht möglich, die zahllosen hier in Betracht
kommenden Variationen erschöpfend zu behandeln. Wir hoffen
jedoch, dass die hier gegebene methodische Zusammenstellung
gezeigt hat, wie die Grundlehren der Ehrlich'schen Seitenkettentheorie ein systematisches Arbeiten auf dem Gebiet der
Hämolysine ermöglichen. Die Beachtung der Principien wird zu
jener erfreulichen Uebereinstimmung der Resultate führen, zu denen
jetzt schon in vielen Fällen die Autoren unabhängig von einander
durch deren consequente Benutzung gelangt sind.

XXX.

Die Methodik des bactericiden Reagenzglasversuches.

Professor M. Neisser,

Mitglied des Instituts.

Um im Reagenzglasversuche die bactericide Kraft eines Serums oder eines Serumgemisches zu messen, ist der Plattenversuch (Nissen, Buehner) bisher noch die sicherste Methode. Nur in besonderen Fällen erhält man mittelst anderer Methoden (Beobachtung hängender Tropfen auf Eintritt von Körnchenzerfall [R. Pfeiffer] oder bioskopische Methode [M. Neisser-Wechsberg[1])]) brauchbare Vergleichswerthe. Aber auch die Plattenmethode ist zur Zeit noch umständlich und, was noch schwerer wiegt, nicht in allen Fällen anwendbar. Sie ist ferner keine empfindliche Methode und nur dann verwerthbar, wenn grosse Ausschläge in Folge kräftiger bactericider Eigenschaften zu erwarten sind. Im Allgemeinen sind solch starke Wirkungen nur mit Immunseris und nur seltener mit normalen Seris zu erzielen.

Ueber die Immunisirung lassen sich allgemeine Angaben nicht machen, und es seien deshalb nur einige wenige Beispiele

---

1) Münch. med. Wochenschr. 1900. No. 37.

angeführt. Für die Vibrionen ergiebt z. B. die einmalige subcutane Einspritzung von 3 toten Agarculturen bei Kaninchen [R. Pfeiffer und Marx[1])] gute Resultate, ebenso auch die intravenöse Einspritzung ausserordentlich geringer Mengen [Mertens, R. Pfeiffer[2])]. Für die Immunisirung gegen Typhus eignen sich am besten der Hund und die Ziege. Hier genügt die alleinige Einspritzung toter Culturen nicht, um ein hochwerthiges bactericides Serum zu erhalten, es ist vielmehr die nachfolgende Einspritzung lebender Culturen nöthig. Für die Gewinnung eines in vitro wirkenden Bactericidserums gegenüber dem Shiga'schen Dysenteriebacillus eignen sich sehr gut Pferde, viel schlechter Ziegen und sehr schlecht Kaninchen und Meerschweinchen. Man vergesse übrigens nie das normale Serum des betreffenden Thieres vor Beginn der Immunisirung auf seine bactericide Eigenschaft zu untersuchen.

Mit vielen Bacterien ist es bisher noch nicht gelungen, ein in vitro wirkendes Bactericidserum herzustellen. So waren unsere langjährigen diesbezüglichen Versuche mit dem Staph. pyog. aur. (Ziege, Kaninchen) und mit dem Diphtheriebacillus bisher resultatlos, und ebensowenig ist es uns bisher gelungen, mit dem Susserin und anderen derartigen im Thierversuch wirksamen Seris bactericide Effecte in vitro zu erzielen. Die Gründe für dieses Verhalten sind noch nicht klar und bilden deshalb den Gegenstand weiterer Forschungen.

Bordet und Gengou haben (Annales de l'Institut Pasteur 1901) eine Methode angegeben, mit deren Hülfe man einen immunisatorisch erzeugten bactericiden Zwischenkörper auch in solchen Fällen erkennen kann, in denen der bactericide Plattenversuch versagt (z. B. Schweinerothlauf). Diese Methode beruht darauf, dass

---

1) Zeitschr. f. Hyg. XXVII. 1998.
2) Deutsche med. Wochenschr. 1901.

die mit dem Zwischenkörper versehenen Bacterien im Stande sein sollen, auch hämolytisch wirkende Complemente an sich zu ziehen. Dieser Defect an hämolytischem Complement, der leicht erkannt werden kann, ist dann der Ausdruck dafür, dass die Bacterien sich mit einem bactericiden Zwischenkörper verankert haben. Ohne auf die theoretische Deutung dieser interessanten Versuche einzugehen, sei hier nur gesagt, dass uns diese Methode in einigen Fällen, in denen wir bactericide Immunsera auf diese Weise prüften, nicht zum Ziele geführt hat. Zu einer quantitativen Auswerthung eines Immunserums erscheint uns diese Methode nicht geeignet.

Es braucht kaum vorangeschickt zu werden, dass für ein Gelingen des bactericiden Versuches die absolute Sterilität aller Gefässe, Verdünnungsflüssigkeiten, sowie der angewendeten Sera die erste Vorbedingung ist. Zumal bei der Blutentnahme ist grosse Vorsicht nöthig. Die in dem vorhergehenden Abschnitte beschriebene Methode der Entblutung von Kaninchen und Meerschweinchen genügt zur sterilen Blutentnahme völlig. Zur Entnahme kleinerer Blutmengen aus dem Kaninchenohr für bacteriolytische Zwecke ist vorgängiges Abreiben mit 70 proc. Alkohol und Einstechen einer kurzen kräftigen sterilen Canüle meistens erforderlich. In vielen Fällen kommt man allerdings auch damit zum Ziele, dass man mit sterilem Skalpell einen kurzen scharfen Querschnitt über die Randvene macht und durch geeignete Haltung dafür sorgt, dass das austretende Blut direct, ohne über das Ohr zu laufen, abtropft. Bei der Entblutung von Tauben und Hühnern durch Decapitiren kann man nicht immer auf steriles Serum rechnen; es empfiehlt sich daher die Freilegung der grossen Halsgefässe. Für mehrmalige Entnahme von Meerschweinchen muss man natürlich ebenfalls directe Entnahme aus den Halsgefässen und nachherige Unterbindung machen. Die Gewinnung von ganz kleinen Mengen sterilen

Taubenblutes aus der Flügelvene ist leicht, wenn man die Federn
sorgfältig entfernt, die Haut mit Alkohol desinficirt und nach dem
Einschneiden jede Berührung der Haut möglichst vermeidet.

Zur Serumgewinnung bleibt das Blut entweder über Nacht stehen
(siehe vorigen Abschnitt) oder man lässt das Blut mittelst sterilen
Trichters in eine sterile mit sterilen Glasperlen oder Stahlspähnen,
gefüllte Flasche laufen, defibrinirt nach Aufsetzen eines abgebrannten
Korkes und centrifugirt. Das Centrifugiren schadet der Sterilität
meistens nicht, zumal wenn man nachher den obersten Flüssig-
keitstheil abhebert. Im Interesse einer sicheren Sterilität ist aber
das Absitzenlassen des Serums dem Defibriniren und Centrifugiren
vorzuziehen.

Die activen Sera, welche zur Completirung dienen, sind möglichst frisch, in keinem Falle nach mehr als 2 oder 3×24 Stunden
(Eisschrank) zu benutzen. Die Immunsera, welche ja gewöhnlich inactiv verwendet werden, können bei Eisschranktemperatur längere
Zeit aufbewahrt werden. Auch da kommen allerdings Abschwächun-
gen vor. Bei hochwerthigen Immunseris ist ein Zusatz von 0,5 pCt.
Phenol zur Conservirung zulässig, da bei den geringen Mengen des
zum Versuche angewendeten Serums (etwa 0,01 ccm) dieser Phenol-
gehalt für die Bacterien wie für die Complemente belanglos ist.

Vor Beginn des eigentlichen Versuches hat man festzustellen,
welche Aussaatmenge die günstigsten Resultate ergiebt; so kann
es für manche Versuche vortheilhaft sein, jedesmal $1/_{500}$ ccm einer
eintägigen Bouilloncultur auszusäen, während mit einem anderen
Bacterium die Aussaat von $1/_{1000}$ oder $1/_{10000}$ Oese der eintägigen
Agarcultur gleichmässigere Resultate ergiebt. Man hat sich ferner
zunächst mehrfach davon zu überzeugen, dass auf den Control-
aussaatplatten regelmässig ein gleichmässig gutes Wachsthum stattfindet, da nur dann gleichmässig verlaufende Reihen zu erwarten

sind. So gut z. B. der Bacillus der Schweineseuche auf gewöhnlichen schrägem Agar wächst, so unregelmässig können die Control-
aussaatplatten ausfallen. Gelegentlich kann man sich dann mit
Glycerinagar helfen. Wieder andere Bacterien vertragen eine Aufschwemmung in 0,85 proc. NaCl-Lösung sehr schlecht; man muss
dann von Bouillonculturen ausgehen und die Verdünnungen nicht in
Kochsalzlösung, sondern in Bouillon vornehmen. Stets richte man
die Verdünnung so ein, dass die schliessliche Aussaatmenge etwa
5—10 Tropfen beträgt, da bei der Aussaat von 1 oder 2 Tropfen
erhebliche Schwankungen der Keimzahl eintreten. In jedem Falle
aber muss die Aussaatplatte viele Tausende oder eine unzählbare Anzahl von Colonien enthalten. Es wird sich dann
die bactericide Wirkung deutlich zeigen, indem in den entsprechenden Proben diese grosse Zahl von Colonien völlig oder fast völlig
auf 0 reducirt ist.

Als Reagenzgläser benutzt man vortheilhaft die kleinen Röhrchen von 9—10 cm Länge und etwa 1,3 Durchmesser. Die
Wattepfropfen werden abgenommen und erst nach Einfüllen aller
einzelnen Componenten wieder aufgesetzt (nachdem sie vorher flam-
birt worden sind). Bei einigermaassen ruhiger Luft braucht man
das längere Offenstehen der Röhrchen nicht zu scheuen.

Die Einstellung eines Immunserums beginnt man damit,
dass das Immunserum in frischem activem Zustande untersucht
wird, natürlich auf dieselbe Weise, wie das Serum des betreffenden
Thieres vor Beginn der Immunisirung untersucht worden ist. Zu
diesem Zwecke füllt man in einer Reihe Röhrchen 1,0—0,3—0,1
—0,03—0,01 des frischen active Serums. Feinere Abstufungen
sind bei der erwähnten Unempfindlichkeit der bactericiden Reagenz-
glasmethode zwecklos. Dann fügt man die Culturaussaat hinzu,
füllt alle Röhrchen mit steriler physiologischer NaCl-Lösung bis

auf 2 ccm auf und setzt schliesslich jedem Röhrchen noch 3 Tropfen
Bouillon zu. Dieser Bouillonzusatz hat sich uns in allen bactericiden Versuchen sehr bewährt; er genügt, um störende Schwankungen des osmotischen Druckes auszugleichen. Von Wichtigkeit
ist es, das Gesammtvolumen der Flüssigkeit in allen Röhrchen
durch Auffüllung gleich gross zu machen. Wichtig sind ferner eine
Anzahl Controlen, und zwar einmal eine Controle der Aussaat,
.ferner eine Controle, welche die maximal verwendete Menge des
Serums auf Sterilität prüft, und schliesslich eine Controle oder
besser Controlreihe, welche ausser der Aussaat das verwendete
Serum, aber in inactivem Zustande enthält. Man erhält mit dieser
letzten Controle einen Ueberblick, ob ein thermostabiles Complement vorliegt. Zu gleicher Zeit dient diese Controle dazu, um
zu zeigen, dass die bactericide Wirkung nicht durch die agglutinirende Kraft des Serums vorgetäuscht wird.

Die Röhrchen kommen nun für mindestens 3 Stunden in den
Thermostaten, nachdem sie vorher sorgfältig geschüttelt worden
sind. Nach dem Aufenthalte in dem Brutschrank erfolgt wieder
Umschütteln und die Verarbeitung zu Agarplatten. Man entnimmt
dazu jedem Röhrchen mit gleichmässigen Pipetten 5—10 Tropfen
und giesst damit in gewöhnlicher Weise Agarplatten. Die Platten
werden „verkehrt" in den Thermostaten gestellt und verbleiben
darin bis zum nächsten Tage. Die Beurtheilung der Platten
erfolgt am besten und schnellsten „schätzungsweise" der Art, dass
man sich an folgendes Schema gewöhnt: 0 oder fast 0, etwa 100,
einige Hunderte, Tausende, sehr viele Tausende, unendlich. Eine
deutliche bactericide Wirkung liegt nur dann vor, wenn die Controlen sinngemäss ausfallen und wenn eine Reduction der Colonien
von unendlich oder vielen Tausenden auf 0 oder auf ganz wenige
Keime stattgefunden hat. Ferner ist der Versuch auch nur dann

gut ausgefallen, wenn man die untere Grenze der wirksamen Serummenge erreicht hat, wenn also die letzten Platten wieder zunehmende Coloniczahlen aufweisen.

Eine gewisse Controle zu dem Plattenversuche erhält man in
geeigneten Fällen, wenn man die Versuchsröhrchen, nachdem aus
ihnen einige Tropfen zur Aussaat für den Plattenversuch entnommen
waren, wieder in den Thermostaten stellt und am nächsten Tage
besichtigt. Man erhält dann in den Aussaatcontrolen reichliches
Wachsthum und in den Versuchsröhrchen je nach der Serummenge
Wachsthum oder kein Wachsthum. Dieser Röhrchenversuch wird
natürlich nur dann ein Resultat ergeben, wenn die bactericide Kraft
des Serums gross genug war, um in den betreffenden Proben auch
den letzten Keim abzutödten. Wofern aber auch nur wenige Keime,
z. B. in Folge besonderer Resistenz, am Leben bleiben, werden
sich diese wenigen Keime nach Verbrauch der bactericiden Substanzen wieder bis ins Unendliche vermehren. Bei Versuchen mit
sporentragenden Bacterien kann deshalb der Röhrchenversuch ein
brauchbares Resultat nicht geben. Aus demselben Grunde ist es
auch für den Plattenversuch von Wichtigkeit, die Versuchsröhrchen
eine bestimmte, für jedes Bacterium zu eruirende Zeit im Thermostaten zu belassen. Es ist eben zu bedenken, dass die Abtödtung
der Bacterien sich durch eine Curve veranschaulichen lässt, deren
tiefsten Punkt (geringste Anzahl noch lebender Keime) man ungefähr treffen muss, wenn man grosse Ausschläge erhalten will.
Diesseits und jenseits dieses tiefsten Punktes, wofern er nicht bei 0
liegt, sind die Ausschläge naturgemäss geringer. Dass aber geringe Ausschläge für alle diese Versuche unverwerthbar sind, ergiebt die einfache Ueberlegung, dass auch die Agglutination, so
wenig sie direct mit der Bactericidie zu thun hat, auf der Platte
eine Verringerung der Coloniezahlen hervorrufen und damit eine

Abnahme der Keime vortäuschen kann. Schon um diesem Einwande zu begegnen, ist die oben angeführte Controlreihe mit dem
inactivirten Serum, welches ja das Agglutinin unzerstört enthält,
von Wichtigkeit.

Nachdem das frische active Immunserum bezüglich seiner bactericiden Wirkung untersucht worden ist, geht man dazu über, das
inactive Immunserum durch Zugabe von Complement völlig aus-
zuwerthen. Die Inactivirung erfolgt nach den im vorigen Abschnitt
niedergelegten Grundsätzen. Als Complement wird man zunächst
das Normalserum der Thierspecies, von dem das Immunserum
stammt, verwenden. Ein Vorversuch hat dann zu zeigen, welche
Dosis dieses Normalserums man verwenden kann, ohne Bactericidie
durch das Normalserum allein zu erzielen.

Die Complementdosis ist so zu wählen, dass die Platte, welche
nur Complement und Aussaat enthält, sich möglichst wenig von
der Aussaatcontrolplatte unterscheidet. Man vermeide ferner zu
grosse Mengen des Complements und wende jedenfalls nicht mehr
als etwa 0,5 ccm completirendes Serum an. Der Versuch gestaltet
sich dann so, dass in eine Reihe Röhrchen die Dosen 1,0, 0,3,
0,1, 0,03, 0,01 ccm etc. des inactiven Immunserums kommen, dass
ferner in alle Röhrchen die gleiche Menge des completirenden
activen Normalserums (z. B. 0,3 ccm) und die Bacterienaussaat
kommen. Dann erfolgt Auffüllung mit physiologischer NaCl-Lösung
auf gleiches Niveau (2—3 ccm) und Zugabe von 3 Tropfen Bouillon.
Die Controlen müssen hier noch zahlreicher sein. Die Sterilität
jedes Serums, sowie die Unwirksamkeit des allein angewendeten
inactiven Immunserums und des allein angewendeten activen Normalserums sind zu erweisen.

Der Ausfall eines solchen Versuches wird meistens auf den
ersten Blick frappiren, weil die Platten mit den grössten Mengen

Immunserums die grösste Anzahl Colonien aufweisen. Man wird sich dabei immer an die Thatsache der Complementablenkung in Folge überschüssiger Immunkörper erinnern müssen. Die durch diese Complementablenkung hervorgerufene paradoxe Reihe tritt nicht nur im Plattenversuch, sondern auch im Röhrchenversuch in die Erscheinung. Auf welch verschiedene Weise das Complement von der beabsichtigten Stelle abgelenkt werden kann, ist im vorigen Abschnitt bereits besprochen worden. Für den bactericiden Versuch ist diejenige Ablenkung besonders von Wichtigkeit, welche durch einen Ueberschuss der immunisatorisch hervorgerufenen Amboceptoren erzeugt wird. Der Mechanismus ist dann der, dass in einem Gemenge von Bacterien, grossen Mengen von Amboceptor und Complement, das Complement auch von den vielen „freien", nicht an die Bacterien verankerten Receptoren gebunden wird, während ein Theil der an die Bacterien verankerten Receptoren nunmehr kein Complement mehr zur Verfügung hat, also nicht bactericid wirken kann. Es entsteht auf diese Weise ein relativer Complementmangel. Es wird das besonders dann eintreten können, wenn ein Theil der Amboceptoren zu einem Amboceptoid mit erhöhter Avidität umgewandelt ist [Wechsberg[1]), E. Neisser und Friedemann[2])]; allerdings ist für bactericide Sera die Mitwirkung der Amboceptoide noch nicht erwiesen.

In anderen Fällen kann eine Störung der Completirung der Amboceptoren dadurch eintreten, dass complementablenkende Gruppen vorhanden sind oder durch die Inactivirung frei werden, welche nicht erst durch die Immunisirung entstanden sind, sondern schon im normalen Serum der betreffenden Species präexistiren (normale Anticomplimente etc.). Die Frage, ob es sich um

1) Wiener klin. Wochenschr. 1902.
2) Berl. klin. Wochenschr. 1902.

einen ablenkenden Körper des normalen Serums oder durch einen
immunisatorisch entstandenen ablenkenden Körper handelt, lässt
sich natürlich durch die vorgängige Untersuchung des normalen
Serums des betreffenden Thieres, sowie durch Vergleiche mit mehreren anderen normalen Seris derselben Species beantworten.

In allen diesen Fällen aber werden die Platten mit den
grössten Mengen Immunserums die geringste bactericide Wirkung,
also die grösste Coloniezahl aufweisen. Daraus folgt auch, dass
man sich über die bactericide Kraft eines Serums täuschen kann,
wenn man nur grössere Mengen des Immunserums zum bactericiden
Versuch verwendet (etwa 1,0, 0,3). Es ist uns auf diese Weise
anfangs die hohe bactericide Wirksamkeit eines Dysenterieserums
(Shiga) entgangen, welche erst offenbar wurde, als wir 0.025 ccm
und noch viel kleinere Dosen des Immunserums verwendeten.

Die erwähnte Complementablenkung durch die immunisatorisch
entstandenen Amboceptoren (bezw. Amboceptoide) lässt noch eine
weitere Versuchsanordnung zu, welche dazu dienen kann, die Natur
eines Serums als eines specifischen Immunserums zu erweisen.
Man geht dazu von einem an sich abtödtenden activen normalen
Serum oder von einem Gemenge von inactivem Immunserum und
einem Complement aus. Ein Versuch stellt fest, welche Menge
des Serums oder Serumgemisches die gewählte Culturaussaat völlig
abtödtet. Fügt man zu dieser an sich abtödtenden Dosis des
Serums oder Serumgemisches fallende Mengen des inactiven Immunserums, so tritt wiederum meistens die Erscheinung der Complementablenkung auf, welche sich dadurch zeigt, dass die Platten
mit den grösseren Mengen Immunserum mehr oder weniger reichliche Colonien zeigen, deren Zahl abnimmt, je geringer die zugefügte Menge des Immunserums ist.

Um die beobachteten Plattenresultate in richtiger Weise

deuten zu können, ist es zunächst nöthig, sich davon zu ver-
gewissern, ob man es mit einem immunisatorisch hervorgerufenen oder einem normal präexistirenden ablenkenden Körper zu
thun hat (siehe oben). Durch Bindungsversuche hat man ferner
zu erweisen, ob die Ablenkung durch Amboceptoren oder durch
Amboceptoide hervorgerufen ist. Es ist nicht schwer, die immunisatorisch entstandenen Amboceptoren durch Bindung an die betreffenden Bacterien zu entfernen, es genügt dazu in den meisten
Fällen ein mässiger Zusatz von vorsichtig ($\frac{1}{2}$—1 Stunde 65°)
abgetödteten Bacterien und Centrifugiren. Allerdings ist die abcentrifugirte Flüssigkeit, auch wenn sie völlig klar aussieht, jedesmal mikroskopisch daraufhin zu prüfen, ob durch das Centrifugiren
auch wirklich alle Bacterien entfernt sind. Denn ˙diese etwa in
der Flüssigkeit restirenden toten, mit Amboceptoren beladenen
Bacterien wirken natürlich im Verlaufe des weiteren Versuches
complementablenkend. In vielen Fällen aber vermag man alle
Bacterien durch Centrifugiren zu entfernen, und dann gelingt es
auch leicht zu zeigen, dass mit dem absorbirten Amboceptor sowohl die abtödtende als auch die complementablenkende
Kraft des Serums verschwunden ist. Wenn nur die ablenkende
Kraft des Serums zurückbleibt, während die abtödtende Kraft verschwunden ist, und wenn die Vergleichsuntersuchung ergeben hat,
dass es sich nicht um ein normales Anticomplement oder der-
gleichen handelt, so liegt ein complementophiles Amboceptoid,
entstanden aus einem immunisatorisch hervorgerufenen Amboceptor, vor.

    In manchen Fällen, in denen ein Plattenversuch, wie er bisher
beschrieben worden ist, unzweckmässig erschien, hat˙sich aus-
hülfsweise ein anderer Weg gut bewährt. Man kann nämlich nach
der Einwirkung des Immunserums, anstatt Platten zu giessen,

auch je eine Oese aus den Versuchsröhrchen entnehmen ·und auf
schrägem Agar ausstreichen. Wenn man dabei nur die ganz
grossen Ausschläge: Kein Wachsthum, reichliches Wachsthum, berücksichtigt, erhält man auf diese bequemere Weise brauchbare
Vergleichswerthe. So habe ich in Gemeinschaft mit Herrn Dr. Lipstein auf diese Weise den Wirkungswerth eines immunisatorisch
von uns erzeugten Gonokokkenserums mehrfach bestimmt.

XXXI.

Ueber die tetanusgiftneutralisirende Eigenschaft des Gehirns.[1]

Von

Stabsarzt Dr. **E. Marx,**

Mitglied des Instituts.

Die Mittheilung Wassermann's und Takaki's[2]), dass es gelingt, durch normale Gehirnsubstanz die Giftigkeit des Tetanustoxins zu verringern bezw. bei richtigen Dosen ganz aufzuheben, eine Thatsache, die durch die verschiedensten Untersucher, z. B. durch Ransom[3]), Metschnikoff[4]), Marie[5]), Blumenthal[6]), Milchner[7]), Danyz[8]), Zupnik[9]), ihre Bestätigung fand, war unstreitig theoretisch und praktisch von grosser Bedeutung. Diese Experimente waren von Wassermann und Takaki erdacht, um

---

1) Abdruck aus der Zeitschrift für Hygiene und Infectionskrankheiten. 40. Bd. 1902.
2) Berl. klin. Wochenschr.. 1898. No. 1.
3) Deutsche med. Wochenschrift. 1898. No. 5. (Mitgetheilt durch v. Behring).
4) Annales de l'Institut Pasteur. 1898. p. 81 u. 263.
5) Ebenda. 1898. p. 91.
6) Deutsche med. Wochenschrift 1898. No. 12.
7) Ebenda. 1898. No. 16.
8) Annales de l'Institut Pasteur. 1899.
9) Prager med. Wochenschrift. 1899. No. 14/15.

ein Prüfstein zu sein für die Seitenkettentheorie, welche an den
giftempfindlichen Zellen das Vorhandensein von giftbindenden
Receptoren voraussetzt. War diese Auffassung richtig, so
müssten, schlossen die Autoren, die in vivo giftempfindlichen Zellen
des Gehirns auch in vitro, wenigstens in frischem Zustande, Gift
zu binden im Stande sein, d. h. es musste gelingen, mit Gehirn
Tetanusgiftlösungen zu entgiften. Der Ausfall der Experimente
entsprach, wie bekannt, den theoretischen Voraussetzungen, und
wurden die Resultate demnach auch in diesem Sinne von Wassermann gedeutet.

Dieser Deutung wurde zunächst von Metschnikoff wider-
sprochen, der zwar die Richtigkeit der Wassermann'schen
Experimente auf Grund der Nachprüfungen, die er selbst und die
Marie in seinem Laboratorium ausgeführt hat, anerkannte, aber
unter anderem auf Grund weiterer Experimente Marie's zu einer
anderen Deutung derselben kam. Marie fand, dass bei getrennter
Injection von Gift und Gehirn selbst grosse Gehirnmengen keinen
Schutz ausübten. Metschnikoff wollte deswegen nichts von einer
Entgiftung durch Gehirnsubstanz in vitro wissen, sondern sah die
leukocytenanlockende Wirkung des zusammen mit dem Gift injicirten
Gehirnbreies als die wahre Ursache der scheinbar eintretenden
Entgiftung bei der Mischung von Tetanusgift und Gehirnbrei an.
Die Leukocyten wären es, nach der Ansicht Metschnikoff's,
welche das Gift zerstörten und das Gehirn also nur Mittel, um
diese herbeizulocken.

Es kann nicht meine Aufgabe sein, eine eingehende Kritik
dieser Versuche auszuüben, sondern muss das wohl der direct hierbei betheiligten Seite überlassen werden. Ich möchte aber wenigstens
hier kurz zwei Punkte hervorheben, welche mir nicht genügend
berücksichtigt zu sein scheinen. Zunächst ist schon bei einem

gelösten Antitoxin stets der Neutralisationserfolg bei Berührung von Antitoxin und Gift im Glase erheblich grösser als der Heilerfolg, den dieselbe Dose im Thiere ausübt. Dann kommt bei diesen Versuchen noch dazu, dass wir es nicht mit einem gelösten Antitoxin zu thun haben, sondern dass die giftneutralisirende Wirkung an eine erfahrungsgemäss recht schwer resorbirbare Masse, die Gehirnemulsion, gebunden ist.

Später war es dann v. Behring, der die Wassermann'sche Erklärung seiner Gehirnbindungsversuche auf Grund folgenden Experimentes in Zweifel zog, ohne sich allerdings zunächst bindend nach der einen oder der anderen Seite zu äussern. v. Behring[1]) führte auf Grund von Experimenten von Kitashima Folgendes aus:

„Mischt man die Emulsion von etwas frischer Gehirnsubstanz eines Meerschweines mit einer Giftmenge von genau bekanntem Wirkungswerth, so tritt bei kleinen Giftmengen vollständige Entgiftung, bei grösseren eine deutliche Abnahme ihrer Giftigkeit ein. Nun solte man eigentlich erwarten, dass eine in ihrer krankmachenden Wirkung dureh Gehirnemulsion herabgesetzte grössere Giftmenge weniger Antitoxin zur Neutralisirung braucht, als vor dem Zusatz der Gehirnemulsion; das ist aber durchaus nicht immer der Fall. In der Versuchsanordnung

$$\left\{ \begin{array}{l} \left\{ \begin{array}{l} 0{,}008 \text{ ccm G. L. No. 3} \\ 0{,}2 \text{ ccm Gehirnemulsion} \end{array} \right. \\ \quad \text{1 Stunde später:} \\ \text{}^{1}/_{1000} \text{ A.-E.} \end{array} \right.$$

fanden wir nicht bloss keinen Ueberschuss an Antitoxin, sondern es trat nach Injection einer solchen Mischung bei Mäusen der Tod an Tetanus ein."

---

1) v. Behring, Allgemeine Therapie der Iufectionskrankheiten. Th. I. S. 1033.

Dieses Experiment liess v. Behring vermuthen, dass weitere Untersuchungen die Frage der giftneutralisirenden Wirkung des Meerschweingehirns im Sinne der oben skizzirten Anschauungen Metschnikoff's entscheiden werden.

Dass es bei dem Zusammentreffen von lebendem Gehirn mit Tetanusgift offenbar zu einer Bindung von Gift durch das Gehirn kommt, das bewies eine spätere Arbeit aus dem v. Behring'schen Institut. Ransom[1] studirte die Verhältnisse, die sich nach Injection von Tetanusgift bezw. Antitoxin in den subarachnoidalen Raum ergeben. Diese schönen Versuche hier recapituliren zu wollen, würde zu weit führen, ich will mich begnügen, das Schlussurtheil von Ramson zu citiren, der sich folgendermaassen äussert:

„Die Versuche unterstützen in kräftiger Weise die Annahme, dass das Tetanusantitoxin im Centralnervensystem gebunden wird, sie deuten ferner darauf hin, dass sich diese Bindung etwas allmälig vollzieht."

Es ist sicher ohne Weiteres statthaft, diese Versuche am lebenden Gehirn mit denen mit todtem Gehirn in Parallele zu setzen. Es wäre durchaus nicht verständlich, weshalb sich ein Gehirn, frisch dem getödtetem Thiere entnommen, in seiner tetanusgiftbindenden Eigenschaft anders verhalten sollte, wie es wenige Minuten vorher im lebenden Thiere that.

Auf Grund dieser letzten Publication in dieser Frage wurde eine von mir im Institut bereits begonnene Arbeit, welche sich mit diesbezüglichen Untersuchungen beschäftigte, als nunmehr gegenstandslos abgebrochen.

Die Experimente Kitashima's sind dann später, allerdings ohne eigene Nachprüfung, von Gruber[2] aufgenommen worden,

---

1) Hoppe-Seiler's Zeitschrift für physiolog. Chemie. 1900/1901. Bd. XXXl. S. 282 ff.

2) Münchener med. Wochenschrift. 1901. No. 46—49.

der in dieser Thatsache einen weiteren Beweis für die von ihm behauptete Unrichtigkeit der Ehrlich'schen Seitenkettentheorie erblickte. Dass aber diese Experimente Kitashima's schon auf Grund einer einfachen Berechnung als nicht irgendwie beweisend angesehen werden können, das führte treffend Paltauf[1]) in einer Erwiderung auf Gruber's Auslassungen aus. Paltauf äusserte sich wie folgt:

„0,008 ccm Tetanusgift No. 3 + 0,2 ccm Gehirn, 1 Stunde später $^1/_{1000}$ A.-E. Das Tetanusgift No. 3 ist sehr stark. 1 ccm enthält 5 Millionen Maus. 15 Maus sind eine tödtliche Dose für eine Maus; im Versuch sind also 40 000 Maus oder mehr als die 2600 fache Dosis verwendet, welche allerdings durch $^1/_{1000}$ A.-E. neutralisirt wird. Nach Wassermann kann aber 1 ccm Emulsion höchstens 10 tödtliche Dosen ausgleichen, nach anderen 30 bis 100, mithin ist $^1/_5$ ccm für höchstens 20 Giftdosen ausreichend, was bei der grossen Dosis von über 2600 Giftdosen geradezu minimal ist."

Erwähnt sei noch, dass gegen die von Gruber vorgetragenen Anschauungen gerade auch in dieser speciellen Frage Blumenthal und Wassermann[2]) sich wandten. Blumenthal erinnerte daran, dass bei Zusatz von Gehirn zu einer Giftlösung sich zeigen lässt, dass nach Abcentrifugiren des Gehirns die ursprüngliche Giftlösung entgiftet ist, ein Resultat, welches sich mit gekochtem Gehirn nicht erreichen lässt. Blumenthal erinnerte ferner daran, dass er gezeigt hatte, wie durch Giftzufuhr in vivo die giftneutralisirende Wirkung des Gehirns durch Bindung des eingeführten Giftes im Verhältniss zu der Giftmenge postmortal geprüft sich verringert hat.

Auch Wassermann ist nach wie vor davon überzeugt, dass es sich um eine chemische Bindung handelt. Dies beweist z. B.

---

1) Wiener klin. Wochenschrift. 1901. No. 51.
2) Deutsche med. Wochenschrift. 1902. Vereinsbeilage No. 3.

auch der Umstand, dass beim Kaninchen, einem Thiere, bei dem
auf Grund der Untersuchungen von Dönitz und Roux eine weite
Verbreitung der tetanusgiftbindenden Receptoren anzunehmen war,
auch andere Organe in vitro Gift zu neutralisiren vermögen, im
Gegensatz zum Meerschwein, bei welchem ausschliesslich das Gehirn Gift zu binden im Stande ist.

Um nunmehr endgültig zu entscheiden, ob bei Zusatz von
Gehirn zum Tetanusgift es sich thatsächlich um eine Giftbindung
handelt und ob demgemäss eine Summation der giftneutralisirenden
Wirkungen von Gehirn und Antitoxin stattfindet, sollten die alten
Arbeiten wieder aufgenommen werden. Es wurde wieder mit der
Nachprüfung der Versuche Kitashima's begonnen und zwar unter
Bedingungen, die dessen Fehlerquelle, auf die völlig unabhängig
von uns Paltauf hingewiesen hat, nämlich die Wahl zu grosser
Giftdosen vermeiden.

Das Material und dessen Zubereitung.

Da von der Art und Weise der Zubereitung der Gehirnemulsion besonders sicherlich bei diesen Versuchen sehr viel
abhängt, scheint es von Interesse, dieselbe, obgleich sie s. Z. schon
Wassermann und Takaki beschrieben haben, hier nochmals eingehend zu schildern:

Es wurde je ein Meerschweinchengehirn mit 10 ccm 0,85 proc. NaCl-
Lösung emulgirt. Da die Emulsion, wenn man gute und gleichmässige Resultate erzielen will, äusserst fein sein muss, so ging ich stets in der Weise
vor, dass ich die fein zerstampfte Gehirnmasse unter Anfangs tropfenweisem
Zusatz von Kochsalzlösung emulsionirte. Es empfiehlt sich übrigens, diese
Procedur nicht in einem Mörser vorzunehmen, sondern bediente ich mich stets
dazu Reibegläser, wie ich sie auf der Tollwuthschutzstation zur Darstellung
der feinen Markemulsionen für die Injection benutzte: ca. 10 ccm hohe spitz-
glasänliche Gläser, welche sich jedoch nicht zu einer Spitze, sondern zu einer

Kugelfläche verjüngen, auf welche ein geschliffener Glasstab passt[1]). Die an und für sich schon sehr feinen Emulsionen wurden dann noch durch Herzberg'sche Trichter, wie sie bei der Papierprüfung zur Anwendung kommen, gertieben. Benützt man die feinsten, welche mit der engmaschigsten existirenden Drahtgaze armirt sind, so sind die so gewonnenen Verreibungen thatsächlich frei von makroskopisch gröberen Partikelchen.

Als Gift diente mir das im Institut für Prüfungszwecke conservirte Tetanusgift, welches übrigens in Folge der besonderen Darstellungsmethode im Gegensatz zu den v. Behring'schen Testgiften, wenigstens so weit diese im Handel zu beziehen waren, als sporenfrei bezeichnet werden kann. Diese Thatsache ist vielleicht gerade für Gehirngiftexperimente nicht ohne Bedeutung, da unter den hier gegebenen Bedingungen ein Auskeimen der Sporen und eine Giftproduction im Thiere nicht ohne Weiteres von der Hand gewiesen werden kann.

Diese Möglichkeit, mit der sicher ziemlich oft zu rechnen ist, war es auch, welche Herrn Geheimrath Ehrlich schon vor langer Zeit veranlasst hatte, für Prüfungszwecke und feinere experimentelle Studien nur möglichst sporenfreie Tetanusgifte zuzulassen. Ueber die Besonderheiten des im Institut gebräuchlichen Verfahrens zur Gewinnung solcher Gifte und über eine Methode, welche gestattet, Tetanusgift dauernd unverändert aufzubewahren, wie sie sich hier seit langer Zeit bewährt hat, werde ich demnächst an anderer Stelle berichten.

Als Antitoxin benützte ich das gleichfalls für Prüfungszwecke conservirte Testantitoxin, welches in 1 g 100 A.-E. Behring enthält.

Ausführung der Versuche.

Die Ausführung der Versuche richtete sich im Princip genau nach der von Kitashima gewählten Versuchsanordnung. Es wur-

---

1) Zu beziehen durch die Firma F. und M. Lautenschläger, Berlin N.

den, um auf die Einzelheiten einzugehen, zu je 1 ccm der Giftverdünnung 1 : 400 der Normallösung des Giftes, eine Menge, welche
die 40 fach tödtliche Dose für eine Maus von 15 g repräsentirt,
die gewählten Dosen der Gehirnemulsion, bezw. einer Verdünnung
1 : 10 dieser Emulsion hinzugesetzt, durch Hinzufügen von 0,85 proc.
NaCl-Lösung die Flüssigkeit auf 2,5 ccm gebracht und diese
Mischung gut durchgeschüttelt. Nach Ablauf einer Stunde wurden
0,5 ccm der betreffenden Serumverdünnungen hinzugegeben und
nach nochmaligem tüchtigen Durchmischen je 0,5 ccm weissen
Mäusen von 15 g Gewicht subcutan injicirt. Es sei noch erwähnt,
dass bei den Controlen, welche nur Gehirn und Gift enthielten,
genau ebenso verfahren wurde, nur dass anstatt 0,5 ccm Serum
0,5 ccm NaCl-Lösung nach 1 Stunde hinzugegeben wurde. Die
Controlmischung Gift und Serum wurde quantitativ genau ebenso
behandelt und wurde in der üblichen Weise nach 30 Minuten langer
Einwirkung des Antitoxins auf das Toxin injicirt. Es sei übrigens
noch bemerkt, dass es keinen irgendwie wesentlichen Unterschied
machte, ob die Mischung Gift-Gehirn-Serum gleich nach dem Serumzusatz injicirt wurde, oder ob man auch in diesem Falle das Serum
noch eine halbe Stunde auf das Gift-Gehirngemisch wirken liess.

Versuchsergebnisse.

Meine Versuche, welche über 200 Mäuseexperimente umfassen,
geben auch nicht den geringsten Anhalt dafür, dass die Erscheinung, wie sie Kitashima gefunden, die Regel ist. Im Gegentheil
bin ich auf Grund meiner Versuche in der Lage, den sicheren
Schluss zu ziehen, dass es sich stets um eine Summation der
giftneutralisirenden Wirkung des Gehirns und des Antitoxins handelt und durchaus keine Störung der antitoxischen Wirkung des
Serums durch die vorhergehende Einwirkung des Gehirns auf das

Tetanusgift eintritt. Diese Thatsache fand ich stets, gleichgültig, ob ich mit grossen oder. ganz kleinen Gehirndosen arbeitete. Allerdings verlaufen die Reihen mit Gehirnemulsionen, auch solche mit Gehirn und Gift allein ohne Serum, nicht stets so glatt, wie Gift-Serumreihen. Das kann aber nicht die geringste Verwunderung erregen, sondern es ist ganz selbstverständlich, dass die hier in Emulsion befindlichen Partikelchen, selbst wenn diese nach Möglichkeit fein und homogen angefertigt ist, niemals so gleichmässige Wirkungen hervorrufen können, wie eine Lösung von Antitoxin.

Aus der grossen Fülle meiner durchaus eindeutigen, stets das

Tabelle I.

Grad der Serumverdünnung	Controlversuche. Gift und Serum	Versuchsreihe. Gift — 1,5 ccm Gehirn — Serum
1:17500	$+_3$	mässig krank
1:15000	$+_4$	leicht krank
1:12500	$+_4$	„ „
1:10000	$+_7$	mässig krank
1:8000	$+_9$	„ „
1:6000	$+_9$	Spur krank
1:4000	mässig krank	„ „
Controle: nur Gift und 1,5 ccm Gehirn		$+_9$

Tabelle II.

Grad der Serumverdünnung	Controlreihe Gift und Serum	Versuchsreihe. Gift — 0,2 ccm Gehirn — Serum
1:17500	$+_3$	mässig krank
1:15000	$+_3$	„ „
1:12500	$+_4$	„ „
1:10000	$+_4$	„ „
1:8000	sehr schwer krank	„ „
1:6000	schwer krank	Spur krank
1:4000	mässig krank	„ „
1:3000	„ „	gesund
1:2000	Spürchen krank	„
1:1000	gesund	„
Controle: nur Gift und 0,2 ccm Gehirn		$+_4$

Tabelle III.

Grad der Serumverdünnung	Controlreihe Gift und Serum	1. Versuchs- reihe. Gift — 0,1 ccm Gehirn — Serum	2. Versuchs- reihe. Gift — 0,2 ccm Gehirn — Serum
1 : 17500	+₄	sehr schwer krank	sehr schwer krank
1 : 15000	+₄	„ „ „	„ „ „
1 : 10000	+₅	„ „ „	mässig krank
1 : 5000	mässig krank	mässig krank	„ „
Controle: nur Gift und 0,1 ccm bezw. 0,2 ccm Gehirn		+₄	+₄

gleiche Resultat ergebenden Versuche seien als Beispiele nur die folgenden drei herausgewählt. Dieselben illustriren nebenbei auch die bekannte Thatsache, dass die giftneutralisirende Kraft der einzelnen Gehirne unter Umständen eine sehr verschiedene ist.

In allen diesen Versuchsreihen, die für sich selbst sprechen, sieht man, dass die Mäuse, welche nur Gift und Gehirn erhalten haben, zu Grunde gehen, während durch Antitoxinzusätze, die als solche nicht zur Neutralisation der Giftdose ausreichen, Thiere mit diesen Gehirndosen gerettet werden. Es summiren sich also Gehirndosen, die als solche nicht schützen, mit nichtschützenden Antitoxindosen zu schützenden Dosen.

Zusammenfassung.

1. Die tetanusgiftneutralisirenden Wirkungen des Meerschweinchengehirnes und des Antitoxins summiren sich bei Einwirkung auf das Gift in vitro.

2. Man ist berechtigt, hieraus den Schluss zu ziehen, dass die tetanusgiftneutralisirenden Wirkungen des Meerschweinchengehirnes und des Antitoxins Functionen sind, die principiell als gleichwerthige angesehen werden müssen.

XXXII.

Die Schutzstoffe des Blutes.[1]

Von

Professor Dr. **P. Ehrlich.**

Es sind nun mehr als zehn Jahre vergangen, seit durch die Arbeiten der Flügge'schen und der Buchner'schen Schule die allgemeine Aufmerksamkeit auf die im normalen Blutserum vorhandenen bactericiden Stoffe und ihre Beziehungen zu der natürlichen Immunität gelenkt wurde. Insbesondere nahm Buchner an, dass in dem Serum einer jeden Thierspecies ein einheitlicher, bestimmter Schutzstoff, das Alexin, vorhanden sei, welches befähigt ist, fremdartige Zellen, insbesondere Bacterien und die Blutkörperchen anderer Species abzutödten und nach Art eines proteolytischen Fermentes aufzulösen, während es unschädlich für die Zellelemente der eigenen Species ist. Die neuere Entwickelung der Immunitätslehre, welche sich an Behring's Entdeckung der Antitoxine anschloss, hat auch über die Natur der normal präformirten Schutzstoffe so vielfache Aufklärungen gebracht, dass es nun angezeigt ist, die gegenseitigen Beziehungen derselben einer eingehenden Betrachtung zu unterwerfen.

[1] Vortrag, gehalten in der gemeinschaftlichen Sitzung der medicinischen Hauptgruppe der 73. Versammlung deutscher Naturforscher und Aerzte. Hamburg, 25. September 1901. (Abdruck aus der deutschen med. Wochenschr. 1901. No. 51/52).

Es kann ja kaum einem Zweifel unterliegen, dass entsprechend
dem Grundprincip, welches von Virchow über den Zusammenhang
von Zellphysiologie und -Pathologie aufgestellt ist, auch die normalen Schutzstoffe denselben Entstehungsgesetzen folgen werden,
welche für die künstlich erzeugten antitoxischen und bactericiden
Substanzen gelten. Es versteht sich nun von selbst, dass es bei
den künstlich erzeugten Schutzstoffen, insbesondere den Antitoxinen,
leichter ist, einen Einblick in den Entstehungsmechanismus zu gewinnen, da man in diesem Fall sowohl das auslösende Agens (wie
etwa das betreffende Toxin), als auch das entstehende specifische
Produkt (das specifische Antitoxin) in den Händen hat und die
gegenseitigen chemischen Beziehungen beider erforschen kann.

Dies ist aber bei den natürlich vorkommenden Substanzen
nicht möglich, da man in diesem Falle bei dem complicirten Chemismus des lebenden Organismus über die physiologisch auslösenden Substanzen wohl noch lange im Unklaren sein wird.

Es ist daher kein Zufall, dass es zuerst von den künstlich erzeugten Schutzsubstanzen ausgehend, gelungen ist, eine Bildungs-
theorie aufzustellen, welche als Seitenketten- oder Receptorentheorie bekannt ist. Nach meiner Ansicht ist diese Theorie auch
für die Auffassung der Alexine von der grössten Bedeutung. Ich
werde jedoch an erster Stelle meine bezüglichen Anschauungen an
der Hand der Antitoxinbildung erörtern, da diese die relativ einfachste Betrachtung zulässt.

Wie Ihnen bekannt, waren es im Wesentlichen zwei Anschauungen, welche für die Antitoxinbildung in Betracht gezogen
werden können, nämlich die hypothetische Metamorphose von
Toxin in Antitoxin und die dem Seitenkettenstandpunkt sich
nähernde Sekretionstheorie. Die erstere Anschauung ging von der
Beobachtung aus, dass das durch ein bestimmtes Toxin erzeugte

Antitoxin nur gerade gegen dieses eine Gift und gegen kein anderes wirksam ist. Diese specifische Wirkung des Antitoxins ist eine so auffallende Erscheinung, dass man zunächst glaubte, die enge Beziehung des Toxins zum Antitoxin nur dadurch erklären zu können, dass man das Toxin selbst als die Muttersubstanz des Antitoxins ansah. So vertritt z. B. Buchner auch heute noch den Standpunkt, dass die Antitoxine und verwandte Stoffe nicht präformirten oder auch völlig neu gebildeten Bestandtheilen des Organismus entsprechen, sondern ungiftige Umwandlungsproducte der zum Zweck der Immunisirung eingeführten Substanzen darstellen. Die Verwandtschaft des Antikörpers zu der denselben auslösenden Substanz wäre dann auf die Gleichartigkeit der beiden Componenten zu beziehen. Es würde sich nicht um einen Gegensatz handeln, wie zwischen Säure und Basis, sondern um eine Anziehung von Gleichartigem zu Gleichartigem, wie sie etwa in der Polymerisation, in der Krystallisationsanziehung oder im Bau der Stärkekörner verwirklicht ist.

Ich möchte demgegenüber bemerken, dass schon vom rein chemischen Standpunkt aus die Annahme nicht zutreffen kann, weil die als Analoga angeführten Processe in concentrirten Lösungen vor sich gehen, während die Neutralisation von Toxin und Antitoxin in ausserordentlich verdünnten Lösungen erfolgt.

Hauptsächlich sind aber die biologischen Verhältnisse mit der Annahme einer Umbildung von Toxin in Antitoxin ganz unvereinbar. An erster Stelle spricht hiergegen der grosse Mengenunterschied, der zwischen dem eingeführten Toxin und dem resultirenden Antitoxin bestehen kann. Hat doch Knorr gezeigt, dass durch Injection von Tetanusgift beim Pferd eine Menge Antitoxin, welche das 100 000 fache der verwandten Giftdosis zu neutralisiren vermag, gebildet wird. Es handelt sich hier um eine so grosse

518   P. Ehrlich,

Disproportionalität, dass diese aus der Buchner'schen Anschauung, nach welcher ja ein Theil Toxin wiederum ein Antitoxinäquivalent liefern müsste, nicht vereinbar ist. Dieses Verhältniss ist nur durch eine Theorie zu erklären, die der Antikörperbildung eine grössere Unabhängigkeit von der auslösenden Substanz vindicirt.

Unvereinbar mit der Anschauung einer Umbildung des Toxins in Antitoxin ist weiterhin der augenfällige Unterschied, · welcher zwischen der sogenannten activen und passiven Immunität besteht. Wenn man nämlich bei einem Thier durch Gifte oder Bacterien active Immunität erzeugt, so kann diese in günstigen Fällen durch Jahre hindurch bestehen, während bei der passiven Immunisirung das fertig eingeführte Antitoxin nur eine recht kurze Existenz im Organismus hat. Ein derartiger Unterschied könnte nicht bestehen, wenn das Antitoxin nichts · anderes als umgewandeltes Toxin wäre; denn in diesem Falle müsste es doch vollkommen gleichgültig sein, auf welche Weise das einmal im Organismus befindliche Antitoxin entstanden ist. Der Unterschied beruht eben darauf, dass bei der activen Immunität die Gewebe des Körpers das Antitoxin — mit der Ausscheidung desselben Schritt haltend — fort und fort neu erzeugen.

Diese Neuerzeugung des Antitoxins durch die Körperzellen wird auch weiterhin erwiesen durch die interessanten Experimente von Roux und Vaillard, ferner von Salomonsen und Madsen, welche ein activ immunisirtes Thier, das einen constanten Antitoxingehalt des Blutes aufwies, binnen kurzem durch Aderlässe eines beträchtlichen Theils seines Blutes beraubten. Wäre die auf diese Weise entzogene Antitoxinmenge aus dem eingeführten Toxin entstanden gewesen, so hätte jetzt, nachdem ja schon längst die letzte Spur des Giftes aus dem Körper verschwunden war, unfehlbar eine ausserordentliche Verarmung des Blutes an Antitoxin ein-

treten müssen. Es zeigte sich aber im Gegentheil, dass der Antitoxingehalt des Blutes in kurzer Zeit wieder auf das alte Niveau
anstieg. Ebenso spricht für die Erzeugung des Antitoxins durch
die Körperzellen ein Experiment von Salomonsen und Madsen,
welche zeigten, dass der Antitoxingehalt des Blutes eines activ
immunisirten Thieres steigt, wenn man das Thier mit Stoffen behandelt, welche die Secretion der Körperzellen überhaupt steigern,
wie z. B. mit Pilokarpin. Die zuletzt angeführten Beobachtungen
wurden von Salomonsen und Madsen schon in aller Schärfe
der Unwandlungshypothese entgegengehalten und zu Gunsten ihrer
Secretionstheorie verwerthet.

Ganz besonders aber wird die Annahme, dass das Antitoxin
aus dem Toxin entstände, durch die Thatsache widerlegt, dass
auch im Blute normaler Menschen Antitoxine vorkommen können.
So findet man im Blute von Pferden Diphtherieantitoxin bei etwa
20—30 pCt. der untersuchten Thiere, trotzdem Diphtherieerkrankungen
bei diesen Thieren sicher zu den seltensten Ausnahmen gehören.
So enthält ferner das Pferdeserum Antikörper gegen eines der vom
Tetanusbacillus producirten Gifte, das Tetanolysin, nicht aber
gegen das Krampfgift desselben Bacillus, das Tetanospasmin, während
das künstlich durch Toxin erzeugte Immunserum beide Antikörper
enthält.

Gerade diese Beobachtungen, die leicht erweitert werden können,
sprechen zur Evidenz dafür, dass auch der normale Organismus
ohne Vermittelung der betreffenden Bacterienstoffe wirkliche Antitoxine erzeugen kann, und dass diese also nicht Umwandlungsproducte der zugeführten Gifte sein können, sondern schon Producte der normalen Zellthätigkeit sind. Die Erklärung gerade
dieser normalen Vorgänge bildet aber einen der Hauptpunkte der Seitenkettentheorie.

Diese Theorie basirt an erster Stelle auf einer eingehenden
Analyse der Beziehungen zwischen Toxin und Antitoxin. Nachdem
mit Hilfe von Reagensglasversuchen mit Ricin und verwandten Stoffen,
welche auf rothe Blutkörperchen einwirken, äusserst wahrscheinlich
geworden war, dass sich Toxin und Antitoxin unmittelbar chemisch
beeinflussen und zu einer neuen, unschädlichen Verbindung mit einander paaren, galt es, den Vorgang der Neutralisation der beiden
Substanzen eingehend nach allen Richtungen zu prüfen. Ich wählte
hierzu das Diphtherietoxin und Antitoxin, weil wir glücklicher-
weise in dem Meerschweinchenorganismus ein so gleichmässiges
Versuchsobject besitzen, dass quantitativ genaue Bestimmungen,
wie sie in der Chemie und Physik möglich sind, hier auch im
Thierexperiment erreichbar sind. Beträgt doch die Fehlergrenze
bei der Diphtherieserum-Titrirung nicht mehr als 1 pCt., — gewiss
ein erstaunliches Resultat, wenn wir bedenken, dass es sich hier
um Substanzen handelt, die vorläufig chemisch vollkommen unfass-
bar sind.

Die Resultate, welche ich in den ersten Jahren meiner Untersuchungen erhielt, waren nun geradezu höchst entmuthigend, indem
sie der chemischen Auffassung ein unübersteigliches Hemmniss
entgegenzusetzen schienen. Entsprechend den Gesetzen der Stöchio-
metrie müssen wir für chemische Vorgänge die Forderung aufstellen,
dass zwei Componenten, welche sich miteinander zu einer dritten
Substanz vereinigen, sich in bestimmten äquivalenten Verhältnissen
beeinflussen. Dieses Gesetz schien aber bei der Aufeinanderwirkung
von Diphtherietoxin und -Antitoxin nicht im mindesten gewahrt
zu sein. Ich bestimmte zunächst für 12 verschiedene Giftbouillons
das Quantum, welches durch eine constante Menge Antitoxin, im
speciellen Falle die der staatlichen Controle zu Grunde liegende
Einheit vollkommen neutralisirt wurde. Die hierbei resultirenden

Zahlen waren, wie a priori zu erwarten, sehr wechselnde, indem
die 1 IE in dem einen Fall 0,25 ccm, in dem andern Fall 1,5 ccm
der Giftbouillon neutralisirte. Dieses Resultat hat zunächst an und
für sich gar nichts auffallendes, da bekannt ist, dass je nach der
Rasse der Bacillen, nach der Art der Zubereitung der Bouillon etc.
die Bacterien wechselnde Mengen ihrer Giftsecrete an die um-
gebende Flüssigkeit abgeben, sodass starke und schwache Gifte
entstehen. Aber man hätte erwarten müssen, dass unter der Voraussetzung, dass Toxinmoleküle sich ausschliesslich nach chemischen
Principien mit den Antitoxindosen vereinigen, bei den verschiedenen
Giften in dem durch 1 IE neutralisirten Quantum, welches als Lo
bezeichnet wird, die gleiche Menge reellen Giftes enthalten sei —
oder in anderen Worten, dass die verschiedenen in ihren Lo-Dosen
differirenden Gifte nichts anderes repräsentiren, als mehr oder
weniger concentrirte Lösungen des gleichen Giftstoffes. Den Gift-
gehalt einer Lösung bemisst man nach Gifteinheiten, d. h. nach
derjenigen Menge Giftbouillon, welche gerade ausreicht, um ein
Meerschweinchen von 250 g in vier Tagen zu tödten. Wenn wir
also finden, dass bei einem bestimmten Gift A die durch eine I E
neutralisirte Dosis, also die Lo-Dosis 1 ccm beträgt, und wenn
wir weiterhin feststellen, dass von dem gleichen Gift 0,01 ccm
ausreicht, um ein Meerschweinchen zu tödten, so repräsentirt bei
diesem Gift die Lo-Dosis 100 Gifteinheiten. Man hätte also entsprechend dem Gesetze der Aequivalenz erwarten müssen, dass Lo
der verschiedenen Gifte genau die gleiche Menge Gifteinheiten enthalten müsste. Thatsächlich war aber das Resultat ein geradezu
entgegengesetztes, da die in der Lo-Dosis enthaltenen Gifteinheiten
in extremen Fällen von 10 in minimo bis 150 in maximo
schwanken. Unter der damals bestehenden Annahme, dass nur das
Toxin einzig und allein die Antitoxinbindung bedinge, musste diese

weitgehende Abweichung von dem Gesetz der Aequivalenz zunächst
die Annahme erwecken, dass andere als rein chemische Beziehungen
zwischen den beiden entgegengesetzten Substanzen bestünden.

Es gelang erst, in das Dunkel Klarheit zu bringen, als ich
die in der Wissenschaft so vielfach bewährte genetische Forschungs-
methode auf diese Fragen übertrug und ein und dieselbe Giftbouillon zu verschiedenen Zeiten der vergleichenden Untersuchung
unterzog. Es sei mir gestattet, die Resultate an einem einfachen,
schematisch gewählten Beispiel klarzulegen. Bei einem soeben
frisch hergestellten Gift findet man, dass die durch 1 I E neutralisirte Menge, also die Lo-Dosis 1 ccm betrage, welche 100 Gifteinheiten enthalte. Untersucht man das gleiche Gift (etwa nach
einem halben Jahre), so ergiebt sich genau dieselbe Lo-Dosis, die
aber nur die Hälfte der früher vorhandenen, also 50 Gifteinheiten
repräsentirt. Es ergiebt sich also, dass die Giftbouillon genau dieselbe Neutralisationskraft, aber eine schwächere Giftwirkung besitzt.
Es müssen also die Giftwirkung auf das Thier und das Bindungsvermögen gegenüber dem Antitoxin zwei verschiedene Functionen
darstellen, von denen die erstere constant bleibt, die letztere sich
aber vermindert.

Wenn wir diese Verhältnisse vom chemischen Gesichtspunkte
aus betrachten, so lassen sie sich in leichter Weise dadurch erklären, dass in den von den Diphtheriebacillen erzeugten Toxinmolekülen zwei verschiedene Gruppen vorhanden sind, von denen
die eine, welche als haptophore Gruppe bezeichnet wird, die
Bindung an das Antitoxin bewirkt, während die andere, die wir
als die toxophore Gruppe bezeichnen wollen, die eigentliche Ursache
der Giftigkeit darstellt. Diese beiden Gruppen sind auch in ihrer
Haltbarkeit verschieden, da die toxophore Gruppe eine sehr labile,
die haptophore eine weit stabilere ist. Giftmodificationen, in denen

nun eine Zerstörung der toxophoren Gruppe bei Erhaltung der haptophoren Gruppe vor sich gegangen ist, und welche daher ihre Giftwirkungen oft vollständig eingebüsst haben, werden als Toxoide bezeichnet.

Durch das Vorhandensein solcher Toxoide sind die scheinbaren Abweichungen vom Gesetze der Aequivalenz, welche sich bei den Sättigungsversuchen mit Toxin und Antitoxin zeigen, vollkommen erklärt, und damit ist auch ein neuer, nach meiner Meinung unwiderleglicher Beweis für die chemische Auffassung des Sättigungsvorgangs erbracht.

Es scheint wenigstens beim Diphtheriegift aus Gründen, deren Erörterung hier zu weit führen würde, dass die Avidität der haptophoren Gruppe des Toxoidmoleküls gegenüber dem Antitoxin genau die gleiche ist, wie die des unveränderten Toxins. Dies spricht dafür, dass die beiden functionirenden Complexe des Toxinmoleküls eine relative Selbstständigkeit besitzen. Die Anschauungen über die Constitution des Giftmoleküls, welche ich selbst noch durch verfeinerte Untersuchungsmethoden, wie die partielle Absättigung, zu erweitern versucht habe, haben von verschiedenen Seiten in ihrer thatsächlichen Grundlage eine vollkommene Bestätigung gefunden; ich erwähne hier nur die ausgezeichneten Arbeiten Madsen's über Diphtheriegift und Tetanusgift und die schöne, eben erst publicirte Untersuchung Jacoby's über Ricin und seine Toxoide.

Bei der Unterscheidung der beiden Gruppen des Giftmoleküls handelt es sich nicht nur um eine befriedigende Erklärung des Neutralisationsvorgangs, sondern um weit mehr. Die Anwesenheit dieser Gruppen bietet uns Aufschluss sowohl über das Wesen der Vergiftung, als auch über die Entstehung des Antitoxins.

In letzterer Beziehung sind es insbesondere zwei Thatsachen,

welche dafür sprechen, dass die haptophore Gruppe wesentlich an
der Immunitätsreaction des Organismus betheiligt ist. Erstens die
Beobachtung, dass die der toxophoren Gruppe entbehrenden Toxoide
nichtsdestoweniger die Erzeugung typischer Antitoxine veranlassen,
und zweitens, dass Toxine, deren haptophore Gruppe durch das
Antitoxin präoccupirt ist, durch diesen Eingriff ihre Antitoxin bildende Function vollständig verlieren. Um nun die ausschlaggebende
Rolle der haptophoren Gruppe bei der Bildung der Antitoxine und
der Antikörper überhaupt zu verstehen, ist es vor allem nothwendig, auf die andere Seite der Frage einzugehen, welche die
Functionen des lebenden Organismus bei der Antikörperbildung betrifft.

Der Nachweis, dass im Toxinmolekül die haptophore Gruppe
es sein muss, welche die Immunitätsauslösung bedingt, drängt
eo ipso dahin, die Stoffaufnahme der lebenden Zellen in den Vordergrund dieser Betrachtungen zu stellen. Es ist ja eine allgemeine,
schon seit den Anfängen der Medicin herrschende Anschauung, dass
chemische Stoffe uur auf die Organe wirken können, mit denen
sie befähigt sind, in eine nähere chemische Beziehung zu treten.
Mit bekannter Klarheit und Schärfe ist dieser Standpunkt von
Virchow in seiner Cellularpathologie vertreten worden. In letzterem Werke heisst es: „Gleichwie die einzelne Zelle eines Pilzes
oder einer Alge aus der Flüssigkeit, in der sie lebt, so viel und
so beschaffenes Material herauszieht, als sie für ihre Lebenszwecke
braucht, so hat auch die Gewebszelle inmitten eines zusammen-
gesetzten Organismus elektive Fähigkeiten, vermöge welcher sie
gewisse Stoffe verschmäht, andere aufnimmt und in sich verwendet.“
Ferner:

„Wir wissen, dass eine Reihe von Substanzen existirt, welche,
wenn sie in den Körper gebracht werden, ganz besondere An-

ziehungen zum Nervenapparat darbieten, ja, dass es innerhalb dieser Reihe wieder Substanzen giebt, welche zu ganz bestimmten Theilen des Nervenapparates nähere Beziehungen haben, einige zum Gehirn, andere zum Rückenmark, zu den sympathischen Ganglien, einzelne wieder zu besonderen Theilen des Gehirns, Rückenmarks etc. Ich erinnere hier an Morphium, Atropin, Worara, Strychnin, Digitalin. Andererseits nehmen wir wahr, dass gewisse Stoffe eine nähere Beziehung haben zu bestimmten Secretionsorganen, dass sie diese Secretionsorgane mit einer gewissen Wahlverwandschaft durchdringen, dass sie in ihnen abgeschieden werden, und dass bei einer reichlichen Zufuhr solcher Stoffe ein Zustand der Reizung in diesen Organen stattfindet."

Es ist eine auffällige und beinahe wunderbare Erscheinung, dass dieses Axiom in der Fortbildung der wissenschaftlichen Pharmakologie gar keinen Widerhall gefunden hat, und dass erst die letzten Jahre dank den Arbeiten Hofmeister's, Overton's, Spiro's, Hans Meyer's und auch den meinen hierin eine Aenderung zum Besseren geschaffen haben.

Es kann nach diesen neueren Arbeiten nicht dem mindesten Zweifel unterliegen, dass die Ursachen der elektiven Speicherung in bestimmten Zellterritorien nicht einheitlicher Natur sind. Im Allgemeinen wird jetzt von der modernen pharmakologischen Schule angenommen, dass die gewöhnlichen körperfremden Stoffe, wie die indifferenten Narkotica, Alkaloide, Antipyretica, Antiseptica mit den Körperelementen keine feste chemische Verbindung eingehen, sondern dass ihre Vertheilung nach den Gesetzen der starren Lösung oder einer lockeren Salzbildung erfolge. Für die Gifte, welche auf das Centralnervensystem wirken, sind es besonders die fettähnlichen Stoffe desselben, die sogenannten Lipoide, welche die Narkotica in sich aufspeichern, wie der Aether die Alkaloide bei

dem Stas-Otto'schen Giftermittelungsverfahren. Es sprechen eine
Reihe von Gründen dafür, dass die hier in Frage kommenden pharmakologischen Agentien ungeändert als solche in den Zellen, resp.
in gewissen Bestandtheilen derselben, besonders den fettähnlichen,
gespeichert werden.

. Natürlich soll die Möglichkeit nicht geleugnet werden, dass
gewisse körperfremde Substanzen auch substituirend in das Eiweissmolekül eintreten können. Behandelt man z. B. Protoplasma mit
Salpetersäure, so tritt unter Gelbfärbung die Nitrogruppe in den
Eiweissrest.

Derartige Substitutionen werden aber für gewöhnlich unter
den Verhältnissen, unter denen pharmakologische Wirkungen stattfinden können, nur von Verbindungen ausgelöst werden, die durch
eine eminente innere Spannung für solche Additionsreactionen besonders befähigt sind. Solches dürfte der Fall ·sein bei dem
Vinylamin, welches nach den in meinem Laboratorium ausgeführten
Untersuchungen Levaditi's bei einer grossen Reihe von Thieren
Nekrose der Nierenpapille. hervorruft, die· wohl auf eine solche
chemische Verankerung zu beziehen ist.

Die gewöhnlichen Arzneistoffe sind aber nach ihrem Bau
nicht befähigt, solche energischen Wirkungen auszuüben, so dass
wir im Allgemeinen annehmen können, dass bei ihrer Vertheilung
chemisch-synthetische Processe keine hervorragende Rolle spielen.

Andererseits ist es eine absolut feststehende Thatsache, dass
synthetische Processe nach einer anderen Richtung eine hervorragende Bedeutung im Leben der Zelle besitzen. Wenn wir aus
Zellmaterialien erst durch Kochen mit Säure bestimmte Gruppen
(wie die des Zuckers etc.) abspalten können, so beweist dies eben
den chemischen Charakter dieser Bindung. In der That hat der
allgemeine Sprachgebrauch längst die beiden hier in Frage kommenden

Erscheinungsreihen getrennt und den Namen der Assimilirbarkeit ausschliesslich für diejenigen Substanzen reservirt, welche synthetisch in den Zellen verankert werden, und welche dann durch diese Verankerung geradezu Bestandtheile des Protoplasmas werden. Es wird ja keinem Menschen einfallen, etwa das Morphium, das Methylenblau, welche in gewisse Zellen eindringen und sich in ihnen speichern, als assimilationsfähig zu bezeichnen.

Es ist aus diesen Darlegungen ersichtlich, dass ich den Begriff der Assimilationsfähigkeit etwas enger fasse, als dies gewöhnlich geschieht, und denselben ausschliesslich für die specifischen Nährstoffe des lebenden Protoplasmas reservire. In diesem Sinne ist der Assimilationsvorgang der Zelle ein synthetischer Vorgang, welcher die Anwesenheit zweier die Synthese vermittelnden Gruppen zur Voraussetzung hat, die zu einander eine starke chemische Affinität haben.

Ich nehme also dementsprechend an, dass das lebende Protoplasma Seitenketten oder Receptoren besitzt, welche zu bestimmten Gruppen der specifischen Nährstoffe eine maximale chemische Verwandtschaft haben und sie deshalb an die Zelle verankern. Der Receptorenapparat der Zellen ist ein ausserordentlich complicirter, indem z. B. die rothen Blutkörperchen vielleicht hundert verschiedene Receptorentypen enthalten können.

Wenn man diesen Standpunkt acceptirt und sich erinnert, dass beim Toxinmolekül die haptophore Gruppe die Immunitätsauslösung bedingt, so bedarf es nur eines sehr kleinen Schrittes, um in das Wesen der Antitoxinbildung einzudringen — nämlich der gewiss naheliegenden Annahme, dass der haptophore Complex des Toxins vielleicht durch das Spiel des Zufalls unter den verschiedenen Receptoren einen solchen trifft, der zu ihm eine besondere Affinität besitzt. Es ist gar nicht nothwendig, dass jedes beliebige Bactcrientoxin bei jeder beliebigen Thierspecies passende, i. e. toxophile Receptoren vorfinden muss. Ein solcher Mangel an Receptoren stellt vielmehr einen der Gründe dar, welche die Immunität gewisser Thierspecies gegen bestimmte Gifte vermitteln können. Andererseits deutet das gesammte Thatsachenmaterial darauf hin, dass die Empfänglichkeit, die Receptibilität eines Organismus gegen ein bestimmtes Toxin an die Anwesenheit solcher toxophilen Gruppen des Protoplasmas gebunden ist, was in dem Ausdruck „Receptoren" einen entsprechenden Ausdruck findet.

Durch die Verankerung des Toxinmoleküls mittels der haptophoren Gruppe wird die Zelle nach zwei verschiedenen Richtungen hin beeinflusst. An erster Stelle wird sie durch den dauernden Einfluss der toxophoren Gruppe in den Zustand der Erkrankung versetzt, welcher sich durch gestörte Function und eventuell pathologisch-anatomische Veränderungen äussert. Ausserdem wird aber nach einem bald näher zu besprechenden Modus ein regenerativer Vorgang eingeleitet, der zur Erzeugung von Antitoxin führen kann. Da der Regenerationsvorgang in gleicher Weise wie durch Toxin auch durch die der toxophoren Gruppe beraubten Toxoide herbeigeführt wird, müssen wir denselben in engere Beziehung mit der haptophoren Gruppe bringen. Es sind also die beiden nebeneinander laufenden Processe der Antitoxinbildung und der Giftwirkung insofern von einander unabhängig, als sie von zwei differenten Gruppen ausgelöst werden. In bestem Einklang mit dieser Anschauung steht die Thatsache, dass die beiden Processe einander stören können, insofern, als eine erhebliche Erkrankung den Regenerationsprocess verringern oder gar aufheben kann. Im letzteren Sinne erinnere ich nur daran, dass es bei gewissen gegen das Tetanusgift hochempfindlichen kleinen Thieren, wie Mäusen und Meerschweinchen, fast unmöglich ist, durch unverändertes Gift

Antitoxin zu erzeugen, während dies bei Anwendung von Toxoiden leicht und schnell erreicht werden kann.

Was nun den Regenerationsvorgang, welcher zur Bildung von Antitoxin führt, anbetrifft, so hat dieser für den, welcher sich mit den von Carl Weigert aufgestellten biologischen Grundprincipien vertraut gemacht hat, nichts Auffallendes. Der Receptor, welcher die haptophore Gruppe des Toxin- und Toxoidmoleküls an sich gefesselt hat, ist durch die Besetzung für die Zelle unbrauchbar geworden, da er seine normale Function, die Anziehung von Nährstoffen, nicht mehr auszuüben vermag. Es ist also ein Defect im Zellleibe eingetreten, der wieder ersetzt werden muss.

Bei solchen Vorgängen ist es, wie durch Weigert's Forschungen bekannt ist, etwas sehr gewöhnliches, dass zunächst nicht ein einfacher Ersatz der zerstörten Gewebselemente stattfindet, sondern ein Ueberschuss in der Neubildung eintritt. So wird auch bei der methodisch durchgeführten Immunisirung unter der fortgesetzten und stets gesteigerten Zuführung der immunisirenden Substanz ein Theil der neugebildeten nnd an der Zelle noch immer befindlichen Receptoren von neuem besetzt und in der Folge durch eine über das ursprüngliche Maass hinausgehende Regeneration wieder ersetzt. Das Protoplasma wird durch die gesteigerte Inanspruchnahme in einer bestimmten Richtung gewissermaassen trainirt, einseitig eine bestimmte Art von Bestandtheilen, und zwar die betreffenden Receptoren neu zu produciren. Schliesslich wird ein solches Uebermaass von Receptoren erzeugt, dass dieselben nicht mehr an dem Protoplasma Platz haben, sondern als freie Moleküle abgestossen und in die Körpersäfte übergeführt werden. Das Antitoxin ist also nach dieser Theorie nichts als der abgestossene Receptorenapparat des Protoplasmas, also ein normaler, nur übermässig erzeugter Zellbestandtheil.

Es sei mir gestattet, aus dem reichen, schon jetzt vorliegenden Thatsachenmaterial hier einige Momente zu erörtern, welche als weitere Beweismittel für die Richtigkeit dieser Hypothese, welche als Seitenkettentheorie bekannt ist, dienen können.

Der erste Punkt betrifft den Nachweis der von der Theorie supponirten toxinophilen Receptoren in normalen Geweben. Wenn eine solche Verankerung des Giftes in den Organen schon durch den klinischen Ablauf der Vergiftung und durch die von Dönitz angestellten Heilversuche an mit Tetanusgift und Diphtheriegift vergifteten Thieren gemacht worden ist, so hat Wassermann zuerst den directen Nachweis erbracht, dass auch im Reagensglase gewisse Körperbestandtheile Toxin an sich verankern und nach Art eines Antitoxins unschädlich machen. Versetzte er Tetanusgift mit zerriebenem, frischem Meerschweinchengehirn, so verankerte das Gehirn das Gift in der Weise an sich, dass nicht nur die darüberstehende Flüssigkeit entgiftet war, sondern dass auch das mit Tetanusgift beladene Gehirn keine Giftwirkung mehr ausübte. Man kann daraus entnehmen, dass hier eine chemische Bindung ·von Bestandtheilen der Ganglienzelle mit dem Tetanusgift stattgefunden hat, die so fest ist, dass sie bei Einführung in den Thierkörper nicht gelöst wird, so dass das Gift unwirksam bleibt.

Dass es sich hier in der That um eine wirkliche specifische Reaction und nicht etwa um Absorption handelt, geht einmal daraus hervor, dass gekochtes Gehirn, in dem die betreffenden Gruppen zerstört sind, diese Wirkung ebensowenig ausübt, wie die Verreibung beliebiger anderer Meerschweinchenorgane.

Von Ransom ist weiterhin der Nachweis erbracht worden, dass auch das Gehirn lebender Thiere die ·gleiche giftzerstörende Function besitzt. Im Hinblick auf diese Feststellung dürften die

Einwände von Danysz, welche sich auf das abweichende Verhalten des zersetzten Gehirnbreis beziehen, keine ausschlaggebende Bedeutung besitzen. Verhehlen will ich nicht, dass das günstige beim Tetanus erhaltene Resultat offenbar nur dem Umstande zuzuschreiben ist, dass zufälligerweise die tetanophilen Receptoren in grosser Menge im Gehirn vorhanden sind. Ein solcher Zufall braucht aber nicht für jedes Gift zuzutreffen. Sind in den giftgefährdeten Organen, z. B. dem Gehirn, nur spärliche Giftreceptoren vorhanden, so werden diese sich bei der immerhin röhen Untersuchungsmethode dem Nachweis entziehen, wie dies z. B. bei dem Botulismusgift und dem Diphtheriegift der Fall ist.

Ein solches verwirrendes Spiel des Zufalls kann man aber mit Sicherheit ausschliessen, wenn man mit künstlich erzeugteu Giften arbeitet, die durch ihre Entstehungsart gegen eine ganz bestimmte Zellart gerichtet sind, wie die durch Blutinjection erzeugten mannigfaltigen Hämolysine, die Spermotoxine und die zahlreichen anderen Cytotoxine. In allen diesen Fällen kann man mit absoluter Sicherheit erweisen, dass das betreffende Gift von der giftempfindlichen Zelle stets in specifischer Weise verankert wird.

Ein zweiter Punkt betrifft die Prämisse meiner Theorie, dass dieselben Organe, welche eine specifische Beziehung zu dem Giftmolekül besitzen, gleichzeitig Antitoxin produciren können. In dieser Hinsicht möchte ich besonders die eleganten Versuche von Römer über Abrinimmunisirung anführen. Wie bekannt, ist das Abrin, das Toxalbumin der Jequiritybohne, befähigt, ausserordentlich starke Entzündungen der Conjunctiva bei Thieren und bei Menschen hervorzurufen. Ich habe weiterhin gezeigt, dass es gelingt, durch conjunctivale Instillation Kaninchen activ gegen Abrin zu immunisiren. Römer hat nun ein Kaninchen vom rechten Auge

aus mit schnell gesteigerten Dosen immunisirt und das Thier nach
drei Wochen getödtet. Es zeigte sich dann, dass die Conjunctiva
des rechten Auges, an welchem sich die Entzündungserscheinungen
abgespielt hatten, bei der Verreibung mit einer geeigneten Menge
von Abrin die Wirkung desselben fast vollkommen aufhoo, während
die Verreibung der anderen Conjunctiva mit Abrin das Versuchsthier nicht vor dem Tode schützte. Römer folgert daraus mit
Recht, dass bei der conjunctivalen Immunisirung ein Theil des
Antitoxins von der lokal reagirenden Conjunctiva geliefert wird.
Ich glaube, dass diese Feststellung der lokalen Entstehung des
Antitoxins am Ort der Injection, abgesehen von ihrem theoretischen Interesse, auch eine grosse praktische Bedeutung hat. Es
ist hierdurch in gewissen Fällen die Möglichkeit gegeben, im
Laufe der Immunisirung einen Theil der Antitoxinproduction von
den lebenswichtigen Organen abzulenken und in das indifferente
Bindegewebe zu verlegen.

Ein dritter Punkt betrifft die Abstossung der übermässig producirten Receptoren. Die Voraussetzung einer solchen Abstossung
ist, dass die betreffenden Receptoren, die normal fest mit dem
Protoplasmamolekül zusammenhängen, eine Lockerung des Ver-
bandes erfahren, die eben die Abstossung ermöglicht. In einigen
günstigen Fällen, welche sich allerdings nicht auf lösliche Gifte,
sondern auf Immunisirung mit Bacterien beziehen, ist es gelungen
auch dieses Postulat der Theorie durch Experimente zu verificiren.
Pfeiffer und Marx gelang der Nachweis, dass es bei einer zweckmässig geleiteten Choleraimmunisirung möglich ist, einen Zeit-
abschnitt zu treffen, in welchem das Blut noch frei ist von
Schutzstoffen, während es gelingt, den blutbildenden Organen
durch Verreiben mit Kochsalzlösung die specifischen Schutzstoffe
zu entziehen.

Es kann sich hier nach meiner Ansicht nur um eine Heraus-
lösung der kurz vor der Abstossung befindlichen und daher nur
locker sitzenden Receptoren handeln.

Etwa gleichzeitig mit Pfeiffer und Marx hat Wassermann
beim Typhus genau dieselben Resultate erhalten, wie sie später
auch von Deutsch bestätigt wurden. In allen diesen Versuchen
stellt das hämatopoëtische System, auf dessen Bedeutung für den
Immunisirungsvorgang die Metschnikoff'sche Lehre hinweist, die
Bildungsstätte der Antikörper dar.

Diese wenigen Beispiele werden ausreichen, um zu zeigen,
dass die Seitenkettentheorie die Probe des Versuchs auf das beste
bestanden hat. Mir selbst ist im Laufe meiner langjährigen experimentellen Thätigkeit keine Thatsache aufgestossen, die mit
dieser Theorie in Widerspruch steht und sie zu widerlegen geeignet ist. Ich darf dieselbe daher als wohl fundirt betrachten
und einige wichtige Consequenzen, die sich aus ihr ableiten, hier
ausführlich erörtern.

Die Seitenkettentheorie erklärt zunächst die specifischen Beziehungen, die zwischen einem Toxin und dem entsprechenden
Antitoxin bestehen, in der ungezwungensten Weise. Weiterhin
macht die Theorie die immunisirende Wirkung der Antitoxine
durchaus verständlich. Die Gifte werden, wenn sie in der üblichen Weise durch subcutane Injection den Versuchsthieren zugeführt werden, zu den mit toxinophilen Receptoren ausgestatteten
und daher giftgefährdeten Organen durch Vermittelung der Blutbahn geführt. Treffen sie nun schon im Blute freie toxinophile
Gruppen, so werden sie sich sofort mit denselben vereinigen und
so von den giftgefährdeten Organen abgeleitet werden.

v. Behring hat dieser Hypothese folgenden Ausdruck gegeben: „Dieselbe Substanz im lebenden Körper, welche, in der

Zelle gelegen, Voraussetzung und Bedingung einer Vergiftung ist, wird Ursache der Heilung, wenn sie sich in der Blutflüssigkeit befindet."

Es handelt sieh hier nach meiner Ansicht um ein allgemeines biologisches Gesetz, welches sich nicht auf die Toxine beschränkt, sondern auf viele, wenn nicht auf alle Giftsubstanzen anwendbar ist. Ich erinnere hier nur an die Saponinvergiftung der rothen Blutkörperchen. Ransom fand einerseits, dass die rothen Blutkörperchen vermittels ihres Gehaltes an Cholestearin Saponin in sich aufspeichern und soden deletären Wirkungen desselben unterliegen, und andererseits, dass der Schutz, welchen gewisse Serumarten gegenüber der Saponinvergiftung ausüben, auf die identische Ursache, den Cholestearingehalt des betreffenden Serums, zu beziehen ist.

Weiterhin ergiebt ja die Theorie ohne Weiteres, dass die Gewebe eines immunisirten Thieres als solche unter Bedingungen, unter welchen ein Eingreifen des im Serum enthaltenen Antitoxins ausgeschlossen ist, der Einwirkung des Giftes unterliegen. So constatirte Roux, dass tetanusimmune Kaninchen, wenn das Tetanusgift durch intracerebrale Injection direkt mit den Hirnzellen in Berührung gebracht wurde, der Vergiftung so schnell wie die normalen Controlthiere unterliegen. Dieses Ergebniss war nach meiner Theorie geradezu nothwendig, da ja die Ganglienzellen immunisirter Thiere einen Ueberschuss von toxinophilen Gruppen enthalten und hierdurch ganz besonders geeignet sind, das sie schädigende Gift zu verankern. Es war ein erheblicher Irrthum von Roux, wenn er glaubte, durch diesen Versuch die Seitenkettentheorie widerlegt zu haben. Roux meinte, dass nach meiner Anschauung in den Gehirnzellen sich Antitoxin angehäuft hätte und dass daher die immunisirten Thiere nun auch eine locale Hirnimmunität besitzen müssten. Es handelt sich hier um ein Missverständniss des

Wortes „Antitoxin". Ebenso wie man nicht eine beliebige Eisen-
masse als Blitzableiter bezeichnen kann, sondern diesen Namen
nur für solche Eisentheile verwenden wird, die den Blitz von bestimmten Orten ablenken, wird man den Namen Antitoxin nur
jenen toxinophilen Gruppen vindiciren, welche als solche im Blute
kreisen und so das Gift von den gefährdeten Organen ableiten
können. Die in den lebenswichtigen Organen befindlichen
toxinophilen Gruppen sind keine Giftableiter, sondern Gift-
zuleiter.

Weiterhin wird auch durch die Theorie verständlich gemacht,
dass die Fähigkeit, Antitoxine zu erzeugen, nur gewissen Stoffwechselproducten lebender Zellen zukommt. Alle Versuche, mit
wohldefinirten toxischen Substanzen, wie Morphin, Strychnin, Sa-
poninen etc. Antikörper zu erzeugen, sind gescheitert.

Wenn wir uns erinnern, dass die Vertheilung dieser Substanzen im Organismus nicht durch chemische Bindung und daher
ohne Vermittelung von Receptoren vor sich geht, wird der negative Ausfall dieser Versuche nicht mehr Wunder nehmen. Die
Fähigkeit der Antitoxinbildung kommt eben nur solchen Stoffen
zu, welche einen Complex besitzen, der mit den der Assimilation
dienenden Seitenketten, den Receptoren, sich vereinigen kann.
Man muss sich hierbei erinnern, dass die Antitoxin auslösenden
Gifte insgesammt hochcomplicirte Producte thierischer und pflanzlicher Zellen darstellen, welche sich durch ihre chemischen Eigen-
schaften am meisten· den eigentlichen Eiweissstoffen und den
Peptonen nähern. Als ich im Jahre 1897 zuerst durch meine
Theorie die Antitoxinbildung und die nährstoffartige Bindung in
Connex brachte, war noch nichts davon bekannt, dass auch ge-
wöhnliche Nährstoffe zu einer analogen Leistung befähigt seien.
Ich habe es daher als eine erfreuliche Bestätigung meiner An-

schauung auffassen dürfen, dass diese aus meiner Hypothese sich ergebende Censequenz innerhalb Jahresfrift eine thatsächliche und mannigfache Bestätigung fand, welche sich zunächst an den Namen Bordet anknüpft.

Injicirt man Versuchsthieren Milch, so gewinnnt deren Serum die Eigenschaft, Milch in Flocken auszufällen. Auch diese Ausfällung ist durchaus specifisch, da aus zahlreichen Versuchen hervorgeht, dass das durch Ziegenmilch erzeugte koagulirende Serum nur die Ziegenmilch, nicht aber die Milch anderer Species, z. B. des Menschen oder der Kuh, zu coaguliren vermag.

Aehnlich verhält es sich, wenn man den Thieren andere eiweisshaltige Substanzen, z. B. die Sera verschiedener Species oder Eiereiweiss einführt. Es treten dann im Serum solche, als Coaguline bezeichnete, Stoffe auf, welche die betreffende Eiweissart in specifischer Weise ausfällen.

Abweichungen von dem Gesetz der Specifität kommen nur insofern vor als bei nahestehenden Thierspecies die Serumstoffe mehr oder weniger gleichartig sein können. So fällt das durch Behandlung von Kaninchen mit Menschenserum erhaltene Coagulin nach den Untersuchungen von Uhlenhuth und Wassermann nur das Menschenserum und das Serum der nächststehenden Species, der Affen, so dass diese Reaction zur forensischen Identificirung von Blut in Vorschlag gebracht werden konnte.

Wir sehen also, dass im Sinne meiner Anschauungen auch durch die Einführung von Nährstoffen typische Antikörper gebildet werden, die mit dem auslösenden Nährstoff sich in specifischer Weise verbinden. Ein analoger Vorgang spielt sich auch bei den normalen Vorgängen der Zellernährung ab und bildet die Hauptquelle der im normalen Blute in grosser Anzahl vorhandenen Schutzstoffe.

Viel complicirter als in den bis jetzt geschilderten Fällen liegen die Verhältnisse, wenn an Stelle der relativ einfachen lös-

lichen Stoffwechselproducte lebendes Bacterienmaterial in Betracht
kommt, wie dies bei der Immunisirung gegen Cholera, Typhus,
Milzbrand, Schweinerothlauf und viele andere Infectionskrankheiten
der Fall ist.

Hier entstehen unter Umständen neben den durch die Giftstoffe der Bacterien erzeugten Antitoxinen mannigfache andere
Reactionsproducte. Dies kommt daher, dass jedes Bacterium ja
eine hochcomplicirte lebende Zelle ist, die bei ihrer Auflösung im
Thierkörper eine grosse Anzahl verschiedenartiger Componenten
liefert, von denen eine grosse Anzahl im Stande ist, Antikörper
hervorzubringen.

So sehen wir durch die Einführung von Bacterienculturen neben
den specifischen Bacteriolysinen, welche eine Auflösung der Bac-
terien bewirken, Producte entstehen, wie die Coaguline (Kraus,
Bordet), d. h. Stoffe, die in specifischer Weise gewisse in die
Culturflüssigkeit übergehende Eiweisskörper ausfällen, ferner die in
neuerer Zeit so viel besprochenen Agglutinine (Gruber, Durham,
Pfeiffer), endlich die Antifermente (v. Dungern, Morgenroth,
Briot).

Die interessantesten und wichtigsten bei einer solchen Immunisirung entstehenden Stoffe sind ohne Zweifel die Bacteriolysine,
um deren Erforschung sich Pfeiffer und Bordet besondere Verdienste erworben haben. Es ist ja zunächst im höchsten Grade
erstaunlich, dass nach der Einführung des Choleravibrio in den
Thierkörper eine Substanz gebildet wird, die den Choleravibrio,
und nur diesen, aufzulösen im Stande ist. Es handelt sich hier
um einen anscheinend so zweckmässigen und neuartigen Vorgang, dass derselbe aus dem Rahmen der dem Körper normal zur
Verfügung stehenden Kräfte vollkommen herauszufallen scheint.
Es musste von grösster Bedeutung sein, auch die Entstehung dieser

Substanzen vom Standpunkt der Cellularphysiologie aus zu erklären. Die Lösung dieses Problems bot recht erhebliche Schwierigkeiten und gelang erst, als man an Stelle der Bacteriolysine die Hämolysine zu den Versuchen verwandte.

Hämolysine sind eigenartige Gifte, welche rothe Blutkörperchen zerstören. Solche Hämolysine kommen theils in bestimmten normalen Serumarten vor, theils können sie in der gleich zu besprechenden Weise künstlich erzeugt werden. In ihren fundamentalen Eigenschaften entsprechen sie vollkommen den Bacteriolysinen, haben aber vor diesen den grossen Vorzug voraus, dass sie in einfacher Weise die Verwendung von Reagensglasversuchen gestatten, welche die Variabilität des Thierkörpers ausschliessen und daher ein genau quantitatives Arbeiten zulassen.

Von Belfanti und Carbone ist die merkwürdige Thatsache entdeckt worden, dass Pferde, welche mit Blutkörperchen von Kaninchen behandelt sind, in ihrem Serum Stoffe enthalten, welche auf Kaninchen, aber auch nur auf diese, hochtoxisch wirken. Als Ursache dieser Giftigkeit wies Bordet ein specifisches, gerade gegen die Blutkörperchen des Kaninchens gerichtetes Hämolysin nach.

Es wies weiter nach, dass derartige, durch Injection fremder Blutkörperchen erzeugte Hämolysine durch halbstündiges Erwärmen auf 55° ihrer blutlösenden Fähigkeit beraubt werden. Bordet fügte ferner die neue Thatsache hinzu, dass die blutlösende Eigenschaft dieser durch Erwärmen inactivirten Sera wieder hergestellt wird, wenn man gewisse normale Sera zufügt. Durch diese wichtigen Beobachtungen war aber eine vollständige Analogie nachgewiesen mit den Erscheinungen, wie sie für die Bacteriolysine durch Pfeiffer, Metschnikoff und insbesondere Bordet ermittelt waren. Es hatte sich hierbei herausgestellt, dass frisch von einer

choleraimmunisirten Ziege gewonnenes Serum die Auflösung der
Choleravibrionen — das sogenannte Pfeiffer'sche Phänomen —
bedingt. Diese Wirkung verschwindet anscheinend spontan beim
Stehen des Serums, schnell aber bei Erwärmen auf 55°. Das
durch Erhitzen wirkungslos gemachte Choleraserum übt im Thierversuche unveränderte Schutzkraft und gewinnt auch im Reagensglase die ursprüngliche Lösungskraft durch Zusatz einer kleinen
Menge normalen Ziegen- oder Meerschweinchenserums, welche an
und für sich die Choleravibrionen nicht schädigen.

Es geht aus diesem Versuche hervor, dass bei der Bacteriolyse
zwei Substanzen neben- und miteinander wirken, eine im Immun-
blute enthaltene relativ beständige Substanz, welche den Träger
der specifischen Schutzwirkung darstellt, und welche daher vorläufig
als Immunkörper bezeichnet werde, und eine zweite, leicht zerstörbare Substanz, welche in jedem normalen Serum vorkommt,
und die wegen ihrer die Function des Immunkörpers ergänzenden
Wirkung als Complement bezeichnet wird.

In Gemeinschaft mit Dr. Morgenroth habe ich nun zunächst
bei den, für das Experiment unendlich bequemeren Hämolysinen
die Frage zu lösen gesucht, wie man sich den Mechanismus der
Einwirkung beider Componenten auf das empfindliche Substrat, die
rothen Blutkörperchen, vorzustellen habe. Zu diesem Zwecke
wurden zunächst Lösungen, die entweder nur den Immunkörper
oder nur das Complement enthielten, mit den entsprechenden Blutkörperchen in Berührung gebracht und dann nach der Trennung
der Flüssigkeit und der Blutkörperchen durch die Centrifuge untersucht, ob diese Substanzen von den betreffenden Blutkörperchen
aufgenommen werden. Dabei stellte sich heraus, dass · die Blutkörperchen nicht befähigt sind, Complement allein aufzunehmen,

dagegen den Immunkörper an sich reissen. Enthält aber das Serum beide Componenten, so werden beide von den betreffenden Blutkörperchen gebunden.

In Bestätigung dieser Thatsache constatirte auch Bordet, dass Blutkörperchen oder Bacterien, welche durch vorhergehende Behandlung mit dem Immunkörper beladen sind, nun befähigt sind, aus complementhaltigen Flüssigkeiten dieses mit grosser Begier an sich zu reissen. Aus diesen Thatsachen, welche von vielen Seiten bestätigt sind, ergiebt sich, dass die Blutkörperchen resp. die Bacterien zwar den Immunkörper, aber nicht das Complement verankern — dass aber nach Verankerung des Immunkörpers auch das Complement gebunden wird.

In Gemeinschaft mit Morgenroth habe ich diese Verhältnisse durch folgende Annahmen über die Constitution des Immunkörpers und des Complementes dem Verständniss näher gebracht.

Wir glaubten, dem Immunkörper zweierlei haptophore Gruppen vindiciren zu müssen — eine von grösserer Avidität, welche sich an eine entsprechende Receptorengruppe der rothen Blutscheibe oder der Bakterien lagert, und eine zweite Gruppe von geringerer Avidität, welche das die Zellschädigung bedingende Complement verankert. Es stellt also der Immunkörper gewissermaassen das Zwischenglied, welches Complement und rothe Blutkörperchen aneinander fesselt, dar. Um diese Function zu präcisiren, habe ich den Namen Amboceptor vorgeschlagen, welcher die doppelseitig wirkende Fangkraft ausdrücken soll.

Das Complement besitzt nach unserer Auffassung eine Constitution, welche zu der des Toxins in Analogie steht. Es besitzt zunächst eine haptophore Gruppe, welche die specifische Verankerung an den Amboceptor vermittelt, und welche überdies durch die Existenz eines den Antitoxinen entsprechenden Anticomple-

mentes sichergestellt ist. Ausserdem besitzt das Complement noch
eine zweite, die Schädigung bedingende Gruppe, welche das
Analogon des toxophoren Complexes des Toxins repräsentirt. Im
Hinblick auf die theils toxischen, theils fermentähnlich wirkenden
Kräfte dieses Complexes habe ich für denselben den Namen des
zymotoxischen gewählt. — Wenn man sich das Zusammenwirken
von beiden Componenten an einem groben Beispiel klarmachen
will, kann man zum Vergleich Gewehr und Munition herbeiziehen.
Ist doch das Complement an und für sich unschädlich, gleich einer
Patrone, welche erst durch die Einführung in die Waffe zerstörende
Kraft gewinnt. So wird auch erst durch die ausschliessliche Vermittelung des Amboceptors die schädlicke Wirkung des Complements ausgelöst und auf bestimmte Elemente übertragen.

Im Gegensatz zu dieser Auffassung vertritt Bordet den
Standpunkt, dass sich nicht — wie wir wollen — Complement
und Immunkörper mit einander vereinigen, sondern dass durch den
Eintritt des Immunkörpers in die Zellsubstanz dieselbe eine specifische Schädigung erfährt, die darin zu Tage tritt, dass die
Zellen nun dem Einfluss der im Blutserum vorhandenen einheitlichen Schutzsubstanz, des Alexins Buchner's, unterliegen. Es
werden also die Blutkörperchen durch die Immunsubstanzen sozusagen für das Alexin empfänglich gemacht oder sensibilisirt. Dementsprechend bezeichnet Bordet das, was ich als Immunkörper
oder Amboceptor bezeichne, als sensibilisirende Substanz und unser
Complement als das Alexin.

Ich kann aus vielen Gründen, zumal nach dem von M. Neisser
und F. Wechsberg gefundenen, eigenartigen Vorgang der Com-
plement-Ablenknng durch überschüssigen Immunkörper dieser auch
von Buchner acceptirten Anschauung nicht zustimmen. Zunächst
ist es ganz unmöglich, sich über das Wesen der Sensibilisation

überhaupt eine Vorstellung zu machen. Wenn Bordet meint, der
Sensibilisator wirke nach Art eines Sicherheitsschlüssels, welcher,
in ein bestimmtes Schloss eingeführt, die Einführung eines zweiten
Schlüssels ermögliche, so muss ich sagen, dass mir das Verständniss dieses Vergleiches vollkommen abgeht. Das rothe Blutkörperchen hat, wie sicher zu erweisen ist, keine complementophilen
Gruppen, da es weder im normalen Zustande, noch nach der Abtödtung Complement an sich reisst. Sowohl das lebende, als auch
das durch Erhitzen abgetödtete Blutkörperchen gewinnt aber die
Fähigkeit der Complementsverankerung durch die Besetzung
mit dem Immunkörper. Da liegt es doch viel näher, daran
zu denken, dass eben der Immunkörper, der Amboceptor, von
vornherein die complementbindende Gruppe an sich trägt, als die
Annahme zu machen, dass unter dem Einfluss der Sensibilisation
neue complementbindende Gruppen entstünden. Schliesslich
könnte man sich einen solchen Vorgang bei einer lebenden und
daher veränderungsfähigen Zelle noch vorstellen, aber für das
todte, mit Hitze und durch allerlei Chemikalien behandelte und
so zu sagen stabilisirte Eiweiss ist eine solche Annahme doch
ganz unzulässig.

Weiterhin erklärt die Bordet'sche Annahme nicht im Mindesten die Thatsache, dass ein von einer bestimmten Thierspecies stammender Immunkörper am sichersten von dem von der
gleichen Species stammenden Serum activirt wird. Es wäre ja ein
absolut räthselhafter Vorgang, wie im Sinne der Bordet'schen
Theorie der beim Hammel gewonnene Milzbrandimmunkörper den
Bacillus gerade gegen das Hammelalexin, der vom Kaninchen
gewonnene Schutzstoff gerade gegen das Kaninchenalexin em-
findlich machen sollte. Im Sinne der Amboceptorentheorie bietet
aber ein solcher Vorgang nicht die geringste Schwierigkeit, da

eben die im Blute jeder Thierspecies kreisenden Amboceptoren selbstverständlich auf die eigenen Complemente eingestellt sind.

Ich will hier nur noch einen Punkt erwähnen, welcher in den Anschauungen Bordet's eine grosse Rolle spielt. Bordet nimmt an, dass das Alexin eine einheitliche Substanz darstellt, während ich eine Vielheit der Complemente vertrete. Jüngst hat nun Bordet sehr interessante Versuche veröffentlicht, welche für diese unitarische Auffassung zu sprechen schienen.

Bordet ermittelte zunächst, dass ein bestimmtes Serum, z. B. Meerschweinchenserum, im Stande sei, zwei verschiedene Immunkörper, z. B. einen Choleraimmunkörper und einen hämolytischen Immunkörper zu activiren. Nahm Bordet nun das Meerschweinchenserum, versetzte dasselbe mit den sensibilisirten, d. h. complementgierigen und complementempfindlichen Blutkörperchen und wartete den Eintritt der Hämolyse ab, so war hiernach das Meerschweinchenserum der Fähigkeit beraubt, die Auflösung der sensibilisirten Choleravibrionen zu vermitteln. Das gleiche Resultat trat ein, wenn die Reihenfolge umgekehrt wurde.

So leicht es nun war, diesen Versuch eines so ausgezeichneten Experimentators zu bestätigen, so wenig konnte ich mich der Schlussfolgerung Bordet's anschliessen. Beweisend im Sinne der Einheit des Alexins, also der Identität des bakteriolytischen und hämolytischen Alexins ist dieser Versuch doch nur dann, wenn erwiesen ist, dass an den beiden in Action tretenden Immunkörpern nur eine einzige complementophile Gruppe und nicht eine Vielheit derselben wirksam ist. Frühere Untersuchungen hatten aber ergeben, dass die künstlich erzeugten Immunsera nicht einheitlicher Art waren, sondern eine Reihe verschiedener, mit differenten complementophilen Gruppen versehener Amboceptoren enthielten.

Ich habe aber doch die Bordet'schen Versuche für so bedeutsam gehalten, dass ich nochmals eine eingehende Untersuchung der Frage durch Herrn Dr. Sachs und Dr. Morgenroth veranlasst habe. Es gelang diesen Herren, sichere und positive Beweise für die Verschiedenheit der Complemente zu erbringen. So z. B. hat Dr. Sachs die bezüglichen Verhältnisse beim Ziegenserum untersucht. Er wandte zu diesem Behufe fünf verschiedene Immunkörpercombinationen, von denen jede durch Ziegenscrum completirungsfähig war, an. War in dem Ziegenserum nur ein einziges Complement vorhanden, so mussten bei Beeinflussung des Complements die fünf Versuchsreihen identisch verlaufen. Im Gegensatz hierzu wurde aber constatirt, dass z. B. unter dem Einfluss der Verdauung eine Completirung vollkommen erhalten blieb, während vier andere Completirungen verschwanden. Auf dem Wege der Absorption ergaben sich weitere analoge Differenzen, welche die Annahme von vier verschiedenen Complementen, die hier in Action traten, sicherstellten. Auf die Beibringung meines anderweitigen Beweismaterials glaube ich hier verzichten zu können, da die erwähnten positiven Befunde die Vielheit der Complemente ganz sicherstellten.

Wenn ich diese Beobachtungen resumire, so finde ich in denselben eine Bestätigung meiner Anschauung, dass die Amboceptorentheorie den Mechanismus der Hämo- und Bacteriolyse in der einfachsten Weise aufhellt.

Was die Entstehung der beiden hieran betheiligten Componenten anbetrifft, so unterliegt es nicht dem mindesten Zweifel, dass dieselben cellularen Ursprungs sein müssen.

Ich nehme an, dass in den Zellen neben den gewöhnlichen Receptoren, welche der Aufnahme relativ einfacher Materialien dienen, noch eine höhere Art Receptoren vorhanden ist, welche dazu bestimmt sind, hochmolekulare Eiweissstoffe, wie sie z. B. der Inhalt lebender Zellen darstellt, an sich zu reissen. In diesem Falle ist aber mit der Fixation eines solchen Moleküls erst eine Vorbedingung für die Zellernährung geschaffen. Ein solches Riesenmolekül ist für die Zellernährung an und für sich unverwendbar und kann derselben erst nutzbar gemacht werden, wenn es durch fermentative Processe in kleinere Bruchstücke zerlegt wird. Dies wird am einfachsten erreicht werden, wenn der Fangarm des Protoplasmas zugleich Träger einer oder verschiedener fermentativer Gruppen ist, die dann sofort in eine nahe räumliche Beziehung zu der zu assimilirenden Beute treten. Es scheint dem Haushalt des Zelllebens am besten zu entsprechen, wenn die benöthigten fermentativen Gruppen nur zeitweise, vielleicht nur im Bedarfsfalle in Action treten. Ein solcher Zweck kann dadurch am einfachsten erreicht werden, dass der Fangarm eine andere haptophore Gruppe enthält, welche die im Serum kreisenden fermentähnlichen Stoffe, wie sie durch die Complemente repräsentirt werden, verankern kann. Es enthält also ein solcher Receptor höherer Ordnung zwei haptophore Gruppen, von denen die eine die Fesselung der Nährstoffe besorgt, während die andere complementophil ist.

Es ist ohne weiteres ersichtlich, dass solche Receptoren zweiter Ordnung, wenn sie im Falle von Immunisirungen ins Blut gelangen, hier die Eigenschaften zeigen müssen, die wir für den Amboceptorentypus festgestellt haben. Der eminent zweckmässige Modus der Bacteriolyse erklärt sich so in der einfachsten Weise als das Wiederspiel uralter Protoplasmaweisheit.

Was den zweiten Bestandtheil, die Complemente, anbetrifft, so wird man nicht fehl gehen, wenn man dieselben als einfache,

den Zwecken des inneren Stoffwechsels dienende Zellsecrete auffasst, an deren Production vielfach im Sinne Metschnikoff's die
Leucocyten an erster Stelle betheiligt sind.

Unter diesen Gesichtspunkten verliert die Immunitätsreaction
des Organismus ihr mystisches Ansehen, dass man dann annehmen
müsste, wenn die künstlich erzeugten Schutzstoffe einen dem
Organismus und dessen physiologischem Haushalt ursprünglich
fremden Bestandtheil darstellten.

Aber wir haben gesehen, und ich stimme hier zu meiner Freude
mit einem so hervorragenden Forscher wie Metschnikoff vollkommen überein, dass die Immunität nichts anderes darstellt, als
ein Capitel der allgemeinen Ernährungsphysiologie. Vorgänge, die
denen der Antikörperbildung vollkommen analog sind, spielen sich
im Haushalt] des normalen Stoffwechsels fort und fort ab; in
allen möglichen Zellen des Organismus kann die Aufnahme von
Nährstoffen, resp. Producten des intermediären Stoffwechsels, Neubildung, resp. Abstossung von Receptoren veranlassen. Bei der
grossen Zahl der Organe und dem mannigfaltigen Chemismus ihrer
Zellen darf es daher nicht Wunder nehmen, dass das Blutplasma
— gleichsam als Repräsentant aller Gewebe — von einer Unzahl
solcher abgestossenen Receptoren erfüllt ist, welche ich unter dem
Namen der Haptine zusammenfassend bezeichne. Dank der neu-
gewonnenen theoretischen Einsicht sind wir überhaupt erst- in den
letzten Jahren in die Lage versetzt, wenigstens den ersten Blick
in diese grosse Mannigfaltigkeit zu werfen.

Ausser den eigentlichen Fermenten und den schon erwähnten
fermentähnlich wirkenden Complementen finden wir normalerweise
im Blut eine Reihe von Stoffen, welche gegen bestimmte in Lösung
befindliche Substanzen in specifischer Weise wirksam sind.

An erster Stelle erwähne ich hier die normalen Antitoxine,

als deren Vertreter ich hier nur das Diphtherieantitoxin und das Antitetanolysin des normalen Pferdeserums, das Antistaphylotoxin des normalen Menschenserums und das Anticrotin des Schweineserums anführen will. Ihnen schliessen sich die Antifermente, wie Antilab, Antithrombase, Anticynarase und andere an. Desgleichen finden wir normalerweise schon Stoffe, welche die Wirkung der specifischen Hämo- und Bacteriolysine aufheben, indem sie sich bald gegen den Amboceptor, bald gegen das Complement richten. So habe ich im Ziegenblut einen Antiamboceptor nachgewiesen, welcher gegen ein nach dem Bordet'schen Verfahren gewonnenes Ziegenbluthämolysin gerichtet war, während P. Müller in Graz im Blut einer Thierspecies Antikörper vorfand, welche gewissen Complementen anderer Thiere entgegengerichtet waren und daher als normale Anticomplemente zu bezeichnen sind.

Noch interessanter sind aber diejenigen Haptine, welche sich gegen lebende Zellen der verschiedensten Art wenden, und zwar sowohl gegen pflanzliche, wie die Bacterien, als auch gegen thierische, wie die rothen Blutkörperchen, Leucocyten, Spermatozoën, Epithelien und andere. Die zellfeindlichen Haptine zerfallen ihrerseits in zwei Hauptgruppen: erstens die Agglutinine, welche die betreffenden Bacterien oder Zellen zur Verklebung bringen, und welche dank den Arbeiten von Gruber, Durham und Widal eine so grosse diagnostische Bedeutung gewonnen haben, und zweitens die bactericiden resp. cytotoxischen Substanzen, welche mit der natürlichen Immunität in engerer Beziehung stehen. Man bezeichnet diese Substanzen für den Fall, dass mit der Abtödtung auch ein Lösungsprocess verbunden ist, als Lysine, und spricht also von Hämolysinen, Bacteriolysinen etc. Es übt also ein bestimmtes Blutserum, z. B. das Serum des Hundes, gleichzeitig und nebeneinander die erwähnten antitoxischen, antifermentativen, agglu-

35*

tinirenden, bacteriolytischen und cytotoxischen Wirkungen gegenüber den geeigneten Substanzen aus. Betrachten wir eine dieser Functionen, z. B. das Agglutinationsvermögen eines bestimmten Serums gesondert, so wird zunächst die Frage zu entscheiden sein, ob diese Function einer einheitlichen Substanz, also dem Agglutinin zukommt. Vielfache Versuche haben erwiesen, dass dem nicht so ist, sondern dass bei dem Fällungsvorgang genau so viele verschiedene Agglutinine mitwirken, als verschiedene agglutinationsfähige Materialien in dem betreffenden Fall vorliegen. Der Nachweis dieser Vielfältigkeit gelingt leicht nach dem von mir gefundenen Prinzip der specifischen Verankerung.

Sei z. B. ein gewisses Serum im Stande, zwei Arten von Blutkörperchen, etwa die des Kaninchens und der Taube, und zwei Arten Bacterien, wie Choleravibrionen und Typhusbacillen zur Verklumpung zu bringen, so müsste, unter der Voraussetzung, dass ein einheitliches Agglutinin diesen vierfachen Effect bedinge, es möglich sein, durch Absorption mit einem der Elemente, z. B. mit Choleravibrionen, auch die drei anderen Wirkungen aufzuheben. Thatsächlich ist das Verhalten aber so, dass das mit Choleravibrionen geschüttelte Serum zwar nicht mehr die Choleravibrionen, wohl aber noch die drei anderen Gebilde der Agglutination zuführt, und umgekehrt. Es treten also in dem genannten Falle vier verschiedene Agglutinine in Action.

Ganz analoge Resultate ergeben sich, wenn man die anderen Functionsgruppen des Blutes, z. B. die antitoxische, bacteriolytische etc. in entsprechender Weise untersucht. Alle diese Thatsachen sprechen für die von mir zuerst vertretene plurimistische Anschauung, nach der in jedem Blutserum viele Hunderte, vielleicht Tausende wirkungskräftiger Haptine vorhanden sind. Diese Substanzen verdanken — vielleicht nur mit Ausnahme der Fermente und der Complemente — ihre Entstehung einem Uebermaass des assimilatorischen Stoffwechsels, und ihre eigenartige Wirkung auf gewisse körperfremde Substanzen einem sozusagen zufälligen Zusammentreffen. Sie sind also, wenigstens zum grössten Theil, nur als Luxusproducte aufzufassen, die als solche von keiner bedeutsamen Function für das Leben des Organismus sind. Was soll es dem Thier, was dem Menschen frommen, dass in ihrem Blute die verschiedensten Stoffe kreisen, welche gegen ganz heterogene Materialien gerichtet sind, die unter normalen Verhältnissen gar nicht in Frage kommen, und welche höchstens die Willkür des Experimentators mit diesen in Beziehung bringt? Was nutzt. es einer Ziege, dass in ihrem Blute Stoffe vorhanden sind, die gegen die rothen Blutkörperchen, gegen die Spermatozoëen anderer Thiere gerichtet sind, da diese normalerweise niemals in die Blutbahn eindringen? Es ist weiterhin eine jedem Experimentator stets von neuem aufstossende Thatsache, dass das Blutserum in den meisten seiner Haptine einem ständigen Wechsel unterworfen ist, welcher der Annahme widerspricht, dass die Gesammtheit dieser Stoffe in freiem Zustande eine bedeutungsvolle oder gar nothwendige Rolle im Organismus spiele.

Dass sich bei dem Uebermaass der vorhandenen Combinationen in jedem Serum auch Substanzen vorfinden, die an und für sich oder im Verein mit Complementen eindringende Schädlinge, insbesondere Bacterien, zu vernichten vermögen, und welche deshalb im Sinne von Vertheidigungsmitteln wirken, soll und kann von mir natürlich nicht geleugnet werden. Aber ich halte es trotzdem nicht für richtig, gestützt auf solche Ausnahmen, das so unendlich complicirte Haptinsystem unter dem Namen des Alexins zu subsumiren, da hierdurch eine falsche unitarische Vorstellung erweckt wird, welche dem Fortschritt der Wissenschaft nicht dienen kann. Ich möchte durch diese Bemerkung nicht die ausserordentlichen Verdienste Buchner's herabsetzen; seine Alexinarbeit muss, im Lichte ihrer Zeit und nach dem damaligen Stande der Wissenschaft beurtheilt, als ein Meisterwerk angesehen werden, das die Ent-

wickelung unserer Wissenschaft in hervorragendem Maasse gefördert hat.

Eine weitere Meinungsdifferenz, die zwischen Buchner und
mir besteht, betrifft die dem normalen Blutserum zukommende
bactericide und hämolytische Kraft, die Buchner wiederum auf
die Wirkung seines einheitlich gedachten Alexins bezieht. Ich habe
demgegenüber nachgewiesen, dass die Verhältnisse der normalen
Hämolyse genau die gleichen sind wie bei der künstlichen, indem
auch hier zwei verschiedene Componenten, deren eine wärmebeständig ist, deren andere dem Complement entspricht, gleichzeitig zusammenwirken müssen. Diese Thatsache ist von einer
grossen Zahl von Beobachtern, unter denen ich v. Dungern,
Moxter, London, P. Müller, Meltzer erwähnen möchte, voll-
inhaltlich bestätigt worden. Alle diese Autoren sind, wie ich, zu der
Ueberzeugung gelangt, dass die wärmebeständige, für den Lösungsvorgang nothwendige Substanz nach jeder Richtung den künstlich
erzeugten Immunkörpern oder Amboceptoren entspricht. Natürlich
vorkommende und immunisatorisch erzeugte Hämolysine entfalten
ihre Wirkung genau nach dem gleichen Mechanismus. Nach den
Beobachtungen von Pfeiffer, Moxter sowie noch zu publicirenden
Versuchen von Wechsberg und M. Neisser gilt das gleiche auch
für die bactericiden Substanzen.

Demgegenüber vertritt Buchner, welcher natürlich in einer
Reihe von Fällen das grobe Thatsachenmaterial bestätigte, die
Meinung, dass die thermostabilen Stoffe der normalen Sera keine
Analoga der Immunkörper sind, sondern etwas besonderes dar-
stellen. Er belegt sie demgemäss mit dem besonderen Namen der
„Hilfskörper". Abgesehen davon, dass eine solche Trennung un-
serer auf Virchow's Schulung beruhenden Anschauungsweise über
den Zusammenhang von Physiologischem und Pathologischem wider-

spricht, finde ich Buchner's Beweisführung für die Sonderheit der Hilfskörper unzureichend, Dieselbe ist eine vollkommen negative und besteht darin, dass nach Buchner der Nachweis nicht erbracht wäre, dass jedesmal bei der normalen Hämolyse ein Hilfskörper in Action treten muss. Ich habe dem gegenüber zu betonen, ·dass bei einer sehr grossen Zahl von Einzelfällen normaler Hämolyse, welche ich und meine Mitarbeiter im Laufe von Jahren untersucht haben, es stets gelang — manchmal allerdings nach sehr langer Arbeit und dem Durchprobiren aller möglichen Complementquellen —, den auslösenden Amboceptor ausfindig zu machen. Experimente, bei welchen, wie in den letzthin von Buchner publicirten, aus der grossen Zahl von möglichen Combinationen nur eine beliebig gewählte zur Verwendung kam, sprechen bei negativem Ausfall nicht gegen die Anwesenheit von Amboceptoren, da von keinem Fachmanne angenommen wird, dass jeder beliebige Amboceptor in jedem beliebigen Serum ein Complement finden müsse. Der Nachweis, dass Hämolyse allein durch das ·Alexin vermittelt werden kann, ist von Buchner also nicht erbracht.

Im Anschluss hieran möchte ich an die Thatsache erinnern, dass die im normalen Serum vorhandene Alexin- oder Complementwirkung nicht einem einzigen Stoff, sondern einer Vielheit von Substanzen ihre Entstehung verdankt. Jedes Complement ist an und für sich unschädlich, da erst durch die Vermittelung des Amboceptors die schädliche Wirkung auf bestimmte Gewebe übertragen wird — dann aber auch gleichmässig auf eigene wie auf fremde. Es ist ein überraschendes Schauspiel, zu sehen, wie Meerschweinchen-Blutkörperchen, die mit gewissen Amboceptoren beladen oder sensibilisirt sind, sich sofort auflösen, wenn man das eigene Serum, welches dann also wie ein tödtliches Gift wirkt,

hinzufügt. Es steht also auch die Rolle der Complemente als
Fremdenpolizei auf mehr als schwanken Füssen. Dieselbe wird
nur durch den von mir als „horror autotoxicus" bezeichneten
Mechanismus vorgetäuscht, welcher verhindert, dass im Organismus Amboceptoren entstehen, welche, gegen die eigenen Gewebe
gerichtet sind.

Bei diesem Horror autotoxicus handelt es sich um einen zweckmässigen Regulationsvorgang, auf den ich vielleicht noch mit einigen
Worten eingehen darf. Aus den Untersuchungen zahlreicher Autoren
weiss man, dass man durch Injection von beliebigem fremdartigen
Zellmaterial bei Thieren cytotoxische Substanzen erzeugen kann,
welche gerade gegen das zur Immunisirung dienende Material gerichtet sind. Immunisirt man z. B. einen Hund mit einer Emulsion
von Gänsegehirn, so wirkt das Serum des Hundes nur höchst
toxisch auf Gänse, indem es dieselben unter cerebralen Erscheinungen tödtet. In gleicher Weise kann man beliebige Gifte hervorrufen, Hepatotoxine, Nephrotoxine etc., von denen also jedes nur
für ein bestimmtes Organ einer bestimmten Species wirkt. In der
menschlichen Pathologie kommt aber nicht die Resorption fremder,
sondern der eigenen Körperbestandtheile in Betracht, die unter vielfachen Umständen eintreten kann, wie bei Höhlenblutungen, bei
der Resorption von Lymphdrüsentumoren, bei dem febrilen Schwund
der Körperparenchyme. Es wäre im höchsten Grade dysteleologisch, wenn unter diesen Umständen sich Eigengifte der Parenchyme,
Autotoxine, bilden würden. Ich habe diese Fragen dadurch zu
entscheiden versucht, dass ich Ziegen mit dem Blute anderer Ziegen
immunisirte. Das Serum der so behandelten Thiere löste nicht
die eigenen Blutkörperchen auf, wohl aber diejenigen von anderen
Ziegen; es enthielt also kein Autotoxin, sondern ein Isotoxin —

entsprechend dem Gesetz, welches ich als das des „Horror autotoxicus" bezeichne.

Ich vermuthe, dass die Isotoxine vielleicht eine grosse Rolle
in der Diagnostik und Pathologie spielen werden. Metschnikoff
fand, dass sich in dem Blutserum von Hunden, bei denen er eine
Chromnephritis erzeugt hatte, ein Isonephrotoxin entwickelt hatte,
da dieses Serum, normalen Hunden injicirt, eine Nephritis hervorrief. Es ist mehr als wahrscheinlich — von verschiedenen Autoren
wie Landsteiner, Ascoli, für das Blut schon mit Sicherheit
erwiesen —, dass auch bei Menschen sich die verschiedensten
Isotoxine bilden.

Beim Menschen können wir freilich mit Ausnahme der rothen
Blutkörperchen keine Untersuchungen betreffend die Isotoxine der
Parenchyme anstellen, aber es sprechen viele Momente dafür, dass
es möglich sein wird, diese Versuche beim Affen durchzuführen
und so eine neue Basis für die Pathologie und Therapie auch beim
Menschen zu gewinnen.

Aus der unendlich grossen Zahl von Verbindungen, welche im
Blutserum vorhanden sind und den im steten Wechsel befindlichen
Haptinapparat darstellen, sind es besonders die Stoffe vom Typus
der Amboceptoren, welche zu den Vorgängen der natürlichen
Immunität in engsten Beziehungen stehen, da sie im Verein mit
den Complementen die Abtödtung der schädlichen Bacterien bedingen. Wenn also ein Verlust der natürlichen Immunität eintritt,
so wird es sich zunächst darum handeln, ob Mangel an Complement oder Amboceptor vorliegt.

Ich bin der Ueberzeugung, dass diese Haptinstudien eine neue
und bedeutungsvolle Richtung der biologischen Forschung und der
Erkenntniss des Assimilationsvorganges eröffnen, weit wichtiger

dürften sie aber noch für die Klinik werden. Da ich selbst nicht
in der Lage bin, derartige Untersuchungen an einem grösseren
Krankenmaterial durchzuführen, habe ich es für meine Pflicht gehalten, die Gesichtspunkte klarzulegen und so die Basis für die
Bearbeitung eines Gebietes zu schaffen, dessen Bedeutung für die
Pathologie und Therapie vielleicht erst nach Jahren voll gewürdigt
werden wird.

XXXIII.

Ueber den Receptorenapparat der rothen Blutkörperchen.[1)]

Von

Professor Dr. **P. Ehrlich.**

———

Wir kennen eine grosse Reihe von Agentien, die imstande sind, die rothen Blutkörperchen zu schädigen oder zu tödten. In einem Beitrage: „Zur Physiologie und Pathologie der rothen Blutscheiben" (Charité-Annalen, Bd. 10) habe ich gezeigt, dass die Auflösung der rothen Blutkörperchen durch alle Agentien (mechanischer, thermischer oder chemischer Art) herbeigeführt wird, welche protoplasmatödtend wirken. Ich stellte schon damals die Hypothese auf, dass in den Erythrocyten ein eigenartiges Protoplasma, das Discoplasma, vorhanden ist, dessen Hauptfunction darin besteht, den Austritt des Hämoglobins in das Blutplasma zu verhindern. Wird das Discoplasma abgetödtet, so folgt sofort die Diffusion des Hämoglobins, d. h. das Blut wird lackfarben. Mit den Verhältnissen der Isotonie hat dieser Vorgang gar nichts zu thun, da bei zahlreichen Blutgiften, z. B. Digitoxin, Veratrin, Solanin, Sub-

———

1) Abdruck aus: Schlussbetrachtungen; Erkrankungen des Blutes. Nothnagel's specielle Pathologie und Therapie. Bd. VIII. Wien 1901.

limat, die Zerstörung schon bei den grössten Verdünnungen erfolgt, welche die Concentrationsverhältnisse der Zwischenflüssigkeit so gut wie gar nicht beeinflussen.

Die gewöhnlichen Blutgifte, deren Zahl eine sehr grosse ist (Saponinsubstanzen, die Helvellasäure, aromatische Amine, Aldehyde, Polyphenole u. s. w.), sind chemisch scharf definirte Substanzen; sie üben ihre deletäre Wirkung genau nach den Principien aus, die wir bei der Vertheilung der pharmakologischen Agentien (Alkaloide u. s. w.) oben gewürdigt haben. Die neuesten Zeiten haben nun gelehrt, dass es noch eine andere Gruppe von Blutgiften giebt, welche ihre Schädigung nach Art der Toxine, d. h. durch Vermittlung besonderer haptophorer Gruppen, ausüben, die in passende Receptoren eingreifen. Alle diese Stoffe sind hochcomplicirte, im chemischen Sinne vorläufig nicht näher bestimmbare Derivate lebender pflanzlicher oder thierischer Zellen. Es gehören in diese Classe, um zunächst nur die einfachsten Typen zu erwähnen: 1. giftige Phytalbumosen: Ricin, Abrin, Crotin, Phallin: 2. Bacteriensecrete: Tetanolysin (Ehrlich, Madsen), Staphylotoxin (van de Velde, M. Neisser und F. Wechsberg), Pyocyaneusgift (Bulloch), Streptokokkengift (v. Lingelsheim), Cholera und wohl noch viele andere; 3. giftige Thiersecrete, insbesondere die verschiedenen Schlangengifte.

Die Mehrzahl der angeführten Substanzen, insbesondere die Gesammtheit der Bacterienproducte, bewirken eine gewöhnliche Hämolyse. Im Gegensatze hierzu bedingen Abrin und Ricin, wie Kobert gezeigt hat, eine schnell eintretende Verklumpung der Erythrocyten, die den von Gruber, Durham und Widal studirten Agglutinationsvorgängen analog ist. Ein fundamentaler Unterschied von Hämolyse und Agglutination lässt sich jedoch bei den giftigen Phytalbumosen nicht annehmen, da die eine von ihnen, das Crotin, nach Elfstrand auf gewisse Blutarten (Schaf, Schwein, Rind), agglutinirend, auf andere (Kaninchen) rein lösend einwirkt [1]). Besonders wichtig ist es aber, dass alle diese Gifte nach Einführung in den Thierkörper die specifischen Antitoxine bilden (Antiricin, Antiabrin, Ehrlich; Anticrotin, Morgenroth; Antitetanolysin, Madsen; Antileucocidin, van de Velde). Diese Thatsache genügt nach dem früher Besprochenen an und für sich, um allen diesen Stoffen eine ihre Toxicität bedingende haptophore Gruppe zuzuschreiben. Sie besitzen weiterhin genau wie die richtigen Toxine noch einen zweiten die Giftigkeit bedingenden Complex. Es gelingt, wie dies von Madsen für das Tetanolysin, von M. Neisser und F. Wechsberg für das Staphylolysin erwiesen ist, diese Gifte in Modificationen überzuführen, die der Toxicität mehr oder weniger ermangeln und welche nichtsdestoweniger die durch die haptophore Gruppe bedingten Eigenschaften (Verwandtschaft zum Antikörper, Auslösung der Immunität) vollkommen erhalten haben. Diese Modificationen, die ich beim Diphtheriegift zuerst erkannt und als Toxoide beschrieben habe, beruhen auf der isolirten Zerstörung der, wohl sehr labilen, toxophoren Gruppe.

Indem ich nun zu den im Blutplasma enthaltenen Substanzen übergehe, habe ich an erster Stelle die Agglutinine zu besprechen. Schon im normalen Serum finden sich häufig Stoffe, welche bestimmte Bacterien und Erythrocyten zur Verklumpung bringen. Wenn man früher, entsprechend den Buchner'schen Anschauungen, eine einzige Substanz für die verschiedenen Effecte

---

1) Auch das scheinbar rein agglutinirende Ricin übt auf das Discoplasma eine die Hämolyse bedingende Einwirkung aus. Dieselbe wird bei der gewöhnlichen Versuchsanordnung nur dadurch verdeckt, dass in den agglutinirten Haufen die Bedingungen für die Diffusion sehr ungünstige sind. Wenn man aber durch Zerschütteln der Häufchen bessere Bedingungen schafft, überzeugt man sich leicht von dem Austritte des Hämoglobins.

verantwortlich machte, wird wohl jetzt der von mir zuerst ver-
tretenc pluralistische Standpunkt allgemein angenommen. Der
Nachweis der Vielheit der normalen Agglutinine war sofort zu erbringen, als man — wie dies Bordet und Malkow thaten —
mein Princip der specifischen Verankerung auf diese Fragen übertrug. Schüttelt man Ziegenserum, welches die Erythrocyten von
Taube, Mensch, Kaninchen agglutinirt, mit einer dieser Blutarten
(z. B. Taube), so kann man nach Malkow in der abcentrifugirten
Flüssigkeit noch die zwei anderen Agglutinine in ungeänderter
Menge nachweisen, während das Taubenagglutinin fehlt.

Künstlich kann man diese Substanzen häufig erhalten, wenn
man nach dem Vorgang von Belfanti und Bordet Thieren
fremdartige Blutkörperchen in grösserer Menge injicirt (Blut-
körperchenimmunisirung). Von den hierbei gleichzeitig entstehenden
Hämolysinen lassen sie sich leicht durch halbstündiges Erwärmen
auf 56⁰ trennen. Während hierbei die Wirkung der Amboceptoren-
lysine durch die Zerstörung des Complements verloren geht, werden
die Agglutinine selbst nicht geschädigt. Steigert man allerdings
die Temperatur über 70⁰, so gelingt es auch, die Agglutininwirkung
aufzuheben. Zusatz von normalem Serum wirkt dann aber nicht
mehr reactivirend. Es folgt aus dem Gesagten, dass die Agglutinine[1]) nicht so complex zusammengesetzt sind, wie die Ambo-
ceptorenlysine; sie enthalten, ähnlich wie die Toxine, eine haptophore Gruppe und eine, den Gerinnungsvorgang auslösende zymophore.
Dementsprechend nehme ich an, dass die Agglutinine nichts anderes
sind, als freigewordene Receptoren zweiter Ordnung[2]).

---

1) Die uns hier beschäftigenden Agglutinine veranlassen im Gegensatze
zu dem Ricin und Abrin keine tieferen Schädigungen des Discoplasmas.

2) Im ersten Theile der „Schlussbetrachtungen" habe ich unterschieden:

1. Receptoren erster Ordnung, welche die Aufnahme von relativ
einfachen Substanzen (Toxinen, Fermenten und anderen Zellsecreten) besorgen;

Wir kommen nun zu den so wichtigen Substanzen des Serums, welche die Hämolyse bedingen. Dass es sich hier stets um Amboceptoren handelt, welche Blutkörperchen und Complement anziehen, habe ich schon früher ausführlich erörtert. Ich kann mich daher an dieser Stelle auf einige ergänzende Bemerkungen beschränken. Dass das Blutserum einer Species die Erythrocyten anderer Thierclassen schädigt und auflöst, ist längst bekannt. Es ist dies nicht nur der Fall bei weit von einander stehenden Typen (Fische und Säugethiere), sondern auch, wie die Periode der therapeutischen Bluttransfusionen lehrte, bei relativ nahe verwandten Species. Buehner, welcher diese Erscheinung zuerst in ihrer principiellen Bedeutung würdigte, nahm an, dass in dem Serum eine für den Träger unschädliche Wirkung vorhanden sei, die auf fremdartige Elemente (Bacterien und Blutkörperchen) vernichtend einwirke, und die er deshalb als Alexine bezeichnet. Erst als es in späteren Jahren gelang, die Wirkungsweise der künstlich erzeugten Lysine aufzuhellen, erwies sich diese unitarische Anschauung als unhaltbar. Es zeigte sich zunächst, dass die Lysine

---

diesem Zwecke dient eine haptophore Gruppe. Nach Einführung der Toxine in die Blutbahn abgestossen, stellen sie die Antitoxine (Antifermente) dar.

2. Receptoren zweiter Ordnung; dieselben besitzen neben der haptophoren Gruppe noch eine zweite coagulationsbedingende Gruppe. Nach ihrer Abstossung in die Blutbahn stellen sie die Agglutinine und Präcipitine dar. Auch die Toxine sind als abgestossene Receptoren zweiter Ordnung der Bakterien aufzufassen.

3. Receptoren dritter Ordnung, welche zwei haptophore Gruppen besitzen, von denen die eine die Fesselung der Nährstoffe besorgt, während die andere gewisse im Blutplasma kreisende Stoffe — Complemente —, welche fermentähnliche Wirkungen bedingen, an sich reisst. Nach ihrer Abstossung stellen sie die „Amboceptoren" dar (cf. die Tafel in: Schlussbetrachtungen, l. c., ferner auch bei: Aschoff, Ehrlich's Seitenkettentheorie, Zeitschr. f. allgemeine Physiologie u. Jena 1902, Sachs, Hämolysine, Lubarsch-Ostertag's Ergebnisse der pathol. Anatomie u. Wiesbaden 1902).

der normalen Blutflüssigkeit nicht einheitlicher Natur sind, sondern dass sie genau wie die künstlich erzeugten aus zwei Componenten, dem Amboceptor und dem passenden Complement, bestehen. Weiterhin liess sich entsprechend den Befunden bei den Agglutininen und nach denselben Methoden erweisen, dass ein Serum eine grosse Zahl von verschiedenen Amboceptorenlysinen enthalten kann. Wenn eine Serumart (z. B. vom Hunde) verschiedene Arten von Erythrocyten löst, so beruht dies, wie die specifischen Verankerungen beweisen, auf dem Vorhandensein differenter Amboceptoren, von denen jeder nur zu der einen Blutkörperchenart in Beziehung steht. Ja es scheint sogar, dass den differenten Amboceptoren auch noch verschiedene Complemente entsprechen können.

Nach dem Gesagten sind wir nun in der glücklichen Lage, alle hier erwähnten blutschädigenden Agentien von einem einheitlichen Gesichtspunkte aus aufzufassen. Ob es sich um pflanzliche oder um thierische Producte, ob um Lysine oder um Agglutinine handelt, ob Substanzen von toxinähnlicher Natur oder das complicirtere Amboceptorensystem in Action treten — die Voraussetzung und die Ursache der Giftwirkung ist in all diesen Fällen die Anwesenheit von geeigneten an den Blutscheiben befindlichen Receptoren, welche in die haptophoren Gruppen des Toxins, bezw. in die entsprechenden des Amboceptors eingreifen. Die Gründe, welche für diese bei den Toxinvergiftungen schon allgemein anerkannte Anschauung sprechen, sind zweierlei Art. Zuerst der bei den mannigfaltigen Blutgiften mit Sicherheit erbrachte Nachweis, dass der schädigenden Wirkung immer die Verankerung an die Blutscheibe vorangeht. Nur solche Blutkörperchenarten — und das ist bei den Amboceptorenlysinen immer und immer wieder bestätigt worden — besitzen gegen ein bestimmtes Hämolysin Empfindlichkeit, welche dasselbe zu binden vermögen; umgekehrt besteht also zwischen der natürlichen Immunität und dem Receptorenmangel der innigste Zusammenhang. Dass die Fixation der Gifte nicht etwa mechanisch, durch Flächenanziehung bedingt ist, sondern einen chemischen Vorgang darstellt, ergiebt sich schon aus der strengen Specifität, die wir gerade bei den immunisatorisch erzeugten Amboceptorenlysinen so häufig beobachten, und welche der vielfältigen und wahllosen Action der Flächenanziehung (Kohle etc.) schroff gegenübersteht. Zweitens spricht gegen die obige Annahme die Thatsache, dass die Wirkung eines bestimmten Giftes, aber auch nur dieses einen, durch das' entsprechende Antitoxin aufgehoben wird. Nach meinen Anschauungen wird ja jetzt die Wirkung der Antitoxine so erklärt, dass sie die haptophoren Gruppen des Toxinmoleküls in Beschlag nehmen und sie verhindern, an die Receptoren der Gewebe heranzutreten. Wie man aber vom Boden der mechanischen Auffassung die Specifität der Antitoxine in einfacherer Weise erklären will, ist mir nicht recht verständlich.

. Wir kommen nun zu einem sehr wichtigen Punkt, nämlich der überraschenden Vielheit der Receptoren. Jedes Antiserum' schützt auch bei den Blutgiften nur gegen den Stoff, durch welchen es immunisatorisch erzeugt ist. Dieses Gesetz der Specifität, das bei den Infectionskrankheiten so vielfach festgestellt ist, zeigt sich also auch auf diesem Gebiete in unveränderter Form. Antiricin-serum schützt die Blutscheiben eben nur gegen Ricin, Antitetanolysin nur gegen Tetanolysin, jeder Antiamboceptor nur gegen den einen entsprechenden Amboceptor.

Wir werden daher bei einer Blutkörperchenart so viel verschiedenartige Receptoren annehmen müssen, als Gifte existiren. Das ist nun offenbar eine ausserordentlich grosse Zahl. Wenn' z. B. die Blutscheiben des Kaninchens durch Ricin, Crotin, Abrin,

Phallin, die verschiedensten Bacterien-Stoffwechselproducte und eine grosse Reihe von andersartigen Seris geschädigt werden, so werden wir für jeden Fall einen bestimmten Receptor (Ricinreceptor u. s. w.) anzunehmen haben. Mit jedem Tage aber lernen wir neue derartige Blutgifte kennen, und so erweitert sich auch die Zahl der bestimmbaren Receptoren immer mehr.

Ich möchte in diesem Sinne hier Resultate anführen, die ich in Gemeinschaft mit Dr. Morgenroth erhalten habe bei dem Versuch, „Autolysine" zu erzeugen, indem wir Ziegen nicht mit dem Blut einer fremden, sondern der gleichen Species, also mit Ziegenblut, immunisirten. Nur in einem einzigen Falle haben wir diese Absicht erreicht, d. h. eine Auflösung der eigenen Blutkörperchen erzielt. In allen anderen Fällen erhielten wir nur ein Isolysin, welches zwar nicht die eigenen Blutkörperchen, wohl aber diejenigen anderer Ziegen auflöste. Prüft man mit einem bestimmten Isolysin das Blut einer grösseren Zahl von Ziegen, so findet man einzelne, die hochempfindlich, andere, die schwach empfindlich, und wieder andere, die ganz unempfindlich sind. An den empfindlichen Arten lässt sich zeigen, dass das Isolysin aus dem sich verankernden Amboceptor und einem der normalen Ziegencomplemente besteht. Wir haben nun im Laufe der Zeit 13 derartige Sera hergestellt und zu unserer Ueberraschung constatirt, dass alle von einander verschieden sind, d. h. differente Isolysine repräsentiren. Das erste Serum löste etwa die Blutkörperchen von A und B, ein zweites von C und D, ein drittes von A und D u. s. w. Wir haben also durch diese eine Versuchsanordnung 13 verschiedene neue Lysine kennen gelernt, denen doch eine gleiche Zahl von Receptoren entsprechen muss. Es war ein glücklicher Umstand, dass in den Blutkörperchen eines Thieres nicht die Gesammtheit der Receptoren, sondern nur ein Theil derselben enthalten war, da nur hierdurch die Trennung der verschiedenen Arten ermöglicht wurde.

Sehr bemerkenswerth ist es, dass manche Receptoren in relativ grosser Menge in den Blutkörperchen enthalten sein können. Bezeichnen wir die Menge eines bestimmten Amboceptors, der, mit der ausreichenden Menge Complement versehen, eine constante Menge Blut gerade vollständig auflösen kann, als die einfache Dosis letalis (D. L.), so kann man bei Verwendung der durch Erwärmen inactivirten Amboceptorenlösungen verschiedener Stärke leicht feststellen, wie viel D. L. von der betreffenden Blutmenge gebunden werden können. Es hat sich hierbei herausgestellt, dass in einigen Fällen, gerade nur die einfache D. L. fixirt wird. Häufiger ist das Bindungsvermögen der Erythrocyten ein viel höheres, indem das Zwei- bis Zehn- und sogar das Fünfzigfache der D. L. verankert wird. Es handelt sich also hier um einen erheblichen Ueberschuss der betreffenden Receptoren. Ein analoger Fall ist übrigens durch Wassermann's schöne Untersuchungen über die tetanusbindende Kraft der Gehirnsubstanz lange bekannt. Absorbirt doch auch das Gehirn vermöge eines solchen Ueberschusses an Tetanusreceptoren ein erhebliches Multiplum der D. L. Man kann daher mit dem Hirn eines an Tetanus gestorbenen Meerschweinchens im Reagensglase noch erhebliche Mengen Gift neutralisiren.

Alle diese Thatsachen führen zu der Anschauung, dass die rothen Blutkörperchen mit einer ausserordentlich grossen Zahl von Receptoren versehen sind, die wahrscheinlich Hunderten von verschiedenen Typen angehören, und von denen wieder einzelne in verhältnissmässig grossen Mengen vorhanden sind. Diese Thatsache ist insofern überraschend, als sie mit den bis jetzt herrsehenden Anschauungen über die Function der rothen Blutkörper-

36*

chen in einem.gewissen:.Widerspruche steht. .'Man, kann' sich gar
nicht vorstellen, dass für den einfachen Sauerstoffaustausch,. der
ja eine .rein chemische Function des Hämoglobins ·darstellt, so
mannigfaltige Vorrichtungen, wie sie hier geschildert sind, nöthig
sein sollen. Es deutet daher dieser grosse Apparat meines· Erachtens darauf hin, dass, thatsächlich· die rothen Blutscheiben noch
andere, bis dahin übersehene Functionen ausüben. Wenn
wir bedenken, dass die Receptoren im allgemeinen dazu dienen,
Nährstoffe, beziehungsweise die·Producte des inneren Stoffwechsels
aufzunehmen, so liegt die Vermuthung sehr nahe, dass auch der
Receptorenapparat der Erythrocyten den gleichen Zwecken dient.
Da nun aber.nach all dem, was· wir wissen, die Vita propria der
Blutscheiben eine minimale ist, werden wir annehmen müssen, dass
die aufgenommenen Stoffe .nicht dem Eigenbedarf dienen, sondern
dazu bestimmt sind, an andere Organe abgegeben zu werden. Die
rothen Blutkörperchen haben also als Speicherungscentren zu
dienen, in dem Sinne, dass sie mannigfaltige, aus ꞏ der Nahrung
oder dem inneren· Stoffwechsel herrührende Substanzen, . die·durch
das Vorhandensein.von haptophoren Gruppen ausgezeichnet sind,
provisorisch in sich aufnehmen. . Vielleicht darf ich in dieser Richtung noch auf·die Thatsache. hinweisen, dass die Erythrocyten vorwiegend Receptoren erster Ordnung[1]) enthalten, d. h. solche,. welche
zwar Substanzen aufnehmen, nicht aber weiter verarbeiten.   ꞏ

Nach diesen Auseinandersetzungen fühle ich mich zu der Annahme berechtigt, dass durch die Receptorenstudien eine neue und
bedeutungsvolle Richtung der biologischen Forschung eröffnet worden
ist. Um das Verständniss dessen, was ich meine, zu erleichtern,
möchte ich folgenden Abschnitt aus Verworn (Beiträge zur Phy-

---

1) cf. Anmerkung 2, S. 558.

siologie des Centralnervensystems, 1. Theil, S. 68), welcher den Stand unserer jetzigen Kenntnisse resumirt, hier anführen: „Die lebendige Substanz jeder Zelle, so lange sie sich im Zustande actuellen Lebens befindet und Lebenserscheinungen zeigt, zersetzt sich fortwährend von selbst und bildet fortwährend neue Substanzen. Die Dissimilation und die Assimilation sind die Grundphänomene des Stoffwechsels und zugleich die beiden Phasen des Lebensprocesses.

„Auf Grund zahlreicher Thatsachen sind wir bekanntlich zu der hauptsächlich von Pflüger begründeten Annahme gelangt, dass im Mittelpunkte des Stoffwechsels complicirte Eiweissverbindungen stehen, die Pflüger als lebendiges Eiweiss bezeichnet. Diese Verbindungen sind ausserordentlich labil und zersetzen sich in gewissem Grade schon fortwährend von selbst, in grösserem Umfange auf Reizung. Da es sich in diesen Verbindungen um chemische Stoffe handelt, deren Moleküle eben durch ihre Zersetzbarkeit eine wesentlich andere chemische Constitution verräth als die uns bekannten leblosen Eiweisskörper, so habe ich vorgeschlagen, den Namen ,lebendiges Eiweissmolekül' lieber durch den Namen ,Biogenmolekül' zu ersetzen. Die Zersetzung und die Neubildung der Biogene bildet also den Angelpunkt des Lebensprocesses in jeder lebenden Zelle. Die Stoffe, welche von der Zelle nach aussen abgegeben werden, stammen aus der Zersetzung der Biogene, das Material für die Bildung neuer Biogenmoleküle liefert die in der Zelle aufgenommene und umgeformte Nahrung. Allein ich habe (Allg. Physiologie, Jena 1897) darauf hingewiesen, dass diese Vorstellung noch nach einer Seite hin einer Erweiterung bedarf, insofern als eine Reihe von Thatsachen zu der Annahme drängt, dass der Zerfall des Biogenmoleküls kein vollständiger ist, und dass nicht alle aus ihm hervorgehenden Atomgruppen nach aussen abgegeben werden.“

Diesen Auseinandersetzungen entsprechend, nimmt Verworn an, dass bei dem Zerfall der Biogene immer Reste erhalten bleiben, welche Nahrungsstoffe wieder aufnehmen und so das Biogenmolekül regeneriren. Es ist Verworn ganz entgangen, dass ich schon zwölf Jahre vorher ganz analoge Anschauungen in meiner Monographie „Ueber das Sauerstoffbedürfniss des Organismus" (Berlin 1885) viel ausführlicher begründet habe. Ich nahm an, dass im lebenden Protoplasma („Biogen" Verworns) ein Kern von besonderer Structur die specifische eigenartige Zellleistung bedinge, und dass an diesen Kern sich als Seitenketten Atome und Atomcomplexe anlagern, die für die specifische Zellleistung von untergeordneter Dignität sind, nicht aber für das Leben selbst. Alles weise darauf hin, dass eben die indifferenten Seitenketten es sind, die den Ausgangs- und Angriffspunkt der physiologischen Verbrennung darstellen, indem ein Theil von ihnen (die „Sauerstofforte") die Verbrennung durch Sauerstoffabgabe vermittelt, der andere hierbei consumirt wird. „Die Frage, in welcher Weise die Regeneration der jeweilig consumirten Seitenketten geschehe," äusserte ich S. 11 meiner Monographie, „muss naturgemäss ein hohes Interesse erwecken, und kann man sich vorstellen, dass gewisse Orte des Leistungskernes verbrennbare Molekülgruppen fixieren können, die eben durch diese Bindung leichter der vollkommenen Verbrennung unterliegen." Man sieht ohne weiteres, dass diese fixirenden Orte, die ich jetzt als Receptoren bezeichne, in ihrem Wesen genau den Biogenrèsten Verworn's entsprechen.

An der Wichtigkeit dieser Deductionen wird wohl Niemand, der sich ernsthaft mit diesen Fragen beschäftigt hat, zweifeln. Wenn aber trotz der Jahrzehnte, die seit Pflüger's Publication verstrichen sind, wir noch keinen Schritt in der experimentellen

Erkenntniss vorwärts gekommen sind, so liegt dies an unendlichen Schwierigkeiten, die durch das Wesen und die Labilität der lebenden Materie bedingt sind. Ich hoffe, dass meine Theorie berufen ist, diese klaffende Lücke endlich auszufüllen. Die Erkenntniss, dass eben die zahlreichen Antikörper nichts darstellen als die abgesprengten Receptoren der Zellen, muss es ermöglichen, in das Wesen der Assimilationsvorgänge näher einzudringen. Auf dem Wege der Immunisation erzwingen wir in bewusster Weise die Abstossung bestimmter Receptoren, die sich im Serum anhäufen, und die in diesem Zustande, losgelöst vom störenden Verbande des Protoplasmas, der chemisch-biologischen Erforschung keine weiteren Schwierigkeiten mehr bereiten. In diesem Sinne glaube ich, dass das, was ich über die Wirkung der Uniceptoren und Amboceptoren jestgestellt habe, einen neuen Schritt zu der wirklichen Erkenntniss . der Lebensvorgänge darstellt.

    - Es kann wohl keinem Zweifel mehr unterliegen, dass die rothen Blutkörperchen wegen ihrer relativ einfachen Structur und der Leichtigkeit ihrer Handhabung sich zunächst mehr als andere Zellelemente für diese Zwecke eignen. Ich glaube nun, dass die Klinik berufen ist, bei der Lösung dieser Probleme die erste Rolle zu spielen, da eben die Krankheitstypen eine viel grössere Variation der Lebensbedingungen bieten, als wir sie durch Experimente erreichen können. Auch abgesehen von der Förderung der reinen biologischen Erkenntniss dürfte die Klinik aus diesen Studien den grössten Vortheil ziehen, da es sich, wie schon erwähnt, hierbei um eine wirkliche Erkenntniss der Pathologie der rothen Blutkörperchen handelt.

    Um eine solche Arbeit zu erleichtern, dürfte vielleicht eine kurze Darstellung desjenigen, was ich im Vereine mit meinem langjährigen Mitarbeiter Dr. Morgenroth bisher über die Physiologie der Receptoren festgestellt habe, nicht überflüssig sein.

Bei der grossen Zahl von Receptoren, die jeder Blutkörperchenart zukommt, überrascht es nicht, dass gewisse Typen der Mehrzahl, wenn nicht der Gesammtheit der Wirbelthierarten gemeinsam sind. In dieser Beziehung erwähne ich bloss, dass Receptoren für Ricin, Abrin, Ichthyotoxin, welche eine sehr grosse Zahl verschiedener Erythrocyten schädigen, in der Thierreihe sehr weit verbreitet sind. Neben solchen allgemein verbreiteten Gruppen finden sich aber Typen, welche nur auf einen relativ engen Kreis von Thierklassen beschränkt sind. So haben wir auf dem Wege der gekreuzten Immunisirung nachgewiesen, dass die Blutkörperchen von Ziege und Hammel einige Specialreceptoren gemeinsam haben. Es ergab sich dies aus der Thatsache, dass die durch Ziegenblutinjection von Ziegen gewonnenen Isolysine gewöhnlich — wenn auch in schwächerem Maasse — die Auflösung von Hammelblutkörperchen bedingten. Als wir nun den Gegenversuch anstellten und Ziegen mit Hammelblutkörperchen immunisirten, erzielten wir ausser dem Hammellysin auch das auf Ziegen wirksame Isolysin.

Dass weiterhin auch Gruppen von Receptoren vorkommen, die für jede Thierart specifisch sind, erkennt man am besten aus dem normalen Ablauf der Belfanti-Bordet'schen Versuche. Denn hier werden im allgemeinen nur die specifischen Hämolysine gebildet, welche sich gegen die die Immunisation auslösenden Erythrocyten richten[1]).

Solche Verschiedenheiten in der zoologischen Verbreitung bestimmter Receptoren (auch der Complemente etc.) erklären sich in natürlicher Weise durch die eigentlich selbstverständliche Annahme, dass die Stoffwechselvorgänge, deren Indicator ja die Receptoren darstellen, ganz entsprechende Variationen zeigen. Dass gewisse

---

1) Ganz analoge Erfahrungen haben wir auch bei anderen Bestandtheilen des Blutserums, z. B. bei den Complementen, erheben können.

Assimilationsvorgänge genau in der gleichen Weise bei Mensch und Frosch verlaufen, ist ebensowenig zu bezweifeln als die Thatsache anderer, eben nur für eine Thierart specifischer Vorgänge.

Sehr wichtig ist weiterhin, dass bei einer Thierart eine ausserordentliche individuelle Variation der Receptoren vorkommen kann, was bei Crotinversuchen am Kaninchen zuerst erkannt wurde. Am meisten beweisend sind nach dieser Richtung die mit unseren Ziegenisolysinen erhobenen Befunde. Es waren aus der Zahl unserer Probeziegen, wie schon erwähnt, immer nur einzelne, die auf eines der dreizehn verschiedenen Isolysine reagirten.

Bei dieser Gelegenheit haben wir uns von einer zweiten bedeutsamen Thatsache überzeugt: die Empfänglichkeit eines bestimmten Individuums kann sich im Laufe relativ kurzer Zeit ändern. Wir constatirten, dass eine Ziege, welche auf ein bestimmtes Isolysin reagirte, nach wenigen Wochen unempfindlich wurde, und stellten hierbei fest, dass hier ein Ausfall der vorher nachgewiesenen besonderen Receptoren eingetreten war. Auch den entgegengesetzten Fall, das Neuauftreten von Receptoren, haben wir angetroffen.

Offenbar spiegelt dieses Kommen und Gehen besonderer Receptoren interne Vorgänge des Stoffwechsels wieder, die von einer grossen Reihe äusserer oder innerer Factoren abhängig sein können. Besonders interessant ist die von Kossel gefundene Thatsache, dass im Verlaufe der Immunisirung mit Aalblut die Blutkörperchen des Kaninchens eine grosse Widerstandsfähigkeit gegen das Gift gewinnen, die wir wohl auf einen Receptorenmangel beziehen sollten. Es handelt sich hier um etwas für Aalblutimmunisirung Specifisches, da wir bei den Immunisirungen des Kaninchens mit zwei anderen Blutgiften (Crotin und Tetanolysin) nichts derartiges nachweisen konnten.

Die Experimente von Kossel, Gley, Tschistowitsch geben
auch einen gewissen Hinweis auf den Mechanismus der Vorgänge;
es geht aus ihnen hervor, dass die erste Phase der Immunisirung
die der Antitoxinbildung ist, und dass erst im späteren Verlaufe
sich die Unempfindlichkeit der rothen Blutkörperchen einstellt.

Auf welche Weise sich eine Unempfindlichkeit der vorher
gegen ein bestimmtes Gift empfindlichen Erythrocyten ausbilden
kann, ist auf einfache Weise zu erklären. Wir haben oben gesehen, dass diejenigen Blutkörperchen für ein Gift (z. B. Aalblut)
empfänglich sind, die mit entsprechenden Receptoren ausgestattet
sind. Unter physiologischen Verhältnissen fällt diesen die Aufgabe zu, ein bestimmtes Product des Stoffwechsels X zu fesseln.
Wird nun durch die Behandlung mit dem Gift das specifische Antitoxin erzeugt und in die Circulation gebracht, so ist dieses im
Stande, nicht nur das Gift, sondern auch das normale Stoffwechselproduct X an sich zu reissen und somit dessen Verbindung mit
dem Erythrocyten zu verhindern. Da hierbei die betreffenden Receptoren dauernd ausser Function gesetzt werden, ist die Möglichkeit ihres Schwundes — nach Art der Inactivitätsatrophie — ohne
weiteres gegeben. Am ehesten wird dieser Vorgang eintreten,
wenn die Substanz X für das Leben der Zelle leicht entbehrt
werden kann, d. h. wenn sie, wie z. B. der Zucker, durch ein
andersartiges Material (z. B. durch Fett) ersetzt werden kann[1]).

Aber auch ohne das Auftreten eines solchen ablenkenden Antikörpers kann Receptorenschwund eintreten, wie wir bei den Isolysinversuchen gesehen haben. Am nächsten liegt die Deutung, dass
hier das Verschwinden eines inconstanten, etwa nur temporär vor-

---

1) Es ist wahrscheinlich, dass diese Processe sich besonders leicht an
den jugendlichen, noch im Knochenmark befindlichen Erythrocyten, respective
deren Vorstufen werden ausbilden können.

handenen Stoffwechselproductes den Receptorenmangel erzeugt habe.
Vielleicht könnte die interessante Beobachtung Gley's, dass die
Blutkörperchen neugeborener Kaninchen gegen Aalgift sehr wider-
standsfähig sind und erst im Verlaufe von Wochen die normale
hohe Empfindlichkeit erlangen, mit solchen Verhältnissen in Zusammenhang zu bringen sein.

Wie dem auch sei, so drängt alles zu der Ueberzeugung, dass
zwischen der Art des jeweiligen Stoffwechsels und der Art der
vorhandenen Receptoren ein organisch harmonischer Zusammenhang
besteht.   Er beruht eben darauf, dass Substanzen mit haptophoren
Gruppen einen Reiz auf das Protoplasma ausüben, welcher die
Neubildung der betreffenden Receptoren auslöst.

. Zum Schlusse wollte ich noch erwähnen, dass viele Thatsachen dafür sprechen, dass die an den Erythrocyten vorhandenen
Receptorenarten sich auch in den Zellen anderer Organe vorfinden
können.   So wird, um nur ein Beispiel zu erwähnen, das Tetanolysin nicht nur von den Erythrocyten, sondern auch vom Gehirn
und anderen Organen verankert.   Auch im Immunisirungsversuch
tritt diese Erscheinung zu Tage.   So fand v. Dungern, dass
Serum von Kaninchen, welche mit Trachealepithel von Rindern
behandelt waren, neben epithelfeindlichen Functionen auch eine
ausgesprochene Hämolyse gegen Rinderblut entfalteten.   Den Einwand Metschnikoff's, dass hier ein Versuchsfehler (Injection
von beigemengten Blutkörperchen) vorgelegen habe, hat v. Dungern
in schlagender Weise dadurch widerlegt, dass auch Injectionen von
Kuhmilch — also eines absolut blutkörperchenfreien Agens —
dieselben Hämolysine erzeugten.   Es müssen demnach bestimmte
Receptoren dem rothen Blutkörperchen und dem Epithelgewebe
(respective der sich davon ableitenden Milch) gemeinsam sein.

Die vielfache Verbreitungsart einer bestimmten bindenden

Gruppe steht mit den Annahmen über die Function des Receptorenapparates der rothen Blutkörperchen, die wir eingangs erörtert
haben, im besten Einklange. Wenn die rothen Blutkörperchen
nach dem Vergleich Miescher's als Contocurrentbank dienen, wo
der Ueberschuss jeweiliger Stoffwechselproducte vorübergehend aufgespeichert wird, so wird die Abgabe an bestimmte Organe eben
das Vorhandensein geeigneter Receptoren in diesen zur Voraussetzung haben. Der Austausch wird um so ausgiebiger stattfinden
können, wenn die Avidität der Gewebsreceptoren eine
höhere ist als die der Blutreceptoren. Manche Gründe, die
ich an anderer Stelle auseinandersetzen werde, sprechen dafür,
dass die Avidität der Gewebsreceptoren keine constante ist, sondern durch gewisse Reize (assimilatorische Reize) erheblich gesteigert wird. Dass der Hunger, wenn wir diesen Ausdruck auf
rein celluläre Vorgänge anwenden können, einen der wichtigsten
assimilatorischen Reize darstellen muss, bedarf keiner weiteren Begründung. Wir hätten so in der functionellen Erhöhung der Avidität ein wundervolles Beispiel der Zweckmässigkeit des Assimilationsvorganges.

Nachträglicher Zusatz zu S. 569:

*Neuerdings berichtet auch Calmette (Compt. rend. de l'Académie des
sciences, T. 134, No. 24, 1902), dass die Blutkörperchen von hochgradig mit
Cobragift immunisirten Thieren ihre Empfindlichkeit gegenüber dem Hämolysin
des Cobragiftes vollständig bewahrt haben, und ebenso konnte Jacoby (Hofmeister's Beiträge z. chem. Physiologie u. Pathologie, Bd. II, 1902) bei einer
mit Ricin hoch immunisirten Ziege eine erhöhte Resistenz der rothen Blutkörperchen gegenüber der Ricinwirkung nicht feststellen.*

XXXIV.

Ueber die Beziehungen von chemischer Constitution, Vertheilung und pharmakologischer Wirkung.[1]

Vortrag,

gehalten im Verein für Innere Medicin am 12. December 1898

von

Professor Dr. **P. Ehrlich.**

Während bis vor wenigen Jahren die Beziehungen zwischen Chemie und Medicin sich im Allgemeinen mehr in den Grenzen einer rein theoretischen Wissenschaft bewegten, ist in dem letzten Jahrzehnt in dieser Beziehung ein solcher Umschwung eingetreten, wie er in der Geschichte der Medicin selten vorgekommen ist. Man kann mit Recht behaupten, dass zur Zeit die chemische Richtung die Achse darstellt, um welche die hauptsächlichsten Bestrebungen der jetzigen Medicin gravitiren, und deren Pole einerseits durch die synthetische Construction neuer Heilmittel, andererseits durch Auffindung der specifischen Heilprodukte lebender Zellen gegeben sind. Der Gegensatz dieser beiden Richtungen ist ein ausserordentlich grosser — in dem einen Falle bedient man sich der Retorte und einfacher, durchsichtiger Reactionen, in dem

---

bdruck aus der v. Leyden-Festschrift. I. Bd.

anderen der geheimnissvollen und so unendlich zweckmässigen Kräfte der belebten Natur. Welch grösseren Gegensatz
können wir uns denken als denjenigen, welcher besteht zwischen
einem der modernen Medicamente, deren Constitution bis ins feinste
Detail aufgeklärt ist, und dem Diphtherie-Antitoxin, welches nur
durch seine specifische Wirkung erkennbar ist, und von dem wir
in rein chemischer Beziehung garnichts wissen. Sind doch an der
Aufgabe, derartige Körper in reiner Form darzustellen und ihnen
chemisch nahe zu treten, die Kräfte der besten Chemiker gescheitert, und ist aus der unendlichen Arbeit nichts hervorgegangen als
die Ueberzeugung, dass es sich um Atomgruppirungen von höchster
Complicirtheit handeln muss, die der chemischen Enthüllung zur
Zeit vollkommen unerreichbar sind und es voraussichtlich noch
lange bleiben werden.

Unter dem Einfluss dieser und ähnlicher Ueberlegungen hat
sich denn in weiten Kreisen die Annahme gebildet, dass die chemo-
und biotherapeutische Richtung grundsätzlich von einander geschieden seien; sollten doch — wie dies noch vor zwei Jahren von
autoritativer Seite angenommen wurde — die Antitoxine nach Art
specifisch wirkender (physikalisch gedachter) Kräfte wirken! Würde
diese Krafttheorie zu Recht bestehen, so wäre jede Möglichkeit,
die Gegensätze zu überbrücken vollkommen ausgeschlossen, da dann
jedes Tertium comparationis fehlte.

Stellt man sich aber auf den Standpunkt, dass beide Principien auf rein chemischem Wege ihre Kräfte entfalten, so ergeben
sich ohne Weiteres Fragestellungen, die für die Fortbildung der
Therapie von grosser Bedeutung sind. Von dieser Ueberzeugung
ausgehend, habe ich mich in den letzten Jahren bemüht, die chemische Theorie der Toxin- und Antitoxinwirkung experimentell zu
erweisen, und ich darf wohl das Verdienst in Anspruch nehmen,

1. durch Einführung der Reagensglasversuche, 2. durch systematische Erforschung der gegenseitigen Sättigungsverhältnisse und 3. durch den Nachweis der Toxoide und ihrer verschiedenen Modificationen der chemischen Auffassung in weiteren Kreisen Geltung verschafft zu haben.

I.

Wenn also sowohl die Medikamente bekannter Constitution, als die biotherapeutischen Producte nur auf chemischem Wege wirken, beide chemisch den Organismus beeinflussen, so ist die erste Aufgabe festzustellen, auf welche. Momente denn die so verschiedenartige Wirkung, die den beiden Körperklassen zukommt, zurückzuführen ist. Es empfiehlt sich bei diesen Betrachtungen, von den einfachsten Verhältnissen auszugehen, und an erster Stelle die Wirkungsweise chemisch gut erkannter Körper festzustellen.

Insbesondere handelt es sich darum, die Beziehungen, welche zwischen chemischer Constitution und pharmakologischer Wirkung herrschen, aufzuklären, die gerade in der modernen synthetischen Richtung der letzten Jahrzehnte eine so hervorragende Rolle spielen. Die Geschichte dieser Richtung ist eine relativ kurze, sie datirt von dem Jahre 1859, in welchem Stahlschmidt den Nachweis erbrachte, dass Strychnin durch Einführung einer Methylgruppe seine tetanisirende Wirkung einbüsst und in ein lähmendes Gift von curareartiger Wirkung übergeht. Da sich bei der Methylirung eine Ammoniumbase bildet, untersuchten Fraser und Braun eine Reihe von anderen Ammoniumbasen, welche sich von verschiedenen Alkaloiden ableiteten, und stellten fest, dass all diesen verschiedenen Körpern curareartige Wirkung zukommt. Seit dieser Zeit sind eine grosse Zahl von Ammoniumbasen untersucht worden, welche sich von den verschiedenartigsten Alkaloiden ableiteten, die fast insge-

sammt die gleichen Wirkungen zeigten. Der Schlüssstein dieses
Gebäudes ist erst in den letzten Jahren von Böhm erbracht,
welcher zeigte, dass das Curarin selbst eine Ammoniumbase ist.
Böhm zeigte, dass in den Curaresorten ein tertiäres Alkaloid Curin
enthalten ist, dass von geringer Toxicität ist. Wurde das Curarin
der Methylirung unterworfen, so entstand eine Ammoniumbase, die
in ihren Eigenschaften und Wirkungen vollkommen dem natürlichen
Curarin entsprach, und die etwa 260 mal so toxisch war, als der
Ausgangskörper. Seit dieser Zeit sind diese Fragen von einer
grossen Reihe von Untersuchern wie Nencki, Jaffé, Filehne,
Mering, Brunton, Brieger, Gibbs, Aronson, an einer Vielheit
von Verbindungen geprüft worden; ich muss mir aber versagen,
auf die Einzelheiten hier einzugehen, und mich auf eine kurze
Uebersicht desjenigen, was sich beim Ausbau der synthetischen
Heilmittel ergeben hat, beschränken.

In erster Linie kommen die künstlichen Antifebrilia in Betracht, als deren Haupttypen die Antipyrin- und Phenacetinreihe.
zu gelten haben. Die Entstehungsgeschichte dieser beiden Klassen
ist eine ganz verschiedene. In dem einen Falle ging man davon
aus, dass im Chinin ein hydrirtes Chinolinderivat enthalten ist und
suchte durch einfachere Verbindungen den gleichen Zweck zu erreichen. Nachdem Chinolin, Kairin und Thallin sich nur wenig
bewährt hatten, gelangte man schliesslich zu dem so brauchbaren
Antipyrin.

Die zweite Gruppe, welche das Phenacetin und seine zahlreichen Verwandten umfasst, verdankt ihre Entstehung nicht theoretischen Speculationen, sondern einem auf einer Verwechselung
beruhenden Zufall.

Von andern Heilmitteln ist besonders die Entdeckung Baumann's von der schlaferregenden Wirkung des Sulfonals von grosser

praktischer wie theoretischer Bedeutung gewesen. Das Gleiche gilt von der Herstellung der neuern Anästhetica (Orthoform und Eucaïn), die sich eng an die Erkenntniss von der Constitution des Cocains anschlossen. Die in neuer Zeit immer mehr zu Tage tretenden, von Nencki begründeten Bestrebungen, Nebenwirkungen, wie sie einige Heilmittel wie Guajacol und Formaldehyd besitzen, dadurch zu umgehen, dass man durch geeignete Combination und Paarung ein allmäliges Freiwerden der wirksamen Componente veranlasst, sind zwar praktisch von Bedeutung, haben aber für die Frage nach Zusammenhang von Constitution und Wirkung kein grosses Interesse.

Wenn wir nun fragen, welche Folgerungen sich aus der grossen therapeutischen Reihe, die viele Hunderte von verschiedenen Arzneimitteln umfasst, für die Lehre von dem Zusammenhang zwischen Constitution und Wirkung ergeben, so ist die Ausbeute immerhin noch eine recht dürftige.

Im Wesentlichen sind es folgende Punkte:

1. Die Erkenntniss, dass die antipyretische Wirkung der Anilin- und Amidophenolderivate (Phenacetin) innerhalb gewisser Grenzen der Menge des im Organismus abgespaltenen p-Amidophenol proportional ist (Hinsberg). Dementsprechend sind Verbindungen, die durch ungeeignete Substitution der Amidogruppe oder des Kernes (p-Amidoacetophenon $NH_2.C_6H_4.CO.CH_3$) das Freiwerden von p-Amidophenol nicht zulassen, als Antifebrilia nicht verwendbar.

2. Dass in der Pyridinreihe die hydrirten Produkte wirksamer sind als die Stammkörper, haben Kendrick, Dewar, Filehne nachgewiesen. So ist Piperidin $C_5H_{10}NH$ ein weit stärkeres Gift, als Pyridin C_5H_5N. Dass hierbei die Umbildung des tertiär gebundenen Stickstoffatoms in die Iminogruppe eine gewisse Rolle spielt, folgt aus der besonders in der Tetrahydrochinolinreihe ge-

machten Beobachtung Filehne's, dass Ersetzung des Imidwasser-stoffatoms. durch Alkoholradikale die Reizwirkung herabmindert.

3. Der Nachweis, dass durch Einführung saurer, salzbildender Reste (wie SO_3H und CO_2H) die antipyretische Funktion der Antifebrilia aufgehoben wird (Ehrlich, Aronson, Nencki, Penzoldt). Dementsprechend sind die Acetanilidoessigsäure $C_6H_5.N(COCH_3)CH_2CO_2H$, die Acetanilinsulfosäure $C_6H_5.NH.CO.CH_2$ SO_3H, die Carbon- und Sulfosäuren des Phenacetins, das dem Phenacetin ähnliche Aethoxyphenylglycin nach dieser Richtung unwirksam.

$$C_6H_4 \begin{cases} OC_2H_5 \\ NH.CH_2.CO_2H \end{cases}$$

4. Der durch Filehne, Einhorn, Ehrlich und Poulson erbrachte Nachweis des anästhesiophoren Charakters des Benzoyl-restes, Homologe des Cocain, wie sie durch Einführung anderweitiger Säurereste, z. B. Bernsteinsäure, Phenylessigsäure, Zimmtsäure in dem Ecgoninmethylester entstehen, entbehren der anästhesirenden Eigenschaften. Als Resultat dieser Erkenntniss ergab sich die Herstellung neuer wirksamer Anästhetica, die die Benzoylgruppe als wirksames Agens enthielten (wie Eucain [Merling] und Orthoform und Nirwanin [Einhorn]).

5. Die Funktion der Aethylgruppe: Dieselbe ist in schärfster Weise klargelegt worden durch die von Baumann gefundene Thatsache, dass die schlaferregende Wirkung gewisser Disulfone ausschliesslich auf der Anwesenheit von Aethylgruppen beruht und mit der Zahl der Gruppen wächst (Sulfonal $(CH_3)_2.C.(SO_2C_2H_5)_2$ und Trional $CH_3.(C_2H_5).C.(SO_2C_2H_5)_2$). Von anderen Schlafmitteln, die zum Theil der Aethylgruppe ihre Wirksamkeit zu verdanken haben, sind zu erwähnen das Amylenhydrat $C(CH_3)_2.(C_2H_5).OH$ und das Aethylurethan $NH_2.CO.OC_2H_5$. Weiterhin tritt bei einer

anderen Reihe von Verbindungen der Einfluss des Aethylrestes sehr scharf zu Tage. Bei einem künstlichen Süssstoff, dem Dulcin, dessen Süsskraft etwa 200 mal so stark ist als die des Rohrzuckers, gelangt sie besonders deutlich zum Ausdruck. Dasselbe ist nämlich ein in der Para-Stellung äthoxylirter Phenylharnstoff $.C_2H_5.O.C_6H_4.NH.CO.NH_2$;, da weder der einfache Phenylharnstoff noch die dem Dulcin entsprechende Methoxy-Verbindung $CH_3.O.C_6H_4.NH.CO.NH_2$, irgend welchen süssen Geschmack besitzen, muss man diesen nothgedrungenerweise auf eine Funktion der Aethylgruppe zurückführen. Von Arzneimitteln, die den Aethoxylrest enthalten, sind noch zu erwähnen Phenacetin $C_2H_5.O.C_6H_4.NH.CO.CH_3$ und zwei Anästhetica, das Holocain $C_2H_5.O.C_6H_4.NH.C(CH_3):N.C_6H_4,OC_2H_5$ und das Acoin, die sich alle drei vom Phenetidin ableiten. Von Bedeutung und Wichtigkeit ist es, dass aus der ganzen Reihe der Alkohole sich nur der Aethylalkohol als Genussmittel eingebürgert hat, und dass zu allen Zeiten das Bestreben dahin ging, denselben möglichst rein, d. h. von den niederen und höheren Verwandten frei zu erhalten. In all diesen Beispielen handelt es sich um Beeinflussung des Nervensystems, und zwar sowohl des centralen (Sulfonal, Aethylurethan, Amylenhydrat, Alkohol), wie der peripheren Endigungen (Dulcin, Anästhetica). Wir werden daher wohl nicht fehlgehen, wenn wir annehmen, dass die Aethylgruppe in einen gewissen Connex zum Nervensystem treten muss. In dieser Beziehung ist vielleicht eine Beobachtung von Bedeutung, die ich in Gemeinschaft mit Dr. Michaelis gemacht habe. Wir fanden nämlich, dass ein blaugrüner Azofarbstoff, welcher aus der Combination von diazotirtem Diäthylsaffranin und Dimethylanilin entsteht, und welcher demgemäss die Constitution

37*

$(C_2H_5)_2 . N$.

besitzt, die Eigenschaft hat, ähnlich wie das Methylenblau die·
Nervenendigungen überlebender Gewebsorgane zu färben, während
die entsprechenden Farbstoffe, die sich vom Saffranin, Tolusaffranin
und Dimethylsaffranin ableiten, diese Fähigkeit nicht besitzen.
Erst später erhielten wir einen zweiten Farbstoff unbekannter Constitution, der dieselben neurotropen Eigenschaften besass; wir
nahmen daher sofort an, dass auch dieser Körper einen Diäthyla-
minrest enthalten würde, und erhielten auf unsere Anfrage von
Seiten der Hersteller unsere Vermuthung bestätigt. Es dürften
diese färberischen Versuche, die wir in anderen Farbstoffklassen
fortführen werden, eine werthvolle Bestätigung der oben ausgesprochenen Anschauung über die Funktion des Aethyls darstellen.
    Wir sehen aus dieser Zusammenstellung, dass unsere that-
sächlichen Kenntnisse über den Zusammenhang zwischen Constitution und Wirkung sich noch in den allerersten Anfängen befinden,
und dass wir die Hoffnung auf Grund theoretischer Conceptionen
neue Heilmittel von vorher bestimmter Wirkung zu construiren,
wohl noch auf lange Zeit werden aufschieben müssen. Der Mangel
ausreichender positiver Kenntnisse tritt für den Kenner deutlich zu
Tage in dem Stillstand, welcher in dem so hoffnungsvoll inaugu-
rirten Gebiete eingetreten ist. Die zahllosen Arzneistoffe, mit
denen in den letzten Jahren die Medicin überschüttet war, und von
denen sich nur die wenigsten bewährt haben und einen wirklichen
Fortschritt bedeuteten, haben den anfänglichen Enthusiasmus rasch
abgekühlt und das Gefühl einer gewissen Gleichgültigkeit erweckt,

.das durch die leider immer mehr zu Tage tretende Reklame noch erheblich gesteigert wird. Abgesehen von diesen Uebelständen, krankt die jetzige Richtung noch besonders an zwei Missständen:

1. der Sucht, halbwegs anerkannten Medikamenten gleich ein Dutzend ähnlich zusammengesetzter Concurrenten folgen zu lassen (Phenacetinreihe),

2. der ausschliesslichen Bevorzugung rein symptomatisch wirkender Stoffe, welche keine eigentlichen Heilmittel sind.

Eine Wendung zum Besseren wird erst dann eintreten, wenn rein biologische Gesichtspunkte gewonnen werden, d. h. wenn die Initiative aus der chemischen Werkstatt in die biologischen Laboratorien verlegt wird. Wir Mediciner müssen aufhören, in diesen wichtigen Fragen uns mit der Nebenrolle der Berather oder gar Handlanger zu begnügen, und fordern, dass uns in unserem ureigensten Gebiete die erste Stelle zufalle. Jetzt handelt es sich darum, allgemeinere, biologische Betrachtungsweisen zu gewinnen, und es ist daher Pflicht eines Jeden, sein Scherflein für den Ausbau dieser Therapie beizutragen.

H.

Einer der Hauptgründe, welcher einen Einblick in den Zusammenhang zwischen Constitution und Wirkung erschwert, ist offenbar darin zu finden, dass man sich diese Beziehungen zu einfach verstellte und ohne Weiteres rein chemische Betrachtungen auf biologische Vorgänge übertrug. In der reinen Chemie liegt für die Beziehungen, welche zwischen physikalischen Eigenschaften und chemischer Constitution bestehen, ein ausserordentlich umfassendes Material vor.

An erster Stelle handelt es sich hierbei, festzustellen, welche Eigenschaften nach der von Ostwald eingeführten Sprachweise additiver und welche constitutiver Natur sind.

Es erhebt sich die Frage, welches die wesentlichen Eigenschaften sind, die in den Verbindungen noch aufgefunden werden. Offenbar sind es solche, welche an der Substanz der Elemente hängen und von ihrer Anordnung unabhängig sind. Diese Eigenschaften begleiten die Elemente in ihre Verbindungen und nehmen in denselben Werthe an, welche die Summen der den Elementen zukommenden Werthe darstellen. Es sind mit einem Wort die additiven Eigenschaften.

Ausser der Masse sind streng additive Eigenschaften nicht bekannt; sehr angenähert haben diesen Charakter noch die specifischen Wärmen der festen Verbindungen, in geringerem Maasse das Brechungsvermögen und die Raumerfüllung organischer Stoffe. Doch macht sich schon hier das zweite Moment geltend, welches in entscheidender Weise andere Eigenschaften, wie Farbe, Siede- und Schmelzpunkt, Krystallform u. s. w. bestimmt: die Anordnung der Elemente in den Verbindungen. Die Eigenschaften, welche unter dem gemeinsamen Einfluss der Natur der Elemente und ihrer Anordnung stehen, heissen constitutive. Das Extrem bilden auf dieser Seite die Eigenschaften, welche gar nicht mehr von der Natur der Stoffe, sondern nur von ihrer Anordnung abhängen: es sind die colligativen Eigenschaften.

Welcher Gruppe werden nun die Affinitätseigenschaften, die Fähigkeiten der Elemente, chemische Reactionen auszuüben, angehören? Offenbar der constitutiven, denn die tägliche Erfahrung lehrt, dass sowohl die Natur wie das, was wir die Anordnung der Elemente nennen, von Einfluss ist. Essigsäure, Milchsäure und Traubenzucker enthalten dieselben Elemente in gleichen Gewichtsverhältnissen und zeigen ganz verschiedene Reactionsfähigkeit, Buttersäure und Essigester sind nicht nur gleich zusammengesetzt, sondern haben auch gleiches Molekulargewicht und dennoch verschiedene Affinitäten.[1]

Es ist wohl selbstverständlich, dass die Eigenschaften organischer Körper, die uns als Therapeuten interessiren, in hervorragender Weise constitutiver Natur sind.

In seinem so lesenswerthen Aufsatz über einige Beziehungen zwischen Fluorescenz und chemischer Constitution hat R. Meyer schon darauf aufmerksam gemacht, dass die Beziehungen zwischen Farbe chemischer Verbindungen und ihrer Constitution zur Zeit noch lange nicht mit der Genauigkeit untersucht worden sind, wie diese bei weniger sinnfälligen Eigenschaften untersucht worden sind, Eigenschaften, wie die der Rotation und des Brechungswinkels. Es begründet sich dies darin, dass der Brechungsindex eines Körpers eine bestimmte Zahl, die specifische Rotation ein Winkel von genau bestimmbarer Grösse ist, während die Farbe mehr einen qualitativen Charakter hat und streng genommen nicht eine physikalische, sondern eine physiologische Erscheinung darstellt. Ein Körper, welcher starke ultraviolette Absorptionsbande besitzt, ist für unser Auge farblos, könnte aber einem anders eingerichteten Sehorgan farbig erscheinen. Wenn also schon bei einer so sinnfälligen Eigenschaft, wie der Färbung durch das Interferiren des physiologischen Momentes, der Einblick in die Beziehungen zwischen Constitution und Wirkung verdunkelt wird, in welch' höherem Maasse wird dies erst der Fall sein müssen bei den so complicirten Vorgängen, welche der pharmakologischen Wirkung zu Grunde liegen!

Gerade durch diese von R. Meyer so scharf gekennzeichnete Zwischenstellung bietet aber die Chemie der Farbstoffe für unsere

1) Ostwald, Grundriss der allgemeinen Chemie.

Betrachtungen den besten Ausgangspunkt, und darf ich daher wohl
das, was bisher über Beziehungen zwischen Farbe und Constitution
ermittelt worden ist, hier in kurzer Form skizziren, zumal da ich
in den folgenden Abschnitten sehr häufig die Biologie der Farbstoffe zu berühren haben werde.

Im Jahre 1868 wurde von C. Graebe und C. Liebermann
nachgewiesen, dass die Färbung an eine gewisse dichtere Verbindung der Atome geknüpft sei.   Wird diese durch Anlagerung
von Wasserstoff aufgehoben, so verschwindet die Farbe, der Farbstoff geht in die Leukoverbindung über (z. B. Indigo in Indigo-
weiss) und kann daraus durch Oxydation wieder gewonnen werden.

Einen bedeutenden Fortschritt bahnte dann O. N. Witt an,
der nachwies, dass die Farbstoffnatur bedingt ist durch Anwesenheit einer bestimmten ungesättigten Atomgruppe, welche er als die
farbgebende oder chromophore bezeichnete.   Indem ich wegen
der Einzelheiten der verschiedenen chromophoren Typen auf das
vorzügliche Werk von Nietzki verweise, möchte ich hier nur erwähnen, dass im Allgemeinen die chromophoren Gruppen nicht
als solche zur Wirkung kommen, wenn sie in kohlenstoffarmen
Complexen stehen.   Man findet aus diesem Grunde gefärbte Verbindungen in der Fettreihe nur ganz vereinzelt, sie gehören fast
ausschliesslich den cyklischen Verbindungen an (Nietzki).   Die
Anwesenheit eines Chromophors genügt aber an und für sich nicht,
um eigentliche Farbstoffe zu erzeugen, so ist das Azobenzol, welches
die chromophore Azogruppe $N = N$ enthält, doch kein Farbstoff,
weil es zum Gewebe keine Verwandtschaft besitzt.   Nietzki bezeichnet daher das Azobenzol als ein Chromogen, d. h. als eine
Verbindung, welche durch den Eintritt geeigneter Gruppen in einen
wirklichen Farbstoff übergeht.   Diejenigen Radicale, welche die
Farbstoffnatur entwickeln, bezeichnet man nach Witt als auxo-

chrome, und zwar kennt man nur zwei Arten, nämlich die OH-Gruppe, welche Farbstoffe von saurem Charakter und die Amidogruppe, welche basische Farbstoffe erzeugt. Im Gegensatz hierzu wirken andersartige salzbildende Gruppen nicht auxochrom; dies gilt einerseits von der Carboxylgruppe und dem Rest der Sulfosäuren als sauren Complexen, andererseits von gewissen basischen Resten wie dem Ammoniumrest, den Gruppen $CH_2.NH_2$; $CH_2.N$ $(CH_3)_2$ und $O.CH_2.N(CH_3)_2$.

So leiten sich von jedem Chromogen zwei Reihen von Farbstoffen ab, saure und basische und zwar derart, dass zu jedem sauren ein basisches Analogon gehört, z, B.

Oxyazobenzol (sauer) — Amidoazobenzol (basisch).

Dioxyazobenzol (Resorcingelb) — Diamidoazobenzol (Chrysoidin).

Rosolsäure — Rosanilin.

Thionol — Thionolin.

Aposaffranon — Aposaffranin.

Treten in ein Chromogen mehrere gleichartige Auxochrome ein, so wächst bis zu einem gewissen Punkte die Intensität der Nuance und die Verwandtschaft zu den Geweben mit der Zahl der eingeführten Gruppen (Amidoazobenzol — gelb; Diamidoazobenzol — orange; Triamidoazobenzol — braun).

Während bei den Witt'schen Betrachtungen nur die Frage erörtert wurde, ob und unter welchen Bedingungen ein Körper gefärbt ist, ging Nietzki einen Schritt weiter und zeigte, dass den einfachsten Azokörpern, wie den einfachst constituirten Farbstoffen überhaupt gelbe Farbe zukommt. Er wies nach, dass nicht nur durch die schon erwähnte Vermehrung der auxochromen Gruppen, sondern auch durch Anhäufung von Kohlenstoffatomen im Molekül die Nuance an Tiefe zunimmt. In vielen Fällen geht sie dabei

durch roth in violett, in anderen in braun über. Auch sonst fanden
sich in der Chemie der Rosanilinfarbstoffe vielfach Beispiele für
die Vertiefung und Veredlung der Nuance durch Einführung sub-
stituirender Gruppen (Rosanilin roth, Trimetylrosanilin rothviolett,
Hexamethylrosanilin bläuviolett, Triphenylrosanilin blau).

Erwähnen möchte ich noch, dass man diese Anschauungen
auch in einigen Fällen auf physiologisch wirksame Körper direct
übertragen hat. So stellt im Cocain der esterartig gebundene
Benzoylrest (CO.C_6H_5) unzweifelhaft die anästhesiophore Gruppe
dar, während das im basischen Complex enthaltene tertiäre Amin
ein Analogon der auxochromen Gruppe darstellt und deshalb als
auxotox bezeichnet ist. In bester Uebereinstimmung hiermit steht
die Thatsache, dass das Cocain seine anästhesirenden Eigenschaften,
wie ich festgestellt habe, verliert, wenn durch Methylirung aus dem
tertiären Amin eine quaternäre Ammoniumbasis erzeugt wird.
Analog verlieren tertiäre Gruppen durch vollkommene Methylirung
die Fähigkeit, auxochrom zu functioniren, da die hierbei entstehenden
Ammoniumreste nur noch eine erhöhte Löslichkeit bedingen. So
geht das Hexamethylviolett, welches drei Dimethylamidoreste besitzt, durch Einführung einer Methylgruppe in das lösliche Methylgrün über, welches zwei Dimethylamido- und eine Ammonium-
gruppe besitzt; es ist also das Methylgrün ein Triphenylmethan-
farbstoff, der zwei Dimethylamidogruppen als auxochrome enthält,
wie das Malachitgrün, dem es daher in der Nuance völlig gleicht.

Der dritte Complex des Cocains, die Carboxymethylgruppe
COOCH$_3$ ist dagegen wohl kaum von wesentlicher Bedeutung, wie
aus der stark anästhesirenden Wirkung des Benzoylpseudotropeins,
welches diesen Complex nicht besitzt, hervorgeht.

III.

Nachdem ich nun einige der Hauptmaterialien, welche über

den Zusammenhang zwischen Constitution und Wirkung ˈbekannt sind, skizzirt habe, gehe ich auf das pharmakologische Gebiet über, in dem allerdings die Verhältnisse weit complicirter liegen. Es dürfte sich empfehlen, dieselben mit einem ganz einfachen Beispiele zu beginnen. Wir kennen eine ganze Reihe von Giften, welche durch geeignete Substitution so gut wie vollkommen ihrer Schädlichkeit beraubt werden. Insbesondere gilt dies von den Resten der Schwefel- und Kohlensäure, wie ich dies in Gemeinschaft mit Aronson und unabhängig davon Nencki festgestellt hat. Erzeugt man aus dem so toxischen Anilin durch Einwirkung von Schwefelsäure die Sulfanilsäure, so ist durch diesen Eingriff die Giftigkeit vollkommen vernichtet, da von der Sulfanilsäure beliebige Mengen ohne Schaden genommen werden können. In gleicher Weise sind die Amidobenzoesäuren ungiftig; ebenso die vom Phenol sich ableitenden m- und p-Oxybenzoesäure, während das o-substituirte Isomere (die Salicylsäure) noch die bekannten Effecte ausübt, die aber an Intensität weit hinter derjenigen des Phenols stehen. Auf rein chemischem Wege, etwa durch die Annahme, dass die Säurederivate schwerer oxydirbar sind, als die Ausgangsmaterialien und daher den Geweben keinen Sauerstoff entziehen, lässt sich diese überraschende Erscheinung nicht zurückführen. Dagegen boten Beobachtungen, die ich schon vor langen Jahren bei vitalen Farbinfusionen vielfach machen konnte, eine sehr einfache Deutung. Ich constatirte nämlich, dass die Fähigkeit, die graue Nervensubstanz zu färben, nur einer kleinen Anzahl von Farbstoffen, und zwar insbesondere basischen Farbstoffen (Chrysoidin, Bismarckbraun, Neutralroth, Phosphin, Flavanilin, Methylenblau) zukommt, während von sauren Farbstoffen, in denen OH als auxochrome Gruppe fungirte, nur ein einziger, das Alizarin, diese Fähigkeit besitzt. Alle Farbstoffe (und ich habe deren eine sehr

grosse Zahl untersucht), die einen Schwefelsäurerest enthielten,
zeigten ein vollkommen negatives Verhalten. Besonders wichtig
war es, dass auch neurotrope Farbstoffe diese Fähigkeit vollständig
einbüssten, wenn in dieselben Sulfosäuren eingeführt wurden, wie
bei den Flavanilinsulfosäuren, den Alizarinsulfosäuren und den
vom Methylenblau sich ableitenden Sulfosäuren constatirt wurde.
Es folgt hieraus, dass die Einführung der genannten Säuregruppen
die Vertheilung im Organismus abändert und insbesondere eine vollkommene Vernichtung der neurotropen Eigenschaften bewirkt. Da
nun der rein centrale Theil der Giftwirkung, welcher doch logischer
Weise durch eine Speicherung des toxischen Agens im Centralnervensystem erklärt werden muss, nach dem Gesagten durch
Einführung eines Schwefelsäurerestes vollkommen aufgehoben ist,
erklärt sich die Herabminderung der Toxicität in einfachster Weise.

Es ist selbstverständlich, dass andere toxische Functionen,
welche nicht vom Centralnervensystem ressortiren, unter diesen
Umständen erhalten bleiben können. So sind nach meinen Beobachtungen die blutzerstörenden Eigenschaften, welche Phenylhydrazin
und Benzidin besitzen, auch noch in ihren Monosulfosäuren vorhanden [1]).

Es folgt nun aus diesen Darlegungen ohne Weiteres, dass sich
zwischen der chemischen Constitution und der pharmacodynamischen
Wirkung ein Bindeglied einschiebt, die Vertheilung im Orga-

---

1) Dass die Wirkung dieser Verbindungen nicht so stark ist wie die der
Ausgangsmaterialien, begründet sich wohl darin, dass der Sulfosäurerest, ja
sogar der neutrale Sulfonrest, an und für sich die toxische Kraft der Amidogruppe herabmindert. Durch diesen mitigirenden Einfluss erklärt sich, dass
die Sulfanilsäure, die sich von Anilin ableitet, kein Blutgift darstellt; dagegen
reicht die mitigirende Kraft der Sulfosäuregruppe nicht so weit, um die so
kräftig wirkende $NH.NH_2$-Gruppe des Phenylhydrazins, oder die beiden Amidogruppen des Benzidins zu vernichten.

nismus. Es handelt sich hier um ein längst erkanntes, ich möchte sagen selbstverständliches Princip, das aber nur in wenigen Lehrbüchern der Arzneimittellehre (z. B. Stockvis, de Buck und insbesondere H. Schulz) klar hervorgehoben wird.

Leider hat man sich mit der theoretischen Anerkennung dieses Princips begnügt und sich so gut wie vollständig von einem tieferen Eindringen in die Vertheilungsgesetze ferngehalten. Dies gilt insbesondere von der neuen synthetischen Richtung, die ausschliesslich auf rein symptomatische Effecte hinarbeitet und Fragen über die Localisation überhaupt nicht berührt. Ich zweifle nicht im mindesten, dass gerade diese Vernachlässigung die Hauptschuld an dem mangelhaften Fortschritt trägt, und dass neue Gesichtspunkte leicht gefunden werden können, wenn den distributiven Betrachtungen ein grösserer Spielraum eingeräumt werden wird. In dieser Beziehung darf ich wohl darauf hinweisen, dass auch in dem bacteriologischen Concurrenzgebiet, welches in einer schematischen Hochtreibung der Immunität zu erstarren begann, ganz neue und verheissungsvolle Bahnen durch die von mir versuchte Einführung des Localisationsprincips eröffnet worden sind.

Allerdings wird man zugeben müssen, dass es ausserordentliche Schwierigkeiten bietet, die Vertheilungsgesetze chemischer Körper mit der nothwendigen Präcision festzustellen. Wir stehen hier vor einer Aufgabe, die nur in ganz speciellen Fällen, die wir gleich zu berühren haben werden, leicht und sicher gelöst werden kann, während bei der überwiegenden Mehrzahl der chemischen Verbindungen uns nur eine Combination der verschiedenen Methoden gewisse Anhaltspunkte geben kann.

Der Thierversuch als solcher giebt uns über die Vertheilung im Organismus keinen vollen Aufschluss, indem er nur die Stellen markirt, die am empfindlichsten gegenüber dem verwandten Gifte sind, und zwar fast nur für die Systeme, die wie Nerven- und Muskelsystem. Functionsstörungen erkennen lassen. Dagegen bietet uns der Thierversuch über die Vorgänge in den lebenswichtigen Parenchymen, die den graphischen oder sonst üblichen physiologischen Methoden unzugänglich sind, nur geringen Aufschluss.

Sehr gering ist die Hülfe, welche die rein chemische Analyse bietet. Genau durchführbar ist sie ja nur bei einer kleinen Reihe von Stoffen, die leicht bestimmbar sind, an erster Stelle also bei anorganischen Verbindungen. Schliesslich ist aber mit dem Bruttonachweis, dass ein Gift, z. B. Arsen, in einem gewissen Organ, z. B. dem Gehirn, vorkommt, doch nur wenig gethan, da wir das Wichtigste, die Localisation in den einzelnen Zellbestandtheilen der einzelnen Organe, dadurch nicht erfahren.

Weit wichtiger ist der pathologisch-anatomische und histologische Befund. Wenn man allerdings die Lehrbücher durchblättert, wird man leicht geneigt sein, die Erwartungen in dieser Richtung nicht zu hoch zu spannen, da in ertödtender Monotonie immer die gleichen banalen Veränderungen, Leberverfettung, Nephritis, Blutzerstörung erwähnt werden. Dagegen zeigen die Untersuchungen Nissl's, der nachwies, dass bestimmte Vergiftungen stets bestimmte Gruppen von Ganglienzellen in Mitleidenschaft ziehen, mit Schärfe, dass wir durch eine genaue histologische Untersuchung am Centralnervensystem die Angriffspunkte erkennen können. Wie fruchtbringend diese Gesichtspunkte sind, beweisen die schönen Untersuchungen Goldscheider's, durch die er den Nachweis erbrachte, dass die motorischen Ganglienzellen schon zu einer Zeit durch das Tetanusgift nachweisbare Läsionen erlitten haben, wo noch nicht die geringsten Krankheitssymptome erkennbar sind. Aber auch sonst dürfte die feinere histologische Untersuchung vielfach die werthvollsten Aufschlüsse geben; ich darf in dieser Beziehung erwähnen, dass i.z.B. Cocain bei Mäusen eine ganz specifische schaumartige Degeneration der Leberzellen hervorruft, die ich in dieser Weise bei keinem anderen Stoffe gesehen habe. Erwähnen möchte ich noch, dass zu dem Nachweis specifischer Organschädigungen im Allgemeinen nicht die acuten, sondern die chronisch über mehrere Tage ausgedehnten Vergiftungen geeignet sind, wie dies Nissl mit Recht betont hat.

Ich habe diesen Weg bei meinen pharmakologischen Untersuchungen, die lange vor den Publicationen Nissl's liegen, besonders bevorzugt und eine Methode angegeben, mit welcher man diese sonst sehr mühseligen Versuche mit Leichtigkeit ausführen kann. Dieselbe beruht darauf, dass man Mäuse mit Cakespillen füttert, die eine bestimmte Menge des betreffenden Stoffes enthalten. Es gelingt so ohne Schwierigkeit, die Dosis zu treffen, bei welcher die Thiere im Lauf der gewollten Zeit der Vergiltung unterliegen (cf. Deutsche Medicin. Wochenschrift 1890, No. 32).

So werthvoll auch die Resultate dieser anatomisch-pathologischen Untersuchung sind, so kann man doch nicht verkennen, dass man durch dieselben eigentlich nur die Schädigung der am meisten empfindlichen Organe kennt, dass man aber über die allgemeine Vertheilung eines bestimmten Stoffes innerhalb des gesammten Organismus keinen Aufschluss erhält.

Das ist meines Erachtens aber eine sehr wichtige Aufgabe, da gerade diese Betrachtungen uns die werthvollsten Aufschlüsse über die chemischen Functionen der Organe und der Elementarbestandtheile geben. Erfüllbar ist diese Aufgabe zur Zeit nur durch die Verwendung von Farbstoffen, deren Vertheilung wir leicht makroskopisch und mikroskopisch verfolgen können. Es ist zu bedauern, dass diese Untersuchungen, die einen so grossen didactischen Werth haben, bis jetzt so wenig Anhänger gefunden haben und eigentlich nur ganz ausnahmsweise zu bestimmten Zwecken herangezogen werden.

Injicirt man Kaninchen verschiedene Farbstoffe, so liefert schon die makroskopische Betrachtung die interessantesten Bilder. Farbstoffe, die nur ein einziges bestimmtes Organ (z. B. das Fettgewebe) tingiren, und die ich als monotrope bezeichne, kommen, wenn auch selten, vor, während für gewöhnlich ein Farbstoff zu einer Mehrheit von Organsystemen Verwandtschaft hat, jedoch häufig so, dass ein ganz bestimmtes Organ in ganz besonders hervorragender Weise gefärbt wird. Sehr häufig findet man die maximale Färbung in der Niere (speciell der Rinde) und der Leber; andere Farbstoffe, wie Acridinorange und Dimethylamidomethylenblau färben besonders stark die Thyreoidea, wieder andere (z. B. Dimethylphenylengrün) das Fettgewebe, andere (z. B. Alizarinblau) die Submaxillaris u. s. w.

Alizarinblau färbt ausser Gehirn und Nieren besonders intensiv die Submaxillaris. Beispiele von polytropen Farben sind Neutralroth und ein basischer Farbstoff, das Brillantcresylblau, da diese die Mehrzahl der Körperparenchyme intensiv und anscheinend ziemlich gleichmässig tingiren. Besonders bedeutungsvoll ist es, dass die Mehrzahl der basischen Farbstoffe, welche das Gehirn färben, sich auch im Fettgewebe speichern. Es stehen eben Neurotropie und Lipotropie in einem bald näher zu erörternden Zusammenhang.

Der Verschiedenheit in der Localisation der Farbstoffe entsprechen häufig gewisse Besonderheiten der Ausscheidung; Nierenrinde, Leber und Darm sind wohl die Hauptstätten der Elimination. Im Gegensatz zu der überwiegenden Mehrzahl der Farbstoffe, die, wie Methylenblau, Fuchsin, Alizarin, Indigcarmin und noch viele andere, besonders leicht in das Harnsecret übertreten, giebt es einige, die hierzu nicht befähigt erscheinen, und welche daher vorwiegend durch die Galle resp. mit dem Darmsaft zur Ausscheidung gelangen. Ein solcher Farbstoff ist z. B. das Benzopurpurin, ein hochmolekularer Baumwollfarbstoff, welcher aus diazotirtem Toluidin und Naphthylaminsulfosäure dargestellt wird[1]).

Aber man wird auch daran denken können, dass analoge Farbstoffe ausserdem mit dem Bluteiweiss eine lockere Verbindung eingehen, welche die Ausscheidung durch die Niere unmöglich macht. Es würden also dann analoge Verhältnisse vorkommen, wie wir sie bei vielen Metallen, z. B. dem Eisen oder Blei, kennen, und wie sie bei der Ausscheidung eines giftigen Eiweissstoffes, des Ricins, durch die Untersuchungen des Pasteur'schen Instituts festgestellt worden sind. Da, wie bekannt, das Eiweissmolekül das intacte Nierenfilter nicht zu passiren vermag, werden eben alle Substanzen, die als Albuminverbindungen in der Circulation auftreten, nicht in den Urin übergehen. Dagegen sind die Darmdrüsen resp. die Leber befähigt, auch diese hochcomplicirten Substanzen passiren zu lassen.

Die Speicheldrüsen spielen bei der Elimination keine hervorragende Rolle, da der Speichel in der Mehrzahl der Fälle gar nicht oder bei gewissen Farbstoffen, z. B. dem Alizarinblau, nur schwach tingirt erscheint. Es hängt dies offenbar damit zusammen, dass die Speicheldrüsen auf die Secretion von Substanzen mit grösserem Molekulargewicht nicht recht eingestellt sind. Dass sie bei der

---

1) Es ist möglich, dass diese Erscheinung ausschliesslich durch den Umstand erklärt wird, dass es sich hier um schwer lösliche und hochmolekulare Substanzen handelt, denen ein mehr colloidaler Charakter vindicirt werden muss. So ist das Benzopurpurin im Gegensatz zum Methylenblau, Methylviolett und vielen anderen Farbstoffen absolut nicht diffusionsfähig. Lösungen von Benzopurpurin ergaben nach den Untersuchungen von Krafft (Ber. der deutsch. chem. Ges. 1899, S. 611) durch Bestimmung der Siedepunkterhöhung ein scheinbares Molekulargewicht von 3000 (anstatt des aus der Formel berechneten 774).

Ausscheidung von Substanzen von niederem Molekulargewicht aber
eine grosse Rolle spielen können, folgt aus dem Verhalten der verschiedenen Salze, z. B. Jodkali, Rodanverbindungen und der Queck-
silbersalze. In der aromatischen Reihe sind es besonders Paraphenylendiamin, Dimethylparaphenylendiamin, Trihydroparaoxychi-
nolin und verwandte Substanzen, die in der Submaxillaris des
Kaninchens zur Ausscheidung kommen und hierbei stark entzünd-
liche Veränderungen (Oedem, Nekrose) hervorrufen.

Die geringste Rolle spielen die Schweissdrüsen. Soweit mir
bekannt ist, sind es nur Farbstoffe der Phosphinreihe, die auf der
Körperoberfläche zur Ausscheidung gelangen, wie aus den die
Malariatherapie betreffenden Untersuchungen von Mannaberg hervorgeht.

Viel bedeutungsvoller ist aber die Möglichkeit, die Vertheilung
der Farbstoffe mikroskopisch mit grösster Genauigkeit festzustellen.
Ich erinnere hier nur, um auf eigenem Gebiete zu bleiben, an die
vitale Färbung der Nervenendigungen durch Methylenblau, die in
der Histologie des Nervensystems so vielfache Anwendung gefunden
hat; dann an die wundervollen vitalen Färbungen, die die Mehrzahl der Granula mit Neutralroth ergeben, und an die mindestens
ebenso schöne Tinction der gleichen Gebilde, die man mit Brillant-
cresylbláu (Oxazinfarbstoff) erzielen kann. Auf andere interessante
und wichtige vitale Färbungen muss ich mir hier versagen einzugehen.

Dabei hat jeder Farbstoff noch seine besonderen Specialitäten.
So färbt z. B. Methylenblau ausser den Nervenendigungen und
einer Anzahl der verschiedensten Granula noch in intensiver Weise
das Zellprotoplasma der Langerhans'schen Inseln des Pankreas,
dann auch Muskelzellen von bestimmter Function, sowohl quer-
gestreifte als glatte. An dem Gefässsystem glaube ich mich davon

überzeugt zu haben, dass die durch Methylenblau färbbaren Muskel-
fasern, die nie einen continuirlichen Belag der Gefässwand bilden,
sondern nur singulär und durch relativ weite Zwischenräume von
einander getrennt vorkommen, eine starke Verengerung, vielleicht
einen vollkommenen Verschluss des Lumens hervorrufen, nach Art
eines Ligaturfadens. Die gleichmässige Kalibereinstellung des Gefäss-
rohres würde dann dem gleichmässig vertheilten, ungefärbt bleibenden Muskelbelag zufallen. Wir hätten also die gewiss bedeutungsvolle Thatsache, dass Gefässkalibrirung und Gefässverschluss
zwei anatomisch und biologisch durchaus getrennte Functionen darstellen. Auf andere interessante Farbstoffgruppen, z. B. solche,
die Kerne vital färben, näher einzugehen, muss ich bei dem generellen Charakter dieser Ausführungen verzichten.

Genau dieselben Verschiedenheiten, die bei Verwendung der
Farbstoffe so sinnfällig zu Tage treten, finden sich natürlich auch,
wenn wir dem Körper irgend welche beliebigen Substanzen zuführen, sei es, dass dieselben wohldefinirten anorganischen oder
organischen Verbindungen entsprechen, sei es, dass sie chemisch
unbekannte und hochcomplicirte Bakterienproducte darstellen. Im
Allgemeinen wird man wohl annehmen müssen, dass die chemisch
definirten Substanzen vielfach polytroper Art sind. Ich selbst habe
mich bei dem Studium einiger Körper, die durch Farbenreactionen
leicht nachweisbar sind, und deren topische Vertheilung leicht verfolgt werden kann, mühelos überzeugen können, dass die aromatischen Basen im Allgemeinen zu einer Vielheit von Parenchymen
in Beziehung treten. Wenn trotzdem die klinische Schädigung an
nur einem Gewebe auftritt, z. B. dem Blut oder dem Nerven-
gewebe, so steht dies mit dem polytropen Charakter dieser Stoffe
in keinem Widerspruch, sondern beweist nur die an und für sich
ganz selbstverständliche Thatsache, dass unter einer Anzahl von

Geweben einige bestimmte gegen die gleiche Schädlichkeit besonders empfindlich sind. Wie weit im einzelnen Fall noch Neben-
umstände, wie die Sauerstoffsättigung oder die Reaction der Gewebe
(Nephritis bei Chromvergiftung), Alkalitätsverhältnisse und Besonderheiten der Elimination, mitspielen, soll hier zunächst unerörtert
bleiben. Auch bei den Bakteriengiften finden wir ganz dieselben
Verhältnisse. So ist das Tetanusgift, wie aus den Versuchen von
Dönitz, Roux u. A. hervorgeht, bei hochempfindlichen Thieren
ein monotroper Stoff, während bei anderen Thieren, Kaninchen,
Tauben u. a., die tetanusbindenden Gruppen ausser im Gehirn,
auch in einer Reihe von anderen Organen von geringerer biologischer
Dignität verbreitet sind. So erklärt es sich, dass z. B. für Meerschweinchen, bei welchen die Giftbindung nur im Gehirn erfolgt,
die tödtliche Dosis die nämliche ist, ob man das Gift subcutan
oder intracerebral zuführt, während bei der Taube, zum Theil auch
beim Kaninchen, zur subcutanen Vergiftung viel grössere Quantitäten erforderlich sind. Es wird eben unter diesen Umständen ein
Theil des Giftes von den Körperparenchymen in Beschlag genommen und von den giftgefährdeten Organen abgelenkt.

Es ist wohl selbstverständlich, dass diese Gesetze der gegenseitigen Ablenkung bei allen polytropen Stoffen eine bedeutsame
Rolle spielen müssen, und dass wir einen wirklichen Einblick in
das Wesen der Arzneieinwirkungen erhalten werden, wenn wir
diesen Factor eingehend berücksichtigen. Wenn z. B. ein Gift,
wie so häufig, zu gleicher Zeit neurotrop oder lipotrop ist, so ist
ohne Weiteres ersichtlich, dass, wenn pro Kilo Körpergewicht die
gleiche Giftmenge gegeben worden ist, bei einem mageren Thier
ceteris paribus auf das Gehirn nach dem „Loi de partage" viel
mehr Gift entfallen muss, als wenn das betreffende Versuchsthier
sehr fett ist.

IV.

Wir gehen nun zu der Frage über, auf welchem Wege die differente Vertheilung zu Stande kommt. Gewöhnlich gelangen ja die Gifte durch die Blutbahn zu den Geweben, und wir werden daher an erster Stelle den Einfluss des Blutgefässsystems auf die Vertheilung studiren müssen. Schon die einfachste Ueberlegung zeigt aber, dass die Circulation zwar die nothwendige Voraussetzung, aber nicht im mindesten die Ursache der differenten Vertheilung, wie wir sie oben geschildert haben, sein kann. Nach den Anschauungen, die ich und wohl die Mehrzahl der Forscher hegen, beruht die Localisation in den bestimmten Organen in jedem Einzelfall auf inneren in den Geweben liegenden Ursachen, nicht aber auf der Gefässvertheilung. Wenn wir z. B. finden, dass beim Icterus die Gehirnsubstanz keine Spur von Bilirubinfärbung zeigt, während viele andere Gewebe, wie die Niere, Leber etc., vom Gallenfarbstoff imbibirt werden, so ist das meiner Ansicht nach nur auf den Chemismus der Gehirnsubstanz zu beziehen. Es fehlen eben im Gehirn alle Substanzen, die das Bilirubin anziehen, d. h. also, das Bilirubin ist nicht neurotrop. In neuerer Zeit ist besonders von Biedl einer anderen Anschauung das Wort geredet worden, die der Gefässwand eine ausschlaggebende Rolle bei der Giftvertheilung zuschreiben will. Auf Grund meiner langjährigen experimentellen Erfahrung mit den verschiedensten Stoffen kann ich nicht annehmen, dass das Gefässendothel als solches in den verschiedenen Organen verschiedene Functionen ausübe, und dass z. B. eine Lebercapillare für gewisse Stoffe permeabel wäre, die von anderen Capillaren nicht durchgelassen werden[1].

---

1) Besonders erfreulich war es mir, dass Bruno (Deutsche med. Wochenschr. 1899, No. 23) auf Grund seiner unter Leitung von R. Gottlieb ausgeführten Untersuchungen gegenüber den Biedl'schen Anschauungen den gleichen skeptischen Standpunkt einnimmt.

Dagegen spielt das Gefässsystem nach einer anderen Richtung hin eine ausserordentlich grosse Rolle, die ich vielleicht an einem sehr frappanten Beispiel beleuchten darf. Füttert man Mäuse nach meiner Cakesmethode mit Derivaten des Paraphenylendiamins (Acetyl-paraphenylendiamin, Thiosulfosäure und Merkapthn des Paraphenylendiamins), so sieht man bei der Section der Thiere sehr eigenartige Veränderungen des Zwerchfells. Die Theile des Diaphragmas, welche das Centrum tendineum umgeben, sind von intensiv brauner Färbung, während die peripheren Theile gewöhnlich farblos sind. Die Grenzen des Farbflecks sind häufig wellig verlaufend und durch eine intensivere Färbung des Randes ausgezeichnet. Auch an anderen Muskelgebieten, und zwar an denen des Auges, des Kehlkopfs und der Zunge habe ich gelegentlich ähnliche Veränderungen constatirt. Die mikroskopische Untersuchung zeigte, dass es sich hier nicht um einen Infarct handelte, sondern um anscheinend gleichmässige Braunfärbung der entsprechenden Muskelpartien. Die Querstreifung war dabei erhalten, und mässige Grade der Verfettung waren nicht selten wahrzunehmen. Gewöhnlich fand sich auch ein gewisser Grad von Hyperämie. Um ein Derivat des Hämoglobins konnte es sich nicht handeln, es war vielmehr weit wahrscheinlicher, dass ein hochmolekulares Oxydationsproduct des Paraphenylendiamins vorliegen müsse [1].

Die nächste Frage musste nun dahin gehen, warum bei den

---

1) Diese Vermuthung ist durch eine spätere Arbeit von Dr. Rehns (Archiv. internat. de Pharmacodynamie, Bd. VIII, p. 203) in schärfster Weise bewiesen worden. Es zeigte sich, dass bei Thieren, welche acut durch Paraphenylendiamin vergiftet waren, die damit gesättigten Muskeln an der Luft die typische Braunfärbung annahmen. Ich erinnere hier noch daran, dass ja auch Paraphenylendiamin und Paramidophenol durch Oxydation zu echten braunen und schwarzen Färbungen von Haaren und Pelzwerk verwendet werden (Ursolfärbung).

Verfütterungen eben nur ein Theil — und nur ein kleiner Theil der Muskeln — vitale Braunfärbung aufweise.

Es zeigte sich bald, dass die befallenen Muskelgruppen auch in anderer Beziehung Analogien aufweisen. So sind es gerade diese Gebiete, welche bei Methylenblauinjectionen vor allen anderen eine mehr oder weniger vollständige Färbung der motorischen Nervenendigungen annehmen. Auch in der vergleichenden Pathologie finden wir das isolirte Hervortreten dieser Gruppe, indem die Trichinen gerade Zwerchfell, Augen- und Kehlkopfmuskeln vor allen anderen besiedeln.

Die Erklärung dieser Thatsachen ist eine ausserordentlich leichte. Entsprechend einem von Robert Mayer erkannten Grundgesetz ist die Blutversorgung der Muskelsysteme abhängig von ihrer biologischen Dignität. Muskelsysteme, die wie das Zwerchfell continuirlich arbeiten, und deren Versagen schon eine erhebliche Störung der Gesundheit darstellen würde, werden eben weit besser mit Blut versorgt als andere, weniger bedeutungsvolle Gebiete.

Natürlich wird in der Gruppe dieser „meistbegünstigten" Muskeln eben entsprechend der grösseren Blutfülle auch die Zufuhr von Sauerstoff, Nährstoffen und allen sonstigen, in der Circulation vorhandenen Materialien eine maximale sein. So wird eine derartige Muskelzelle stärker mit Sauerstoff gesättigt sein und daher energischere Oxydationswirkungen ausüben können, wie sie in der Braunfärbung durch Paraphenylendiamin zu Tage treten. In ganz analoger Weise erklärt sich die Färbung der Muskelendplatten durch die erhöhte Zufuhr von Methylenblau einerseits, durch die Sauerstoffsättigung und alkalische Beschaffenheit der Nervenendigungen andererseits.

So sehen wir als wichtiges Princip der Vertheilung aus diesen Versuchen hervorleuchten, dass myotrope und neurotrope Stoffe

allein durch die Art der Blutversorgung eine isolirte Schädigung
bestimmter Systeme hervorrufen können. Aber es wäre ganz verkehrt, wenn man annehmen wollte, dass alle Muskel- und Nerven-
gifte stets und ausschliesslich das oben geschilderte System der
meistbegünstigten Muskeln schädigen müssten. Man würde eben
dabei ganz ausser Acht lassen, dass nicht nur die Zufuhr von
Giften, sondern auch die Aufnahmefähigkeit der Gewebe maassgebend für die Giftwirkung ist.

Eine neutral oder sauer reagirende Nervenendigung wird andere
Stoffe aufnehmen (z. B. Alizarin), als die alkalisch reagirende
(Methylenblau); ein sauerstoffgesättigter Muskel wird gewisse Stoffe
oxydiren und so entgiften, die in dem gleichen sauerstoffarmen
Gebilde sich intact erhalten können.

Nach meiner Ansicht sind die verschiedenen Nervenendigungen — motorische, sensible, secretorische — aus demselben chemischen Material zusammengesetzt. Wenn wir aber die so vielfältigen und specialisirten Wirkungen der Alkaloide ins Auge fassen,
wenn wir uns die so differenten Wirkungen von Digitalis, Curare,
Pilocarpin, Atropin ins Gedächtniss zurückrufen, so wird derjenige,
welcher die Giftwirkungen auf Speicherungsvorgänge bezieht, noth-
gedrungen zu der Anschauung gelangen, dass die aus denselben
chemischen Stoffen bestehenden Nervenendigungen sich in den verschiedenen Gebieten unter verschiedenen Conditionen befinden, die
auf die Aufnahme differenter Körper einen ausschlaggebenden
Einfluss ausüben können. An erster Stelle denke ich hierbei an
die Variationen der Reaction und solche der Sauerstoffsättigung,
auf die ich schon vorher hingewiesen habe. Auf Grund meiner
farbenbiologischen Resultate nehme ich an, dass bestimmte Nervenendigungen, centrale und periphere, durch einen bestimmten Complex solcher determinirender Eigenschaften charakterisirt sind, und

dass dieses „chemische Milieu" die Resultante der normalen physiologischen Functionen darstellt. Ich behalte mir vor, auf diese Anschauungen, die vielleicht auf die Fortentwickelung der Pharmakologie von heuristischem Werth sein könnten, später zurückzukommen und beschränke mich hier auf die Bemerkung, dass die isolirten Erkrankungen des Nerven- und Muskelapparats, soweit sie besondere, conjugirte Gruppen befallen (Bleilähmung, Arsenlähmung), von 'diesem Gesichtspunkt aus leicht erklärt werden können. Soviel verschiedene Erkrankungstypen wir nachweisen können, ebenso viele Typen differenter Ernährung werden wir eben anzunehmen haben.

Ich komme nun zu einer weiteren Frage, welche die Vertheilungstherapie betrifft, und welche dahin geht, ob man durch einfache chemische Mittel den Vertheilungstypus eines bestimmten Stoffes abändern kann. Diese Frage lässt sich leicht im bejahenden Sinne beantworten. Injicirt man z. B. einem Frosch Methylenblau, so färben sich, wie bekannt, die Nervenendigungen im lebenden Zustande. Fügt man aber der Methylenblaulösung soviel von einem leicht löslichen sauren Farbstoff, z. B. Orange G, hinzu, dass eine klare grüne Lösung entsteht, so ruft die Injection eines solchen Gemisches nicht mehr die Nervenfärbung hervor. Es liegen also hier ganz analoge Vorgänge vor, wie wir sie auch bei der Färbung von Trockenpräparaten beobachten können. Die basischen Farbstoffe färben an und für sich Kerne, während die Verbindungen von Farbbasen mit Farbsäuren, welche ich unter der Bezeichnung „triacide Farben" in die histologische Technik eingeführt habe, dieser Eigenschaft mehr oder weniger ermangeln. Es handelt sich in beiden Fällen um eine Vertheilung des Methylenblaus zwischen der sauren Farbe und den Gewebsbestandtheilen. Sowohl Gewebe als Farbstoff haben eine Verwandtschaft zum Methylenblau. Ist

die Verwandtschaft des Gewebes eine grössere, so wird Blaufärbung
eintreten, ist die der Farbsäure überwiegend, so wird die Färbung
ausbleiben[1]).

Wir haben also in der Ablenkung des Methylenblau durch
Orange ein Phänomen, welches in wesentlichen Punkten an die
Wirkungsart der Antitoxine gegenüber den specifischen Toxinen
erinnert.

Aber auch das entgegengesetzte Verhalten kommt vor, und
zwar in der Form, dass die Localisation eines bestimmten Stoffes
in einem bestimmten Gewebe überhaupt erst durch gleichzeitige
Zuführung einer zweiten Verbindung, welche mit der ersten keinerlei
Verbindungen einzugehen braucht, ermöglicht wird. Natürlich lassen
sich diese complicirten Erscheinungen in sicherer Weise nur mit
Hülfe vitaler Färbungen demonstriren, da nur an diesen eine sichere
Entscheidung über die mikroskopische Vertheilung möglich ist. Es
entstammen daher auch die folgenden zwei Beispiele einer solchen
Begünstigung dieser Untersuchungsmethode.

Das Bismarckbraun, der bekannte basische Azofarbstoff, zeigt
eine gewisse Neurotropie, die insbesondere in der Färbung des
Hirngraus zu Tage tritt. Dagegen reicht diese Verwandtschaft
nicht aus, um beim Frosch eine Färbung der peripheren Nervenendigungen, insbesondere derer der Geschmacksknospen auszulösen.
Injicirt man aber einem Frosch ein Gemisch von Methylenblau und
Bismarckbraun, so sieht man nun die Färbung des Endapparates
in einem Mischton erfolgen. Da das Blau durch Reduction weit

---

1) Natürlich tritt dieses Phänomen eben nur in dem Falle mit Deutlich-
keit hervor, wenn Gewebsmaterial nur Verwandtschaft zur Base, nicht aber
zur Farbsäure hat. Ist Letzteres der Fall, so wird eben das Gemisch der beiden
Componenten, die neutrale Farbe, in Action treten, wie wir dies bei der Färbung der neutrophilen Körnchen in so eklatanter Weise beobachten.

leichter entfärbt wird, sieht man an dem mit einem Deckglas versehenen Präparat rasch die Blaufärbung schwinden und einer reinen Braunfärbung Platz machen.

Noch eclatanter ist folgende, auf Methylenblau bezügliche Erfahrung. Infundirt man einem Kaninchen diesen Farbstoff, so beobachtet man stets eine schön ausgesprochene Färbung des Pankreas, welche insbesondere durch eine Färbung der Granula und des Protoplasmas der Langerhans'schen Inseln bedingt wird. Eine Darstellung der Nervenendigungen habe ich aber unter diesen Verhältnissen nie beobachtet. Fügt man aber der Infusionslösung gewisse Farbstoffe der Triphenylmethanreihe hinzu, die an und für sich nicht die Nervenendigungen darstellen, so sieht man häufig eine geradezu herrliche Färbung des Nervenapparats auftreten. Ich glaube, dass man in diesen und anderen Fällen solcher Begünstigung nur daran denken kann, dass durch die begünstigenden Stoffe die Function der betreffenden Apparate eine Modification erfährt, welche eine Aenderung des oben definirten „chemischen Milieus" und dadurch eine Aenderung der Speicherungskraft nach sich zieht. Es ist möglich, dass ähnliche Momente auch bei manchen Formen abnormer Arzneiwirkungen, insbesondere der ererbten oder erworbenen Ueberempfindlichkeit, eine gewisse Rolle spielen.

V.

Die nächste wichtige Frage ist nun die, in welcher Weise wir uns die Selection der Gewebe vorzustellen haben. Dass hier chemische Beziehungen im weitesten Sinne des Wortes vorliegen, ist wohl a priori sehr wahrscheinlich. Aber welcher Art diese sind, muss der Gegenstand eingehender Erörterung sein. Es handelt sich hierbei, wie ich besonders hervorheben möchte, zunächst um Substanzen, die, wie die verschiedenen natürlichen und künstlichen

Arzneistoffe dem Körper fremdartig sind, nicht aber um die assimilationsfähigen Nährstoffe des Körpers, die später gesondert behandelt werden sollen.

Der einfachste Fall ist der, dass in den Organismus indifferente Substanzen eingeführt werden, die weder sauren noch basischen Charakter haben, und denen wir entsprechend ihrer Constitution keine erheblichen chemischen Affinitäten zuschreiben können, die aber nichtsdestoweniger starke, oft hochtoxische Wirkungen ausüben. In diese Reihe gehören insbesondere die verschiedenen Kohlenwasserstoffe, z. B. Toluol, Benzol, dann wohl eine Anzahl von Ketonen, wie das Acetophenon, ferner viele Sulfone, die durch ihre chemische Indifferenz ausgezeichnet sind, ferner Aetherarten, Alkohole und eine grosse Reihe sonstiger Narcotia. Es ist wohl die allgemeine Anschauung, dass in diesen Fällen von Seiten des Organismus keine direct chemischen Affinitäten ins Spiel kommen, sondern dass in allen diesen Fällen das ungeänderte, chemisch nicht gebundene Molekül in den Gewebsbestandtheilen vorhanden ist, es sich also um eine Erscheinung handelt, die man als Contactwirkung bezeichnet. Dennoch lässt sich mit Leichtigkeit erweisen, dass auch allen diesen Verbindungen eine typische Localisation in den Geweben zukommt, deren Ursachen wir bald zu erörtern haben werden.

Zunächst möchte ich noch mit einem Worte auf die historische Seite dieser Frage eingehen. Dass chemische Körper lediglich durch Contact wirken können, ist schon vor langen Jahren ausgesprochen worden, so von Buchheim (1859), Schmiedeberg (1883), Harnack (1883) und von Geppert. Geppert's Untersuchungen, die in der Zeitschrift für klin. Med. Bd. XV erschienen sind, bezogen sich auf das Wesen der Blausäurevergiftung. Er zeigte, dass auch in diesem besonders interessanten Falle dieBlau - säure als solche wirkt, und erklärte in sehr interessanter Weise den Erfolg der toxischen Wirkung:

„Wir wissen, dass chemische Vorgänge aufgehalten werden einfach durch die Gegenwart minimaler Mengen von Blausäure. . . So giebt Jodsäure unter sonst geeigneten Bedingungen ihren Sauerstoff nicht mehr an Ameisensäure ab, bei Gegenwart minimaler Mengen von Blausäure. . . Es liegt sehr nahe, zu denken, dass im vergifteten Körper hoch oxydirte Substanzen (die Analoga der Jodsäure) ihren Sauerstoff nicht mehr wie sonst an oxydable Verbindungen abzugeben im Stande sind, sobald Blausäure zugegen ist etc. (diese hochoxydirten Substanzen" muss man sich als Sauerstoffüberträger denken). Die Blausäurevergiftung stellt sich demnach dar als eine innere Erstickung der Organe."

Mit der Constatirung der Contactwirkung war also der erste Schritt gethan, um in das Dunkel der Arzneiwirkungen einzudringen. Aber eine Erklärung, warum denn die genannten Substanzen eine elective Wirkung ausübten, war damit nicht gegeben. Es fehlte eben das nach den modernen Anschauungen unbedingt nothwendige Band ↘zwischen Wirkung und Vertheilung in den Geweben. Ich kann den Anspruch erheben, als erster den richtigen Weg erkannt zu haben, indem ich im Jahre 1887 in meinem Aufsatze über die therapeutische Bedeutung der substituirenden Schwefelsäuregruppe (Therap. Monatshefte, März 1887) den Nachweis erbrachte, dass neurotrope Farbstoffe durch den Eintritt der Sulfosäuregruppe dieser Eigenschaft beraubt werden. Ich verglich schon damals die Localisation der Farbstoffe und auch der Alkaloide im Gehirn mit dem Princip des von Stas-Otto begründeten Ausschüttelungsverfahrens, indem ich sagte:

„Das Princip der von Stas-Otto begründeten Ausschüttelung
der Gifte beruht darauf, dass im Allgemeinen basische Körper,
z. B. Alkaloide etc., in sauren Lösungen fest gebunden und daher
schwer extrahirbar sind, während sie aus alkalischen Lösungen
leicht ausgeschüttelt werden können. Saure Körper zeigen natürlich
gerade das umgekehrte Verhalten, indem sie durch alkalische Medien
zurückgehalten, von sauren leicht abgegeben werden. Uebertragen
wir diese Erfahrungen auf die uns hier interessirenden Fragen, so
können wir leicht verstehen, warum insbesondere basische Farbstoffe, welche im Blut durch keine chemischen Affinitäten zurückgehalten werden, vom Gehirn mit Vorliebe aufgenommen werden,
während die Farbsäuren und die Sulfosäuren, die durch die Alkalien
des Blutes in Form von Salzen gebunden und gewissermaassen in
ihm verankert werden, gerade das entgegengesetzte Verhalten
zeigen."

Ich zeigte weiterhin auch, dass, ähnlich wie das Gehirn, sich
auch das Fettgewebe verhält, indem ein grosser Theil der Stoffe,
die vom Gehirn aufgenommen werden, auch vom Fettgewebe gespeichert werden. In weiteren Fluss kam diese Frage im Jahre
1891, als Hofmeister, Pohl und weiterhin Spiro auf die Bedeutung der lockeren, leicht wieder lösbaren Bindung aufmerksam
machten. So zeigte Pohl 1891, dass die von Schmiedeberg
schon im Jahre 1867 festgestellte Aufnahmefähigkeit der rothen
Blutkörperchen für Chloroform auf einen Gehalt derselben an
Cholestearin und Lecithin, die Chloroform ausschütteln, zurückzuführen wären, und bezog auch die Bindung des Chloroforms im
Gehirn, ähnlich wie ich dies für die Farbstoffe der Alkaloide gethan habe, auf entsprechende fettähnliche Stoffe des Gehirns. So
war denn eine Basis gewonnen, um der Hirnwirkung der oben erwähnten Stoffe, die ja zum grössten Theil eben ihrer physikalisch-

chemischen Natur nach in Fetten und fettähnlichen Stoffen leicht
löslich sind, näher zu treten[1]).

Weit schwieriger lagen aber die Verhältnisse bei der so grossen
Zahl von Körpern, die, wie viele Arzneistoffe — ich erwähne hier
nur die Antipyretica —, die verschiedenartigsten basischen Stoffe,
darunter die Alkaloide, die Phenole, die Aldehyde und noch viele
andere, im Gegensatz zu den indifferenten Körpern nicht unfähig
erscheinen, sich chemisch auf dem Wege der Synthese mit dem
Gewebe zu verbinden. Von Löw wird in zahlreichen Arbeiten angenommen, dass die Mehrzahl der hier in Frage kommenden Körper
mit Bestandtheilen der Zelle resp. des lebenden Protoplasma sich
synthetisch vereinigen kann. Im Protoplasma müssen wir ja
mancherlei, mit mächtigen Affinitäten begabte Atomgruppen eo ipso
annehmen, und so war es eine gewiss plausible Idee, wenn Löw
solchen actionskräftigen Complexen eine ausschlaggebende Rolle
bei den Vergiftungsphänomenen zuschrieb. Aus seinen Versuchen
und literarischen Studien folgerte er, dass in der Zelle es insbesondere Aldehydgruppen oder labile Amidogruppen sind, welche eine
solche Fängerrolle übernehmen. Nach Löw sind alle Stoffe, welche

---

1) Auf die grossen weiteren Fortschritte, die seit der Zeit meines Vortrages insbesondere durch die Arbeiten von Hans Meyer und Overton gemacht worden sind, sei hier nur hingewiesen. In drei Arbeiten Meyer's über
die Theorie der Alkoholnarkose (Archiv für experim. Pathologie, 1899—1901),
ist für eine grosse Zahl von chemischen Stoffen in exactester Weise der Nachweis erbracht worden, dass die Wirkungsweise der indifferenten Narcotica unabhängig ist von ihren sonstigen chemischen Eigenschaften und ausschliesslich bedingt ist durch den Theilungscoefficienten, der ihre physikalische Vertheilung zwischen Wasser und gewissen fettähnlichen Substanzen (Gehirn und
Nervenfett) bestimmt. Zu dem gleichen Resultate von den causalen Beziehungen zwischen Fettlöslichkeit und narkotischer Wirkung gelangte auch H.
Overton. Seine Untersuchungen die in einem besonderen Werke (Studien
über die Narkose, Jena 1901) zusammengefasst sind, bezogen sich hauptsächlich auf Pflanzenzellen und kleine, in der Flüssigkeit befindliche Thiere.

sich mit diesen beiden Resten vereinigen können, Gifte des Protoplasmas, und zwar um so stärker, je höher die Verwandtschaft ist.

Mit dieser Anschauung von der substituirenden Wirkung der
Gifte steht nun eine grosse Reihe leicht erweislicher Thatsachen
im Widerspruch. Mischt man Benzaldehyd mit Anilin (oder Phenylhydrazin etc.), so condensiren sich beide Substanzen unter Wasser-
austritt zu einer neuen Verbindung, dem Benzylidenanilin. Diese
Verbindung ist ein einheitlicher Körper, welcher an indifferente
Lösungsmittel weder Anilin noch Benzaldehyd abgiebt. Es bedarf
erst chemischer Spaltungen, um die beiden Ausgangskörper zu
regeneriren.

Es wird also die Entscheidung, ob ein bestimmter Stoff synthetisch an die Zelle gelagert ist, im Allgemeinen nach diesem
Princip leicht zu treffen sein, indem man die betreffenden Substrate
mit indifferenten Lösungsmitteln von starker Extractionskraft (Alkohol, Aether etc.) behandelt. Injicirt man nun Thieren die verschiedensten Gifte, Alkaloide, Phenole, Anilin, Dimethylparaphenylendiamin, Antipyrin, Thallin etc. und wartet die sich gewöhnlich momentan vollziehende Vertheilung ab, so kann man durch
geeignete Extractionsmittel den verschiedenen Geweben leicht das
ungeänderte Gift entziehen oder dasselbe, falls es, wie Thallin,
Dimethylparaphenylendiamin leicht nachweisbar ist, topisch durch
Farbenreactionen in den Geweben auffinden. Am elegantesten sind
diese Versuche natürlich mit Farbstoffen auszuführen, da man hier
die extractive Entfärbung der Methylenblauhirnrinde oder der Fuchsin-
mere geradezu spielend verfolgen kann.

Auch noch in anderer Beziehung sprechen die Versuche mit
Farbstoffen gegen einen substitutiven Vorgang. In den basischen
Farbstoffen tritt häufig, wenn eine oder mehrere Amidogruppen
durch Aldehydreste ersetzt werden, eine Farbenänderung ein. So

entstehen aus dem rothen Fuchsin durch Aldehyde violette Farbstoffe. Man hätte nun im Sinne der Löw'schen Theorie erwarten müssen, dass bei Verwendung geeigner Farbstoffe in irgend einem Falle und irgend einem Organe solche, durch Substitution bedingte Farbenänderungen auftreten. — Ich habe das aber trotz besonders darauf gerichteter Versuche nie beobachtet, weder bei Farbstoffen, die, wie die oben erwähnten, sich mit Aldehyd verbinden, noch auch bei gewissen Farbbasen (z. B. der von Kehrmann durch Entamidiren von · Safranin hergestellten Azoniumbasis), welche Amidoreste der verschiedensten Art unter Vertiefung und Veränderung des Farbencharakters aufnehmen.

Ich könnte noch viele Gründe anführen, welche gegen die Löw'sche Theorie sprechen — ich erwähne hier nur die Flüchtigkeit der Wirkung, welche gerade bei den Alkaloiden so häufig zu constatiren ist, weiterhin die schnelle Elimination, welche bei vielen Arzneistoffen gegen eine feste synthetische Verbindung spricht —, ich will nur die vielleicht practisch bedeutsame Thatsache anführen, dass man bei der Construction neuer Arzneimittel gerade bemüht war, Gruppen, welche Synthesen bedingen könnten, durch eine zweckmässige Substituirung zu eliminiren, wie dies z. B. beim Phenacetin der Fall ist, indem durch den Eintritt des Methylrestes und der Acetylgruppe die stark wirkenden OH- und NH_2-Gruppen des Paramidophenols occupirt sind.

So glaubte ich denn mit Bestimmheit schliessen zu dürfen, dass die Löw'sche Theorie der substituirenden Wirkung der Arzneistoffe keine zutreffende ist.

Damit ist natürlich nicht im Mindesten gesagt, dass reactionsfähige Gruppen, wie sie von Löw im lebenden Protoplasma vorausgesetzt werden, in demselben überhaupt nicht vorkommen können. Man muss sich eben daran erinnern, dass die Condensationsvorgänge

nicht eo ipso durch das Vorhandensein zweier condensationsfähiger
Körper ausgelöst werden, sondern dass man sehr gewöhnlich das
Vereinigungsvermögen durch passende Mittel, Temperaturerhöhung
und Zufügung von wasserentziehenden Substanzen, erhöhen muss.
Auch in der Praxis des synthetischen Chemikers, der die Stoffe
direct oder in concentrirten Lösungen auf einander wirken lässt,
sind direct verlaufende Condensationen nicht gerade sehr häufig.
Noch mehr verengt sich aber das Gebiet, wenn die Synthese unter
Bedingungen erfolgen soll, die denen des lebenden Organismus entsprechen, also in verdünnten Lösungen, bei niederer Temperatur
und der Abwesenheit geeigneter Hülfssubstanzen. So vereinigt sich
Dimethylamidobenzaldehyd mit Indol schon in verdünnten Lösungen
bei gewöhnlicher Temperatur ausserordentlich leicht zu einem rothen
Farbstoff, aber nur unter der Bedingung, dass die Lösung geringe
Mengen freier Mineralsäure enthält, Fehlt diese oder ist die Lösung
gar schwach alkalisch, so bleibt jede Vereinigung aus.

VI.

Andererseits führen diese Betrachtungen ohne Weiteres zu der
Anschauung, dass es in gewissen Fällen doch möglich erscheint,
durch Zuführung chemischer Körper substitutive Wirkungen innerhalb des Organismus auszulösen. Wenn wir eine solche Synthese
erzwingen wollen, wird die Voraussetzung die Wahl geeigneter
Substanzen sein, und zwar solcher, die durch ihre chemische Constitution befähigt sind, chemische Wirkungen von grösster Intensität
auszuüben. Nach meinen ausgedehnten experimentellen Erfahrungen,
die viele Hunderte von verschiedenen Verbindungen umfassen, bin
ich nur auf einen einzigen Körper gestossen, dem ich geneigt bin,
eine solche substitutive Wirkung auf das Protoplasma zuzuschreiben.
Es ist das von Gabriel entdeckte und in mustergültiger Weise unter-

suchte Vinylamin, welches entsteht, wenn man dem Bromäthylamin durch Kali Brom entzieht nach dem Schema:

$$\begin{array}{c} C\,H_2\,Br \\ | \\ C \end{array} = \begin{array}{c} CH_2 \\ \| \\ C \end{array} \begin{array}{c} \diagup H \\ \diagdown NH_2 \end{array} + HBr\,^{[1]}$$

Indessen ist von Marckwald im Jahre 1900/01 der sichere Nachweis erbracht worden, dass dieser Stoff, entgegen der ursprünglichen Annahme, keine Doppelbindung (Aethylenbindung) enthalten kann, da er bei gewöhnlicher Temperatur weder Permanganat reducirt, noch Brom aufnimmt. Er kann mithin nur die Constitution eines Dimethylenamins besitzen:

$$\begin{array}{c} CH_2 \\ | \\ CH_2 \end{array} \Big\rangle NH.$$

Dementsprechend besteht auch eine völlige Analogie zwischen dem Aethylenimin und dem Aethylenoxyd:

$$\begin{array}{c} CH_2 \\ | \\ CH_2 \end{array} \Big\rangle O \; .$$

Wir müssen dem in dem Dimethylenimin enthaltenen Dreiring entsprechend der Bayer'schen Spannungstheorie eine ausserordentliche Spannung zuschreiben, die auch darin zu Tage tritt, dass dieser Stoff eine ausgesprochene Neigung zeigt, durch Addition von Säureresten und unter Sprengung des Ringes in die Kette eines substituirten Aethylamins überzugehen. So wird Chlorwasserstoff unter Bildung von Chloräthylamin, schweflige Säure unter Bildung von Taurin addirt, wie dies von Gabriel schon von Anfang an festgestellt war. Für die grosse Avidität, mit der diese Additionen vor sich gehen, spricht der Umstand, dass selbst in verdünnten wässerigen Lösungen des frisch bereiteten Chlorhydrats binnen

---

1) Ich habe mir gestattet, diesen Abschnitt entsprechend dem positiven Fortschritt unserer Kenntnisse, den wir Marckwald zu verdanken haben, in modificirter Form wiederzugeben.

wenigen Minuten alkalische Reaction auftritt, die auf die Bildung
von freiem und daher alkalisch reagirendem Chloräthylamin zu beziehen ist. In ganz analoger Weise reagirt das Aethylenoxyd. Es
tritt diese Fähigkeit in sehr überraschender Weise dadurch zu
Tage, dass dieser neutrale Körper nach Art freien Alkalis aus
Chlormagnesium Magnesia, aus Eisenchlorid Eisenoxyd ausfällt,
indem er durch Addition des Salzsäurerestes in Chloräthylalkohol
übergeht.

Es sind nun diese beiden Substanzen, Aethylenimin und
Aethylenoxyd, hochtoxische Verbindungen, wie von mir und Leva-
diti festgestellt worden ist. Besonders interessant sind die durch
Dimethylenimin bedingten pathologisch-anatomischen Veränderungen.
Dasselbe ruft bei den verschiedensten Thierer. (Maus, Kaninchen,
Hund, Ziege, Meerschweinchen, Ratte) in Dosen, die den Tod nach
$1^1/_2$—2 Tagen oder nach längerer Zeit hervorrufen, eine totale Nekrose der Nierenpapille hervor. Beim Kaninchen wurden von
Levaditi (Archives internat. de pharmacodynamie, Bd. VIII, 1901)
ausserdem noch schwere Veränderungen, die sich vom Nierenbecken
bis zur Urethra herab erstreckten und die in Nekrose des Deck-
epithels, Blutungen und Oedemen bestanden, constatirt. Jeder, der
diese in der ganzen Pathologie einzig dastehenden Veränderungen
kennen lernt, wird eo ipso zu der Vermuthung gedrängt werden,
dass die Localisation auf einen directen Angriff des Vinylamins auf
die betreffenden Epithelien zurückzuführen ist, indem entsprechend
dem chemischen Charakter eine Aethylamidogruppe in die Constitution des Protoplasmas eintritt. Es spricht für die Vermuthung,
dass zu diesem Phänomen nur der reactionsfähige Dreiring, nicht
aber die Aethylenbindung ($CH_2 = CH_2$) befähigt ist, insbesondere
auch der Umstand, dass das Neurin (Trimethylvinylammonium-
hydroxyd), welches durch eine erschöpfende Methylirung des

Dimethylenimins gewonnen werden kann, in ganz anderer Weise wirkt. Dass es sich in diesem Falle um eine typische Aethylenbindung handelt, ist durch das Verhalten gegenüber Brom und Kal. hypermanganic. sicher nachgewiesen. Dass das Neurin eine ausserordentlich toxische Substanz ist, ist ja längst bekannt. Ausser der klinisch-toxicologischen Erscheinungsform ist das Neurin im Gegensatz zum Dimethylenimin charakterisirt durch eine ausserordentliche flüchtige Wirkung. Die Vergiftungserscheinungen treten rapide auf und verschwinden ebenso schnell, ohne dauernde Schädigungen, insbesondere Papillenzerstörungen zu hinterlassen. Im Gegensatz hierzu ist das Vinylamin durch eine langsam auftretende Wirkung, die bei kleinen Dosen eine Incubationszeit von mehreren Stunden aufweisen kann, und durch die dauernde Schädigung des Organismus charakterisirt. Von anderen ungesättigten basischen Stoffen, die ich zum Vergleich mit dem Vinylamin untersucht habe, erwähne ich das Camphylamin, dem nach Duden die Constitution $C_8H_{14} \Big\langle {}^{C-NH_2}_{CH}$ zukommt, ausserdem das Allylamin mit doppelter Bindung (Aethylenrest): CH und das Propargylamin,

welches den Acetylenrest enthält: C—H

Alle diese Stoffe zeigten bei einem flüchtigen Charakter der Allgemeinerscheinungen Freibleiben von dauernden organischen

Schädigungen. Ich glaube daher, dass die chemische Avidität der doppelten und dreifachen Bindung nicht ausreicht, um substitutive Wirkungen auf das Protoplasma auszuüben. Bestärkt werde ich in dieser Ansicht durch den Umstand, dass die Blausäure, welche dank ihrer dreifachen Bindung: CH zu den reactionsfähigsten Sub-

$$\text{CH} \atop \text{\small ⫴} \atop \text{N}$$

stanzen der Chemie gehört, im Thierkörper trotzdem nicht verankert wird, wie aus den oben erwähnten Feststellungen Geppert's hervorgeht.

Wenn wir nun bedenken, dass Körper, die doppelte oder dreifache Bindungen enthalten, gewöhnlich viel stärker giftig sind, als die entsprechenden gesättigten Substanzen[1]), so werden wir diese höhere Giftigkeit nach den obigen Ausführungen nicht auf eine Verankerungsfähigkeit, sondern darauf zurückzuführen haben, dass die ungesättigten Gruppen auxotoxe Eigenschaften haben, d. h. dass sie befähigt sind, die Giftigkeit zu steigern, wenn sie in Complexe eintreten, die an und für sich schon gewisse toxische Fähigkeiten besitzen.

Besonders hervorheben möchte. ich, dass alle bisherigen Betrachtungen nur auf körperfremde organische Substanzen zu beziehen sind. Dagegen müssen wir annehmen, dass alle Stoffe, welche in den Bau des Protoplasmas eintreten, chemisch vom Protoplasma fixirt werden. Von jeher hat man unterschieden zwischen assimilationsfähigen Substanzen, die der Ernährung dienen und mit dem Protoplasma eine dauernde Verbindung eingehen, und körperfremden

---

1) Neurin ist 20 mal so giftig als Cholin (Trimethyläthylammoniumhydroxyd); Allylalkohol 50 mal giftiger als Prophylalkohol; cf. auch Löw, Natürliches System der Giftwirkungen. 1893. S. 95.

Stoffen. Niemand glaubt, dass das Chinin und ähnliche Substanzen assimilirt werden, d. h. in die Zusammensetzung des Protoplasma eintreten. Dagegen werden die Nährstoffe in der Zelle gebunden, und diese Bindung muss als chemische angesehen werden. Man kann die Zuckerreste nicht mit Wasser den Zellen entziehen, sondern muss sie erst durch Säuren abspalten, um sie in Freiheit zu setzen. Nun setzt aber eine solche chemische Verankerung, wie jede Synthese, das Vorhandensein zweier bindender Gruppen von maximaler chemischer Verwandtschaft voraus, die auf einander eingestellt sind. Die in den Zellen gelegenen, Nährstoffe bindenden Gruppen bezeichne ich als „Seitenketten" oder „Receptoren", während ich diejenigen des Nahrstoffmoleküls „haptophore" Gruppen genannt habe. Ich nehme also an, dass das lebende Protoplasma mit einer grossen Reihe solcher „Seitenketten" ausgestattet ist, die durch ihre chemische Constitution befähigt sind, die verschiedenen Nährstoffe zu verankern und damit die Voraussetzung des cellularen Stoffwechsels darstellen. Diese Anschauung über den Bau des Protoplasmoleküls stellt die Basis dar, auf der es mir gelungen ist, auch die Wirkung der Toxine und den bis dahin so räthselhaften Vorgang der Antikörperbildung dem Verständniss erheblich näher zu rücken. Ebenso wie den Nährstoffen vindicire ich auch den Toxinen bestimmte haptophore Gruppen, die durch das Eingreifen in die entsprechenden Receptoren der Zellen die Giftwirkung bedingen und dadurch, dass sie diese Receptoren ausser Function setzen, deren Neubildung und schliessliche Abstossung in die Blutbahn veranlassen. Die in der Blutbahn befindlichen Receptoren sind die Antitoxine. Diese meine Theorie, die als „Seitenkettentheorie" bekannt ist, hat sich in den Händen der meisten Forscher aufs Beste bewahrt, da sie die so mannigfachen Immunitätsreactionen in einheitlicher Weise auf einfachste Vorgänge cellularen Lebens zurückführt[1]).

Ich nehme also haptophore Gruppen ausschliesslich bei solchen Verbindungen an, die, wie die Nährstoffe, in den Verband des Protoplasmas eintreten oder, wie die grosse Reihe von giftigen und ungiftigen Stoffwechselproducten lebender Zellen, eine nahrstoffähnliche Bindung erfahren.

Der tiefergreifende Unterschied zwischen den beiden Körperklassen tritt in eclatantester Weise ·dadurch zu Tage, dass eben nur die mit haptophoren Gruppen versehenen Substanzen befähigt sind, immunisatorisch die Auslösung von Antikörpern zu veranlassen. Dagegen ist es bisher trotz der grössten Mühe weder mir noch Anderen gelungen, mit Alkaloiden, Glykosiden oder Arzneistoffen von bekannter chemischer Constitution eine irgendwie nennenswerthe Antikörperproduction hervorzurufen.

VII.

Bei der besprochenen grossen Reihe von chemisch definirten Giften, Arzneimitteln und Farbstoffen kommt bis auf ganz spärliche Ausnahmen ein auf synthetischen Vorgängen beruhender Eintritt in das Protoplasmamolekül nicht in Frage. Da aber trotzdem fast die Mehrzahl aller körperfremden Substanzen eine typische Selection in den Geweben zeigt, so tritt jetzt die Aufgabe an uns heran, die Ursachen dieser electiven Wirkungen klarzulegen. Wir gehen auch bei diesen Betrachtungen am besten von den Erschei-

---

1) Ich begnüge mich hier mit diesen Andeutungen und verweise im Uebrigen auf meine späteren ausführlichen Darstellungen: 1. On Immunity etc., Croonian Lecture, Proceedings of the Royal Soc. Vol. 66. 1900. 2. Schlussbetrachtungen zur Anämie; Nothnagel's Handbuch. Bd. VIII. 1901. cf. S.555ff. 3. Die Schutzstoffe des Blutes. s. S. 515ff.

nungen aus, die sich beim Färbungsvorgang abspielen. Wenn eine
Baumwollenfaser aus einer millionenfach verdünnten Lösung von
Picrinsäure den Farbstoff mit intensiver Färbung in sich aufstapelt,
wenn bei vitaler Zuführung die Nervenendigungen das Methylenblau
aufspeichern, oder wenn bei Alkaloidvergiftungen gewisse Nerven-
centren specifisch und isolirt reagiren, so sind das offenbar Vorgänge, die ihrem Wesen nach analog sind. Es dürfte daher nothwendig sein, mit kurzen Worten auf die Anschauungen, welche
über das Wesen des Färbeprocesses herrschen, einzugehen. Die
rein mechanische Auffassung, die alles auf die physikalischen Vorgänge der Flächenanziehung, Adsorption, zurückführte, dürfte wohl
für die substantiven Färbungen im Allgemeinen verlassen sein.
Es bleiben daher nur zwei Erklärungsmöglichkeiten übrig, von
denen jede für bestimmte Fälle die zutreffende sein kann. Die
erste Erklärung, als deren wissenschaftlicher Hauptvertreter insbesondere Knecht bezeichnet werden muss, geht von der Annahme
aus, dass bestimmte Bestandtheile der Fasersubstanzen mit dem
Farbstoff unlösliche salzartige Verbindungen eingehen, die man gewöhnlich als Lackverbindungen bezeichnet. Gestützt wird diese
Anschauung durch die Thatsache, dass man durch Behandeln mit
Alkalien aus Wolle eine Säure, die Lanuginsäure, aus der Kern-
substanz Nukleinsäure darstellen kann, welche die Eigenschaft besitzen, die Salze von basischen Farbstoffen auch in sehr verdünnten
Lösungen auszufällen. Analoge Verhältnisse kommen bei vitalen
Färbungen in ausgedehntem Maasse vor. Ich erinnere hier nur
daran, dass man nach den Untersuchungen von Pfeffer bei der
vitalen Färbung von Pflanzenzellen sich häufig davon überzeugen
kann, dass die Färbung durch auffallende Körnchen des schwer löslichen gerbsauren Methylenblaus bedingt ist. Es ist selbtsverständ-
lich, dass auch bei höheren Thieren Secretsubstanzen, die in der

Zelle vorhanden sind und lackbildende Fällungsmittel darstellen, bei der Localisation eine Rolle spielen können.

Die zweite Theorie, die den Färbungsvorgang mit der starren Lösung in Zusammenhang bringt, verdanken wir den genialen Untersuchungen O. N. Witt's. Witt geht von der Thatsache aus, dass Seide, welche mit Rhodamin gefärbt ist, eine prächtige Fluorescenz aufweist. Das Rhodamin zeigt aber nur in Lösung Fluorescenz, während es im trockenen Zustande auch bei feinster Vertheilung nur von rein rother Farbe erscheint. Auf Grund der Fluorescenz nimmt nun Witt an, dass der Farbstoff mit den Fasern der Seide ein homogenes Gemisch bildet, d. h. in gelöster Form vorhanden ist. Da die Faser nun eine feste Substanz darstellt, so handelt es sich um den Zustand, den man seit van t'Hoff als „feste Lösung“ bezeichnet. Die verschiedenen Nuancen, die derselbe Farbstoff bei verschiedenen Faserarten oft hervorruft, finden ihr Analogon darin, dass sich dieselbe Substanz in verschiedenen Lösungsmitteln mit ganz verschiedener Nuance lösen kann, wie dies vom Jod bekannt ist. Witt glaubt also, dass der Färbungsvorgang ganz so verläuft, wie wir dies bei der Vertheilung eines Stoffes in zwei verschiedenen Lösungsmitteln sehen. Lösen wir Anilin in Wasser, so schüttelt Aether das Anilin vollkommen aus, weil die Lösungsfähigkeit des Aethers eben eine grössere ist, als die des Wassers. Im Färbungsprocess tritt eine solche grosse Lösungsdifferenz darin zu Tage, dass die eingeführten Stoffe das Farbbad vollkommen erschöpfen. Ist die Lösungsdifferenz dagegen eine geringere, wie z. B. bei dem System Wasser, Aether und Resorcin, so tritt eine Vertheilung des Resorcins zwischen beiden Flüssigkeiten ein, nach einem für jeden einzelnen Fall mathematisch bestimmbaren Vertheilungsgesetz. In der Färberei entsprechen diesem Typus die sogenannten schlecht ziehenden Farbstoffe, bei denen

eine Erschöpfung der Farblösung unter gewöhnlichen Umständen
nicht erfolgt und erst durch geeignete lösungsbeschränkende Zusätze
(Salzfarben etc.) forcirt werden kann.

In den Eingangsbetrachtungen habe ich schon kurz erwähnt,
dass alle neurotropen und lipotropen Stoffe durch Einführung des
Sulfosäurerestes die Fähigkeit, Gehirnsubstanz und Fett zu färben,
einbüssen. Prüft man diese Substanzen im Reagensglase, so constatirt man, dass durch die Substitution der sauren Gruppe auch
die Fähigkeit der Aether- resp. Fettlöslichkeit aufgehoben wird.
Während z. B. Flavanilin aus alkalischer Lösung mit Leichtigkeit
in Aether übergeht, wird von der Flavanilinsulfosäure keine Spur
aufgenommen.

Noch einen anderen interessanten Fall möchte ich hier anführen.
Derselbe betrifft die von mir gefundene Färbung durch Neutralroth,
dem die Formel zukommt:

Dieser Stoff, sowie eine Reihe von Derivaten, z. B. das violette
Dimethylneutralroth, in dem die Wasserstoffreste der zweiten Amido-
gruppe durch zwei Methylgruppen ersetzt sind, dann das gelbrothe
Diamidophenazin haben alle die Eigenthümlichkeit, die Granula der
Zellen in intensivster Weise zu tingiren. Dagegen ist die Ver-
bindung:

in welcher in einen der mittelständigen Aminreste ein Aethylrest
eingetreten ist, der der betreffenden Gruppe den Charakter einer

Ammoniumbasis verleiht, absolut nicht mehr im Stande, die Färbung auszuführen. Während alle Granula färbenden Phenazinderivate aus schwach alkalischer Lösung quantitativ ausgeschüttelt werden, geht von der zur Saffraninreihe gehörigen Ammoniumbasis auch nicht eine Spur in Aether über.

Es besteht aber zwischen Löslichkeit im Reagensglas und Aufnahmefähigkeit im Organismus ein ganz enger Zusammenhang, den ich schon vor 15 Jahren erkannt habe. Wir müssen eben gewissen fettähnlichen Substanzen des Nervensystems ebenso wie dem Fett der Fettzellen die Fähigkeit eines grossen Lösungsvermögens vindiciren, welche bewirkt, dass in dem betreffenden System diese Stoffe gespeichert werden, wie die Alkaloide im Aether bei dem Stas-Otto'schen Verfahren[1]).

Wenn wir die ausserordentliche Mannigfaltigkeit der kerperfremden Substanzen einerseits, den verschiedenen Chemismus der in die Zusammensetzung des Organismus eintretenden Gebilde andererseits ins Auge fassen, so wird man nicht erwarten dürfen, dass ein einziges Princip in starrer Form für die Selection maassgebend sein müsse. Dass bei einer grossen Reihe von Substanzen, die vital sich in Fett oder fettähnlichen Stoffen localisiren, ein Ausschüttelungsvorgang in reiner Form stattfindet, wird wohl ebenso wenig, wie die Bildung von schwer löslichen Salzen von der Hand zu weisen sein.

----

1) Overton hat dieses Verhältniss besonders eingehend studirt. Er bezeichnet die als Extractionsmittel dienenden Stoffe des Gehirns als Gehirnlipoide. Als solche fungiren insbesondere Cholestearin und Lecithin. Overton unterscheidet bei den Alkaloiden schwach basische und stärker basische Substanzen. Erstere werden ausgeschüttelt, wie die indifferenten Narcotica, während die stärker basischen, mit Bestandtheilen der Zelle salzartige, leicht dissociationsfähige Bindungen eingehen. Es würde mithin nach Overton's Anschauungen in dem einen Falle der Knecht'sche, in dem anderen der Witt'sche Erklärungsmodus zur Geltung gelangen.

Weiterhin können beide Vorgänge gemeinschaftlich in Action treten, wie dies auch Knecht beim Färbungsprocess annimmt, in der Weise, dass die lackbildende Componente schon als solche in dem Gewebe in einer solch innigen molekularen Mischung enthalten ist, wie sie die starre Lösung charakterisirt. Es wird dann die resultirende Selection auf eine Combination von Salzbildung und starrer Lösung zurückzuführen sein. In vielen Fällen wird aber die Entscheidung, ob starre Lösung oder Salzbildung, resp. Doppelsalzbildung vorliegt, ausserordentlich schwer zu treffen sein, zumal die Chemie auch bei reinen Körpern diese Frage oft noch nicht entscheiden kann, wie insbesondere aus dem Studium der Mischkrystalle, die ja grösstentheils als krystallinische Lösungen aufgefasst werden, hervorgeht[1]).

Auf jeden Fall also sehen wir, dass auch ohne Intercedenz einer chemisch-synthetischen Verankerung die Bedingungen für eine selective Speicherung im Organismus in ausreichendem Maasse und in variirter Form gegeben sind[2]). Dass diese Bedingungen ihrem

---

1) Wenn zwei Verbindungen, die in ihrer chemischen Constitution gewisse Aehnlichkeit haben, wie z. B. Benzol und Pyridin; Stilben, Benzylidenanilin und Azobenzol; Fluoren und Diphenylenoxyd mit einander Mischkrystalle bilden, so wird man dies bei den nahen chemischen Beziehungen leicht verstehen und auf „isomorphogene" Gruppen beziehen können. Aber es krystallisiren auch vielfach Substanzen mit einander aus, die in der Configuration ihrer Moleküle die weitgehendsten Differenzen zeigen, wie z. B. Phenol mit Harnstoff, Chloroform mit Salicylid, Triphenylmethan mit Benzol. Besonders wichtig sind die krystallinischen, feurig gefärbten Verbindungen, welche die Pikrinsäure mit einer grossen Reihe von Kohlenwasserstoffen einzugehen im Stande ist. Untersuchungen über die basischen Eigenschaften des Sauerstoffs (v. Baeyer), resp. des Kohlenstoffs (Kehrmann und Baeyer) lassen nun derartige Krystallbildungen, wie sie z. B. zwischen Ferrocyanwasserstoffsäure und Aether etc. etc. zu Stande kommen, als Analoga einer Salzbildung erscheinen.

2) Ich verweise hier auf die ausserordentlich interessanten Untersuchungen Spiro's (Ueber physikalische und physiologische Selection, Habilitations-

inneren Wesen nach chemischer Natur sind, ist bei den salzartigen
Verbindungen selbstverständlich und auch für die Phänomene, wie
sie die starre Lösung bedingt, durch das überreiche, hier nur kurz
berührte Thatsachenmaterial ausserordentlich wahrscheinlich gemacht. Wenn wir nun die für die Distribution maassgebenden
Gesetze nach diesen Gesichtspunkten betrachten, so wird es uns
gar nicht mehr Wunder nehmen, dass bei der Localisation der
körperfremden Substanzen synthetische Vorgänge so gut wie keine
Rolle spielen. Nehmen wir z. B. das Methylenblau, so sehen wir
ohne weiteres, dass wir eine sehr grosse Reihe von verschiedenen
Flüssigkeiten auffinden können, die im Stande sind, das Methylenblau auszuschütteln. Andererseits kennen wir eine grosse Reihe
von Säuren, die, wie die Pikrinsäure, Phosphormolybdänsäure,
Ueberschwefelsäure, befähigt sind, das Methylenbau in unlöslicher
Form auch aus ganz verdünnten Lösungen zur Ausscheidung zu
bringen. Dagegen erweist sich für synthetische Eingriffe dieser
Farbstoff so gut wie unzugänglich, indem alle Anstrengungen der
Chemiker, andere Gruppen in das fertige Molekül einzuführen, bis
auf eine Ausnahme (Nitromethylenblau), vollkommen gescheitert
sind. Wenn wir nun bedenken, dass bei diesen chemischen Proceduren die stärkst wirkenden Agentien, Schwefelsäure und hohe
Temperaturen, zur Anwendung gelangen können, so wird es keinem
Denkenden auffällig erscheinen, dass das Methylenblau im Organismus überhaupt nicht synthetisch verankert werden kann. Dagegen
erklärt sich die reichhaltige Distribution des Methylenblaus in einfachster Weise durch die in so reicher Fülle gebotenen Locali-
sationsmöglichkeiten.

---

schrift, Strassburg 1897), in denen der Autor, von ganz anderen Gesichts-
punkten ausgehend, vielfach zu denselben Anschauungen gelangt ist wie ich.
Zur Zeit meines Vortrages war mir diese im Buchhandel nicht erhältliche
Arbeit noch nicht bekannt.

Synthetische Vorgänge, wie sie bei der Nahrungsmittelaufnahme und beim Assimilationsvorgang, beim Wachsthum der belebten Materie statt haben, sind an die Existenz bestimmter chemischer Gruppen „der Receptoren" gebunden, die mit den geeigneten haptophoren Gruppen der Nährstoffe, resp. der Toxine eine Synthese eingehen können, auf Grund der beiden specifisch auf einander adaptirten Gruppen (Schloss und Schlüssel, E. Fischer). Im schroffen Gegensatz zu der Avidität, mit welcher das lebende Protoplasma die ihm nothwendigen Nährstoffe an sich reisst, steht das Widerstreben der belebten Materie, körperfremde Materialien in sich aufzunehmen. Schon in den allerersten Zeiten der Histologie galt das Axiom, dass die lebenden Zellen überhaupt nicht färbbar wären. So hatte Gerlach gezeigt, dass eine Amöbe aus Carminlösung keinen Farbstoff aufnimmt, dagegen sich. sofort färbt, wenn sie abstirbt. Die spätere Zeit hat nun — und ich darf wohl an dieser Stelle mich als einen der Hauptbetheiligten bezeichnen — eine Reihe wichtiger vitaler Färbungen (Neutralroth, Methylenblau, Brillantcresylblau) kennen gelehrt, aber eine genauere Analyse dieser Erscheinungen zeigt doch (ich stimme in diesem Punkte vollkommen mit Galeotti überein), dass das, was sich bei Verwendung der verschiedensten Farbstoffe in der lebenden Zelle färberisch darstellen lässt, nicht das functionirende Protoplasma anbetrifft, sondern seine unbelebte (paraplastische) Umgebung und die in derselben befindlichen Abscheidungen (Granula etc.)

VIII.

Welche practischen Consequenzen lassen sich nun aus diesen Anschauungen ziehen? Wir sehen, dass Arzneistoffe, wie die Mehrzahl der Narcotica, überhaupt die grosse Zahl der neurotropen und lipotropen Stoffe, durch einen Ausschüttelungsprocess localisirt wer-

den. Es werden nach dem oben Gesagten an einer bestimmten
Stelle des Organismus nur solche Stoffe fixirt werden können, die
sich in die Moleküle der recipirenden Verbindungen so einfügen,
wie eine Mosaikplatte in ein bestimmtes Mosaikfeld. Derartige
Configurationen sind aber nicht auf einen einzelnen Körper beschränkt, sondern umfassen meist eine grosse Gruppe verwandter
Substanzen. Besonders wichtig waren für mich in dieser Hinsicht
die Untersuchungen über die Wirkungsweise des Cocains, die ich
in Gemeinschaft mit Einhorn, einem der besten Kenner der
Alkaloide, durchführen konnte[1]).

Das Cocain ist ein Derivat des Eegonins, dessen Molekül zwei
Gruppen von verschiedener Function enthält, eine Hydroxylgruppe,
die sich mit Säureresten verbindet, und eine Carbonsäuregruppe,
welche mit Alkoholradikalen Ester bildet. Alle Derivate des
Ecgonins, in denen beide Gruppen in entsprechender Weise besetzt
sind, repräsentiren Körper der Cocainreihe. So fungirt in dem in
der Medicin gebräuchlichem Cocain als Säurerest das Radical der
Benzoesäure, als Esterbildner die Methylgruppe. Dank den neueren
Methoden der Chemie ist es nun möglich gewesen, in das Ecgonin
die verschiedensten Radicale einzuführen und so eine grosse Reihe
homologer Substanzen darzustellen. Es hat sich dabei bald gezeigt,
dass die Substitution des Methyls durch andere Alkylreste, z. B.
Aethyl, Propyl, die physiologischen Wirkungen des Cocains gar
nicht ändert, wie Falk nachgewiesen und ich selbst bestätigt hatte.
Dagegen ist der Säurerest von ausschlaggebender Bedeutung für
die anästhesirende Wirkung des Cocains, denn von den verschiedenen Cocainen mit anderem Säureradical (Cinnamyl-, Phenacetyl-,
Valeryl-, Phthalylcocain), wie sie von Poulsson, Liebreich und

---

1) Deutsche med. Wochenschr. 1890. No. 32. Berichte der deutschen
chem. Gesellschaft. Bd. 27. pag. 1870. 1894.

mir untersucht wurden, zeigte nur ein einziges, das Phenylessig-
säurederivat, schwach anästhesirende Eigenschaften. Nun hätte
man auf Grund dieser toxicologischen Erfahrungen annehmen müssen,
dass eben das Benzoylcocain von allen Säurederivaten sich in
allen Stücken unterscheide, wenn es mir nicht gelungen wäre, zu
zeigen, dass in Hinsicht auf eine andere toxische Wirkung alle
genannten verschiedenen Cocaine sich ganz gleichartig verhalten,
indem ihnen ohne Ausnahme die Eigenschaft zukommt, bei Mäusen
eine eigenartige schaumige Degeneration der Leberzellen hervorzurufen, wie ich sie nur bei Körpern dieser Reihe gesehen habe.
Es folgt hieraus, dass gegenüber der Leber alle Körper der Cocainreihe sich gleichartig verhalten. Wir werden daher in Rücksicht
auf die Uebereinstimmung in Bezug auf Fällungs- und Lösungsmittel und den identischen Leberbefund annehmen dürfen, dass
alle Cocaine von der Leber und daher wohl auch von anderen
Parenchymen in gleicher Weise gespeichert werden. Wenn aber
nur das Benzoylderivat anästhetisch wirkt, so werden wir uns das
so vorzustellen haben, dass das gesammte übrige Molekül nur der
Träger ist, welcher das Benzoesäureradical, dessen anästhesiophorer
Charakter aus den früheren Untersuchungen Filehne's schon wahrscheinlich gemacht war, an die geeigneten Stellen heranbringt.
Wenn wir uns diese Verhältnisse an dem grob sinnfälligen Beispiel
eines Mosaik wieder klarmachen wollen, so können wir sagen, dass
ein Ergänzungsstück in erster Linie eine bestimmte Form haben
muss, dass ihm aber zum Zustandekommen des gewünschten
Musters auch bestimmte stoffliche Eigenschaften, wie Härte,
Farbe, Glanz etc. zukommen müssen. Es wird die Aufgabe der
Zukunft sein, die Kenntnisse der wirksamen toxophoren Gruppen
auf eine erweiterte Basis zu stellen.

Die ersten grundlegenden Versuche in dieser Hinsicht rühren

von Ladenburg her, der nachwies, dass man aus den bei der
Spaltung des Atropins erhaltenen Componenten, Tropin und Tropasäure, das Atropin in der einfachsten Weise wieder aufbauen könne.
Durch diesen Nachweis, dass das Atropin einen Säureester des
Tropins darstellt, war es möglich, eine Reihe homologer Verbindungen, Ladenburg's Tropeine, z. B. Benzyltropein, Salicyltropein,
Phenylglycoltropein (Homatropin) zu erhalten. Es ergab sich aus
der vergleichenden Untersuchung dieser Stoffe, dass für die mydria-
tische Wirkung aromatische Oxysäuren, und zwar am Besten solche,
in welchen das Hydroxyl, wie bei der Tropasäure, der Phenyl-
glycolsäue in aliphatischer Bindung steht, am günstigsten sind.

In Gemeinschaft mit Einhorn habe ich beim Cocain die
Function der Benzoylgruppe dadurch festzustellen versucht, dass
ich verschiedene Seitenketten einführte. Es ergab sich hier zunächst, dass die Einführung einer Nitrogruppe in Metastellung die
anästhesirende Eigenschaft des Cocains sehr stark beeinflusste, ohne
die geschilderte Parenchymschädigung aufzuheben. Die Einführung
einer Hydroxylgruppe an derselben Stelle wirkte noch stärker in
dieser Richtung, indem die anästhesirende Function geschwunden,
die toxische Wirkung auf die Leberzelle herabgemindert war. Ganz
unwirksam war das m-Amidococain.

Interessant war es nun, dass man durch Einführung geeigneter
Reste in dieses unwirksame Amidococain die Akaloidwirkung wieder
herstellen konnte. So entstehen durch Einführung der Acetyl- und
Benzoylgruppe in das Amidococain Cocaine, die zwar nicht anästhetisch wirken, aber in ihrer Wirkungsfähigkeit auf die Leber restituirt
sind. Von ganz besonderem Interesse ist es aber, dass das durch
Einwirkung von Chlorkohlensäure auf Amidococain entstehende
Cocainurethan wieder anästhetisch wirkt, und zwar viel stärker
als das ursprüngliche Cocain. Wenn wir also Cocain nitriren, zu

Amidococain reduciren und zuletzt zum Urethan condensiren, so erscheint die anästhesiophore Gruppe zuerst in ihrer Wirkung abgeschwächt, dann ihrer Wirkung beraubt und zum Schluss verstärkt. Wenn wir erst einen weiteren Einblick in die Function der toxophoren Gruppen, die nach den vorliegenden Erfahrungen schon bei einer Reihe von Alkaloiden, so beim Atropin in der Einzahl, beim Strychnin in der Zahl von zwei, bekannt sind, besitzen werden, dann dürfte eine substitutive Beeinflussung der toxophoren Gruppen, wie ich sie gemeinsam mit Einhorn für den Benzoesäurerest des Cocains durchgeführt habe, es vielleicht gestatten, die Wirkung der Alkaloide in zweckbewusster Weise zu modificiren.

Weit wichtiger für die synthetische Richtung der Pharmakologie dürfte aber die Kenntniss der Gruppirungen sein, welche für die selective Vertheilung in verschiedenen Organen maassgebend sind. Bei den Nahrstoffen und Toxinen nehme ich an, dass es eine einzelne, bestimmte Gruppe, die haptophore Gruppe, ist, die die Verankerung bedingt. Den körperfremden Substanzen fehlt, wie oben ausgeführt, eine solche Einzelgruppe, und die Gesetze ihrer Vertheilung im Organismus sind abhängig von der combinirten Wirkung der einzelnen Componenten. Für ihre Vertheilung ist also die Gesammtstructur entscheidend, wie sie zahlreichen, zu einer Gruppe gehörigen Substanzen als Typus zu Grunde liegt. Innerhalb dieses Gruppentypus, wie wir ihn bei der Cocainreihe ausführlich geschildert haben, sind dann Modificationen der Einzelcomponenten in weiten Grenzen zulässig. Von diesem Standpunkt ausgehend, ergiebt sich eine neue Methode synthetisch-chemischer Pharmakologie. Will man Organtherapie in diesem Sinne treiben, so wird man zuerst solche Körperklassen aufzusuchen haben, die zu einem bestimmten Organ eine besondere Verwandtschaft haben. Hat man solche Körperklassen aufgefunden, so wird man sie

40*

sozusagen als Lastwagen benutzen können, um therapeutisch wirksame Gruppen dem betreffenden Organ zuzuführen. Dass man bei der Wahl dieser Gruppen an bestimmte Grenzen gebunden ist und alle Substituentien, welche selber Einfluss auf den distributiven Charakter haben, z. B. Säurereste, vermeiden muss, ist selbstverständlich. Es sind dies Aufgaben, die so ausgedehnt sind, dass sie die Kräfte eines Einzelnen weit übersteigen und das planmässige Zusammenarbeiten von Chemikern und Pharmakologen wünschenswerth machen. Dies ist der Grund, weshalb ich hier meine Anschauungen über den Zusammenhang von Constitution, Organvertheilung und pharmakologischer Wirkung ausführlich behandelt habe. Ich hoffe, dass diese Anschauungen, die aus einem jahrzehntelangen Studium allmälig erwachsen sind, die Fortentwickelung der Pharmakologie fördern werden.

XXXV.

Zur Kenntniss der Cobragift activirenden Substanzen.[1]

Von

Dr. **Preston Kyes,**   und   Dr. **Hans Sachs,**

Associate in Anatomy, University of Chicago,   Assistent am Institut.
Fellow of the Rockefeller Institute for
Medical Research.

I. - Ueber die Activirung des Cobragiftes durch Complemente.

In einer früheren Arbeit[2]) war gezeigt worden, dass das Cobragift entsprechend seiner schon von Flexner und Noguchi[3]) festgestellten Amboceptorennatur nicht nur durch gewisse active Sera, sondern auch durch das Lecithin und complementartige in den rothen Blutkörperchen befindliche Substanzen — „Endocomplemente" — activirt wird. Es ist nahe liegend und erschien uns bei der grossen Verbreitung des Lecithins in den Organen und Geweben des thierischen Organismus besonders geboten, ein weiteres Eindringen in den Mechanismus der Cobragifthämolyse zu versuchen, um uns besonders darüber möglichst Klarheit zu verschaffen, ob

---

1) Abdruck aus der Berliner klin. Wochenschr. 1903. No. 2—4.
2) P. Kyes, s. S. 413.
3) Flexner u. Noguchi, Snake Venom in relation to Hämolysis, Bacteriolysis and Toxicity. Journ. of experimental medicine. Vol. VI. No. 3. 1902.

nicht die Annahme von Complementen und Endocomplementen überflüssig ist und die Gegenwart des Lecithins in den rothen Blutkörperchen und im Serum die beobachteten Complementwirkungen hinreichend erklärt. Allerdings weiden ja, wie bereits früher mitgetheilt wurde, gewisse das Cobragift activirende Sera durch $\frac{1}{2}$ stündiges Erhitzen auf 56° dieser Fähigkeit beraubt, und ebenso werden die durch Auflösen der rothen Blutkörperchen mit Wasser hergestellten Endocomplementlösungen durch Erhitzen auf 62° inactivirt. Wenn nun auch bei der grossen Fähigkeit des Lecithins, sich mit Eiweissstoffen etc. zu paaren, die Möglichkeit gegeben war, dass die Thermolabiiltät der activirenden Factoren durch eine erst bei höherer Temperatur erfolgende Kuppelung des Lecithins an andere Substanzen vorgetäuscht wird, so sprach gegen eine solche Auffassung doch zu sehr die zuerst von Calmette[1]) constatirte wichtige Thatsache, dass fast alle Sera nach Erhitzung auf 65° und höher wieder eine meist sogar gesteigerte Activirungsfähigkeit aufweisen, die wir (Kyes, l. c.) nur auf das durch Erwärmen dispenibel gewordene Lecithin beziehen konnten. Es schien daher eine grössere Wärmezufukr cher eine Abspaltung, als eine Bindung des Lecithins zu bewirken.

Unsere weiteren Untersuchungen haben uns indess gezeigt, dass diese Auffassung nicht in allen Fällen die richtige ist[2]).

Wir untersuchten zunächst die completirenden Eigenschaften des Serums und wählten zur näheren Analyse die Combination: „Ochsenblut — Cobragift — Meerschweinchenserum": Die activirende Fähigkeit des frischen Meerschweinchen-

---

1) Calmette, Sur l'action hémolytique du venin de cobra. Compt. rend. de l'Académie des Sciences. T. 134. No. 24. 1902.

2) Für die gütige Ueberlassung von Cobragift sind wir wiederum Herrn Dr. Lamb und Herrn Dr. Greig zu grossem Dank verpflichtet.

serums wird durch $^1/_2$ stündiges Erwärmen desselben auf 56° aufgehoben und schien daher nicht auf die Gegenwart von Lecithin, sondern auf eine andere complementartige Substanz zurückzuführen zu sein. Unsere weiteren Versuche haben uns in dieser Auffassung nur bestärkt. Schon der äussere Verlauf der Hämolyse durch Schlangengift bei Lecithin- und Serum-Completirung weist markante Differenzen auf. Lecithin bewirkt eine schnelle, bei grösseren Mengen Cobragifts fast momentan eintretende Auflösung, während bei der Completirung durch Serum die bei den hämolytischen Seris gewohnte mehr oder weniger lange Incubationszeit zu beobachten ist. Ferner tritt die Hämolyse durch Cobragift — Lecithin auch bei 0° ein, während die Wirkung des Cobragifts bei Serumzusatz an eine grössere Wärmezufuhr gebunden ist.

In die Klasse der Complemente gehörig erwies sich die activirende Substanz des Serums weiterhin dadurch, dass sie der Papainverdauung unterlag. 5 ccm Meerschweinchenserum wurden zum Zwecke der Complementverdauung nach dem Vorgang von Ehrlich und Sachs[1]) mit 1 ccm einer 10 proc. Papainlösung versetzt, nach 1$^1/_2$ stündigem Digeriren centrifugirt und der Abguss zur Activirung des Cobragiftes benutzt. Folgende Tabelle 1 (s. S. 632) zeigt den fast vollständigen Verlust dieser Fähigkeit.

Das mit Papain behandelte Serum hatte also seine Activirungsfähigkeit so gut wie vollkommen eingebüsst, während bei gleichem Vorgehen eine Lecithinlösung unbeeinflusst in ihrer activirenden Kraft bleibt (cf. Tabelle 2. S. 632).

Ebenso wird die completirende Fähigkeit des Serums im Gegensatze zu derjenigen des Lecithins durch geeignetes Digeriren mit Salzsäure und Natronlauge vernichtet.

---

1) Ehrlich u. Sachs, Ueber die Vielheit der Complemente des Serums. Berl. klin. Wochenschr. 1902. No. 14/15.

Tabelle 1.

Menge des Serums	1 ccm 5 proc. Ochsenblut + 0,02 ccm 1 proc. Cobragift + Meerschweinchenserum	
	a) normal	b) nach Vorbehandlung mit Papain
ccm	Grad der Hämolyse	
0,5	complet	fast 0
0,35	complet	fast 0
0,25	fast complet	fast 0
0,15	stark	fast 0
0,1	stark	0
0,075	mässig	0

Tabelle 2.

Menge der Lecithinlösung ccm	1 ccm 5 proc. Ochsenblut + 0,02 ccm 1 proc. Cobragift + 0,025 proc. Lecithin	
	a) nativ	b) nach Vorbehandlung mit Papain
0,25	complet	complet
0,15	complet	complet
0,1	complet	complet
0,075	Spur	Spur
0.05	0	0

Besonders werthvoll für eine sichere Differenzirung des Serumcomplements und Lecithins musste uns natürlich das Auffinden solcher Agentien erscheinen, die einen die Hämolyse hemmenden Einfluss nur auf einen der beiden Factoren — das Serum oder das Lecithin — ausübten. Wir suchten daher zunächst durch Immunisirung von Kaninchen und Hühnern mit Meerschweinchenserum Anticomplemente zu erhalten, um durch den Nachweis der künstlichen Antikörpererzeugung die Complementnatur des Serumactivators sicher zu stellen. Allein diese Versuche stiessen insofern auf grosse Schwierigkeiten, als die normalen Sera, wie bereits früher erwähnt,

eine beträchtliche Hemmung auf die Cobragifthämolyse bei Serumzusatz und in noch höherem Grade auf diejenige durch Lecithin
ausüben. Bei den mit Meerschweinchenserum vorbehandelten Thieren
aber konnten wir keine wesentliche Steigerung dieser Schutzwirkung
wahrnehmen. Wir gingen daher daran, im normalen Serum Anti-
lecithin- und Anticomplementwirkungen zu differenziren.

Am geeignetsten erschien uns dazu zunächst das Meerschweinchenserum selbst zu sein, das, durch $1/2$ stündiges Erwärmen auf
56° inactivirt, eine starke hemmende Wirkung auf die Cobragift-
Lecithinhämolyse ausübt. Dieser Befund besagt aber an sich noch
nichts gegen die Identität des Lecithins mit der completirenden
Substanz des activen Meerschweinchenserums. Denn man könnte
ja annehmen, dass bei der Erwärmung sich eine Substanz bildete,
die im Stande wäre, sich mit Lecithin zu vereinigen. Wenn dann
ein Ueberschuss dieser Substanz entstände, so würde dieser noch
frisch hinzugefügtes Lecithin binden können. So wäre also auch,
wenn man die Serumactivirung auf das Lecithin bezieht, die anscheinend paradoxe Erscheinung erklärt, dass dasselbe Serum in
frischem Zustande activirend wird, nach dem Erhitzen auf 56° aber
eine lecithinbindende Fähigkeit aufweist.

Wir untersuchten daher die lecithinhemmende Wirkung des
activen frisch gewonnenen Meerschweinchenserums, in der Erwartung, dass vielleicht diese Serumwirkung noch in einer solchen
Verdünnung statthat, in der das Serum keine activirenden Wirkungen auf das Cobragift mehr auszuüben im Stande ist. In der
That gelang es uns constant nachzuweisen, dass Meerschweinchenserum noch in sehr geringen, nicht mehr activiren-.
den Mengen eine hemmende Wirkung auf das Lecithin
ausübt, wofür wir in folgender Tabelle 3 ein Versuchsbeispiel
anführen.

Tabelle 3.

1 ccm 5proc. Ochsenblut
+ 0,001 ccm Cobragift 1proc.
+ 0,075 ccm 0,025proc. Lecithin.

Mengen des zugefügten Meerschweinchenserums ccm	Hämolyse
0,5	complet
0,25	stark
0,1	Spur
0,05	0
0,025	0
0,01	Spur
0	complet

Lecithin und Meerschweinchenserum vor Zusatz von Ochsenblut und Cobragift ½ Stunde digerirt.

Unter diesen Verhältnissen ist natürlich an eine Identität des Lecithins mit dem activirenden Factor des Meeschweinchenserums nicht mehr zu denken. Denn wären Lecithin und Serumcomplement identisch, so müsste auch die Wirkung des Antilecithins gegen das Serumcomplement gerichtet sein.. Im Meerschweinchenserum aber ist, wie aus seiner Activirungsfähigkeit hervorgeht, sicher ein Ueberschuss von activirender Substanz über etwaige diese hemmende Stoffe vorhanden, und dieser Ueberschuss muss auch bei kleinen, nicht mehr zur Hämolyse führenden Mengen bleiben. Ein Serumschutz kann dann also nur gegenüber Substanzen ausgeübt werden, welche von der activirenden Substanz des Serums different sind.

Eine weitere Bestätigung dieser Differenz war uns dadurch möglich, dass wir in dem durch Erhitzen auf 56° inactivirten normalen Kaninchenserum eine Antilecithin- und eine Anticomplementcomponente besonders nachweisen konnten. Sättigten wir nämlich

die lecithinhemmende Componente des Kaninchenserums[1]) durch
Zufügen von Lecithin vollständig ab, sogar soweit, dass noch ein
Ueberschuss von Lecithin frei war, so war dieses in grossen
Mengen selbst activirende Gemisch in geringeren Quantitäten im Stande, die Hämolyse durch Cobragift-Meer-
schweinchenserum erheblich zu hemmen, indem der Anti-
complementantheil des Kaninchenserums durch den Zusatz des Lecithins eben unbeeinflusst blieb, wie es folgender Versuch zeigt:

20 ccm Kaninchenserum werden mit 180 ccm absol. Alkohol versetzt,
der entstehende Niederschlag schnell abfiltrirt, abgepresst und in 20 ccm Kochsalzlösung aufgenommen. Diese Lösung schützt gegen die Cobragifthämolyse
sowohl bei Lecithin-, als auch bei Meerschweinchen-Activirung.

4 ccm der hemmenden Lösung werden dann $^3/_4$ Stunden mit 2 ccm einer
0,17 proc. Lecithinlösung digerirt. Dieses Gemisch activirt durch einen Ueberschuss an Lecithin in grossen Mengen Cobragift, hemmt aber die Activirung
durch Meerschweinchenserum in kleineren Mengen, wie aus folgender Tabelle 4
hervorgeht.

Tabelle 4.

0,25 ccm Meerschweinchenserum und die hemmende Lösung werden $^3/_4$ Stdn.
bei 37° digerirt, erst dann erfolgt Zusatz von Ochsenblut + 0,01 Cobragift 1 pCt.

Mengen der hemmenden Lösung ccm	Hämolyse der Gegenwart von	
	A. nativer Präcipitat- lösung	B. Präcipitatlösung + Lecithin
1,0	Spürchen	complet
0,5	Spur	fast complet
0,25	wenig	mässig
0,15	„	wenig
0,1	mässig	mässig
0,05	„	„
0,025	stark	stark
0,01	„	fast complet
0	complet	complet

1) Um die durch dispositionsfreies Lecithin bedingte activirende Wirkung des
Kaninchenserums auszuschalten, muss man mit dem aus Kaninchenserum erhaltenen Alkoholniederschlag arbeiten, der nur die hemmenden Substanzen enthält.

Wir haben fernerhin in dem Cholestearin eine Substanz gefunden, welche die durch Lecithin herbeigeführte Cobragifthämolyse
in erheblichem Grade hemmt, resp. aufhebt, ein Befund, auf den
wir später noch zurückkommen werden. Im Gegensatz zu dem
Verhalten des Lecithins bleibt die Wirkung des Serumcomplements durch Cholestearin fast unbeeinflusst, indem
erst bei sehr grossen Mengen Cholestearin, und auch dann nur
eine äusserst geringe Hemmung auftritt, die wohl auf eine Adsorption zu beziehen sein dürfte. Ein derartiger Versuch ist in der
folgenden Tabelle 5 wiedergegeben. Die Cholestearinlösung wurde
in der Weise hergestellt, dass 1 ccm einer heissgesättigten Lösung
von Cholestearin in Methylalkohol heiss mit 9 ccm 0,85 proc. Kochsalzlösung verdünnt wurde. Diese homogene Cholesterarinauf-
schwemmung diente als Stammlösung zu den Versuchen.

Tabelle 5.

Cholestearin-lösung ccm	Ochsenblut + 0,01 ccm Cobragift 1 pCt., activirt durch die complet lösende Dosis von:	
	a) Meerschweinchenserum	b) Lecithin
0,5	mässig	0
0,25	„	0
0,1	„	0
0,05	stark	0
0,025	complet	0
0,01	„	0
0,005	„	0
0,0025	„	complet

Durch die hier mitgetheilten Versuche erscheint uns die Differenz des Serumcomplements vom Lecithin absolut sichergestellt. Es besteht andererseits zwischen der Cobragift completirenden Eigenschaft des Serums und den übrigen Complementfunctionen der Sera, wie wir gesehen haben, eine solche Uebereinstimmung, dass vorläufig wohl keine Veranlassung vorhanden ist,

eine Trennung vorzunehmen. Entsprechend dieser Uebereinstimmung wird auch die activirende Substanz durch Hefe absorbirt, und im gleichen Sinne dürfen wir vielleicht noch erwähnen, dass frisches Meerschweinchenserum durch Schütteln mit Aether ebenso wie die sonstigen completirenden Functionen auch seine Cobragift activirende Fähigkeit einbüsst. Im Gegensatz hierzu wird das auf 100° erhitzte Meerschweinchenserum, das seine activirende Fähigkeit dem durch Erhitzen disponibel gewordenen Lecithin verdankt, durch gleich langes Schütteln mit Aether unter denselben Bedingungen in dieser Function nicht alterirt.

II. Ueber den Lecithingehalt der Stromata und die hierdurch bedingte Activirung des Cobragifts.

Gerade die Anwendung des auf der Zerstörbarkeit der Complemente durch Aether beruhenden Differenzirungsprincips hat uns bei der Untersuchung der als Endocomplemente beschriebenen Substanzen der rothen Blutkörperchen zunächst zu einer Täuschung geführt.

Wir benutzten zu diesen Versuchen die Combination: Ochsenblut — Cobragift — Meerschweinchenblutlösung. Letztere wurde durch Auflösen von Meerschweinchenblutsediment mit destillirtem Wasser gewonnen. Die auf das Dreifache des ursprünglichen Volumens gebrachte Blutlösung wurde mit soviel NaCl versetzt, dass der Kochsalzgehalt 0,85 pCt. betrug. Schüttelt man eine derartige Lösung mit reinstem Aether (1 Volumen Blutlösung + 10 Volumen Aether) und nimmt eine Probe der im Scheidetrichter abgesetzten Lösung, so hat diese ihre Fähigkeit, Cobragift zu activiren, eingebüsst. Da auch der in Kochsalzlösung aufgenommene Aetherrückstand keine completirenden Wirkungen ausübte, schien die als „Endocomplement" bezeichnete Substanz durch den

Aether ebenso wie die Serumcomplemente zerstört zu sein. Dem
ist aber nicht so. Es bildet sich nämlich beim Absetzen der mit
Aether ausgeschüttelten Blutlösung eine Emulsionsschicht zwischen
Aether und Blutlösung. Prüft man nun den diese intermediäre
Schicht enthaltenden oberen Theil der Blutlösung, so findet man in
ihm die activirende Substanz quantitativ wieder. (Tabelle 6.).

Tabelle 6.

Mengen der Blutlösung ccm	Ochsenblut + 0,01 Cobragift 1 pCt. + Blutlösung		
	a) nativ	b) nach Schütteln mit Aether:	
		I. untere Hälfte der Blutlösung	II. obere Hälfte der Blutlösung (mit Emulsionsschicht)
1,0	complet	0	complet
0,5	„	0	„
0,25	„	0	
0,1	„	0	„
0,25	0	0	„
0,025	0	0	Spürchen
0,01	0	0	0

Die activirende Substanz war also nicht zerstört
worden, sondern nur durch das eigenthümliche Verhalten
in Bezug auf die Emulsionsschicht dem Nachweise entgangen. Da nun von solchen Emulsionen bekanntermaassen gerade
die festen Partikelchen leicht aufgenommen werden, war die Vermuthung naheliegend, dass der in den Blutzellen enthaltene Activator an die Stromata gebunden ist. Letztere sind ja in der lackfarbenen Blutlösung in gequollenem Zustande vorhanden. Wir
suchten daher die Stromata von der übrigen Hämoglobinlösung zu
trennen. Dies ist gerade bei Meerschweinchenblutlösungen sehr
einfach, da sich die Stromata bei starkem Centrifugiren der zum
Completiren benutzten Blutlösung, besonders bei Zusatz von etwas
Kochsalz, gut sedimentiren und sich durch Abhebern der Hämo-

globinlösung und event. nochmaliges Waschen leicht isoliren lassen. Die durch Zusatz von Kochsalzlösung auf das ursprüngliche Niveau gebrachte Stromataaufschwemmung erwies sich nun zum Activiren des Cobragiftes ebenso geeignet, wie die ursprüngliche Blutlösung, während der Abguss vollkommen unwirksam war. Die als Acti-vator dienende Substanz der Blutlösung ist also in der-selben nicht gelöst vorhanden, sondern ein Bestandtheil der Stromata. (Tabelle 7.)

Tabelle 7.

Mengen von a) b) c) ccm	Ochsenblut + 0,01 ccm Cobragift 1 pCt. +		
	a) Meerschweinchen-blutlösung	b) Stromata-aufschwemmung	c) Abguss
1,0	complet	complet	0
0,5	„	„	0
0,25	„	„	0
0,15	„	„	0
0,1	wenig	Spur	0
0,05	0	0	0

Nun erhielten wir auch über die Inactivirung der Blutlösung bei 62°, durch welche uns die Complementnatur der activirenden Substanz so wahrscheinlich erschien, Aufklärung. Im Gegensatz zu der nativen Blutlösung bleibt nämlich die Stromataaufschwem-mung beim Erwärmen auf 62° unbeeinflusst. Die activirende Substanz an sich ist also thermostabil. Fügt man aber zu den Stromata den Hämoglobinabguss wieder hinzu und erwärmt nun dieses Gemisch auf 62°, so tritt wiederum Inactivirung ein. (Tabelle 8.)

Es scheint demnach die Inactivirung der nativen Blutlösung darauf zu beruhen, dass beim Erwärmen auf 62° die wirk-same Substanz an das Hämoglobin gekuppelt wird, so

Tabelle 8.

Mengen von a) b) c) ccm	Ochsenblut + 0,01 ccm, Cobragift 1 pCt. +		
	a) Meerschweinchen-stromata-aufschwemmung	b) Stromata-aufschwemmung auf 62° erhitzt	c) Stromata + Abguss (Hämoglobin) auf 62° erhitzt
1,0	complet	complet	0
0,5	„	„	0
0,25	„	„	0
0,15	„	stark	0
0,1	Spur	Spur	0
0,25	0	0	0

zwar, dass sie für den Cobraamboceptor nicht mehr disponibel ist. Bei der grossen Fähigkeit des Lecithins, sich mit Eiweissstoffen etc. zu paaren, glauben wir daher, die früher als „Endocomplement-wirkung" beschriebene activirende Fähigkeit der aufgelösten Blutkörperchen auf den Gehalt der Stromata[1]) an Lecithin oder lecithinähnlichen Substanzen beziehen zu dürfen.

Von der Richtigkeit dieser Auffassung konnten wir uns auch dadurch überzeugen, dass Lecithin bei $\frac{1}{2}$ stündigem Erwärmen auf 62° an krystallisirtes Pferdehämoglobin, für dessen liebenswürdige Ueberlassung wir Herrn Professor Hüfner in Tübingen zu grossem Dank verpflichtet sind, gebunden wird. Wir lassen ein Versuchs-protokoll in Tabelle 9 folgen.

Ebenso ist übrigens auch eine $\frac{1}{2}$ Stunde lang auf 62° erhitzte Hämoglobinlösung im Stande, die activirende Wirkung des Lecithins bei $\frac{1}{2}$ stündiger Digestion bei 37° aufzuheben.

---

1) Die activirende Substanz konnten wir aus der Stromataaufschwem-mung mit Alkohol quantitativ extrahiren. Auch tritt bei Activirung durch Stromata und einem überschüssigen Cobragiftzusatz die durch Ablenkung des Lecithins bedingte Aufhebung der Hämolyse ein.

Tabelle 9.

Mengen der Hämoglobin-Lecithin-Lösung ccm	Ochsenblut + 0,01 ccm 1 proc. Cobragift + Hämoglobin-Lecithin-Lösung[1]	
	a) nativ	b) ½ Stunde auf 62° erhitzt
1,0	complet	0
0,75	„	0
0,5	„	0
0,35	wenig	0
0,25	Spur	0
0,15	0	0

1) 5 ccm Hämoglobin + 5 ccm 0.0125 proc. Lecithinlösung.

Für die Lecithinnatur der in den rothen Blutkörperchen enthaltenen activirenden Substanz sprechen auch noch eine Reihe von Beobachtungen, die das analoge Verhalten der Cobragifthämolyse bei Zusatz von Lecithin und von Blutlösung betreffen. Es kommen hierbei folgende Eigenschaften in Betracht:

1. die hämolytische Wirksamkeit bei 0°,
2. der relativ schnelle Verlauf der Hämolyse,
3. die starke hemmende Wirkung des Cholestearins (Tab. 10).

Tabelle 10.

Mengen der Cholestearin-lösung ccm	1 ccm 5 proc. Ochsenblut + 0,01 ccm 1 proc. Cobragift	
	a) 0,25 ccm Meerschweinchen-blutlösung[1]	b) 0,25 ccm 0,01 proc. Lecithin[1]
0,025	0	0
0,01	Spur	0
0,005	mässig	0
0,0025	complet	complet

1) = complet lösende Dosis.

Das Meerschweinchenserum verhielt sich, wie erinnerlich, in allen drei Punkten entgegengesetzt, was uns ja auch veranlasste, seine activirende Fähigkeit eigentlichen Complementen zuzuschreiben.

Wir sind daher zu der Ansicht gekommen, dass die Auflösung durch Blutlösungen nur eine Function des im
Stroma enthaltenen Lecithins, nicht eigentlicher Endocomplemente ist. Wir wissen ja, dass die Stromata der rothen
Blutzellen im Sinne Ehrlichs[1]) als lebendes Protoplasma aufzufassen sind. Der Nachweis des Lecithins im Stroma dürfte
in dieser Hinsicht von besonderem Interesse sein, da ja gerade
das Lecithin allgemein als besonders wichtig für die Functionen
des Protoplasmas gilt.[2])

Eine weitere Frage ist allerdings die, ob das Lecithin als
solches in den rothen Blutkörperchen frei enthalten ist. Wir
möchten dies aus manchen Gründen verneinen. Es ist ja zuerst
beim Eidotter nachgewiesen worden, dass durch Aether nur ein
kleiner Theil des Lecithins ausgeschüttelt werden kann, während
man durch Extraction mit Alkohol die Gesammtmenge erhält.[3])
Das Lecithin ist eben zum grösseren Theile mit dem Vitellin im
Eigelb als Doppelverbindung gepaart, die als globulinartiger, in
Kochsalzlösung löslicher, beim Dialysiren ausfallender Körper dargestellt werden kann.[4])

Frei erhält man das Lecithin aber erst durch Alkoholextraction,
wobei sich das Vitellin gleichzeitig verändert und in Salzlösungen
unlöslich wird. Auch wir haben bei dem Lecithinnachweis mittelst

---

1) Ehrlich, Zur Physiologie und Pathologie der Blutscheiben. Charité-
Annalen. Bd. X. 1885.

2) Anm.: Dass das Lecithin einen constanten Bestandtheil der rothen
Blutkörperchen bildet, ist seit langer Zeit festgestellt, für viele Blutkörperchenarten auch quantitativ. Ueber die Art der Localisation des Lecithins war bisher nichts bekannt.

3) Vergl. Hoppe-Seyler's Handbuch der physiologisch- und pathologisch-
chemischen Analyse. VII. Auflage. Bearbeitet von H. Thierfelder. Berlin 1903.
S. 157.

4) Ebenda. S. 369.

des Cobragiftes gesehen, dass das Serum oder die rothen Blutkörperchen an Aether kein oder höchstens minimale Spuren Lecithin
abgeben, dagegen durch die Wirksamkeit der Alkoholextracte leicht
ihren Lecithingehalt erkennen lassen.

In dem eben erörterten Sinne erklären sich auch frühere Beobachtungen von uns. Wir hatten angegeben, dass die Lösungen
von einzelnen Blutkörperchenarten stark activirend wirken, von
anderen in weit geringerem Grade oder auch gar nicht. Die
Alkoholextracte aller Blutarten enthalten aber Lecithin in annähernd
gleicher Menge (nachgewiesen durch die Activirung des Cobragifts).
Es erklärt sich dieser scheinbare Widerspruch in einfachster Weise
dadurch, dass das Lecithin in allen Blutarten an andere
Substanzen der Stromata gebunden ist, die Festigkeit
dieser Bindung aber weitgehend variirt. So ist die Bindung
im Ziegenblut so fest, dass die Avidität des Cobragifts nicht ausreicht, um die beiden Componenten zu trennen; eine Activirung
durch Ziegenblutlösung bleibt in Folge dessen aus. Dagegen ist
z. B. im Meerschweinchenblut das Lecithin nur locker gebunden,
so dass also eine Activirung möglich ist. Wenn wir daher von
Lecithinwirkungen thierischer Gewebe oder Säfte sprechen, so
können sich diese nur auf das derart dispositionsfreie Lecithin
beziehen, da eben ein Theil der vorhandenen oder auch das ganze
Lecithin dem Nachweise bei der Cobragiftactivirung entgehen kann.

Auch in einer anderen Hinsicht dürfte die Feststellung der
Thatsache, dass durch relativ geringfügige Alterationen die Lecithinbindung bald fester, bald lockerer werden kann, von Interesse sein.
Wir haben ja gesehen, dass das Lecithin vieler Serumarten erst
beim Erwärmen auf 65° disponibel wird, während das Hämoglobin
andererseits bei 62° das Lecithin an sich fesselt. Vielleicht spielen
auch während des Lebens kleine, bisher unübersehbare Schwan-

41*

kungen in den physikalischen und chemischen Eigenschaften der
Gewebe insofern eine ausschlaggebende Rolle, als sie den Austausch
und Transport des für die Lebensfunctionen so wichtigen Lecithins
in zweckmässiger Weise beeinflussen und ordnen. Dass die Eiweisskörper, mit denen das Lecithin wohl vornehmlich als Lecithalbumin
gepaart ist, schon bei Temperaturen, die der Coagulationstemperatur
noch ziemlich fern liegen, nachweisbar denaturirt werden, ergiebt
sich für das Serum auch aus den Untersuchungen Dieudonné's[1]).
Dieudonné konnte zeigen, dass das B. coli, in eine Serum-
Milchzuckerlösung geimpft, schon bei 45⁰ eine deutliche Ausfällung
von Eiweiss durch die gebildeten minimalen Mengen Säure bewirkt,
während diese Fällung bei 37⁰ noch ausbleibt. Die Denaturirungs-
temperatur liegt also beim Serumeiweiss der auch im lebenden
Organismus unter pathologischen Bedingungen vorkommenden oberen
Temperaturgrenze so nahe, dass bei der offenbaren Abhängigkeit
des physiologischen Verhaltens des Lecithins von der Integrität
des Eiweissmoleküls es verlockend erscheint, den Gedanken eines
etwaigen causalen Zusammenhangs von fieberhaften Processen. und
Störungen im Lecithinstoffwechsel weiter auszuspinnen.

III. Ueber die hemmende Wirkung des Cholestearins.

Schon früher (Kyes, l. c.) war über die starke hemmende
Wirkung, die viele Sera auf die Hämolyse durch Cobragift-Lecithin
ausüben, berichtet und die Vermuthung ausgesprochen worden,
dass dieser Serumschutz nicht auf eine einzige Substanz zurückzuführen sein dürfte, sondern die Resultate mehrerer Factoren
darstellte. Es handelt sich dabei offenbar um gewisse Beziehungen,
die zwischen Bestandtheilen des Serums und dem Lecithin be-

---

1) Dieudonné, Ueber das Verhalten des Bact. coli zu nativem und
denaturirtem Eiweiss. Hygien. Rundschau. 1902. No. 18.

stehen und letzteres dem Nachweis durch Cobragift-Hämolyse entziehen.[1])

Nachdem wir nun in dem Cholestearin einen die Lecithinwirkung so stark hemmenden Körper kennen gelernt haben, werden wir wohl nicht fehl gehen, wenn wir für einen Theil des Serumschutzes den Cholestearingehalt der Sera verantwortlich machen, womit auch der Umstand, dass nach Erhitzen des Serums auf 100° dieser Schutz oft noch vorhanden ist, im besten Einklang steht.

Die starke Hemmung der Hämolyse bei Cholestearinzusatz, die übrigens auch für die durch Lecithin allein in grösseren Mengen ausgeübte Hämolyse gilt, deutet auf einen interessanten Antagonismus zwischen Lecithin und Cholestearin hin, so dass wir noch mit einigen Werten darauf eingehen möchten[2]). Das Cholestearin steht hier offenbar zum Lecithin in einem ähnlichen Verhältniss, wie

---

1) Der specifische Schutz durch das von Calmette dargestellte Schlangengiftimmunserum ist dagegen keine Antilecithinwirkung, sondern beruht, wie nicht anders zu erwarten war, auf einer Einwirkung der immunisatorisch erzeugten Antikörper (Antiamboceptoren) auf die Amboceptoren des Schlangengiftes. Bei wechselnden Lecithinmengen blieb die Schutzwirkung des Calmette'schen Serums constant und machte stets die gleiche Menge Cobragift unwirksam.

2) Wir bemerken noch, dass wir in Uebereinstimmung mit Noguchi (The Antihaemolytic Action of Blood Sera, Milk and Cholesterin upon Agaricin, Saponin and Tetanolysin etc. Univ. of Penna. Med. Bulletin. Vol. XV. No. 9. 1902) einen sehr starken Cholestearinschutz gegenüber der Tetanolysinwirkung constatiren konnten. (0,00025 ccm unserer Stammlösung, die höchstens 1 pCt. Cholestearin enthält, schützt gegen die complet lösende Dosis Tetanolysin [0,05 ccm] vollständig.) Dagegen ist Cholestearin ohne Einfluss auf die durch Staphylolysin und Arachnolysin verursachte Hämolyse. Im Anschluss daran möchten wir die biologisch sehr interessante Thatsache erwähnen, dass eine scheinbar so indifferente Substanz, wie neutrales Olivenöl die rothen Blutkörperchen auflöst. Auch diese Hämolyse wird durch Cholestearin gehemmt.

zum Saponin in dem bekannten Versuch Ransom's[1]). Hier wie
dort scheint es sich um die Folge einer Art Lösungsaffinität
zwischen Cholestearin einerseits, Lecithin und Saponin andererseits
zu handeln, eine Lösungsaffinität, die es bedingt, dass die Gegenwart von Cholestearin innerhalb der Blutzellen die Giftwirkung
vermittelt, ausserhalb der Erythrocyten aber eine Schutzwirkung
ausübt. Vielleicht steht der von uns im hämolytischen Reagensglasversuch constatirte Cholestearinschutz mit der schon Phisalix
bekannten[2]) gegen Schlangengift schützenden Wirkung des Cholestearins im Thierkörper im Zusammenhang. Wir erwähnen in
dieser Hinsicht noch, dass auch die Hämolyse der an sich empfindlichen gewaschenen Meerschweinchenblutkörperchen durch Cobragift allein, allerdings erst durch etwas grössere Mengen Cholestearin gehemmt wird, was bei der Lecithinnatur der als Endo-
activatoren fungirenden Substanzen ja auch zu erwarten ist (s.
Tabelle 11).

Tabelle 11.

Mengen der Cholestearin- lösung ccm	1 ccm 5 pCt. Meerschwein- chenblut + 0,0025 ccm 1 pCt. Cobragift
1,0	0
0,5	0
0,25	wenig
0,1	stark
0,05	fast complet
0,035	complet

Dagegen übt das Cholestearin gegenüber der Cobragift-Hämolyse
bei der Activirung durch Serumcomplement, wie schon erwähnt,

---

1) Ransom, Saponin und sein Gegengift. Deutsche med. Wochenschrift. 1901.

2) Phisalix, Comp. rend. de la Soc. de Biologie. 1897.

keine oder doch nur eine geringe Schutzwirkung aus, und so steht der negative Befund, den Flexner und Noguchi[1]) über die schützende Wirkung des Cholcstearins in einer soeben erschienenen sehr interessanten weiteren Abhandlung über die Amboceptoren, Toxoide und einzelnen Componenten des Schlangengifts mittheilen, mit unseren Erfahrungen im besten Einklang. Die scheinbare Abweichung erklärt sich eben wohl nur durch die verschiedenen Versuchsbedingungen. Denn Flexner und Noguchi stellten die Versuche, wie wir zu ersehen glauben, nur an den ungewaschenen Blutkörperchen oder bei Zusatz von Serum an. In beiden Fällen aber handelt es sich um eine Complementactivirung, bei der auch wir keinen wesentlichen Cholestearinschutz beobachten können.

IV. Ueber die quantitativen Beziehungen von Cobragift und Lecithin.

Was den Wirkungsmechanismus der Cobragift-Lecithin-Hämolyse anlangt, so nehmen wir, wie schon früher ausgeführt wurde (Kyes, l. c.) an, dass das Lecithin nach Art eines Complements wirkt, indem es durch bestimmte Gruppirungen des Giftmoleküls verankert wird.

Wenn sich dementsprechend Cobragift und Lecithin ebenso vereinigen, wie Amboceptor und Complement bei den Serumhämolysinen, so war zu erwarten, dass die quantitativen Beziehungen, welche zwischen Amboceptor und Complement bestehen, auch hier annähernd dieselben sind. Dementsprechend haben wir dieselbe gegenseitige Abhängigkeit, die zwischen Amboceptormenge und Complementbedarf nach den Untersuchungen von von Dungern[2]),

---

1) Flexner u. Noguchi, The Constitution of Snake Venom and Snake Sera. Univ. of Penna. Med. Bulletin. Vol. XV. No. 9. 1902.
2) von Dungern, s. S. 56.

Gruber[1]), Morgenroth und Sachs[2]) besteht, auch bei der Cobragift-Lecithin-Hämolyse beobachten können. Die Beziehungen zwischen der Amboceptormenge und dem Complementbedarf sind derartige, dass bei Gegenwart grösserer Amboceptormengen kleinere Complementdosen zur Hämolyse genügen.

Bei einem ganz übermässigen Zusatz von Cobragift ist allerdings, wie schon von Kyes mitgetheilt wurde, die zur vollständigen Lösung nothwendige Lecithinmenge auch eine grössere. Es erklärt sich dies offenbar daraus, dass bei einem so grossen Amboceptorenüberschuss durch die Vertheilung des Lecithins ein Theil durch die mit Lecithin beladenen, aber nicht in Action tretenden Amboceptoren abgelenkt wird. Geht man aber mit der Cobragiftmenge herab, so erhält man innerhalb weiter Grenzen Versuchsreihen, die mit den von Morgenroth und Sachs (l. c.) bei den Serumhämolysinen beobachteten übereinstimmen. Je mehr Cobragift man nämlich zufügt, desto weniger Lecithin braucht man, um complete Hämolyse zu erzielen, und umgekehrt wird durch grösseren Lecithinzusatz die minimale complet lösende Dosis des Cobragifts stetig verringert. Folgende Tabelle 12 wird dieses Verhalten illustriren.

Wir sehen also aus diesen Versuchen, dass auch die quantitativen Beziehungen, die zwischen Cobragift und Lecithin bestehen, eine weitere Stütze für die Auffassung bilden, dass sich Cobragift und Lecithin wie Amboceptor und Complement verhalten.

---

1) Gruber, Wiener klin. Wochenschr. 1902. No. 15.
2) Morgenroth u. Sachs, s. S. 336 u. 359.

Tabelle 12.

A. 1 ccm 5 pCt. Ochsenblut		B. 1 ccm 5 pCt. Ochsenblut	
Mengen des Cobragifts (1 pCt. Lösung)	Die zur completen Lösung nothwendige Lecithinmenge (0,025 pCt.) Lösung	Mengen der Lecithinlösung (0.025 pCt.)	Die zur completen Lösung nothwendige Cobragiftmenge (1 pCt.)
ccm	ccm	ccm	ccm
0,01	0,035	0,3	0,00001
0,001	0,05		
0,00025	0,075	0,06	0,0001
0,0001	0,1	0,03	0,005
0,00001	0,5		

V. Ueber die Empfindlichkeit der rothen Blutkörperchen.

Aus diesen Beobachtungen ergiebt sich nun für die Vergleichung der Empfindlichkeit der einzelnen Blutarten gegenüber dem Cobragift die Forderung, mit einem optimalen Lecithinzusatz die Grenze der Cobragiftwirksamkeit zu bestimmen. Die sich dann ergebenden Werthe zeigen gewissermassen die „absolute Empfindlichkeit" der Blutzellen an. In folgender Tabelle 13 sind für einige Blutarten die bei reichlichem Lecithinzusatz (0,2 ccm 0,025 proc. Lecithinlösung) ermittelten minimalen complet lösenden Dosen angegeben.

Tabelle. 13.

Blutart (1 ccm 5 proc. Aufschwemmung)	Lecithinmenge ccm	Complet lösende Dosis Cobragift gr
Meerschweinchen . . .	0,2 ccm 0,025 proc.	0,00000005
Ochs	„	0,0000001
Kaninchen		0,00000025
Mensch		0,000005
Ziege . . , ...		0,000001

Vergleichen wir nun mit diesen Werthen die Empfindlichkeit
der verschiedenen Blutkörperchen an und für sich gegenüber dem
Cobragift allein, über welche die folgende unter Heranziehung
noch einiger anderer Blutarten zusammengestellte Tabelle 14 Auskunft giebt, so sehen wir, dass zur vollständigen Hämolyse durch
Cobragift allein ein vielfaches Multiplum der bei reichlichem Lecithinzusatz ausreichenden Menge Cobragift nothwendig ist. So ist
z. B. die absolute Empfindlichkeit des Meerschweinchenbluts gegen
Cobragift + Lecithin 500 mal so gross als die ohne Lecithinzusatz
bestimmte.

Tabelle 14.

Empfindlichkeit der Blutarten dem Cobragift allein gegenüber.

Blutart (1 ccm 5 proc. Aufschwemmung)	Zur completen Hämolyse nothwendige Menge Cobragift gr
Frosch	0,00001
Hund	0,000025
Meerschweinchen .	0,000025
Mensch	0,00005
Ratte	0,00025
Schwein	0,00025
Maus	0,00025
Gans	0,0005
Kaninchen . . .	0,001
Pferd	0,001
Ochs . . . . , .	
Hammel . . . . } unempfindlich	
Ziege	

Es ergiebt sich ferner, dass in der absoluten Empfindlichkeits-
skala das Meerschweinchenblut zwar auch an erster Stelle steht,
dass im Uebrigen aber wesentliche Abweichungen von der ohne
Lecithinzusatz ermittelten Reihenfolge vorkommen. So ist das bei
Lecithinmangel überhaupt unempfindliche Ochsenblut bei Lecithin-

zusatz empfindlicher als Kaninchen- und Menschenblut, die auch durch Cobragift an und für sich schon gelöst werden.

Von besonderem Interesse erschien es uns, die Empfindlichkeit menschlicher Blutkörperchen gegenüber Cobragift bei verschiedenen Krankheiten zu untersuchen. Wir verfügen über einige Beobachtungen (mehrere Gesunde, zwei Fälle von Diabetes, eine Pneumonie, ein Typhus), haben aber keine wesentlichen Unterschiede in der Empfindlichkeit wahrgenommen[1]).

Wie schon aus obiger Tabelle hervorgeht, müssen wir an der strengen Unterscheidung von direct cobragift-empfindlichen und unempfindlichen Blutarten auf Grund ausgedehnter Erfahrungen festhalten. Da unsere Beobachtungen in dieser Beziehung in einem gewissen Gegensatz auch zu den neueren Angaben so ausgezeichneter Forscher, wie Flexner und Noguchi stehen, so dürfte es vielleicht lohnen, nochmals auf einige Möglichkeiten zur Erklärung dieser Differenz hinzuweisen. Während Flexner und Noguchi beobachteten, dass die Blutkörperchen im Allgemeinen nach reichlichem Waschen nicht oder höchstens partiell durch Cobragift gelöst werden, konnten wir trotz wiederholten Waschens des Blutes keine Abnahme der Empfindlichkeit constatiren.

Wenn Flexner und Noguchi die Forderung eines so gründlichen Waschens (6—10 mal) stellen, so scheint es sich dann u. E. nicht mehr um die Beseitigung von Serumcomplementen handeln zu können. Denn die geringen Serummengen, die in der in jedem Reagensglasversuch zur Verwendung kommenden ja nur 0,05 ccm

---

1) Vielleicht führen Untersuchungen bei anderen Krankheiten zu einem positiven Ergebniss. Wir selbst sind nicht in der Lage, unsere Erfahrungen an einem grösseren Krankenmaterial auszudehnen, sind aber gern bereit, auf Wunsch Cobragift zu diesem Zwecke abzugeben.

betragenden Blutmenge (1 ccm einer 5 proc. Aufschwemmung)
enthalten sind, sind nach unseren Erfahrungen bei Weitem zu
gering, um schon nach ein- bis zweimaligem Waschen des Blutes
noch nachweisbare Complementwirkungen ausüben zu können.
Wir sind daher geneigt, das von Flexner und Noguchi beobachtete Unempfindlichwerden eher auf eine Auswaschung der in
den Blutzellen befindlichen activirenden Substanzen zu beziehen.
Auch von unserer Seite ist ja schon früher (Kyes l. c.) über derartige Auswaschungsphänomene berichtet worden, die wir allerdings
nicht mehr reconstruiren konnten. Vielleicht spielen, wie schon
früher erörtert wurde, kleine vorläufig nicht analysirbare Versuchs-
abweichungen bei der Differenz der Resultate eine Rolle, vielleicht
verursacht auch eine gewisse Rassenabweichung der von uns und
Flexner und Noguchi benutzten Blutkörperchen von Thieren
gleicher Art die uns vorläufig unerklärliche Differenz. Dass bei
den von uns benutzten Blutkörperchen ein Auswaschen der activirenden Substanzen nicht ohne weiteres möglich ist, ergiebt sich ja
auch aus der Thatsache, dass die activirenden Substanzen so fest
an das Protoplasma gebunden sind, dass sie selbst bei der Darstellung der Stromata von diesen nicht getrennt werden.

Auch sei hier nochmals an den oft zu beobachtenden und
schon von Kyes erwähnten Antagonismus zwischen Blutkörperchen
und zugehörigem Serum erinnert. So werden z. B. Kaninchenblutkörperchen durch Cobragift gelöst, durch Zusatz lackfarben ge-
machter Kaninchenblutkörperchen tritt eine Verstärkung dieser
Wirkung ein, und trotzdem hemmt das active Serum des gleichen
Kaninchens die Cobregifthämolyse (s. Tabelle 15). Anhaftende
Serumspuren können hier also die Autoactivirung der Kaninchenblutkörperchen unmöglich bewirken.

Tabelle ·15.

Mengen des Cobragifts (1 pCt.) ccm	1 ccm 5 pCt. Kaninchenblut +		
	Cobragift allein	Cobragift + 0,05 ccm Kaninchenserum	Cobragift + 0,05 ccm Kaninchenblutlösung $\left(\frac{1}{3}\right)$
0,1	complet	0	complet
0,05	fast 0	0	„
0,025	0	0	
0,01	0	0	
0,005	0	0	
0,0025	0	0	

Sehr interessant für diese Fragen und wichtig für die Methodik ist schliesslich auch der Umstand, dass man die Empfindlichkeit der gewaschenen Blutkörperchen in vielen Fällen durch eine besonders markant in Erscheinung tretende Aufhebung der Hämolyse durch einen überschüssigen Zusatz von Cobragift leicht übersehen kann. Dass eine der von M. Neisser und Wechsberg[1] beschriebenen Complementablenkung analoge Erscheinung auch bei der Hämolyse durch Cobragift allein durch Ablenkung der in den Blutzellen befindlichen activirenden Substanzen auftreten kann, ist schon früher (Kyes, l. c.) eingehend erörtert worden. Wir haben nun bei Kaninchenblut eine weitgehende individuelle Differenz in Bezug auf das Ablenkungsphänomen beobachtet und oft Thiere gefunden, deren·Blutkörperchen schon bei einem so geringen Ueberschuss von Cobragift nicht mehr gelöst wurden, dass wir überhaupt nur bei einer ganz bestimmten Giftmenge Hämolyse eintreten sahen. In Tabelle 16 lassen wir einige Beispiele folgen.

---

1) M. Neisser u. Wechsberg, Münch. med. Wochenschr. 1901. No. 18.

Tabelle 16.

Mengen des Cobragifts (1 pCt.) ccm	1 ccm 5pCt. Kaninchenblut			
	Kaninchen I	Kaninchen II	Kaninchen III	Kaninchen IV
1,0	0	—	—	—
0,5	Spürchen	—	—	—
0,25	wenig	—	—	—
0,1	complet	0	Spur	complet
0,075	fast 0	complet	—	„
0,05	0	mässig	stark	„
0,025	0	0	complet	„
0,01	0	0	Spur	„
0,005	0	0	0	stark
0,0025	0	0	0	Spur
0,001	0	0	0	fast 0
0,0005	0	0	0	0

Die scharfe Ablenkung, wie sie bei den Blutproben I, II und III zu beobachten ist, wird offenbar durch einen relativ geringen Gehalt der rothen Blutkörperchen an verfügbaren activirenden Substanzen verursacht, und wir ersehen aus dem andersartigen Verhalten anderer Blute, wie bei Kaninchen IV, dass die Menge des in den Blutkörperchen enthaltenen disponiblen Lecithins von Fall zu Fall wechseln kann. Vielleicht dürfte es sich lohnen, einmal bei verschiedenen Krankheiten das Blut daraufhin zu untersuchen.

VI. Einige chemische Betrachtungen.

Endlich möchten wir noch auf unsere Erfahrungen über die Cobragift activirende Fähigkeit einiger anderer Substanzen mit einigen Worten eingehen. Dass die Galle Cobragift activirt, wird bei ihrem Lecithingehalt nicht Wunder nehmen. Von Interesse ist aber vielleicht die Thatsache, dass Ziegenmilch erst dann activirende Eigenschaften annimmt, wenn sie vorher auf 100° erhitzt worden

ist. Dieses Verhalten entspricht ganz demjenigen einiger Serumarten, deren Lecithin auch erst durch Erwärmen auf 65° und 100°
dispositionsfrei wird. Von chemischen Körpern haben wir eine
Reihe von Fettsäuren und deren Seifen, Chloroform, Olivenöl in
gewissem Grade activirend gefunden. Jedoch lösen alle diese
Substanzen auch an und für sich die Blutkörperchen in mehr oder
weniger hohem Maasse auf[1]), und die Verstärkung dieser Wirkung
durch Cobragift ist eine so geringgradige, dass wir Bedenken
tragen, hier von reinen Activirungserscheinungen zu sprechen[2]).

Eine markante activirende Fähigkeit kommt nach unseren
Erfahrungen nur noch dem lecithinähnlichen Kephalin (nicht aber
dem Cerebrin) zu, durch dessen gütige Ueberlassung uns Herr
Waldemar Koch in Chicago zu Dank verpflichtet hat. Das
Kephalinpräparat war aus Schafsgehirn dargestellt und entspricht
nach Koch[3]) einem Dioxystearylmonomethyllecithin. Das alkohol-
unlösliche Kephalin sowohl als das ebenfalls aus Schafshirn durch
Koch dargestellte alkohollösliche Lecithin, ferner auch zwei andere
Lecithinpräparate — das eine war von der Firma Riedel-Berlin
bezogen, das andere uns von Herrn Dr. Bergell freundlichst zur
Verfügung gestellt — übten eine hämolytische Wirkung, wenn
überhaupt, so erst bei dem etwa 500—600 fachen derjenigen Menge
aus, die zur Activirung des Cobragiftes ausreicht. Ein anderes
aus Leguminosensamen dargestelltes Lecithinpräparat, das wir der

---

1) Vielleicht gehören die alkohol-ätherlöslichen, coctostabilen Hämolysine der Organextracte (cfr. Korschun und Morgenroth, s. S. 381) in
die Klasse der angeführten Substanzen.

2) Man muss daran denken, dass die activirende Wirkung dieser Substanzen nur eine indirecte sein könnte, indem durch deren Gegenwart das
stets, besonders in den Blutkörperchen in gebundener Form vorhandene Lecithin in einen dispositionsfreien Zustand übergeführt wird.

3) W. Koch, Zur Kenntniss des Lecithins, Kephalins und Cerebrins aus
Nervensubstanz. Zeitschr. f. physiol. Chemie. Bd. 36. H. 2/3. 1903.

Liebenswürdigkeit von Herrn Professor Schulze in Zürich verdanken, wies ebenso wie das von Merck bezogene Lecithin einen
geringeren Unterschied zwischen Activirungsfähigkeit und hämolytischer Wirksamkeit auf, der aber noch immerhin dem Verhältniss
1 : 200 entsprach. Alle diese Präparate aber stimmten
in der Activirungsfähigkeit an sich quantitativ überein.
Ob nun in der durch die Vereinigung des Lecithins mit dem Cobragift entstehenden giftigen Doppelverbindung vielleicht der Cholinrest oder etwa der Fettsäurerest die wirksame toxophore Gruppe
darstellt, dürfte schwer zu entscheiden sein. Wir erwähnen nur,
dass das neutralisirte Cholin keine hämolytischen Wirkungen ausübt und das Sinapin (der Sinapinsäureäther des Cholins), für dessen
gütige Ueberlassung wir Herrn Geheimrath Schmidt in Marburg
zu Dank verpflichtet sind, trotz des in ihm enthaltenen Cholin-
restes der Activirungsfähigkeit entbehrt. Wir neigen daher mehr
zu der Ansicht, dass der Fettsäurerest im Lecithinmolekül die
toxische Wirkung bedingt, womit auch die von uns beobachtete
hämolytische Wirkung der neutralisirten Stearylglycerinphosphor-
säure und der oben erwähnten Fette und Fettsäuren in Einklang
steht. Weitere Untersuchungen in dieser Richtung behalten wir
uns vor.

Zum Schluss dürfen wir wohl noch mehr cursorisch über
einige gelegentliche Beobachtungen berichten. Unter ihnen erscheint
uns von besonderem Interesse, dass Salzsäure nicht nur keine
Abschwächung oder Zerstörung des Cobragiftes herbeiführt, sondern sogar eine erhebliche Schutzwirkung auf
dasselbe ausübt. Man kann eine Giftlösung, die durch 20 Minuten
langes Erwärmen auf 100^0 vollständig ihrer Wirksamkeit beraubt
wird, bei einem Gehalt von $1/_{18}$ n. HCl $1/_2$ Stunde lang auf 100^0
erhitzen, ohne dass sie eine Einbusse an hämolytischer Fähigkeit

erleidet. Erst nach zweistündigem Verweilen bei 100° ist das Gift trotz des Salzsäurezusatzes vollständig zerstört. Möglicherweise darf man aus diesem interessanten Säureschutz auf eine basische Natur der in Betracht kommenden bindenden Gruppe im Cobragiftmolekül schliessen. Was die Beeinflussung des Cobragifts durch andere Agentien betrifft, so erwähnen wir nur, dass Eingriffe, welche die im Wesentlichen durch die neurotoxische Componente[1]) verursachte Wirkung des Cobragiftes im Thierkörper nach den Angaben der Autoren[2]) aufheben, wie z. B. starke Oxydationsmittel (Kaliumpermanganat, Chlorkalk), Goldchlorid, Natronlauge etc., auch die hämolytische Wirksamkeit des Cobragiftes vernichten.

Zusammenfassung der Ergebnisse.

1. Die Cobragift activirende Fähigkeit gewisser, durch Erhitzen (56°) inactivirbarer Sera beruht auf der Anwesenheit von Complementen im engeren Sinne.

2. Die activirende Fähigkeit von Blutlösungen beruht ebenso wie die Empfindlichkeit von Blutkörperchen gegenüber Cobragift allein auf dem Lecithingehalt der rothen Blutkörperchen. Das dabei in Action tretende Lecithin ist ein Bestandtheil der Stromata.

3. Die Inactivirung der Blutlösungen bei 62° wird durch die bei dieser Temperatur erfolgende Bindung des Lecithins an das Hämoglobin verursacht; Stromataaufschwemmungen werden bei dieser Temperatur nicht inactivirt.

4. Das Cholestearin hemmt die Hämolyse durch Cobragift allein und Cobragift-Lecithin in hohem Grade; bei der Activirung

---

1) Vergl. hierzu Flexner und Noguchi, l. c.
2) S. insbesondere die ausführlichen und ausgezeichneten Untersuchungen von Calmette. Annales de l'Institut Pasteur. T. VIII. 1894.

durch Serumcomplemente übt Cholestearin höchstens eine minimale Schutzwirkung aus.

5. Cholestearin hemmt die Hämolyse durch Staphyolysin und Arachnolysin nicht, dagegen diejenige durch Tetanolysin und Olivenöl sehr stark.

6. Die quantitativen Beziehungen von Cobragift und Lecithin entsprechen denjenigen von Amboceptor und Complement; je mehr Cobragift vorhanden ist, desto weniger Lecithin ist zur completen Hämolyse nothwendig und umgekehrt. Erst bei sehr grossen Mengen Cobragifts tritt eine Lecithin-Ablenkung ein.

7. Die meisten Blutarten sind auch dem Cobragift allein gegenüber empfindlich. Die bei optimalem Lecithinzusatz bestimmte „absolute Empfindlichkeit" kann die ohne Lecithinzusatz ermittelte um ein Vielfaches übertreffen.

8. Salzsäure übt einen erheblichen Schutz auf das Cobragift gegenüber der Zerstörung durch höhere Temperaturen aus Kaliumpermanganat, Chlorkalk, Goldchlorid, Natronlauge zerstört das Cobragift (Versuch mit Blut + Lecithin).

9. Galle activirt Cobragift, Milch (Ziege) erst, wenn vorher auf 100° erhitzt.

10. Fettsäuren, Seifen, Chloroform, Neutralfett wirken hämolytisch. Die hämolytische Wirksamkeit wird bei Cobragiftzusatz etwas verstärkt.

11. Dagegen üben Lecithin und Kephalin, wenn überhaupt, so erst bei Anwendung der 200- resp. 600 fachen der zur Activirung des Cobragifts nöthigen Menge eine hämolytische Wirkung auf die gewöhnlich benutzten Blutarten aus.

12. Als die in der aus Cobragift und Lecithin entstehenden giftigen Doppelverbindung wirksame Gruppe ist mit einer gewissen Wahrscheinlichkeit der Fettsäurerest anzusprechen.

XXXVI.

Ueber die Isolirung von Schlangengift-Lecithiden.[1]

Von

Dr. Preston Kyes,

Instructor in Anatomy, University of Chicago, Fellow of the Rockefeller Institute for Medical Research.

Ein besonderes Interesse der Untersuchungen über Schlangengifte beruht auf der Analogie zwischen der Eigenart derselben mit derjenigen der Bacterientoxine. Diese ist allen Forschern, die sich mit diesen Fragen beschäftigen, schon aufgefallen und von Phisalix[2] in einem besonderen Aufsatz behandelt worden. Die Analogie der Schlangengifte mit den Bacterientoxinen besteht vor Allem darin, dass beide unkrystallisirbare, in ihrem Aufbau unbekannte, in kleinsten Dosen wirksame specifische Producte giftbildender Zellen sind, die im Stande sind, im Organismus Antikörper auszulösen, wie wir dies durch Calmette's[3] grundlegende Untersuchungen wissen. Eine weitere Analogie der Schlangengifte mit den Toxinen besteht darin, dass beide durch Erwärmen ihre giftigen Eigenschaften einbüssen, und dass das erwärmte ungiftige

---

1) Sonderabdruck aus der Berliner klin. Wochenschr. 1903. No. 42/43.

2) Phisalix, Étude comparée des toxines microbiennes et des venins. L'Année biologique. I. 1895.

3) Calmette, Ann. de l'Institut Pasteur. No. 5. 1894.

660   P. Kyes,

Product nach wie vor im Stande ist, Antikörper zu erzeugen; es
findet also bei beiden Giftarten Toxoidbildung statt. Dementsprechend hat auch das Schlangengift in der theoretischen
Immunitätslehre eine wichtige Rolle gespielt, indem an demselben
Martin und Cherry[1]) durch den bekannten Filtrationsversuch
unter Anwendung der von Ehrlich[2]) für das Studium des Ricins
und Anti-Ricins zuerst aufgestellten Principien, den Nachweis erbringen konnten, dass sich, ebenso wie Ricin und Anti-Riein,
Schlangengift mit dem specifischen Antitoxin zu einer neuen, ungiftigen Verbindung paart.

Eine weitere wesentliche Analogie zwischen den Schlangengiften und den Bacteriengiften besteht in ihrer Pluralität, die
für eine Reihe von Giften nachgewiesen ist. Während wir bei den
gewöhnlichen, chemisch definirten Giften gewöhnt sind, die verschiedenartigen Intoxications-Phänomene, wie sie z. B. bei der
Sublimatvergiftung in den verschiedenen Organen auftreten, als die
Wirkung einer und derselben Substanz auf verschiedene Organe
anzusehen, hat sich bei den Toxinen vielfach ein anderes Verhalten
gezeigt, indem die Wirkung auf verschiedene Organe auf verschiedenartige Gifte, häufig mit differenten haptophoren Gruppen,
zu beziehen ist. Die Möglichkeit, diese Giftanalyse in richtiger
und ausgiebiger Weise auszuführen, beruht wesentlich auf der Anwendung der Verankerungstheorie Ehrlich's. So ist auf diese
Weise nachgewiesen, dass das Tetanusgift aus mindestens zwei
Componenten — Tetanospasmin und Tetanolysin — besteht[3]),
wozu nach der Annahme von Tizzoni wahrscheinlich ein drittes

---

1) Martin und Cherry, Proceedings of the Royal Society. Bd. LXIII.
1898.
2) Ehrlich, Fortschritte der Medicin. 1897.
3) Ehrlich bei Madsen, Zeitschr. f. Hygiene. Bd. XXXII. 1899.

Gift kommt, welches die Kachexie bedingt. Ganz entsprechend verhält sich das Schlangengift. Auch hier beruhen die versehiedenen Effecte, die es im Thierkörper ausübt, auf der Anwesenheit verschiedener Gifte mit verschiedenen haptophoren Gruppen. Schon von dem der Wissenschaft so früh entrissenen Myers[1]) ist gezeigt worden, dass die blutlösende Eigenschaft des Schlangengiftes zu trennen ist von dessen neurotoxischer Eigenschaft, und neuerdings ist von Flexner und Noguchi[2]) der Nachweis erbracht worden, dass die ödematösen Schwellungen, welche durch die Schlangengift-Injectionen hervorgerufen werden, auf einer dritten Giftcomponente, welche auf die Endothelien einwirkt, beruht.

Seit einer Reihe von Jahren habe ich das Cobragift, und zwar denjenigen Bestandtheil desselben, der die rothen Blutkörperchen zur Auflösung bringt, zum Theil gemeinsam mit Dr. H. Sachs, einer eingehenden Untersuchung unterzogen[3]). Ich konnte hier zunächst die interessante Beobachtung von Flexner und Noguchi[4]) bestätigen, dass das Schlangengift als solches auf gewisse rothe Blutkörperchen nicht lösend wirkt, sondern dass erst dann Hämolyse eintritt, wenn eine zweite Substanz, die nach Art eines Complements wirkt, zu gleicher Zeit in Action tritt. In Verfolgung einer sehr wichtigen Beobachtung von Calmette[5]), dass die completirende Wirkung eines Serums, im Gegensatze zu dem, was man bei gewöhnlichen Complementen beobachtet, auch nach Er-

---

1). Myers, Journal of Pathology and Bacteriology. 1900. VI. 415.
2) Flexner und Noguchi, Univ. of Penna. Medical Bulletin. Vol. XV. No. 9. 1902.
3) Kyes, s. S. 442. — Kyes und Sachs, s. S. 629.
4) Flexner und Noguchi, Journal of Experimental Medicine. Vol. VI. No. 3. 1902.
5) Calmette, Compt. rend. de la l'Acad. des Sciences. T. 134. No. 24. 1902.

wärmen über 62° bestehen bleibt, ist es uns gelungen, das completirende Agens zu bestimmen und wir konnten nachweisen; dass
das Lecithin im Stande ist, den Cobragift-Amboceptor
zu activiren. Insbesondere konnte gezeigt werden, dass das
divergente Verhalten der verschiedenen Blutkörperchenarten, von
dem die einen bei Einwirkung von Cobragift allein ungelöst bleiben
(Ochsenblut, Ziegenblut, Hammelblut), während die anderen gelöst
werden (Meerschweinchenblut, Kaninchenblut, Menschenblut, Hundeblut), ausschliesslich auf das Lecithin zurückzuführen ist, indem
nur diejenigen Blutkörperchen gelöst werden, in welchen das Lecithin so locker gebunden ist, dass es für die Activirung des Cobragift-Amboceptors disponibel ist[1].

Für uns schien die genaue Untersuchung dieser Activirungsvorgänge durch das Lecithin von einschneidender Bedeutung für
eine grundlegende Frage der Immunitätslehre, nämlich die des
Modus der Completirung. Jeder, der eine grössere Erfahrung über
die Activirung der gewöhnlichen hämolytischen Amboceptoren durch
Complemente besitzt und der damit die Activirung des Cobragiftes

---

1) Wir haben früher den Befund von Flexner und Noguchi bestätigt,
dass dem Cobragift gegenüber unempfindliche Blutkörperchen durch bestimmte
frische Sera activirt werden können, und dass diese Activirungsfähigkeit durch
Erwärmen der Sera auf 56° zunächst verloren geht. Wir haben demnach mit
diesen beiden Autoren angenommen, dass das Cobragift auch durch eigentliche
Complemente activirt werden könne. Jetzt sind wir allerdings zweifelhaft geworden, ob diese Erklärung richtig ist, indem wir die Annahme nicht ganz
von der Hand weisen können, dass diese Wirkung eine indirecte ist, indem
durch die Einwirkung des Serums eine Lockerung des Lecithins in den rothen
Blutkörperchen erfolgt, derart, dass dasselbe nun auf den Amboceptor activirend einwirken kann. Es sprechen hierfür auch einige Beobachtungen, die
wir über den begünstigenden Einfluss gewisser indifferentor Substanzen (Oele,
reine Fettsäuren) auf die Hämolyse durch Cobra-Amboceptor gemacht haben,
Fälle, in denen nur eine Lecithinverschiebung die Ursache der Lösung
sein kann.

durch Lecithin vergleicht, wird von der vollkommenen Uebereinstimmung beider Processe überrascht sein und nicht daran zweifeln, dass im Wesentlichen hier derselbe Mechanismus maassgebend sein müsse. Es besteht nun schon seit einer Reihe von Jahren ein harter Streit zwischen Bordet und der Ehrlich'schen Schule, welcher sich um die Erklärung der von Ehrlich und Morgenröth gefundenen fundamentalen Thatsache handelt, dass der Amboceptor von den rothen Blutkörperchen gebunden wird und durch seine Bindung die Blutkörperchen für Complemente zugängig macht. Die Schule Ehrlich's nimmt, ebenso wie ich, aus einer Reihe von Gründen an, die aus früheren Arbeiten ersichtlich sind, dass diese Wirkung derart zu Stande kommt, dass sich Complement und Amboceptor zu einer neuen giftigen Verbindung vereinigen, während Bordet noch in seinem letzten Aufsatz[1]) annimmt, dass zwischen Complement (Alexin) und Amboceptor keine directe Beziehung besteht, sondern „que la sensibilisatrice modifie l'élément de manière à lui faire acquérir le pouvoir de fixer directement l'alexine avec beaucoup d'énergie".

Es sind aus dem Frankfurter Institut eine Reihe wichtiger Beweise für die directe Bindung von Amboceptor und Complement beigebracht worden, jedoch es war bei der Labilität und Vielheit der Complemente und der Unmöglichkeit, dieselben in reiner Form zu gewinnen, ausgeschlossen, auf dem chemischen Wege der Isolirung des wirksamen Productes den directen Beweis für diese Anschauungen zu gewinnen. Es ist auch bei dem gegenwärtigen Stande der Wissenschaft keine Aussicht, dass in nächster Zukunft dies Problem gelöst werden könnte, und wir begrüssten

---

1) Mode d'action et origine des substances actives, des sérums préventifs et des sérums antitoxiques. Rapport preséntè par Mr. J. Bordet au Congrès de Hygiène et Démographie. 1903.

es daher mit grosser Freude, dass in dem Lecithin sich eine
Substanz von complementartigen Eigenschaften fand, die durch ihr
chemisches Verhalten befähigt erschien, zur Lösung der Streitfrage
zu dienen. Es handelte sich also darum, zu entscheiden,
ob sich der Cobra-Amboceptor direct mit dem Lecithin
zu einer neuen hämolytisch wirksamen Verbindung paart,
oder ob dies nicht der Fall ist. Letzteres würde der
Bordet's Anschauungen entsprechenden Ansicht Vorschub leisten,
dass die Bindung des Cobragiftamboceptors nur dem Lecithin den
Zugang in das Blutkörperchen ermöglicht. Die nachfolgenden
Untersuehungen bringen für die Frage auf chemischem Wege
diejenige Entscheidung, die für uns auf Grund unserer
biologischen Experimente zu erwarten war.

Insbesondere war für unsere Auffassung der Umstand maassgebend, dass es gelingt, die Hämolyse durch Cobragift zu verhindern, wenn man sehr grosse Mengen Cobraamboceptor zur Anwendung bringt. Es werden dann an und für sich empfindliche
Blutkörperchen, welche durch eine bestimmte Menge Cobraamboceptor zur Lösung zu bringen waren, nicht mehr gelöst, wenn diese
Menge vervielfacht wird. Dies entspricht dem Phänomen, welches
wir bei bestimmten bactericiden Sera beobachten können, und
welches von Neisser und Wechsberg beschrieben und als Ablenkung des Complements durch einen Ueberschuss freien Amboceptors erkannt worden ist. Es war dieser Versuch nur verständlich unter der Voraussetzung einer directen chemischen Beziehung
zwischen Amboceptor und Complement. Es schien uns daher von
grösstem Interesse, die Analogie der beim Cobraamboceptor auftretenden Ablenkung nach dieser Richtung hin auf chemischem
Wege aufklären zu können.

I. Darstellung des Cobra-Lecithids.

Wegen der zähen Beschaffenheit und geringen Löslichkeit des Lecithins im Wasser konnte man natürlich nicht versuchen, durch directe Mischung der wässerigen Cobragiftlösung mit Lecithin die gewünschte Verbindung darzustellen, sondern man musste nach einem in der Chemie gewöhnlichen Verfahren dafür Sorge tragen, dass das Lecithin durch ein geeignetes Lösungsmittel in den Stand gesetzt werde, beim Ausschütteln sich mit dem Cobragift zu vereinigen. Nach einigen Versuchen fanden wir als das beste Lösungsmittel des Lecithins das Chloroform.

Wir benutzten zu unseren Versuchen getrocknete Cobragifte, die uns in ausserordentlich freundlicher Weise in ausreichender Menge von Herrn Dr. Lamb und Dr. Greig in Parel (Bombay), sowie von Herrn Prof. Calmette in Lille zur Verfügung gestellt worden waren. Als Lecithinpräparat diente uns das Lecithol der Firma Riedel und später das Agfa-Lecithin der Actiengesellschaft für Anilinfabrication, die sich beide · als ausgezeichnet brauchbar erwiesen. Ein besonderer Werth muss auf eine genügend reine Beschaffenheit des Lecithins gelegt werden, die für unsere Zwecke dadurch am besten erkannt wird, dass das Lecithin als solches in der Dose von 0,5 ccm einer 1 proc. Lösung rothe Blutkörperchen nicht löst. Ist das nicht der Fall, so empfiehlt es sich, das Lecithin durch 1—2malige Acetonfällung zu reinigen[1]).

Es werden 40 ccm einer 1 proc. Lösung des Cobragiftes in 0,85 pCt. Kochsalzlösung mit 20 ccm einer 20 proc. Lecithinlösung

---

1) Auch mit einem Brom-Lecithin, das uns Herr Dr. Bergell freundlichst zur Verfügung stellte, konnten wir Cobraamboceptor activiren. Das·· Präparat erwies sich weniger wirksam als Lecithin, ist aber offenbar auch geeignet, sich mit dem Cobraamboceptor zu einem Lecithid zu verbinden. ·

in Chloroform in einer Arneiflasche von ca. 100 ccm im Schüttelapparat ca. 2 Stunden lang kräftig geschüttelt. Hierauf wird
$3/4$ Stunden lang in einer elektrischen Centrifuge, welche 3600 Um-
drehungen in der Minute ausführt, centrifugirt. Wenn der Process
gelungen ist, muss nach dem Centrifugiren der wässerige Antheil
und der Chloroformantheil scharf geschieden sein, und es darf nur
an der Grenze beider eine ganz geringe compacte, trübe Zwischen-
schicht vorhanden sein. Ist das Lecithin nicht genügend rein, so
erfolgt diese Trennung nicht. Nun wird die wässerige Schicht von
der Chloroformschicht getrennt, indem man die erstere mit Hülfe
einer feinen Pipette vorsichtig aufsaugt. Die Chloroformschicht,
die leicht in fast quantitativer Ausbeute, gewöhnlich in einer Menge
von 19 ccm gewonnen wird, wird nun mit dem 5 fachen Volumen
chemisch reinen, über Na destillirten Aethers versetzt. Es entsteht eine Fällung, welche aus dem gesuchten Cobragift-Lecithid
besteht, während das Lecithin im Aether gelöst bleibt.

Es wird nun mit Hülfe der Centrifuge Niederschlag und Flüssigkeit getrennt, das ursprüngliche Volumen Aether wieder hinzugefügt,
geschüttelt und centrifugirt und dies mindestens 10 bis 20 mal
wiederholt, um die anhaftende Menge Lecithin zu entfernen. Das
so gewonnene Präparat ist das Cobragift-Lecithid.

Das Präparat kann längere Zeit unter Aether aufbewahrt
werden, wobei es sich anscheinend kaum verändert, oder es kann
vorsichtig getrocknet werden, wobei es einige, besonders die Löslichkeit betreffende Veränderungen erleidet, welche den Wirkungswerth nicht beeinflussen. Die Ausbeute an Trockensubstanz ist
so, dass aus 1 g trockenen Cobragiftes etwa 5 g trockenes Lecithid
erhalten wird[1]).

---

1) Wenn man nur sehr wenig Ausgangsmaterial zur Verfügung hat, kann
man zur vorläufigen Orientirung auch eine andere Darstellungsweise des Leci-

Nachdem wir nun das Verfahren, das wir zur Gewinnung des Cobra-Lecithids als das beste erprobt hatten, ausgearbeitet hatten, handelte es sich darum, auch auf biologischem Wege zu untersuchen, ob das von uns isolirte Product sich in seiner specifischen Wirkung als die gesuchte Lecithinverbindung des Cobra-Amboceptors charakterisirt. Dieser Beweis konnte nach zwei Richtungen hin erbracht werden, indem wir einerseits nachwiesen, dass in der ausgeschüttelten wässrigen Flüssigkeit die hämolytische Function verloren gegangen ist und andererseits, dass sich dieselbe in der Chloroform-Lecithinlösung vorfindet (s. Tabelle I).

Was das Verhalten der wässerigen Lösung anbetrifft, so lässt sich in der That zeigen, dass aus derselben durch die einmalige Behandlung mit Chloroform-Lecithin die hämolytische Kraft bis auf Spuren entfernt wird und weiterhin, dass es durch eine Wiederholung der Operation gelingt, den ganzen hämolytischen Antheil aus der wässrigen Lösung zu entfernen. Dementsprechend finden wir, dass in den Chloroform-Lecithinantheil die hämolytische Kraft der wässerigen Lösung quantitativ übergeführt wird, so dass schon aus diesem Verhalten die Paarung des Lecithins mit dem Cobra-Amboceptor ersichtlich ist (Tabelle I). Von einer Ausschüttelung des Cobra-Amboceptors etwa durch das Chloroform allein, kann keine Rede sein, wie aus Controlversuchen hervorgeht.

Die neurotoxische Wirkung des nativen Giftes fehlt dem Cobra-Lecithid vollständig. Relativ grosse Quantitäten des Lecithids können in wässeriger Lösung Thieren subcutan injicirt werden,

---

thids versuchen. Man fügt zu 1 ccm einer 4 proc. wässerigen Cobragiftlösung 1 ccm einer 20 proc. Lecithinlösung in Methylalkohol und lässt das Gemisch unter häufigem Umschütteln mehrere Stunden im Brütschrank stehen. Hierauf setzt man 10 ccm absoluten Aethylalkohol zu und filtrirt von dem ausfallenden Niederschlag der Albuminoide ab. Bei der Ausfällung des klaren Filtrats mit Aether fällt dann das Lecithid aus.

668   P. Kyes,

1 ccm 5 proc. Ochsenblut + 0,2 ccm 0,1 proc. Lecithin.

	A. Natives Cobragift (Controle) 0,001 pCt.	B. Cobragift, einmal mit Chloroform- Lecithin ausgeschüttelt 0,1 pCt.	C. Cobragift, zweimal mit Lecithin- Chloroform ausgeschüttelt 1,0 pCt.	D. Cobralecithid, aus Chloro- form-Lecithin durch Aether- fällung gewonnen 0,002 pCt. [1]
1,0 ccm	complet	complet	null	complet
0,75 „	„	„	„	„
0,5 „	„	„	„	„
0,35 „	„	„	„	„
0,25 „	„	„	„	„
0,15 „	„	„	„	„
0,1 „	f. complet	„	„	„
0,075 „	stark	„		„
0,05 „	wenig	„		f. complet
0,035 „	Spur	f. complet		stark
0,025 „	f. null	mässig		wenig
0,01 „	null	wenig		Spur
0,0075 „	„	Spur		f. null
0,005 „	„	f. null		null
0,0035 „	„	null		„
0,0025 „	„	„		
0,0015 „	„	„		
Anzahl der lytischen Dosen auf das totale ursprüngliche Volum von 40 ccm berechnet	266 000 bis 267 000	800	0,0	266 000 bis 267 000
Procentsatz der Hämolysine in jeder Lösung	100 pCt.	0,003 pCt.	0,0 pCt.	100 pCt.

[1] Im Vergleich zur ursprünglichen wässerigen Giftlösung.

ohne allgemeine Symptome hervorzurufen. So verursacht z. B. eine Menge, welche genügt, 200 ccm Mäuseblut zu zerstören, Mäusen von 15 g Gewicht injicirt, keine anderen Symptome als ein Infiltrat in den geimpften Partien. Ebenso hat die subcutane

Injection von 10 ccm einer 1 proc. Lösung des Lecithids bei Kaninchen keine allgemeinen Symptome zur Folge. · Die locale Reaction ist dagegen in diesem Falle eine ausgedehnte, indem das hervorgerufene Infiltrat oft eine beträchtliche Fläche der Abdominalwand umschliesst.

Die zweite Componente des Cobragiftes, das Neurotoxin, geht demnach nicht in Chloroform-Lecithin über. Wir haben dagegen in dieser Hinsicht die Thatsache festgestellt, dass der wässerige Antheil, der vollständig oder so gut wie vollständig vom hämolytischen Amboceptor befreit war, seine giftigen Eigenschaften im Thierversuche erhalten hatte (s. Tabelle II). Es wird dadurch die schon von Myers festgestellte principielle Verschiedenheit des Hämotoxins und des Neurotoxins auf einem neuen, direct chemischen Wege bestätigt.

Tabelle II.

Vergleichende Prüfung der neurotoxischen Wirkung einer Cobragiftlösung a) vor und b) nach dem Ausschütteln des Cobra-Amboceptors durch Chloroform-Lecithin.

Gift 0,01 pCt.	a) Natives Gift	b) Ausgeschütteltes Gift
0,5　ccm	† nach 2 St.	† nach 1 St.
0,35　„	†　„　$2^1/_4$ St.	†　„　$1^1/_4$ St.
0,25　„	†　„　$1^3/_4$　„	†　„　$1^1/_4$　„
0,15　„	†　„　$2^1/_2$　„	†　„　8　„
0,12　„	†　„　30—40 St.	†　„　30—40 St.
0,1　„	lebt	lebt

II. Ueber die Eigenschaften des Cobra-Lecithids.

Wir gehen am besten bei der Beschreibung des Cobra-Lecithids von der nach dem oben beschriebenen Verfahren gewonnenen, durch häufiges Waschen mit Aether vom Lecithin befreiten Aetherfällung aus, welche man durch scharfes Auspressen zwischen

Filtrirpapier von der Hauptmenge des noch anhaftenden Aethers
befreit hat.

Dieses primäre Product ist unlöslich in Aceton und Aether,
löslich dagegen in Chloroform, Alkohol in der Kälte und in Toluol
beim Erwärmen. Die Lösungen in Chloroform und Alkohol werden
durch Zusatz von Aether und Aceton gefällt. Sehr wichtig ist es,
dass sich das noch von Aether befeuchtete Product spielend leicht
im Wasser löst. Auch wenn man dafür Sorge trägt, durch einen
Luftstrom den noch in dem Product enthaltenen Aether rasch zur
Verdunstung zu bringen, so erhält man durch Auflösung in Wasser
eine absolut klare, hellgelb gefärbte Lösung.

Aus den geschilderten Eigenschaften ergiebt sich, dass das
primäre Product vollkommen verschieden von den beiden Aus-
gangssubstanzen, dem Cobra-Amboceptor einerseits und dem Lecithin
andererseits, ist. Von dem Lecithin unterscheidet es sich insbesondere durch seine Unlöslichkeit in Aether und durch seine leichte
Löslichkeit in Wasser, vom Cobragift-Amboceptor durch seine
Löslichkeit in den angeführten organischen Lösungsmitteln, Alkohol,
Chloroform, Toluol, an welche das Cobragift als solches keine Spur
von Cobra-Amboceptor abgiebt.

Sehr interessant ist nun die Beobachtung, dass die wässerige
Lösung des primären, in der geschilderten Weise aus Cobra-
Amboceptor und Lecithin erhaltenen Cobra-Lecithids spontan eine
Modification erleidet, die zur Bildung eines unlöslichen Körpers
führt. Lässt man die wässerige Lösung bei Zimmertemperatur
stehen, so wird dieselbe nach und nach trübe und scheidet schon
im Laufe von wenigen Stunden einen weisslichen Niederschlag aus.
Entfernt man dieses Dépôt durch Filtration oder durch Centrifugiren, so entsteht von Neuem in der klaren Flüssigkeit ein Nieder-

schlag. Der erhaltene Niederschlag ist mikro-crystallinisch, von weisser Farbe, durchscheinend und stark lichtbrechend.

Man kann sich nun überzeugen, dass dieser Niederschlag nichts anderes ist, als eine Umwandlungsform des Lecithids, indem der durch Centrifugiren und nachheriges Waschen isolirte Niederschlag noch volle hämolytische Wirkung ausübt, während dementsprechend die ursprüngliche Lösung des primären Productes im Verhältniss hierzu an Wirksamkeit einbüsst. In einem Versuch, den wir genauer verfolgt haben, constatirten wir, dass im Laufe der Zeit etwa $^2/_3$ des Lecithids sich in fester Form ausgeschieden hatten, während $^1/_3$ in Lösung geblieben war. Das auf diese Weise entstandene secundäre Lecithid ist, wie schon erwähnt, in kaltem Wasser so gut wie unlöslich, dagegen ist es leicht löslich in warmem Wasser, aus dem es sich beim Erkalten wieder ausscheidet. Dieses Verhalten bildet aber auch den Hauptunterschied zwischen dem primären und dem secundären Lecithid, denn das Verhalten den erwähnten organischen Solventien gegenüber ist das gleiche für beide Lecithide. Für chemische Untersuchungen ist natürlich das secundäre Lecithid durch seine Beschaffenheit besonders geeignet und es ist die Analyse dieses interessanten Körpers von hervorragender Seite bereits in Angriff genommen, welche auch schon einige wichtige Resultate ergeben hat, auf die später zurückgekommen werden soll. Wir bemerken heute nur, dass das Präparat auch in concentrirten Lösungen keine Biuret-Reaction ergiebt. Ebenso, wie die chemische Untersuchung der beschriebenen Lecithide möchten wir uns auch die Bearbeitung des auf die geschilderte Weise in gereinigtem Zustande erhaltenen Neurotoxins vorbehalten.

Die Bildung des secundären Lecithids erfolgt aber auch schon,

wenn man den Aetherniederschlag bei Brutschrank-Temperatur
trocknet. Man überzeugt sich dann leicht, dass ein solches Präparat, zumal wenn es mehrere Tage im Brutschrank gestanden
hat, seine Wasserlöslichkeit mehr oder weniger eingebüsst hat und
dass der unlösliche Antheil in seinen Eigenschaften mit denen des
aus wässeriger Lösung abgeschiedenen secundären Lecithids übereinstimmt. Für eine Reindarstellung des secundären Lecithids erscheint aber der oben erwähnte Weg, welcher von der wässerigen
Lösung des primären Productes ausgeht, der zweckmässigere, weil
er hellere Präparate liefert.

Es ist natürlich, dass das fertige Lecithid sich in manchen
Beziehungen in seiner Wirkung von der des Cobra-Amboceptors
unterscheidet. Leicht verständlich ist, dass das Cobra-Lecithid
auf die Blutkörperchen sämmtlicher untersuchter Species, gleichgiltig, ob dieselben disponibles Lecithin enthalten oder nicht, einwirkt. Es hat sich hierbei die interessante Thatsache herausgestellt, dass die absolute Menge des zur Hämolyse nothwendigen
Lecithids für die Blutkörperchen verschiedener Species dieselbe
ist, indem wir finden, dass eine Menge des Lecithids, die bei der
quantitativen Darstellung etwa 0,003 mg trockenen Cobragiftes
entsprach, im Stande war, 1 ccm der 5 proc. Aufschwemmung der
Blutkörperchen verschiedener Species (Meerschweinchen, Kaninchen,
Mensch, Ochs) zu lösen. Es ist hierin, wie wir erwähnen wollen,
dieselbe Menge Cobragift enthalten, die in dem einfachen Mischungs-
versuch bei einem grossen Ueberschuss von Lecithin die Lösung
der Blutkörperchen herbeiführt.

Sehr interessant war ein weiteres Verhalten, das wir zu beobachten Gelegenheit hatten, und welches den Vergleich der für
die Wirkung des Cobra-Lecithids und des Amboceptors mit oder
ohne Zusatz von Lecithin nothwendigen Zeit betrifft. Wir haben

schon in früheren Aufsätzen hervorgehoben, dass, wenn wir Cobra-gift auf empfindliche Blutkörperchen einwirken lassen, die Lösung nach einer beträchtlichen Incubationszeit stattfindet, derart, dass, wenn die minimale Menge in Reaction tritt, 12 bis 18 Stunden (2 Stunden 37°, der Rest 8°) verlaufen, bis völlige Lösung ein-getreten ist. Bei Anwendung eines geeignet grossen Ueberschusses von Cobra-Amboceptor auf die empfindlichste Blutkörperchenart (Meerschweinchenblut) verstreichen mindestens 10 bis 30 Minuten bis zur Vollendung der Lösung. Aehnliche Differenzen finden wir auch dann, wenn wir, wie früher beschrieben, Cobragift und Lecithin auf unempfindliche Blutkörperchen einwirken lassen. Es sind dann bei minimalen Quantitäten von Lecithin und Amboceptor ebenfalls 6—18 Stunden zur Lösung nothwendig, während die Zeit sich bei grösseren Ueberschüssen verkürzt, ohne dass es jedoch zur mo-mentanen Auflösung kommt.

Im Gegensatze hierzu zeigt sich beim fertigen Lecithid eine ganz erhebliche Abkürzung der Incubationsperiode, derart, dass bei Verwendung concentrirter Lösungen die Auflösung momentan erfolgt. Besonders auffallend wird die Abkürzung der zur Lösung nothwendigen Zeit bei Anwendung kleiner Dosen des Lecithids, indem auch hier der Auflösungsvorgang sofort einsetzt und binnen 15—20 Minuten complet wird. Es handelt sich also in diesem Falle um eine etwa 20 fache Beschleunigung des Vorganges.

Dieses Verhalten ist insofern von Bedeutung, als es zeigt, dass in diesem Falle die Incubationsperiode nicht auf einer lang-samen Wirkung des verankerten toxophoren Complexes (Lecithin) beruht, sondern ausschliesslich auf der nur langsam erfolgenden Entstehung des eigentlichen toxischen Agens, des Lecithids. Der Unterschied in der Wirkungszeit bei kleinen und grossen Dosen erklärt sich einfach nach dem bekannten Gesetz, dass die Reaction, hier also die Bildung von Cobra-Amboceptor und Lecithin, in concentrirten Lösungen schneller verläuft als in verdünnten.

Ein dritter Unterschied zwischen Cobra-Amboceptor und den fertigen Lecithiden beruht auf dem Verhalten gegen höhere Temperaturen, indem die wässerige Lösung sowohl des primären, wie auch des secundären Cobra-Lecithids weit stabiler ist als die Lösungen des Amboceptors allein, sofern man sie 6 Stunden auf 100° erhitzen kann, ohne dass ihre Wirkung nennenswerth abnimmt, während der Amboceptor des Cobragiftes, nur 30 Minuten auf 100° erhitzt, seine Wirkung verliert. Es ist das offenbar so zu erklären, dass die Verbindung durch den Eintritt des Lecithinmoleküls eine Festigung erfahren hat.

Viertens differirt das fertige Lecithid im Verhalten gegen das von Calmette entdeckte Schlangengiftserum erheblich von dem Cobra-Amboceptor, indem es viel weniger durch dasselbe beeinflusst wird als der Letztere, wie wir in einem späteren Aufsatze noch ausführlich schildern werden.

Im Gegensatze zu diesen Differenzen verhalten sich Cobra-Lecithid und Cobra-Amboceptor + Lecithin ähnlich gegen Cholestearin. Es war früher schon hervorgehoben, dass das Cholestearin im Stande ist, die Hämolyse durch Cobragift zu hindern; dasselbe ist — wenn auch in quantitativ geringerem Maasse — der Fall beim fertigen Lecithid (cf. Tabelle III).

IV. Ueber die Lecithide einiger anderer Gifte.

Es war natürlich von grossem Interesse, zu untersuchen, ob diese eigenartige Lecithidbildung, die bisher in der Chemie kein Analogon gefunden hat, sich auf das Cobragift beschränkt, oder sich auch auf andere Gifte erstreckt. Wir haben zu diesem Zwecke, Dank der grossen Freundlichkeit der Herren Dr. Lamb,

.Tabelle III.
1 ccm 5 proc. Ochsenblut.

Mengen der Cholestearin-lösung [1])	A. Natives Cobragift, ca. 1½ lösende .Dosen mit Lecithinzusatz	B. Primäres Cobra-lecithid, ca. 1½ lösende Dosen	C. Secundäres Cobra-lecithid, ca. 1½ lösende Dosen
· 0,1 ccm	null	null	null
0,075 „	„	„	„
0,05 „	„	. „	„
0,035 „	„	„	„
0,025 „	„	„	„
0,015 „	„	f. null	f. null
0,01 „	„	Spur	Spur
0,0075 „	„	wenig	wenig
0,005 „	f. null	mässig	mässig
0,0035 „	Spur	stark	stark
0,0025 „	wenig	f. complet	f. complet
0,0015 „	mässig	complet	complet
0,001 „	stark	„	„
0,00075 „	„	„	„
0,0005 „	„	„	„
0,00035 „	„	„	„
0,00025 „	f. complet	„	„
0,00015 „	complet	„	„

[1]) Die Cholestearinlösung wurde in der Weise hergestellt, dass 1 ccm einer heissgesättigten Lösung von Cholestearin in heissem Methylalkohol mit 9 ccm 0,85 proc. Kochsalzlösung verdünnt wurde.

Prof. Calmette, Dr. Kinyoun, Dr. Dowson, Prof. Kitasato, folgende Gifte einer Prüfung auf Lecithidbildung unterziehen können:

1. Bothrops lanceolatus,
2. Daboia Russellii,
3. Naja haye,
4. Kerait,
5. Bungarus fasciatus,
6. Trimeresurus anamalensis (Hill viper),
7. Trimeresurus Riukiuanus (Japan).
8. Crotalus adamantus.

Auf das Verhalten dieser Gifte gegen verschiedene Blutkörperchenarten werden wir in einem späteren Aufsatz noch zurückkommen.
Wir beschränken uns hier auf die Bemerkung, dass sämmtliche
Gifte die untersuchten Blutkörperchenarten (Menschenblut, Meerschweinchenblut, Kaninchenblut, Ochsenblut)
nach ausreichendem Zusatz von Lecithin auflösen. Die
absolute, zur Lösung ausreichende Menge der Gifte ist mit Ausnahme des Bothrops-Giftes, welches 10 mal schwächer wirkt, und
des 25 mal schwächeren Giftes von Trimeresurus anamalensis —
Ueberschuss von Lecithin vorausgesetzt — für alle untersuchte
Blutkörperchenarten annähernd die gleiche, indem 0,003 g im
Stande sind, die genannten Blutkörperchen (1 ccm 5 proc. Lösung)
aufzulösen. Schon durch diese Beobachtung war die Bildung eines
Lecithids für all diese Gifte wahrscheinlich gemacht. In der That
gelang es in allen diesen Fällen, nach der oben beschriebenen
Methode mit Leichtigkeit ein festes Lecithid darzustellen, welches
die hämolytische Wirkungskraft der Gifte in quantitativer Weise
enthält[1]). Wir glauben daher, dass im Allgemeinen sämmtliche hämolytische Schlangengifte einen Amboceptor-
Typus besitzen und mit einer lecithinophilen Gruppe
versehen sind, deren Besetzung durch das Lecithin die
hämolytische Wirkung bedingt. Ja, es scheint sogar, als
ob besonders diese lecithinophilen Gruppen dasjenige Agens sind,
welches an letzter Stelle den Typus der hämolytischen Schlangen-
giftwirkung bedingt.

Wir stützen uns in dieser Beziehung auf die Thatsache, dass

---

1) Bothropsgift ergiebt seiner zehnmal schwächeren Wirkung entsprechend
auch nur den zehnten Theil der Ausbeute an Lecithid im Vergleich zu den
übrigen Giften, ebenso das Gift von Trimeresurus anamalensis nur den fünf-
undzwanzigsten Theil Lecithid.

einzelne der von uns untersuchten Gifte wohl in ihrer haptophoren Gruppe, welche sich an den Receptor der Blutkörperchen verankert, different sind. So hat schon Lamb[1]) sicher nachgewiesen, dass der Daboia-Amboceptor nicht wie der Cobra-Amboceptor durch das Calmette'sche Serum in seiner Wirkung aufgehoben wird. Dasselbe finden wir auch bei Bothrops, Crotalus und Trimeresurus Riukiuanus, während das Gift von Bungarus und Naja haye sich dem Serum gegenüber dem Cobragift ähnlich verhalten. Es ist daher sehr leicht möglich, dass bei den verschiedenen Gifttypen es sich nur um Differenzen der haptophoren Gruppe handelt, während die charakteristische lecithinophile Gruppe in allen Fällen identisch ist.

Es war nun von Wichtigkeil, zu untersuchen, ob auch bei anderen Thieren ausser den Schlangen Gifte vorhanden sind, welche zur Lecithidbildung sich befähigt erweisen. Wir untersuchten zunächst das Scorpionengift, und zwar aus dem Grunde, weil hier schon von Calmette[2]) der interessante Nachweis erbracht worden ist, dass die acut tödtliche Wirkung des Scorpionengiftes durch das Serum gegen Schlangengift aufgehoben wurde, was auf eine gewisse Analogie der Giftcomponenten des Scorpions und der Giftschlangen hinwies. Wir stellten nun zunächst fest, dass das Scorpionengift, welches wir der Freundlichkeit des Herrn Prof. Treub, Director des botanischen Gartens in Buitenzorg verdanken, an und für sich nur auf Meerschweinchenblut eine schwache hämolytische Wirkung ausübt, die anderen Blutkörperchenarten unbeeinflusst lässt, dagegen nach Zusatz von Lecithin alle untersuchten Blutkörperchenarten fast gleichartig in nicht unbeträcht-

1) Lamb, Scientific Memoirs, Medical and Sanitary Depts, Gov. of India 1903. No. 3.
2) Calmette, Ann. de l'Institut Pasteur 1895. No. 4.

licher Weise auflöst. Das Gift wirkt etwa 20 mal schwächer als
Cobragift. (S. Tabelle IV. Hämolyse für Ochsenblut.)

Tabelle IV.
Wirkung des Scorpionengifts mit und ohne Lecithidzusatz.

Mengen der 0,2 proc. Scorpiongiftlösung ccm	1 ccm 5 proc. Ochsenblut	
	+ 0,2 ccm 0,1proc. Lecithin	Controle ohne Lecithin
1,0	complet	null
0,75	„	„
0,5	„	„
0,35	„	„
0,25	„	„
0,15	„	„
0,1	„	„
0,075	„	„
0,05	„	„
0,035	„	„
0,025	„	„
0,015	fast complet	„
0,01	mässig	„
0,0075	wenig	„
0,005	Spur	„
0,0035	„	
0,0025	Spürchen	
0,0015	null	

Diesem Verhalten entsprechend gelang es uns nun in der
That, nach den gewöhnlichen Verfahren aus dem Scorpionengift
mit Leichtigkeit ein typisches Lecithid quantitativ zu erhalten[1]).

Wir kommen nach dem Gesagten zu der Anschauung, dass
der wesentliche Charakter des hämolytischen Cobragiftes nicht
sowohl in der haptophoren Gruppe liegt, sondern an letzter Stelle

---

1) Es ist wahrscheinlich, dass auch das Gift eines Fisches, des Trachinus
draco, welches von Briot (Journ. de Physiol. et de Pathol. gén. 1903. No. 2)
untersucht ist, einer Lecithidbildung fähig sein dürfte, wenigstens spricht
hierfür die Angabe von Briot, dass das in eem Trachinusgift enthaltene
hämolytische Agens durch ein Serum, das über 60° erhitzt worden war, activirt
werden kann.

ausschliesslich auf das Lecithin zurückzuführen ist, welches eben durch Zuhülfenahme eines geeigneten lecithinophilen Ambocepters an die Blutkörperchen verankert wird. Nun wissen wir ja, dass Lecithin an und für sich in jedem rothen Blutkörperchen vorhanden ist. Es scheint das in gewissem Widerspruch zu stehen zu der von uns experimentell festgestellten Thatsache, dass das Lecithin die Ursache der Hämolyse sei. Dieser Widerspruch ist hier nur ein scheinbarer, indem wir anzunehmen haben, dass mit Hülfe des Cobragiftes das Lecithin in die Nähe anderer Zellbestandtheile kommt, als in welchen es normaler Weise vorhanden ist. Es handelt sich also hier um die schädigende Wirkung einer an falscher Stelle befindlichen, an und für sich lebenswichtigen Substanz. Ganz evident wird auch diese Folgerung, wenn wir bedenken, dass bei den primär gegen Cobra-Amboceptor empfindlichen Blutkörperchen die hämolytische Wirkung nicht auf der Zufuhr neuen Lecithins, sondern nur auf einer Verschiebung des in der Zelle präformirten Lecithins an den durch die Verankerung des Cobragift-Amboceptors bestimmten Platz beruht.

XXXVII.

Ueber die Giftcomponenten des Diphtherie-Toxins.[1)]

Von

P. Ehrlich.

In der Festschrift zur Eröffnung des Kopenhagener Serum-institutes ist eine Arbeit von Arrhenius und Madsen[2)] er-schienen, welche die Absättigungsverhältnisse von Toxin und Anti-toxin vornehmlich zum Gegenstand hat. Es ist gewiss mit Freude zu begrüssen, dass Madsen das gelungen ist, was ich Jahre lang in Deutschland vergebens erstrebt hatte, nämlich das Interesse eines so ausgezeichneten physikalischen Chemikers für diese Fragen zu gewinnen. Bei dem Stande unseres heutigen Wissens werden wir der Möglichkeit, die Toxine in reiner Form zu isoliren, vor-läufig entsagen müssen und können daher bei der Analyse der so überaus wichtigen Beziehungen zwischen Toxin und Antitoxin der Arbeitsmethode des Chemikers mit der Wage in der Hand nicht

---

1) Sonderabdruck aus der Berliner klin. Wochenschr. 1903. No. 35—37.
2) S. Arrhenius und Th. Madsen, Physical chemistry applied to toxins and antitoxins. Festskrift verd indvielsen af Statens Serum Institut; Kopenhagen 1902. Neuerdings in deutscher Sprache veröffentlicht in der Zeit-schrift f. physikal. Chemie. 1903.

entsprechen. Andererseits ist das Studium von Toxin und Antitoxin mit Rücksicht auf die sich ergebenden practischen Consequenzen
von zu grosser Wichtigkeit, als dass wir resignirt Jahre und Jahrzehnte abwarten könnten, bis die Chemie so weit fortgeschritten
wäre. Wir werden uns daher mit den verfügbaren geringen Mitteln
begnügen, diese aber nach jeder Richtung hin heranziehen müssen,
um das complicirte Gebiet so weit bei dem jetzigen Stande unseres
Wissens irgend möglich aufzuklären. Ich habe in jahrelanger
Arbeit diesem Problem nachgestrebt und als den einzigen Weg ein
genaues quantitatives Studium der Sättigungsvorgänge
erkennen zu müssen geglaubt. Insbesondere glaube ich in der
partiellen Absättigung eine Methode gefunden zu haben, welche
besonders geeignet ist, in die intimsten Verhältnisse der Toxin-
constitution einzudringen. Es war mir bedauerlich, dass von
autoritativer Seite ausgesprochen wurde, dass dieser Weg der
unrichtige wäre und auf einen todten Strang führte. Um so er-
freulicher ist mir aber daher, dass nun von einem Manne, wie
Arrhenius, mein Vorgehen principiell als das richtige anerkannt
und der von mir eingeschlagene Weg weiter verfolgt wird.

Die Arbeit von Arrhenius und Madsen betrifft vornehmlich
das Tetanolysin, das von mir entdeckte hämolytische Nebengift
der Tetanusbacillen. Das Tetanolysin ist in der haptophoren
Gruppe von Tetanospasmin verschieden und besitzt dementsprechend
einen besonderen im Tetanusserum des Handels enthaltenen Antikörper. Madsen hat darüber in meinem Institut eingehende
Untersuchungen ausgeführt und zunächst festgestellt, dass bei
partieller Absättigung des Tetanolysins durch steigende Mengen
Antitoxins bestimmte im Beginn zugefügte Antitoxinmengen viel
mehr Gift neutralisiren, als bei weiterem Zufügen. Madsen
schloss hieraus und z. Th. auch aus anderen Gründen (Abschwächung,

Vorgänge bei der Absättigung) auf die Existenz mehrerer Gifte von verschiedener Avidität.

Bei Wiederaufnahme der Tetanolysinstudien durch Arrhenius und Madsen wurden im Wesentlichen dieselben Resultate erzielt, und es gelang den beiden Autoren, eine Formel für die Einwirkung von Antitetanolysin auf Tetanolysin aufzustellen, die dem Guldberg-Waage'sch Gesetz entsprach. Gestützt hierauf wurde nun versucht, die entsprechenden Verhältnisse bei ganz einfachen Blutgiften festzustellen, ähnlich, wie dies in nicht ganz einwandsfreier Art vorher durch Danysz geschehen ist. Arrhenius und Madsen wählten eine schwache Base und Säure, Ammoniak und Borsäure, als Hämolysin und Antihämolysin. Sie fanden hierbei, dass der Absättigungsvorgang sehr ähnlich wie bei Tetanolysin und Antilysin verläuft, und schlossen daraus, dass es sich auch bei der Sättigung der Toxine und Antitoxine um Reactionen einheitlicher Substanzen mit schwachen Affinitäten handelte.

Sie äussern in dieser Beziehung:

„Wie schon hervorgehoben, giebt die zuletzt erwähnte Curve eine ziemlich genaue Darstellung der Neutralisation von Ammoniak mit Borsäure. Bei der Untersuchung des Ammoniaks als Hämolysin hätte sich nach Analogie ein ähnliches Spectrum wie in dem Falle von Toxin oder Tetanolysin (Fig. 3) herstellen und vielleicht der folgende Schluss ziehen lassen: Borsäure (Antitoxin) im Betrage 1 zu Ammoniak gefügt, neutralisirt 50 pCt. dieser Base, im Betrage 2 dagegen 66,7 pCt., im Betrage 3 75 pCt. und im Beträge 4 80 pCt. Hieraus folgt, dass, da jedesmal die respectiven Mengen von Toxin 50, 16,7, 8,3 und 5 pCt. durch dieselbe Menge von Borsäure neutralisirt werden, die erste neutralisirte Menge von Ammoniak dreimal so toxisch, wie die darnach neutralisirte Menge ist, die wieder doppelt so toxisch ist als der nächste Betrag.

Dieser ist $1\frac{1}{2}$ mal toxischer als der folgende u. s. w. Mit anderen Worten: Ammoniak ist kein einfacher Körper, sondern besteht aus mehreren Bestandtheilen von verschiedener Toxicität (und diese Toxicitäten stehen in einfachen reziproken Verhältnissen). Von diesen Bestandtheilen wird das Toxin mit der grössten chemischen Affinität zuerst neutralisirt.

Ein ähnlicher Schluss ist in dem Falle von Toxin wirklich gezogen worden und man hat das zuerst neutralisirte (stärkste) Toxin Prototoxin, das nächste Deuterotoxin, das nächste Tritotoxin u. s. w. genannt. Die letzten sehr schwachen Toxine werden Toxone genannt."

Diese Feststellung steht im evidentesten Widerspruch mit meinen Angaben, dass das Diphtheriegift aus verschiedenen Bestandtheilen sich zusammensetze. Bei der grossen Wichtigkeit des Gegenstandes kann ich mich der Aufgabe nicht entziehen, in die Discussion einzugreifen und die Gründe anzuführen, welche mich veranlassen, an meinem Standpunkt absolut und ohne jede Modification festzuhalten[1]).

Es werden wohl viele durch die neuen Anschauungen der

---

1) Gruber, dessen eigene zur Widerlegung meiner Theorie angestellten Experimente von mir als unrichtig erwiesen wurden, so dass er nichts darauf zu erwidern wusste, hat die Gelegenheit benutzt, sich jetzt an Arrhenius und Madsen zu klammern und zu verkünden, dass durch ihre Feststellungen „dem ganzen Spuk der Seitenkettentheorie in aller Stille ein Ende bereitet wurde". Es bedarf für jeden Fachmann keiner Erörterung, dass die Frage, ob das Diphtheriegift aus einer oder mehreren Substanzen bestehe, mit der Seitenkettentheorie gar nichts zu thun hat. Habe ich ja, als ich die Theorie aufstellte, selbst an die Einheitlichkeit des Diphtheriegifts geglaubt, und als ich später zur Differenzirung der Giftcomponenten schreiten musste, immer betont, dass die einzelnen Giftbestandtheile sich nur in ihrer toxophoren Gruppe unterscheiden, sich aber in der für die Antitoxinbildung maassgebenden haptophoren Gruppe gleich verhalten müssen (cf. meine Entgegnung an Gruber in Münchener med. Wochenschr. 1903. No. 33 u. 34).

beiden Autoren ausserordentlich überrascht sein, da es den Anschein haben muss, dass ich in einer höchst einfachen Frage sozusagen den Wald vor lauter Bäumen nicht gesehen und complicirte
Annahmen herangezogen hätte, wo man mit den einfachsten Vorstellungen der Chemie hätte auskommen können. Ich glaube,
dass es auch Manchem wunderlich erscheinen wird, dass ich, der
ich jahrelang dieses Gebiet eingehend bearbeitet und gerade
chemische Stüdien seit langer Zeit mit besonderer Vorliebe gepflegt
habe, auf diese nächstliegende Erklärung überhaupt nicht gekommen
bin. Dem ist aber nicht so. Ich bin vielmehr bei meinen Arbeiten
ebenfalls von der von Arrhenius und Madsen vertretenen Anschauung, dass unvollständige Absättigungsvorgänge für die Verbindung Toxin-Antitoxin maassgebend wären, ausgegangen. Aber
bei einer eingehenden Analyse des Diphtheriegiftes — meine
Publicationen beziehen sich nur auf dieses — habe ich eben zu
complicirten Erklärungen übergehen müssen.

Dass Tetanolysin und Antitoxin schwache Affinitäten besitzen, habe ich gleich im ersten Beginn meiner Untersuchungen
festgestellt und auch die Versuchstechnik diesem geringen Vereinigungsbestreben angepasst. Ich habe damals gerade in Bezug
auf das Tetanolysin den Satz ausgesprochen, dass die Vereinigung
von Toxin und Antitoxin in dünnen Lösungen langsamer vor sich
geht, als in concentrirten, und dass Wärme den Vorgang beschleunigt. Wie gering das Vereinigungsbestreben von Tetanustoxin und Antitoxin ist, geht aus folgendem schon vor 8 Jahren
angestellten Versuch hervor: Lässt man ein bestimmtes, wenig
concentrirtes Serum-Giftgemisch 2 Stunden stehen, so ist die
Wirkung des Serums 40 mal so gross, als wenn man die Mischung
sogleich benutzt. Ob damit das Optimum der Sättigung erreicht
ist, ist schwer zu entscheiden, da die genaue Grenzbestimmung an

dem Umstand scheitert, dass das Gift in wässrigen, zumal verdünnten Lösungen sich rasch zersetzt, so dass man immer zwischen der Scylla ungenügender Bindung und der Charybdis der Giftzerstörung steht[1]). Dagegen ist die Affinität des Diphtherietoxins eine viel höhere. Es ist ja bekannt, dass beide Componenten sich so rasch vereinigen, dass die in der Prüfungstechnik vorgeschriebene Bindungsdauer von 15 Minuten sicher schon überflüssig lang ist. Wenn ich also auch zugeben kann, dass die Vereinigung von Tetanolysin und Antilysin etwa wie die Neutralisation zwischen schwacher Base und schwacher Säure verläuft, so werde ich in Folgendem den Beweis erbringen, dass die Verwandtschaft von Diphtherietoxin und Antitoxin eine hohe, etwa derjenigen einer starken Säure und Base entsprechende· ist. Dementsprechend glaube ich mich auch überzeugt zu haben, dass der Absättigungsvorgang beim Diphtherietoxin und Antitoxin nicht in der Form der Curve, sondern der geraden Linie verläuft. Ich habe hiermit schon den ersten Einwand gegen die Verallgemeinerung der Befunde von Arrhenius und Madsen erhoben. Ebensowenig wie man die Ergebnisse der Neutralisation von Borsäure und Ammoniak auf jede beliebige Combination von Säure und Base übertragen kann, ebensowenig kann man die am Tetanolysin gewonnenen Erfahrungen insgemein auf die gesammte Toxinlehre beziehen[2]).

---

1) Wenn ich trotz dieser Missstände doch das Tetanolysin Thorvald Madsen vor Jahren zur Bearbeitung vorgeschlagen habe, so war dies mehr ein Nothbehelf, welcher durch den damals vorhandenen Mangel an sonstigen geeigneten Hämolysinen bedingt war. Zur Zeit verfügen wir über eine Reihe derartiger Substanzen (z. B. Arachnolysin, Schlangengift), die durchaus haltbar sind und daher durch Fortfall des Zerstörungsfactors für geneue Bestimmungen vortheilhafter.

2) Ich möchte erwähnen, dass in neuester Zeit Herr Dr. Kyes auch beim Schlangengift gefunden hat, dass die Neutralisation mit Antitoxin unter starker Avidität gradlinig erfolgt.

Wenn nun das Vereinigungsbestreben von Diphtherietoxin und
Antitoxin ein so starkes ist, so werden wir eben den unregel-
mässigen Verlauf des Absättigungsvorganges auf andere Momente,
als die von Arrhenius und Madsen vermutheten beziehen müssen.

I. Diphtherietoxine.

Zum Verständniss des Folgenden ist es nicht zu umgehen,
einige Hauptprincipien der Toxin-Antitoxin-Analyse zu erörtern.
Das Diphtheriegift ist ja, wie bekannt, die Bouillonflüssigkeit, in
der Diphtheriebacillen gewachsen sind und ihre giftigen Secretionsproducte abgegeben haben. Zur Bestimmung der Giftigkeit bedient
man sich des Meerschweinchens und bezeichnet als Dosis letalis
(D. L.) diejenige Menge Gift, welche ein Meerschweinchen von
250 g Körpergewicht sicher am 4. Tage tödtet. Um die Beziehungen
zwischen Toxin und Antitoxin zu ermitteln, geht man am Besten
vom Serum aus, da sich dasselbe durch die von mir angegebenen
Methoden (Vacuum, trocken) constant erhalten lässt und in dieser
Form auch als Maassstab für die amtliche Werthbestimmung dient.
Die als Standard aufgestellte Immunitätseinheit (I. E.) ist natürlich
eine willkürliche Grösse und so entstanden, dass diejenige Menge
Antitoxin als Einheit bezeichnet wurde, welche von einem bestimmten, damals gerade zur Verfügung stehenden Gift 100 D. L.
so absättigte, dass nach Injection dieses Gemisches auch nicht
die geringste Spur von Krankheit (allgemeiner oder localer Reaction)
eintrat. Mischt man nun eine Immunitätseinheit Serum mit abgestuften Mengen Gift, so kann man zwei Grenzwerthe erreichen.
Der eine wird als Limes Null (L_0) bezeichnet und entspricht der
Menge Gift, die von I I. E. vollkommen neutralisirt ist, während
der andere Grenzwerth, Limes Tod (L†), diejenige Menge Gift
darstellt, die bei Zufügen von I I. E. gerade so weit abgesättigt

ist, dass eben noch eine einfache D. L. übrig bleibt. Von diesen beiden Grenzwerthen ist der L†Werth ausserordentlich leicht und mit grosser Genauigkeit zu ermitteln, so dass er als Maassstab für die prüfungstechnische Bewerthung des Diphtherieheilserums dient. Er bedeutet, wie leicht ersichtlich, nichts anderes, als dass von den vorhandenen x D. L. durch 1 I. E. (x—I) D. L. abgesättigt werden, so dass gerade noch 1 D. L. frei bleibt, die den Tod des Meerschweinchens in 4 Tagen herbeiführt.

Nun hätte man a priori erwarten dürfen, dass die Menge der letalen Dosen, die von einer Immunitätseinheit abgesättigt werden, in Giften verschiedener Herkunft stets dieselbe ist. Der einzige Unterschied, den man hätte erwarten können, würde darin bestehen, dass bei verschiedenen Giftlösungen das Volumen, in dem eine bestimmte Menge D. L. enthalten ist, je nachdem die Bacillen mehr oder weniger Gift produciren, von Fall zu Fall wechselt.

Die nähere Untersuchung zeigte aber, dass in Wirklichkeit die Verhältnisse ganz anders liegen, indem bei verschiedenen Giftbouillons die Zahl der in L† enthaltenen D. L. ausserordentlich, und zwar bei den näher analysirten Giften zwischen 15 und 160, schwankt. Da nun insbesondere von mir der Nachweis erbracht war, dass die Toxin-Antitoxin-Absättigung auf einem chemischen Process beruhte, war dieses Resultat nur so zu erklären, dass in der Diphtheriebouillon neben den Toxinen noch andere ungiftige Substanzen enthalten sind, die ebenso wie das Diphtherietoxin Antitoxin binden können. Es schien mir von ganz besonderem Werth, diese Verhältnisse durch experimentelle Arbeit aufzuklären, und ich unterzog zu diesem Zwecke eine grosse Reihe verschiedener Gifte (frisch gewonnene, mit Ammonsulfat ausgefällte und lange gelagerte) der vergleichenden Untersuchung. Da sich dabei herausgestellt hat, dass die ungiftigen, bindungsfähigen Stoffe beim Altern

der Giftbouillon zunehmen, so habe ich die Veränderungen der
Gifte genetisch in verschiedenen Stadien des Lagerns untersucht.
Ich muss diese Art meines Vorgehens aus dem Grunde besonders
betonen, weil die gelegentliche Bemerkung von Arrhenius und
Madsen, dass meine Resultate wesentlich durch die Untersuchung
zersetzter Gifte gewonnen seien, bei Fernerstehenden leicht den
Eindruck erwecken kann, dass ich bei meinen Untersuchungen nicht
sehr vorsichtig zu Werke gegangen sei.

Ich möchte allerdings gleich hinzufügen, dass meine werthvollsten Resulsate durch die Erkenntniss des Ablaufes der Zersetzung gewonnen wurden, aber dieses Vorgehen entspricht vollkommen den Methoden der Chemie. Aufschluss über die Constitution hochcomplicirter Verbindungen kann man nicht durch die ja
nur zu einer Bruttoformel führende Analyse erhalten, sondern eben
nur durch die Zersetzung der zu untersuchenden Substanz, vorausgesetzt, dass diese vorsichtig geleitet wird. Wenn wir heute vollkommene Aufschlüsse über die Constitution von Zuckern, Harn-
säurederivaten, Alkaloiden etc. besitzen, so beruht dieser Ausbau
der organischen Chemie zum grossen Theil darauf, dass es möglich war, die durch sinngemäss ausgeführte Zersetzungen erhaltenen
Zersetzungsproducte zu untersuchen. Die Zersetzung darf natürlich nicht, wie dies z. B. bei Anwendung starker Säuren und hoher
Temperaturen der Fall wäre, secundäre Reactionen vermitteln, die
das Resultat trüben könnten. Sie muss eine quantitativ verlaufende und gemässigte sein. Dies ist aber, wie die folgenden Betrachtungen zeigen werden, durchaus bei der spotanen Abschwächung
der Gifte der Fall, die bei Zimmertemperatur und ohne weiteren
chemischen Eingriff erfolgt[1]).

---

1) Natürlich kann man die Gifte auch durch chemische und thermische
Einflüsse abschwächen, da aber dann die Zersetzung schnell und unter Zer-

.Es hat sich nun hierbei herausgestellt, dass beim Lägern der Bouillon das Neutralisationsvermögen derselben quantitativ erhalten bleiben kann und häufig erhalten bleibt, während die Giftigkeit erheblich abnimmt. Derartige Befunde sind von mir und Madsen für das Diphtheriegift, von Jacoby für das Ricin, von Myers für das Schlangengift und neuerdings auch von Arrhenius und Madsen für das Tetanusgift erhoben worden. Dieser Vorgang, der also in vielen Fällen rein quantitativ verläuft, wird am leichtesten in der Weise erklärt, dass man im Giftmolekül zwei functionirende Gruppen annimmt. Die eine, haptophore Gruppe, verbindet sich mit dem Antitoxin und veranlasst im Thierkörper die Verankerung an die Gewebe; sie ist von grösserer Stabilität. Die andere, toxophore Gruppe, fällt relativ leicht der Zerstörung anheim und vermittelt die eigentliche Giftwirkung. Die durch Zerstörung der toxophoren Gruppe erfolgende Umwandlung der Toxine in Toxoide ist nach meiner Ansicht der Schlüssel zum Verständniss meiner Anschauung über antitoxische Immunität und Tonxinlehre[1]).

Wenn wir z. B. sehen, dass die Neutralisationsconstanten eines bestimmten Giftes, $L\dagger$ und auch L_0, trotz eingetretener Ab-

---

störung erfolgt, habe ich diesen Weg bei meinen Untersuchungen nie beschritten, sondern mich nur an die gemässigten, beim Lagern der Giftbouillon eintretenden Veränderungen gehalten.

1) In den Anfängen der modernen Immunitätsforschung hatten schon von Behring, Aronson und Andere beobachtet, dass insbesondere durch abgeschwächte, modificirte Gifte active Immunität herbeigeführt werden könne. Wie schwer aber diese Verhältnisse damals zu übersehen waren, geht wohl am besten daraus hervor, dass eine erste Autorität auf Grund specieller Untersuchungen im Jahre 1894 die Existenz der von ihm anfänglich angenommenen Giftmodificationen leugnete und die früheren bei der Immunisirung gewonnenen Resultate nicht auf die Anwesenheit von Giftmodificationen, sondern ausschliesslich auf eine Giftverdünnung zurückführte.

schwächung der Giftigkeit vollkommen unverändert bleiben, so
folgen hieraus meines Erachtens zwei wichtige Consequenzen. Die
eine, die ich schon immer gezogen habe, bedeutet, dass bei normal
verlaufender, nicht durch chemische Zusätze bedingter Toxoidbildung
die Zahl der haptophoren Gruppen keine Verminderung erfährt.
Dann aber scheint mir noch aus diesem Verhalten hervorzugehen,
dass bei der Toxoidbildung die haptophoren Gruppen ihre Verwandtschaft zum Antitoxin in keiner Weise ändern. Vielleicht
darf ich das an einem chemischen Beispiel erörtern. Tetramethyl-
ammoniumhydroxyd ist eine sehr starke, dem Kaliumhydroxyd ähnliche Base, die durch geeignete Maassnahmen (Erhitzen etc.) unter
Abspaltung von Methylalkohol in das weit weniger basische Tri-
methylamin übergeht. Nehmen wir nun eine gewisse Menge Tetra-
methylammoniumhydrat, etwa 20 Moleküle, und bestimmen die
Menge Borsäure, die gerade zur vollkommenen Neutralisation, soweit
sie durch einen passenden Indicator angezeigt wird, ausreicht, so
werden wir finden, dass nach der Umwandlung der Ammouiumbase
in das tertiäre Amin —- die wir als eine quantitativ verlaufende
annehmen wollen — eine grössere Menge Borsäure zur Neutralisation des tertiären Amins nothwendig ist. Es hat also eine Verschiebung des Neutralisationspunktes stattgefunden, obwohl die
Zahl der basischen Reste dieselbe geblieben ist. Es ist dies eine
nothwendige Consequenz der durch die Umwandlung bedingten
Aviditätsverminderung.

Der umgekehrte Process wird vor sich gehen, wenn eine
schwächere Base in eine stärkere übergeführt wird. Eine Verschiebung der Endpunkte wird schliesslich auch dann stattfinden,
wenn die Umwandlung nur eine partielle ist, d. h. nicht die ganze
Zahl der Moleküle umfasst. Wenn aber bei weitgehender Toxoidbildung die Prüfungsconstanten unverändert bleiben, so werden wir

eben annehmen müssen, dass eine wesentliche Adviditätsänderung nicht stattgefunden hat. Wir werden später noch einen weiteren schlagenden Beweis für die Richtigkeit dieser Anschauung kennen lernen.

Es muss nun unsere nächstliegende Aufgabe sein, den Einfluss der Toxoide auf den Absättigungsvorgang näher zu untersuchen. Es sei zunächst daran erinnert, dass die Bacteriengifte, mit denen wir arbeiten, im Allgemeinen überhaupt keine Reingifte sind. Es soll hiermit natürlich die Möglichkeit, dass Reingifte vorkommen können, nicht geleugnet werden. Wenn die toxophore Gruppe von grosser Resistenz ist, so dass sie bei den Vorgängen der Giftgewinnung (wochenlanges Verweilen im Brutschrank etc.) nicht afficirt wird, so wird man Giftlösungen erhalten können, die nur Toxine und keine Toxoide enthalten. Aber das ist ein Ereigniss, auf das man wohl nur in einer kleinen Zahl von Einzelfällen rechnen darf und das in der Regel sicher nicht zutrifft. Was speciell das von mir genau untersuchte Diphtheriegift anlangt, so habe ich unter einer sehr grossen Zahl von Giften auch nicht ein einziges angetroffen, welches frei von Toxoiden gewesen wäre. Die Abschätzung des Reinheitsgrades erfolgt in der Weise, dass man bei verschiedenen Giften feststellt, wie viel tödtliche Dosen (D. L.) durch eine I.-E. neutralisirt werden. Der maximale Werth betrug bei den mir zur Verfügung stehenden Giften 130, während Madsen ein Gift beschrieben hat, das in der L † entsprechenden Giftmenge 160 D. L. enthielt. Aber auch dieses Gift näherte sich nur, wie ich später zeigen werde, dem Reingift[1]).

---

1) Besonders wichtig ist es, dass auch Diphtheriegifte von sehr kurzer Gewinnungsdauer (3—4tägiger Aufenthalt im Brutschank) nicht frei von Toxinen sind. Ich hatte bei einem derartigen Gift (No. 9 der Werthbestimmung) 123 D. L. in L† gefunden. Es war mir nun höchst erfreulich, neuer-

Am unreinsten werden natürlich diejenigen Gifte sein, deren toxophore Gruppen sehr labil. sind. Dies trifft besonders für das Tetanusgift zu, das ausserordentlich viel leichter zerstört wird als das Diphtheriegift. Genügt doch schon ein mehrstündiges Stehen der wässerigen Giftlösung, um Toxoidbildung hervorzurufen. Um so wahrscheinlicher ist es, dass ein Tetanusgift, das in der gewöhnlichen Weise acht Tage im Brutofen gestanden hat, erhebliche Beimengen von Toxoiden enthält, die natürlich auch in das durch Fällung mit Ammonsulfat erhaltene feste Gift übergehen.

Ein solches Trockengift, wie ich es selbst Madsen für die Versuche zur Verfügung gestellt hatte, kann sich bei vorsichtiger Aufbewahrung lange Zeiten ungeändert halten; aber der primäre Toxoidgehalt bleibt ebenfalls ungeändert.

Ich glaube deswegen, dass die Basis, auf der die Untersuchungen von Arrhenius und Madsen stehen, dass nämlich das von ihnen verwandte Tetanusgift — weil unveränderlich — ein Reingift gewesen wäre und keine Toxoide enthalten hätte, durchaus unsicher ist. Es ist sogar auch möglich, dass dieses Präparat weit mehr Toxoide enthalten hat, als die von mir verwandten älteren Toxinlösungen.

In der reinen Chemie ist es ein allgemeines Postulat, dass zur Ausführung feinerer rechnerischer Bestimmungen die Substanzen entweder ganz rein sein oder wenigstens in Bezug auf ihren Reinheitsgrad genau analysirt werden müssen. Wenn man das Moleculargewicht eines Elementes bestimmen will, so bedarf es zunächst umfangreicher Vorarbeit, um das Ausgangsmaterial durch wieder-

---

dings von Herrn Dr. Louis Martin, welcher im Institut Pasteur nach dieser Richtung hin so ausserordentlich grosse Erfahrungen gesammelt hat, zu hören, dass er nie bei seinen frischen Giften in der L$\dagger$-Dosis die Zahl von 200 D. L. erreicht sah.

holtes Umkrystallisiren etc. in möglichst absoluter Reinheit zu gewinnen. Wenn man bei gewissen Substanzen, wie beim Wasserstoffsuperoxyd oder dem Ozon, dieser Forderung nicht entsprechen kann, so muss man für eine quantitative Bearbeitung zum Mindesten verlangen, dass der Procentgehalt an reiner Substanz in dem zur Verfügung stehenden Gemenge bekannt ist. Es ist wohl kaum nothwendig, besonders zu betonen, dass diese Principien, so weit als irgend möglich, auch auf das Toxingebiet übertragen werden müssen. Auch hier muss man sich über den Reinheitsgrad der Substanzen Aufschluss verschaffen, bevor man an eine durchgreifende Bearbeitung gehen kann. Nun ist allerdings die Aufgabe gerade in diesem Gebiet, in dem die Isolirung der Körper nicht möglich ist, ungemein schwierig und es hatte eines Jahres der ermüdendsten und eintönigsten Arbeit bedurft, bis ich mich durch genaueste Präcisionsbestimmungen der verschiedensten Gifte dem gesetzten Ziele nähern konnte. Ich gewann damals den Eindruck, dass ein Reingift so beschaffen sein musste, dass eine I. E. genau 200 D. L. vollkommen neutralisirt[1]). Später werde ich zeigen, dass es mir mit Hülfe der Spectral-Untersuchungen möglich geworden ist, diese Zahl zu verificiren[2]).

Aus der Erkenntniss der Zahl 200 ergab sich für mich die Veranlassung, die Constitution des Diphtheriegiftes durch das Spectrum darzustellen, das in 200 Segmente eingetheilt ist und in dem jedes Segment einem Toxin-, Toxoid- oder Toxon-Aequivalent entspricht. Dasselbe ist nicht, wie angenommen wurde, ein

---

1) Es ist selbstverständlich, dass jede Toxin-Bindungseinheit durch äquivalente Menge bindungsfähiger weniger giftiger oder ungiftiger Substanzen (Toxone, Toxoide) substituirt werden kann.

2) Das von Madsen untersuchte Gift mit $L+ = 160$ entsprach also nur einem Reinheitsgrad von $\frac{4}{5}$.

Nothbehelf, sondern eben der Ausdruck der mühselig genug gewonnenen Kenntnisse. Bei dieser graphischen Wiedergabe genügt
ein Blick ohne weiteres zur Orientirung, wieviel Toxin oder Toxoid
von jeder Bindungseinheit Antitoxin abgesättigt wird. · Eine derartige Reproduction hat vor der von den beiden Autoren gewählten
curvenmässigen Darstellung so erhebliche Vorzüge, dass ich nicht
anstehe, das von mir entworfene Schema des Spectrums, welches
einen Einblick in den ganzen Absättigungsvorgang gewährt, für
das Diptheriegift auch fernerhin beizubehalten.

Es verlohnt sich vielleicht, an einem chemischen Beispiel, das
den hier vorliegenden Verhältnissen angepasst ist, den Einfluss
klar zu machen, den solche Toxoidbeimengungen bei der Titrirung
der Alkaloide ausüben müssen. Man gehr hierbei am besten von
folgendem Schema aus. Ein Alkaloid wirke als freie Base hämolytisch, nicht aber als Salz[1]); es entspricht also die Base dem
Toxin. Das Analogon des Toxoids wäre dann ein Alkaloid, das
weder als solches noch als Salz eine schädigende Wirkung ausübt.
Das Antitoxin würde in diesem Falle durch eine beliebige Säure,
z. B. Salzsäure repräsentirt werden. Man kann unter diesen Voraussetzungen das Gemisch beider Alkaloide auf biologischem Wege
— durch Bestimmung der jeweiligen hämolytischen Stärke —
vermittelst einer Säure genau so austitriren, wie eine toxoidhaltige
Toxinlösung durch ihr Antitoxin.

Nehmen wir an, dass sowohl das toxische Alkaloid (A) als
das atoxische (B) eine so starke Avidität zur Salzsäure haben,
dass die Sättigung bis auf einen kleinen Bruchtheil erfolgt.
Eine Lösung von α Molekülen A entspricht weiterhin dem Rein-

---

1) Solches ist wohl der Fall beim Solanin, dessen hämolytische Kraft
durch den Zusatz von saueren Salzen (Pohl) oder freien Säuren (Hédon,
Bashford) aufgehoben wird.

gift, während Mischungen von A und B: $\dfrac{\alpha}{2}+\dfrac{\beta}{2}$ oder $\dfrac{\alpha}{4}+\dfrac{3\beta}{4}$
Analoga der toxoidhaltigen Lösungen darstellen. In allen diesen Mischungen, wird der Neutralisationsendpunkt so gut wie constant sein. Falls aber die Avidität von A und B zu Salzsäure nicht genau dieselbe ist, so wird der Absättigungsvorgang nur in dem Falle. wo es sich um das reine Alkaloid handelt, in grader Linie verlaufen, in allen anderen Fällen aber den Verlauf einer Curve annehmen müssen, deren Beschaffenheit natürlich von der relativen Menge der beiden Componenten abhängig ist.

Das Problem der simultanen Absättigung zweier Alkaloide ist in geeigneten Fällen von J. H. Jellet untersucht worden. Es handelt sich hierbei insbesondere um die Neutralisation von Chinin und Codein mit Salzsäure, deren Gleichgewichtscoefficient K = 2,03 ist; ich habe bei der Berechnung der Einfachheit halber 2,0 angenommen. Nehmen wir, um möglichst einfache Verhältnisse zu wählen, eine Mischung von 100 Molekülen Chinin und 100 Molekülen als Beispiel, so werden diese durch 200 Moleküle Salzsäure neutralisirt. Bestimmt man, wieviel Chinin bei successivem Zusatz je $^1/_{10}$ der neutralisirenden Dosis (20 Moleküle HCl) in das Salz übergeführt wird, so ergiebt sich aus der von Jellet gefundenen Berechnungsformel, dass das erste Zehntel 13 Moleküle, das letzte nur 7 Moleküle Chinin neutralisirt, während die Neutralisation des Chinins an und für sich regelmässig verläuft. Wählt man andere Combinationen, in denen das zweite Alkaloid eine schwächere Avidität hat, so dass K = 10 wird, so kann man berechnen, dass unter dieser Voraussetzung das erste Zehntel Salzsäure 17,8, das letzte nur 3 Moleküle Chinin bindet. Wenn wir nun diese Absättigungsvorgänge graphisch darstellen, so erhalten wir ganz ähnliche Curven, wie bei der Absättigung einer schwachen Base mit einer schwachen

Säure, und es dürfte nicht schwer sein, eine Alkali-Säure-Com-
bination aufzufinden, deren Curve der gefundenen Alkaloidcurve
entspricht.

Wenn also Jemandem ein derartiges Alkaloidgemisch nebst
dem zugehörenden Agens neutralisans (Säure) zur biologischen
Austitrirung übergeben wird und wenn hierbei — um ein vollständiges Analogon mit den Toxin-Antitoxinbestimmungen herzustellen — die Heranziehung jedes weiteren, rein chemischen Hülfs-
mittels untersagt wird, so wird die unter diesen strengen Bedingungen
erhaltene Absättigungscurve leicht den Eindruck erwecken können,
als ob es sich um die Neutralisation nur zweier Substanzen mit
schwachen Affinitäten handele. Dennoch ist es auch unter diesen
Beschränkungen der Untersuchungsmittel möglich, das Richtige zu
finden, wenn man sich, wie ich dies gethan habe, nicht auf eine
einzige Mischung beschränkt, sondern eine grössere Zahl verschiedenartiger Gemenge analysirt, in denen das Verhältniss von Toxin-
Alkaloid und Toxoid-Alkaloid variirt [1]).

1) In dem hier erwähnten (möglichst einfachen) Beispiel von 2 Akaloiden
würden zwei Bestimmungen differenter Gemische die Berechnung erlauben.
Aus der Untersuchung eines bestimmten toxoidhaltigen Toxins kann man
meines Erachtens keinerlei bindende Schlüsse auf die Constanten des Toxins
ziehen. Madsen und Arrhenius haben zwei verschiedene Tetanusgifte
untersucht, von denen das eine bei Jahre langem Lagern der Trockensubstanz,
das zweite durch mehrtägiges Stehen der Auflösung Toxoidmodificationen erlitten hatte. Die Autoren berechneten aus ihren Experimenten, dass in dem
einem Falle die Dissociationsconstante sich um 50 pCt., in dem andern Falle
auf das zehnfache erhöht hatte. Nach dem oben Angeführten kann diese Rechnung, die auf die anwesenden Toxoide keine Rücksicht nimmt, nicht für zwingend erachtet werden. Es könnte sehr leicht sein, dass die Divergenz der
Constanten ausschliesslich auf die Anwesenheit von Toxoiden zurückzuführen
wäre, die bei der verschiedenen Abschwächungsart ja in den beiden Fällen
differenter Art sein können. Ich bemerke noch, dass ich bei Diphtherietoxinen,
wie ich ausführen werde, mich davon überzeugt habe, dass bei der Toxoidbildung die übrigbleibenden Toxinreste eine Adviditätsänderung nicht erfahren.

Es wird um so mehr Wunder nehmen, dass Arrhenius und Madsen diesen Gesichtspunkt bei der Analyse der Giftconstitution nicht in Betracht gezogen haben, als sie die Existenz der Toxoide durchaus nicht ganz vernachlässigen. Es beruht dies anscheinend auf einem gewissen Missverständniss, indem nämlich die Autoren ausschliesslich von der Voraussetzung ausgehen, dass es sich bei den Toxoiden um Prototoxoide handele, d. h. um Toxoide, die eine höhere Verwandtschaft zum Antitoxin besitzen, als das Toxin. Man kann in der That leicht beobachten, dass durch die Bildung von Prototoxoiden der Endpunkt der Titration sehr wenig tangirt wird, wie ich das schon in meiner ersten Arbeit über die Werthbemessung des Diphtherieheilserums vorausgesagt hatte. Stellen wir uns z. B. vor, dass eine Mischung von 1 Aequivalent Salzsäure (Prototoxoid) und 3 Aequivalenten Blausäure (Toxin) durch eine starke Base neutralisirt werde, so wird zunächst die Salzsäure abgesättigt werden und dann die Neutralisation der Blausäure nicht viel anders erfolgen als ob nur Blausäure vorhanden sei.

Es bleibt also nun zu entscheiden, ob denn Diphtheriegifte, wie ich sie untersucht habe, ausser Prototoxoiden noch andere Toxoide enthalten. Diese Entscheidung ist auf Grund des vorliegenden Materials ausserordentlich leicht. Ich habe bei 4 Giften mit typischer Prototoxoidzone, von denen zwei von mir, zwei von Madsen publicirt wurden, unter ausschliesslicher Berücksichtigung der L†-Dose, also unter Elimination der den Toxoidwerth noch erhöhenden Toxone, das Verhältniss von Prototoxoid und Toxoid zu Toxin berechnet.

Gift	Es entfallen auf 100 Theile Toxin:	
	Theile Prototoxoid	Theile Toxoid
A. Madsen	160	400
C. Madsen	79	59
IV. Ehrlich	82	200
V. Ehrlich (4. Phase)	77	131

Man sieht aus dieser Tabelle, dass in diesen 4 Giften neben den Prototoxoiden noch sehr erhebliche Mengen von Toxoiden enthalten sind, deren Avidität, wie die von Madsen und mir entworfenen Curven zeigen, eine mehr oder weniger geringe ist. Es geht daraus hervor, dass bei der Deutung der durch Diphtherie-Giftabsättigung erhaltenen Resultate den notorisch in erheblicher Menge nachweisbaren Toxoiden ein ausschlaggebender Einfluss auf den Verlauf der partiellen Absättigung vindicirt werden muss. Es ist daher nicht zulässig, die Herabminderung der Bindung des Antitoxins, wie sie in dem Tritotoxoidgebiet eintritt, auf das Schema Borsäure-Ammoniak zurückzuführen.

Es dürfte sich empfehlen, einmal an einem concreten Beispiel den Verlauf den Toxoidbildung etwas eingehender zu erörtern. Ich wähle hierzu ein Gift, das ich bereits in meiner Publication über die Constitution des Diphtheriegiftes (D. m. W., 1898, No. 38) als Gift No. 5 beschrieben und dessen Spectrum und Constanten ich dort auf Grund der gemeinsam mit meinem Freunde und damaligen Mitarbeiter, Herrn Geheimrath Dönitz, ausgeführten Untersuchungen in knapper, aber alles Wesentliche enthaltender Darstellung mitgetheilt habe. Dieses Gift bot die interessantesten und dabei denkbar einfachsten Verhältnisse: Die L_0-dosis betrug 0,125 ccm, die L†-dosis 0,25 ccm, war also genau doppelt so gross, die D. L. betrug 0,0025 ccm, so dass in der L_0-dosis gerade 50 D. L., in der Lɟ-dosis gerade 100 D. L. enthalten waren. Gerade diese Momente veranlassten die eingehende Untersuchung. Wie dies häufig ist, erfuhr das Gift Umänderungen im Sinne der Abschwächung, die, soweit der Toxinantheil in Betracht kommt, in drei Pausen verliefen, welche durch die Bildung verschiedenartiger Toxoide charakterisirt waren. Ich lasse die Spectra der einzelnen Phasen des Giftes hier folgen. (Fig. 1.)

Figur 1.

Phase 1.

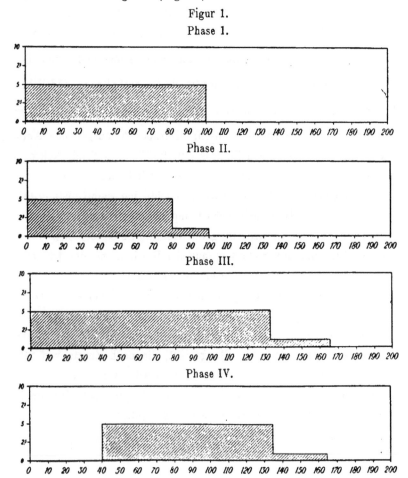

Phase II.

Phase III.

Phase IV.

Die Phasen, welche für den Toxingehalt in Betracht kommen, sind die Phasen I, II und IV, während die Phase III, welche die Toxone betrifft, im zweiten Abschnitt besonders behandelt werden wird.

Aus der Gesammtheit meiner an ähnlichen Giften gemachten Erfahrungen und aus der directen Bestimmung ergab sich die Consequenz, dass die erste Phase ein reines Hemitoxin dargestellt haben muss, das sieh genau bis zu 100 erstreckte, wie es die Abbildung wiedergiebt. Entsprechend dieser Definition nimmt jede $\frac{1}{200}$ I. E. (= 1 Bindungseinheit), die man noch und nach der L_0-dosis zusetzt, von den in der L_0-dosis enthaltenen tödtlichen Dosen $\frac{1}{2}$ D. L. weg, und zwar erfolgt dies innerhalb der ersten hundert zugesetzten Antitoxindosen. Darüber hinausgehende Antitoxinmengen haben keinen Einfluss auf die Wirkung (Tod, Nekrose) des Toxins, sondern beeinflussen ausschliesslich das Toxon.

Eine ganz besondere Bedeutung möchte ich dem Umstand beimessen, dass das Hemitoxin scharf und ohne jede Andeutung eines Abfalls bis an die Grenze 100 gereicht hat. Es ergiebt sich dieses wichtige Factum mit Sicherheit aus der Bestimmung der L†-dosis, wie aus der folgenden Ausführung ersichtlich ist.

Wenn wir uns die Frage vorlegen, wei gross bei einem Gifte, in dem in der L_0-mischung die Hemitoxinzone genau bis 100 heranreicht, die L†-dose sein wird, so ist die Frage sehr einfach zu beantworten. L†, d. h. die Menge Gift, die nach Zusatz von 200 Bindungseinheiten eine D. L. frei lässt, wird, wie ohne Weiteres ersichtlich, dann erreicht sein, wenn 200 Aequivalente Hemitoxin vorhanden sind. Wir werden also die L_0-dosis des Giftes mit $\frac{202}{100}$ multipliciren müssen, um zur L†-dosis zu gelangen. Führen wir diese Multiplication aus, so erhalten wir einen L†-werth 0,253, der mit dem von uns gefundenen Werthe von 0,25 gut übereinstimmt.

Es ist damit der wichtige Nachweis erbracht, dass die Absättigung des Diphtheriegiftes durch Antitoxin in diesem Falle genau so erfolgte, wie die einer starken Säure durch eine starke Base. Der Absättigungsverlauf wird also hier durch die grade Linie und nicht durch eine Curve dargestellt.

Einen weiteren Beweis für die Anschauung, dass in diesem Gift das Hemitoxin scharf bis zur Grenze 100 verlief, liefert die II. Phase, in der sich gleichzeitig eine Erhöhung der L†-dosis und ausserdem eine Verringerung der Toxicität in der Weise manifestirt, dass sich die D. L. von 0,0025 auf 0,003 erhöhte, so dass die in der L_0-dosis enthaltenen D. L. von 50 auf 42 verringert wurden.

Es lässt sich aus dieser Erhöhung der L†-dosis, die, wie schon früher mitgetheilt, etwa 0,26 ccm betrug, mittels der erwähnten einfachen Berechnung nachweisen, dass in dem Endgebiet des Toxins (das ich als Tritotoxoidzone bezeichnet habe) Toxoidbildung stattfand.

Nehmen wir z. B. an, dass in dem Endgebiet, das nach wie vor in der II. Phase bis 100 reichte, statt des Hemitoxins ein Toxoidgemisch von nur $\frac{1}{10}$ Toxicität enthalten ist, so ist es ganz klar, dass wir, um zu dem L†-werth zu gelangen, in diesem Fall die L_0-dose nicht wie bei dem Hemitoxin mit $\frac{202}{200}$, sondern mit $\frac{210}{200}$ werden multicipliren müssen. Führen wir diese Rechnung aus, so erhalten wir, da $L_0 = 0,125$ ist, $\frac{0,125 \cdot 210}{100} = 0,2625 = $ L†.

Bei der damaligen Bestimmung habe ich nun für L† den
Werth 0,26 gefunden, aber noch hinzugefügt, „ein wenig darüber".
Den Beweis, dass in der That, wie es aus der L†-bestimmung
hervorging, in der Tritotoxidzone eine Toxiciiät $= \frac{1}{10}$ vorhanden
war, lieferte die spätere Untersuchung bei der partiellen Absättigung,
die in dem Endgebiet eine Zone von 18—20 Tritoxoid von genau
$\frac{1}{10}$ ergab. Es muss besonders betont werden, dass die bei der
Abschwächung verschwundenen tödtlichen Dosen sich als Toxoide
in der Tritotoxoidzone vorgefunden haben.

Es ist durch diese Untersuchung festgestellt, dass die Veränderungen ausschliesslich darauf zurückzuführen sind, dass sich
hier ein Antheil des Toxins in Toxoide umgewandelt hat, und
zwar in solche, die sich später absättigen als die Hauptmenge des
Toxins und die deshalb eine geringere Avidität besitzen müssen.
Wenn wir dieses Stadium nach dem Vorgang von Arrhenius und
Madsen curvenmässig dargestellt hätten, erblickten wir in der
Tritotoxoidzone eine erhebliche Abflachung. Diese ist aber nicht
der Ausdruck der schwachen Avidität des Diphtherietoxins und
der damit zusammenhängenden abflauenden Neutralisation, sondern
sie ist mit absoluter Sicherheit nur auf das Vorhandensein und
das Neuauftreten von Toxoiden an Stelle verschwundener Toxinmoleküle zurückzuführen.

Ueber die Phase III werde ich später eingehend zu sprechen
haben und beschränke mich hier nur auf die Bemerkung, dass in
dieser Phase 80 Theile von 100 Toxontheilen verschwunden sind.
Es sind dadurch in der L_0-dosis von 0,125 ccm statt der früher
vorhandenen 200 Bindungseinheiten (Toxin und Toxon) nur noch
120 vorhanden. Dementsprechend erhöht sich die L_0-dose, die

ja 200 bindende Gruppen enthalten soll, von 0,125 auf 0,21. Das Toxingebiet hat in dieser III. Phase keine wesentliche Veränderung erlitten. In Folge dessen hat sich auch die L$\dagger$-dosis constant auf 0,26 ccm gehalten. Entsprechend der neuen L$_0$-dose, wie sie durch den Toxonverlust bedingt ist, ist in dem von dieser Phase entworfenen Spectrum natürlich das Toxingebiet im Gegensatz zu dem früheren erheblich erweitert, indem die Toxin-Toxongrenze sich von 100 auf 166 hinausgeschoben hat.

In der Phase IV war L$\dagger$ 0,26 ccm geblieben, die Toxicität hatte aber abgenommen und die D. L. war allmälig von 0,003 ccm auf 0,004 ccm gestiegen. Es waren also im Laufe dieser Zersetzung aus der L$_0$-dose der Phase III 22 D. L. verschwunden.

Ueber den Verbleib dieser 22 D. L. giebt nun das von mir zu dieser Zeit entworfene Spectrum Aufschluss. Es zeigt sich nämlich eine ausgedehnte Prototoxoidzone, welche die ersten 40 Bindungseinheiten des Spectrums umfasste, also ausreichend war, um den eingetretenen Verlust an Toxin zu erklären. Ich möchte noch besonders darauf hinweisen, dass trotz der geringen Erhöhung von L$\dagger$ ein Verlust an bindenden Gruppen also nicht stattgefunden hatte[1]).

Es zeigt dieses Verhalten, dass nicht etwa eine erhebliche Zerstörung des Giftes beim Altern stattfindet, sondern eben nur

---

1) Bei einer oberflächlichen Betrachtung könnte es scheinen, als ob in dem Umstand, dass in der Phase I L$\dagger$ 0,25, in der Phase II L$\dagger$ etwas über 0,26 betragen hat, ein gewisser Verlust an bindenden Gruppen zum Ausdruck komme. Das ist jedoch nur scheinbar, da in der II. Phase eben wegen der Toxoidbildung ein grösserer Ueberschuss von dem stärker toxoidhaltigen Gift nothwendig ist, um den Tod herbeizuführen, als von dem Hemitoxin. Unter Berücksichtigung dieser Erwägung überzeugt man sich leicht, dass von den vorhandenen bindenden Gruppen keine einzige verloren gegangen ist und die Umwandlung des Giftes eine quantitative war.

eine· geringe· chemische Veränderung, die nur· die toxophore, nicht,
aber die haptophore· Gruppe . tangirt. . Von einem Verderben ·dés
Giftes schlechthin kann also keine ·Rede sein.   ·
Besonders wichtig sind aber die Beobachtungen über die ·Ent-
stehungsweise der verschiedenen Toxoidformen.

Es sind im ersten Stadium der Giftumbildung Toxoide von
schwächerer,· im zweiten Stadium Toxoide von stärkerer Affinität
zum Antitoxin entstanden. Zwischen diesen beiden gegensätzlichen
Giftmodificationen steht der intact gebliebene Hemitoxinantheil,
und wir entsprechen nur einer zwingenden Nothwendigkeit, wenn
wir diese drei Giftbestandtheile nach ihrer Avidität als Prototoxoid,
Deuterotoxin und Tritotoxoid ordnen. Damit bin ich beim Angelpunkt meiner Anschauungen über die Constitution des Diphtheriegiftes angelangt. — ·

In meiner Werthbestimmung des Diphtherieheilserums war ich
von der einfachsten Annahme, d. h. von der Einheitlichkeit des
Diphtheriegiftes ausgegangen· und hatte drei Möglichkeiten bei der
Toxoidbildung angenommen, die darin bestehen können, dass ·1· die
Avidität der haptophoren Gruppen grösser wird, 2.· gleich bleibt
und 3. abnimmt. Welche von diesen Möglichkeiten im speciellen
Falle zutrifft, wird ja von den stereochemischen Verhältnissen,
insbesondere von der gegenseitigen Entfernung der beiden functionirenden Gruppen abhängen. Sind dieselben in dem sehr gross
gedachten Molekül weit von einander entfernt, so ist es a priori
wahrscheinlich, dass die Zerstörung der toxophoren Gruppe keinen
wesentlichen Einfluss auf die haptophore Gruppe ausübt, dass also
Syntoxoide entstehen. Bei grösserer .Annäherung der beiden
Gruppen wird aber ausserordentlich leicht eine Aviditätsänderung
im positiven oder negativen Sinne erfolgen können. Thatsächlich
haben auch auf verwandten .Gebieten die Beobachtungen der letzten
Jahre die Möglichkeit der Abschwächung oder Verstärkung der

Avidität bei der Ueberführung in unwirksame Modificationen ergeben. Durch die Untersuchungen von mir und Sachs wissen wir, dass bei der Complementoidbildung, die auf einer Zerstörung der der toxophoren Gruppe analogen zymotoxischen Gruppe beruht, die haptophore Gruppe eine Aviditätsverringerung erfährt, während Eisenberg und Volk durch die Entdeckung der Proagglutinoide gezeigt haben, dass bei der Agglutinoidbildung eine Aviditätserhöhung stattfinden kann.

Es war also auch beim Diphtheriegift mit der Möglichkeit zu rechnen, dass bei der Toxoidumwandlung ähnliche Verhältnisse stattfinden. Nur war es dann auffällig, dass bei einheitlich gedachtem Gift die Toxoidbildung, wie wir gesehen haben, nicht stets nach dem gleichen Schema verläuft. Die definitive Lösung des Problems ist mir schliesslich auf folgendem Wege möglich gewesen.

Ich hatte aus meinen ersten Untersuchungen die Ueberzeugung gewonnen, dass eine I.-E. von einem Reingift, das nur aus Toxinmolekülen besteht, also frei von Toxoiden ist, 200 tödtliche Dosen neutralisiren müsste. Ich gestehe gern zu, dass ich einen absoluten Beweis für diese Anschauung damals nicht erbracht habe. Es war daher mein erstes Bestreben, bei der Fortsetzung meiner Untersuchungen über die Richtigkeit der Zahl 200 sicheren Aufschluss zu erhalten, und zwar zunächst durch die Analyse einer grösseren Zahl von Giften, in der Hoffnung, vielleicht doch einmal ein ideales Reingift aufzufinden. Schon früher habe ich erwähnt, dass das optimale bisher erhaltene Resultat, das wir Madsen verdanken, nur einem Reinheitsgrad von $4/5$ entsprach, indem in L† 160 D. L. enthalten waren. Aber es gelang mir doch noch auf dem Wege der Absättigung, Gifte zu finden, die der von mir aufgestellten Forderung wenigstens partiell genügten. Dies war z. B. bei meinem Gifte No. 2 (s. Spectrum Fig. 2) der Fall, das in der L_0-Dosis 84 D. L. enthielt. Das erste Drittel des Spectrums wurde von einer nicht ganz reinen Hemitoxinzone eingenommen, d. h. jede zugefügte B. E. $\left(\frac{1}{200}\text{ I. E.}\right)$ verringerte die Toxicität um etwa ½ D. L. Dagegen nahm in der nächsten Zone, die sich von 72 bis 115 erstreckte, jede B. E. genau 1 D. L. weg. Ich lasse das Spectrum hier folgen (Figur 2), das deutlich die Zonen des Hemitoxins, Reintoxins, Tritotoxoids und Toxons zeigt.

Figur 2.

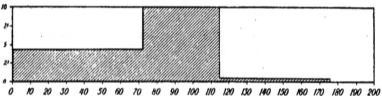

Auch Madsen hat ein Gift C untersucht, dessen Constitution dadurch interessant. ist, dass sich Prototoxoid und Reintoxin scharf von einander absetzen. Die Reintoxinzone erstreckte sich von 50 bis 100 des Spectrums, in der von Madsen untersuchten Phase, dürfte aber vor der Tritotoxoidbildung wohl bis 150 sich erstreckt haben.

Es ergiebt sich also aus diesen Befunden, dass es möglich geworden ist, für gewisse Theile des Spectrums, die aber nicht am Anfang, sondern in der Mitte[1]) liegen, den Nachweis zu erbringen, dass in diesen Zonen $\frac{1}{200}$. I. E. genau eine D. L. bindet, was in hohem Maasse dafür spricht, dass meine Annahme der Zahl 200 durchaus zu Recht besteht. In diesen Reintoxin-

---

1) Bei der Ammoniak-Borsäurecurve und der Tetanolysincurve liegt das maximale Bindungsvermögen immer in den allerersten Theilen der Curve.

zonen kommen ausschliesslich Toxinmoleküle, keine Toxoide zur Neutralisation.

So selten man nun in gelagerten Giften Zonen von Reintoxin findet, so häufig, ja constant enthalten die älteren Gifte Theile, in denen $\frac{1}{200}$ I. E. genau $\frac{1}{2}$ D. L. neutralisirt. Offenbar müssen bei derartigem Verhalten stets gleiche Mengen Toxin und Toxoid zur Absättigung gelangen, und ich habe ein derart verändertes Gift daher als Hemitoxin bezeichnet. Den Vorgang dieser Giftveränderung giebt folgendes Schema wieder:

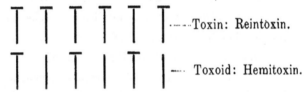

......Toxin: Reintoxin.

.... Toxoid: Hemitoxin.

Dass in der Hemitoxinzone die Avidität von Toxin und Toxoid zum Antitoxin dieselbe sein muss, bedarf keiner Erörterung.

Der ganze Vorgang der Toxoidbildung verläuft, wie man sich aus den Anfangszonen geeigneter Spectra überzeugen kann (cf. Fig. 3), in zwei Phasen, indem zunächst das Reintoxin in Hemitoxin, dann aber in einem 2. Stadium und vornehmlich im Vordergebiet des Spectrums das Hemitoxin in reines Toxoid übergeht, wie es folgendes Schema andeutet:

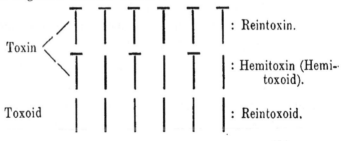

Toxin : Reintoxin.

: Hemitoxin (Hemi-toxoid).

Toxoid : Reintoxoid.

Diese Skizzirung der Giftzersetzung . ist, wie .ich besonders
hervorheben möchte, nicht hypothetisch, sondern einfach der Ausdruck der beobachteten Erscheinungen. Der regelmässige Verlauf
in zwei Phasen deutet direct darauf hin, dass die einzelnen Toxin-
arten keine einheitlichen Substanzen darstellen, sondern aus zwei
Modificationen bestehen, die in gleichen Mengen in der Giftlösung
vorhanden sind und sich beim Zerfall ungleichmässig verhalten.
Die eine, labilere Modification, die man als α-Modification bezeichnen
kann, zerfällt rasch und verursacht dadurch das Hemitoxinstadium.
Die spätere Zerstörung der stabileren β-Modification führt zum
reinen Toxoid. Die zunächst etwas auffallende Erscheinung, dass
in der Diphtheriebouillon genau dieselben Mengen zweier Giftmodificationen entstehen, wird verständlich, wenn wir uns erinnern,
dass es von Emil Fischer sehr wahrscheinlich gemacht worden
ist, dass die wirksamen Gruppen der Fermente, die ja eine grosse
Aehnlichkeit mit dem toxophoren Complex besitzen, eine asymmetrische Beschaffenheit haben. Nehmen wir dementsprechend
einen asymmetrischen Bau der toxophoren Gruppe an, so hat es
nichts Auffälliges, wenn die Diphtheriebacillen gleichzeitig beide
asymmetrische Componenten produciren. Und auch, dass beide in
gleicher Menge gebildet werden, ist nicht überraschend, wenn wir
bedenken, dass die inactive Traubensäure aus gleichen Theilen
Rechts- und Linksweinsäure besteht. Wenn man optisch active
Verbindungen, von denen wir eine grosse Reihe künstlich erzeugen
können, in der Retorte herstellt, ist es überhaupt die ausnahmslose
Regel, dass immer genau gleich viel Moleküle der beiden entsprechenden Componenten durch die Reaction gebildet werden.

Seitdem Pasteur gezeigt hat, dass bei der Vergährung der
Traubensäure durch Schimmelpilze zuerst die Rechtsweinsäure zerstört wird, hat sich an sehr vielen Beispielen ein analoges Verhalten

erweisen lassen, indem mit Hülfe von Schimmel-, Spross- und Spaltpilzen aus einer racemischen Verbindung die eine optisch active Componente isolirt wurde. Es erklärt sich also nach diesen Vorgängen die Hemitoxinbildung in einfacher Weise[1]).

Es lässt sich nun leicht erweisen, dass bei der ersten Phase der Toxoidbildung, die zum Hemitoxin führt und damit überhaupt bei der gesammten Toxoidbildung keine Veränderung der Avidität stattfindet. Denn fände bei der Toxoidbildung eine Aviditätserhöhung statt, so könnte keine Hemitoxinzone entstehen, sondern es müsste einem Prototoxoidtheil wiederum eine Reintoxinzone folgen. Und umgekehrt müsste bei einer Aviditätsverminderung eine Reintoxinzone dem Toxoidtheil vorausgehen. Folgendes Schema wird diese Verhältnisse verdeutlichen:

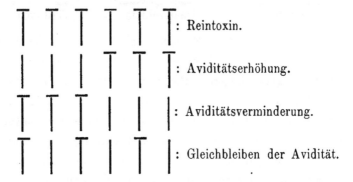

: Reintoxin.

: Aviditätserhöhung.

: Aviditätsverminderung.

: Gleichbleiben der Avidität.

Diese einfache Ueberlegung zeigt also, dass bei der Toxoidbildung eine Aviditätsänderung nicht stattfinden kann. Nun ist aber, wie wir bei dem oben analysirten Gift gesehen haben, das Prototoxoid thatsächlich erheblich avider das Tritotoxoid von geringerer Avidität, als das im Mittelgebiet des

---

1) Cf. E. Fischer, Bedeutung der Stereochemie für die Physiologie. Zeitschr. f. physiol. Chemie. Bd. 26.

Spectrums gelegene Toxin, resp. Hemitoxin. Wir gelangen also zu
dem Schluss, dass die Verschiedenheit nicht erst durch die Toxoidbildung erzeugt wird, sondern von vornherein in der Giftbouillon
besteht, indem der erste Toxintheil, der später in Prototoxoid
übergeht, an und für sich eine höhere Avidität zum Antitoxin hat
etc. Das Schema des Diphtheriegiftes würde also, wenn wir ganz
schematisch durch die Länge der Striche die Aviditätsgrösse ausdrücken, folgendes sein:

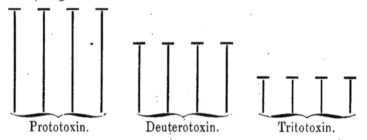

Prototoxin.   Deuterotoxin.   Tritotoxin.

Auch noch andere Momente haben mich von der Pluralität
der Gifte überzeugt. Ich meine in erster Linie das Verhalten der
Gifte bei längerem Lagern. Die frisch gewonnenen Gifte schwächen
sich bekanntlich sehr schnell ab, bis ein Termin erreicht ist, von
dem ab die Prüfungsconstanten, insbesondere L†, unverändert
bleiben. Gerade bei der amtlichen Diphtherieserumprüfung, bei
welcher solche „ausgereifte" Gifte zur Verwendung kommen, haben
wir reichlich Gelegenheit, uns von dem Constantbleiben zu überzeugen.

Ein solches Constantwerden liesse sich vielleicht vom physikalisch-chemischen Standpunkt aus auf Gleichgewichtszustände
zwischen Toxin und Toxoid zurückführen. Solche Gleichgewichtszustände finden sich nur bei reversiblen Processen, d. h. bei
solchen chemischen Vorgängen, die auch im entgegengesetzten Sinne
verlaufen können. Nun ist aber die Toxoidbildung kein reversibler

Vorgang; denn noch nie hat jemand auch nur die Andeutung davon gefunden, dass ein Toxoid in Toxin übergehen könnte. Es spricht auch gegen einen Gleichgewichtszustand, dass man durch künstliche Einwirkungen — Erwärmung, Chemikalien — jedes beliebige Verhältniss von Toxin und Toxoid herstellen kann. Da also die Möglichkeit ausgeschlossen ist, bleibt nur noch die andere Erklärung übrig, dass eben verschiedene Toxine vorhanden sind von denen die einen resistenter sind, die anderen weniger resistent.

Ich bin hiermit insofern an einem gewissen Abschluss angelangt, als ich die Gründe, die mich zur Annahme von praeformirten Giftvarietäten gezwungen haben, ausführlich erörtert habe. Meine Versuche lassen absolut nicht die Annahme zu, dass die von mir beim Diphtheriegift beobachteten Erscheinungen nur der Ausdruck einer schwachen Avidität bei der Vereinigung von Diphtherietoxin und Antitoxin seien. Ich habe bewiesen, dass die beobachteten Abweichungen nur durch Beimengungen von Toxoiden verschiedener Avidität bedingt sein können und habe dann wahrscheinlich gemacht, dass diese verschiedenen Aviditätszustände nicht erst bei der Toxoidbildung entstehen, sondern im Toxin praeformirt sind. Ausdrücklich möchte ich aber hervorheben, dass die hier fixirten Gesichtspunkte keine generelle Bedeutung für die Beziehung Toxin-Antitoxin überhaupt haben, sondern sich nur auf Diphtherietoxin und -Antitoxin beziehen. Dass in anderen Fällen, wo die beiden Componenten von sehr schwacher Avidität sind, die Absättigungsphänomene anders verlaufen, zeigen die wichtigen Untersuchungen von Arrhenius und Madsen über Tetanolysin, welche die Fehlerquellen, die sich aus der Nichtberücksichtigung der Dissociation bei der Deutung des Sättigungsvorgangs ergeben, klarlegen.

Es war ein langer und mühevoller Weg des Experiments, der mich zu diesen Resultaten geführt hat. Ich kann versichern, dass die zu Grunde liegenden Versuche von mir und meinen Mitarbeitern, insbesondere Geh.-Rath Dönitz und Dr. Morgenroth, mit der grössten Exactheit ausgeführt sind und glaube behaupten zu dürfen, dass auf medicinischem Gebiet nur wenig Untersuchungen existiren, die an einem so reichlichen Material und mit so grosser Praecision durchgeführt sind.

II. Ueber Toxone.

Bisher haben wir uns ausschliesslich mit den eigentlichen Toxin-Antheilen des Diphtheriegiftes beschäftigt, dabei aber ein anderes constantes Secretionsproduct der Diphtheriebacillen, die Toxone, unberücksichtigt gelassen. Bestimmt man bei einem Diphtheriegift die beiden Grenzwerthe L_0 und $L\dagger$, so müsste man unter der Annahme der Einheitlichkeit des Giftes erwarten, dass die Differenz: $L\dagger - L_0 = D$, genau einer tödtlichen Dose entspricht. Wenn z. B. L_0 a D. L. enthält, so werden diese nach unserer De-finition des L_0-Werthes durch 1 J. E. abgesättigt; zur Ueberfüh-rung des neutralen L_0-Gemisches in das $L\dagger$-Gemisch müsste der Voraussetzung der starken Avidität der beiden Componenten also das Zufügen einer D. L. genügen, d. h. $L\dagger$ müsste $= (a + 1)$ D. L. enthalten, die Differenz $D = 1$ sein. Thatsächlich hat sich aber gezeigt, dass mit Ausnahme eines einzigen von mir unter-suchten Giftes die Differenz von $L\dagger$ und L_0 weit grösser ist. Der D.-Werth schwankte bei den in meiner ersten Mittheilung be-schriebenen Giften von 5 bis 50 D. L. Anfänglich, als ich noch auf dem Boden der unitarischen Auffassung stand, hatte ich dies Resultat dahin gedeutet, dass es sich um ein Derivat des Toxins von minimaler Giftigkeit handelte, das weniger avide wäre als das

Toxin, und das ich deshalb als „Epitoxoid" bezeichnete. In meiner zweiten Arbeit „Ueber die Constitution des Diphtheriegiftes" bin ich aber von dieser Annahme zurückgekommen, und habe aus bald zu erörternden Gründen angenommen, dass es sich um ein primäres Secretionsproduct der Diphtheriebacillen handle, das ich „Toxon" bezeichnet habe. Das Toxon besitzt dieselbe haptophore Gruppe wie das Toxin, aber eine geringere Avidität dem Antitoxin gegenüber. Der Hauptunterschied liegt in der toxophoren Gruppe, indem das Toxon selbst in grossen Dosen nicht den Tod herbeiführt, sondern Lähmungen bedingt, die erst nach langer Incubation, nach 14 Tagen und später, eintreten[1]).

Arrhenius und Madsen haben besonders die Existenz der Toxone angezweifelt, Sie wollen gerade die langgezogenen Toxonzonen als den Ausdruck der unvollständigen Sättigung zwischen Toxin und Antitoxin ansehen, deren Neutralisation nach ihrer Ansicht ja nach dem Ammoniak-Borsäure-Typus verlaufen soll. Allein es liegen eine Reihe schwerwiegender Gründe gegen die Acceptirung dieser Anschauung vor.

Von vornherein war es ja natürlich die nächstliegende Annahme, dass das Toxonstadium auf Phänomene, wie sie Arrhenius und Madsen im Auge haben, zu beziehen ist. Dass zwischen $L\dagger$ und L_0 eine so grosse Amplitude besteht, war schon anderen Autoren aufgefallen, und Knorr hatte diese Erscheinungen unter dem Namen des ungesättigten Giftrestes subsumirt. Aber die Annahme, dass es sich hierbei um den Ausdruck einer unvollständigen Absättigung handele, wurde durch die Analyse eines Falles, auf

---

1) Uebrigens scheinen Nebengifte mit langer Incubation nicht auf die Diphtheriebacillen beschränkt zu sein. Nach den Beobachtungen Sclavo's an mit Milzbrand inficirten Thieren ist es sehr wahrscheinlich, dass auch der Milzbrandbacillus toxonartig wirkende Gifte producirt.

den ich im Laufe meiner Untersuchungen stiess, hinfällig. Es handelt sich um das Gift No. 10 (Werthbestimmung), dessen L_0- und $L\dagger$-Werth sehr nahe an einander lagen, indem L_0 27,5, $L\dagger$ 29,2 D. L. enthielt; also war D. = 1,7 D. L., näherte sich mithin dem bei einer Einheitlichkeit des Diphtheriegiftes zu fordernden Werthe erheblich.

Dass dieser Werth 1,7 noch einer Correction nach unten hin bedarf, ergiebt sich aus Folgendem: Meine frühere Voraussetzung der Berechnung der Zahl 1,7, dass Toxine und Toxoide gleichartig gemischt seien, ist durch die curvenmässige Darstellung der Giftabsättigung überholt und die allgemeine Erfahrung hat gelehrt, dass derartig abgeschwächte Gifte in der Regel aus einer kleinen Hemitoxinzone und einer mehr oder weniger ausgeprägten Tritotoxin-Toxoidzone bestehen, in welcher meist auf 9 Toxoidäquivalente 1 Toxinäquivalent fällt. Ich habe Tritotoxin-Toxoidzonen von $^1/_{10}$ Toxingehalt mehrfach beobachtet und auch Madsen hat ein solches Gift beschrieben. Die Tritotoxoidzone ist aber, wie wohl aus unseren obigen Berechnungen erinnerlich; allein ausschlaggebend für die theoretische Ueberführung von L_0 in $L\dagger$. Nehmen wir also an, dass unser Gift, wie sehr wahrscheinlich, einen Tritotoxin-Toxoid-Antheil vom Werthe $^1/_{10}$ gehabt hat, so zeigt eine einfache Berechnung, dass in demselben wohl überhaupt kein Toxon existirt hat. Die Tritotoxoidzone wird vielmehr bis an das Ende (200) des Spectrums herangereicht haben. Multipliciren wir nämlich unter der Annahme eines $^1/_{10}$ Tritotoxintoxoids L_0 mit $\frac{210}{200}$, so erhalten wir für $L\dagger$: 28,9 D. L., eine Zahl, die mit der experimentell ermittelten ($L\dagger$ = 29,2 D. L.) gut übereinstimmt.

Wir werden daher mit gutem Recht annehmen können, dass wir es mit einem toxonfreien oder Toxon nur in minimalen Spuren enthaltenden Gift zu thun gehabt haben.

Diese Thatsache ist schwer vereinbar mit der Theorie von Arrhenius und Madsen. Denn, wenn Toxin und Antitoxin wie Ammoniak und Borsäure sich neutralisirten, müsste bei allen Giften eine lange Zone unvollständiger Absättigung wahrzunehmen sein.

Für die selbständige Existenz der Toxone spricht weiterhin der Umstand, dass das Toxongebiet bei den verschiedenen Giften ausserordentlich schwankt. Bei einigen Giften beträgt es ungefähr $\frac{1}{5}$ des Toxintheils, bei anderen habe ich gleiche Mengen Toxon und Toxin beobachtet, während Dreyer und Madsen sogar jüngst ein Gift beschrieben haben, das dreimal so viel Toxon als Toxin enthielt. Die Toxonmenge kann also nach den bisherigen Erfahrungen, auf das Toxin berechnet, von 0 pCt. bis 300 pCt. variiren. Ich sehe füglich keine Möglichkeit, hier Absättigungsvorgänge, wie sie bei Ammoniak und Borsäure in Erscheinung treten, anzunehmen, da diese doch wenigstens eine gewisse Uebereinstimmung zeigen müssten.

Die Frage, ob das Toxon ein primäres bacilläres Secretionsproduct oder eine secundäre Modification des Toxins ist, war damit natürlich noch nicht entschieden. Aber schliesslich gab mir die entwickelungsgeschichtliche Untersuchung eines Giftes auch hierüber vollkommenen Aufschluss. Es handelt sich um das schon früher analysirte Gift V (Constitution, Deutsche med. Woch. 1898). Dieses Gift hatte, wie erinnerlich, in der 2. Phase folgende Grenzwerthe:

$$L_0 = 0,125; \quad L\dagger = 0,26;$$
$$D. L. = 0,003.$$

Herr Geheimrath Dönitz hat dann im Laufe von 3 Wochen an einem sehr gleichmässigen Thiermaterial continuirliche Bestimmungen von L_0 und $L\dagger$ ausgeführt. Ich lasse das Versuchsprotokoll hier in extenso folgen, weil es gleichzeitig die Präcision der Untersuchungsmethoden zeigt (s. S. 716):

Wir sehen aus dieser Uebersicht, dass L_0 im Laufe von drei Wochen von 0,15 auf 0,20 gestiegen ist, in der nächsten Zeit folgte noch eine unbedeutende Erhöhung auf 0,21; dann aber blieb L_0 constant. Die $L\dagger$-Dose (0,26) hatte während dieser Zeit keine Aenderung erfahren, indem am 16. Juli eine Mischung von

Bestimmung der L_0-Dosis.

Meerschweinchen erhalten

| Gift-menge | 1 I. E + wechselnde Mengen Gift | | | | | | |
| | Juni | | | Juli | | | |
ccm	21.	25.	29.	1.	4.	6.	10.
0,125	—	0	—	—	—	—	—
0,1275	Spürchen	fast 0	—	—	—	—	—
0,13	—	—	—	—	—	—	—
0,14	—	—	gering, aber deutlich	—	—	—	—
0,15	—	—	—	glatt	—		
0,16	—	—	—	gering, doch deutlich	—	—	—
0,17	—	—	—	—	wenig	gering	—
0,18	—	—	—	—	wenig	gering	—
0,19	—	—	—	—	mehr	gering, etwas Oedem	—
0,2	—	—	—	—	—	stärker. Oedem	fast glatt
0,215	—	—	—	—	—	stärker. Oedem	etwas Oedem
0,23	—	—	—	—	—	—	starkes Oedem

„Spürchen", „gering" etc. bezeichnet den Grad der Infiltration.

0,25 Gift + 1 J. E. am 5. Tage, von. 0,275 + 1 J. E. am
3. Tage tödtete. L†, das nach unserer Definition am 5. Tage tödtlich wirkende Gemisch, lag also in der Mitte, etwas über 0,26,
was dem anfangs ermittelten Werthe entspricht. Wir resumiren
also, dass im Laufe dieses Stadiums des Giftlagerns L† constant
geblieben ist, L_0 aber erheblich grösser (von 0,125 auf 0,21) geworden ist.

Die Erklärung diesnr Erscheinung ist sehr einfach. Das
Toxingebiet ist, wie das Constanstbleiben von L† ohne Weiteres

.zeigt, in seiner Endzone absolut unverändert geblieben. Dagegen
.sind im Toxongebiét, das ja durch die Differenz von $L\dagger - L_0$ .ausge-
drückt wird, . von 100 Toxonäquivalenten 80 anscheinend . verschwunden. Durch diese Feststellung ist die eine Möglichkeit der
Umwandlung von Toxin in Toxon ohne Weiteres eliminirt. Denn,
wenn diese Annahme zu Recht bestände, hätte. man erwarten
müssen, das beim Lagern der Bouillon das Toxingebiet abnehmen,
das Toxongebiet grösser werden würde, während wir in diesem
Falle ein Gleichbleiben des Toxingebietes und eine Reduction des
Toxongebietes auf $1/5$ constatirt haben[1]).

Was aus dem verschwundenen Toxon geworden ist, kann man
a priori schwer sagen. Ich habe aber auf Grund später zu er-
wähnender Erfahrungen angenommen, dass es sich hier um ein
Analogon der Toxoidbildung handle, und daher von Toxonoidbil-
dung gesprochen, indem ich mir vorstelle, dass hierbei die toxophore Gruppe des Toxons eine Modification erfährt.

Ein weiterer fundamenteller Unterschied, der m. E. absolut
für die Verschiedenheit von Toxin und Toxon spricht, besteht in
der durchaus verschiedenen Wirkung der beiden Bestandtheile.
Das Diphtherietoxin wirkt bekanntlich in der Weise, dass die
Thiere unter den Erscheinungen von Hydrothorax, Ascites, Neben-
nierenröthung, Nekrose der Haut zu Grunde gehen. Etwas geringere Dosen tödten Meerschweinchen im Laufe von 6—7 Tagen
unter Verschorfung und ausgedehnter Nekrosenbildung. Noch

---

1) Es spricht auch der Ablauf der ganzen Zersetzung, bei dem wir von
Tag zu Tag zunehmende Toxonabschwächung beobachten konnten, gegen die
an und für sich wenig wahrscheinliche Möglichkeit, dass etwa die verschiedene
Zusammensetzung der Bouillon bedingen könnte, dass die Zahl der Toxone bei
den einzelnen Giften so mannigfach variirt. In dem hier beschriebenen Gifte
ist in derselben Bouillon die Zersetzung in so kurzer Zeit vorgegangen, dass
tiefgreifende Veränderungen der Bouillon ausgeschlossen erscheinen.

kleinere Dosen, $1/2$, $1/4$, $1/6$, $1/8$ D. L. rufen nicht mehr den Tod
hervor, aber sie bedingen constant Nekrosen, die von einer ausgedehnten Zone totalen Haarausfalls umgeben sind. Bei erheblichen
Bruchtheilen der tödtlichen Dosis ist constant eine Abmagerung
der Thiere zu bemerken. Im Gegensatz dazu tödtet das Toxon,
d. h. Serum-Giftgemische, in denen nur der Toxintheil vollkommen
abgesättigt ist, auch in sehr hohen Dosen Thiere nie acut. Die
entzündungserregenden Eigenschaften können bei kleinen Dosen
ganz fehlen, und sind bei grösseren nur in sehr abgeschwächtem
Maasse vorhanden. Die Oedeme schwinden im Laufe von wenigen
Tagen vollständig, Nekrosen bleiben aus, und Haarausfall ist, wenn
überhaupt, so nur in Form einer partiellen Enthaarung zu beobachten. Charakteristisch sind dagegen die Lähmungserscheinungen,
die je nach der Dosis zwischen 14. und 28. Tage, gewöhnlich in
der 3. Woche eintreten. Bei den Thieren fehlt oft jede Spur localer Reaction, sie behalten ihr Körpergewicht bei, und werden
dann plötzlich von Lähmungen befallen, denen sie in wenigen
Tagen erliegen können. Einen solchen Befund habe ich aber niemals bei mit reinem Diphtheriegift geimpften Thieren beobachtet.
Wenn ab und zu einmal ein Meerschweinchen, das nur einen meist
nicht unerheblichen Bruchtheil der D. A. erhalten hatte, schliesslich Lähmungserscheinungen aufwies, so war es stets Träger einer
ausgedehnten Nekrose, war gewöhnlich von Anfang an durch die
Giftinjection sehr krank und hatte erheblichen Gewichtsverlust erlitten. Es waren dies offenbar Thiere, die bei dem relativ geringen
Toxongehalt der von mir untersuchten Gifte dem Toxon gegenüber
übermässig empfindlich waren.

Die qualitative Differenzirung von Toxin und Toxon ist auch
Dreyer u. Madsen in folgender Weise gelungen. Sie beobachteten, dass Mischungen von einem Diphtheriegift und Antitoxin, die

nahe an der Grenze der vollständigen Toxinabsättigung waren, in
kleinen Dosen nur Toxonwirkung ausübten, wurde aber die Mischung
auf das Zehnfache vergrössert, so trat der Tod durch Toxin ein.
Es erklärt sich dies in einfachster Weise dadurch, dass die Toxonermittelung mit Hülfe einer I.-E. natürlich nie absolut genau sein
kann, indem kleine residuale Toxinmengen, z. B. $^1/_{10}$ D. L. sich
der Beobachtung entziehen können. Injicirt man aber, wie dies
Dreyer u. Madsen gemacht haben, ein hinreichendes Multiplum,
etwa das Zehnfache dieser Mischung, so sind nun in dem Gemisch
$\frac{10}{10}$ D. L. frei enthalten. Vermehrten nun Dreyer u. Madsen die
Antitoxinmenge etwas, so konnten sie auch bei dem zehnfachen
Multiplum nur Toxonwirkung constatiren, da jetzt eben der Toxintheil vollständig neutralisirt war und nur Toxone übrig blieben.

Dreyer u. Madsen[1]) haben nun dasselbe Gift einer eingehenden Untersuchung an Kaninchen unterzogen und hierbei folgendes gefunden: Mischt man 0,6 Gift mit einer I.-E., so ist
dieses Gemisch, welches für Meerschweinchen die L_0-Dosis darstellt, für Kaninchen noch stark giftig. Will man diese Giftdosis
für Kaninchen vollkommen unschädlich machen, so muss man
mehr Antitoxin, und zwar 240/200 I.-E. hinzufügen. Wichtig sind
auch die Angaben über das Verhalten von Mischungen, die zwischen
diesen Grenzdosen liegen. Ein Gemisch von 0,6 ccm Gift +
210/200 I.-E. ruft bei Kaninchen nach 16 tägiger Incubation unter
Lähmungserscheinungen den am 22. Tage erfolgenden Tod hervor.
Sogar eine Mischung von 232/200 I.-E. bewirkte, mit derselben
Giftmenge versetzt, noch eine am 16. Tage eintretende und mehrere
Wochen andauernde Lähmung. Ich muss bei diesem wichtigen

1) Cf. auch meinen Aufsatz in Münch. med. Wochenschr. 1903. No. 33/34.

Verhalten etwas länger verweilen, weil es von grosser Bedeutung
für die Auffassung der Giftverschiedenheit ist. Solche überneutralisirte Dosen, die, wie das Gemisch 232/200 einen nicht unerheblichen Antitoxin-Ueberschuss besitzen, sind natürlich nach Definition
der L_0-Dosis für Meerschweinchen. absolut unschädlich und können
in beliebigen Mengen, injicirt werden; sie verleihen sogar Dank
dem überschüssigen Antitoxin dem Thiere passive Immunität und
schützen es, in geeigneten Dosen injicirt, vor Diphtheriegift und
Diphtheriebacillen. Wenn aber solche Mischungen noch für Kaninchen giftig sind, so besteht eben nur die eine Möglichkeit, dass
in dem betreffenden Diphtheriegift eine Substanz vorhanden sein
muss, die ungiftig ist für Meerschweinchen, aber noch auf Kaninchen giftig wirkt, mein Toxonoid[1]).

.. Was das Verhalten von partiell abgesättigter Mischung anbetrifft, so geht aus den Ermittelungen der beiden Autoren hervor,
dass Gemenge, die auf Meerschweinchen nur Toxonwirkung ausüben, bei Kaninchen den Tod unter Erscheinungen einer Diphtherie-
vergiftung hervorrufen. Ich glaube, dass man die geschilderten
Erscheinungen in einer den thatsächlichen Verhältnissen entsprechenden Weise am besten durch die Annahme erklären kann,
dass wir mindestens drei Giftvarietäten unterscheiden, nnd zwar
von verschiedener Avidität und verschiedener Wirksamkeit.

---

1) Ich habe schon im Anfange meiner Untersuchungen ganz ähnliche
Beobachtungen gemacht. Meine damaligen, nicht publicirten, aber sehr ausgedehnten Untersuchungen zeigten mir, dass diese Eigenschaft nicht allen
Diphtheriegiften zukommt, indem ich auch Toxine gefunden habe, bei denen
die L_0-dosis genau die gleiche war bei Kaninchen und Meerschweinchen. Es
widerlegt auch diese Thatsache die Annahme, als ob das beschriebene Phänomen etwa auf einen unvollständigen Absättigungsvorgang, wie ihn Arrhenius und Madsen bei der Bindung von Borsäure und Ammoniak und von
der von Tetanolysin erwiesen haben, zurückzuführen ist. Man müsste dann
erwarten, dass das Phänomen bei allen Diphtheriegiften in gleicher Weise vorhanden wäre, was eben nicht der Fall ist.

1. Das höchst avide Toxin, acut tödtlich für Kaninchen und Meerschweinchen; für erstere erheblich toxischer.

2. Toxon, Kaninchen acut, Meerschweinchen unter Lähmung tödtend.

3. Toxonoide, bei Kaninchen Lähmung erzeugend, für Meerschweinchen unschädlich.

Die Thatsache, dass alle drei Gifte auf Kaninchen stärker, wirken, als auf Meerschweinchen, erklärt sich eben aus der absolut höheren Empfindlichkeit dieser Thiere.

Wenn Dreyer und Madsen neuerdings ein Diphtheriegift beschreiben, bei dem Toxoidwirkungen schon bei Injection subletaler Dosen reiner Giftlösung nachweisbar waren, so ist dieses Verhalten nach den von den Autoren ermittelten Constanten dieser Giftlösung leicht verständlich. Denn während bei den untersuchten Giften 33 Toxonäquivalente auf 167 Toxinäquivalente kamen, das Verhältniss Toxon : Toxin also 1 : 5 entsprach, wies dieses Gift gerade das umgekehrte Verhalten auf, indem es 3 mal so viel Toxon als Toxin enthielt. Kein Wunder daher, dass bei dieser 15 fachen Toxonconcentration schon subletale Dosen reinen Giftes genügten, um Toxonwirkungen in Erscheinung treten zu lassen.

Bei der grossen theoretischen Bedeutung, die dem von Dreyer und Madsen beschriebenen Gift zukommt, möchte ich es doch nicht unterlassen, die Auffassung, die ich von seiner Constitution habe, hier kurz darzulegen. Die beiden Autoren haben das Gift in Form einer Curve dargestellt, die auf den ersten Blick einen etwas befremdenden Eindruck auf mich machte. Als ich aber die graphische Darstellung der Autoren an der Hand der zahlenmässigen Angaben in das Spectrum überführte, zeigte es eine ausserordentlich gute Uebereinstimmung mit den sonstigen bisher bekannten Diphtheriegiften; der einzige Unterschied liegt eben in dem besonders grossen Toxongehalt. Ich gebe hier das Spectrum, wie es der von den Autoren unmittelbar gewonnenen Curve entspricht, wieder. (Figur 3, Phase II.)

Wir sehen daraus, dass einem Hemitoxin im Vordergebiet ein nicht ganz vollständiges Reintoxin im Mittelgebiet und dann eine Tritotoxintoxoidzone folgt, an die sich der sehr lange Toxontheil anschliesst.

Demjenigen, der diese Verhältnisse übersieht, gewährt ein solches Spectrum aber nicht nur einen Einblick in die gegenwärtige Constitution des Giftes, sondern auch häufig die Gelegenheit, sich die vorhergehende Beschaffenheit der Giftbouillon zu reconstruiren. Auch in diesem Falle war dies durch mehrere Angaben der Autoren über frühere und spätere Stadien möglich. Nach diesen Zahlen möchte ich annehmen, dass das Gift in der 1. Phase im Vordergebiet ein Reintoxin enthalten hat, welches in der 2. von Dreyer und Madsen untersuchten Periode in Hemitoxin übergegangen war und in der 3. Phase wohl in reines Prototoxoid übergehen dürfte. Eine 4. Phase würde dann die Umwandlung der Reintoxinzone obigen Spectrums in Hemitoxin aufweisen, und das Gift würde damit auf den Standpunkt gelangt sein, den wir so häufig zu beobachten Gelegenheit haben. Ich lasse nun die Spectren, die diese Vorgänge zeigen sollen, folgen. (Figur 3.)

Ich führe nun die Zahlen an, welche Madsen und Dreyer gewonnen haben, indem sie von der doppelten L_0-Dosis (0,1 ccm Gift) ausgingen. Für die erste Phase ergiebt sich aus der Angabe, nach der 0,0015 die Dosis letalis darstellte, dass 66 D. L. in 0,1 ccm Gift enthalten sind. Die Berechnung aus dem Schema ergiebt 65 D. L..

·. Die zweite Phase stimmt · natürlich mit den Angaben der Autoren überein, nach denen ja das Spectrum dargestellt ist.

Fig. 3.

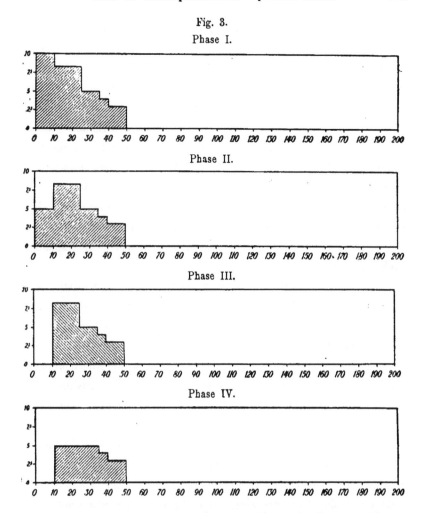

Phase I.

Phase II.

Phase III.

Phase IV.

In der dritten Phase ist die Ausbildung der Prototoxoidzone aus der früheren Hemitoxinzone aus einem zweiten (mit normalem Pferdeantitoxin angestellten) Absättigungsversuch direkt ersichtlich.

Bei Phase IV war die tödtliche Dosis auf 0,0027 gestiegen, entsprechend einem Gehalt von 37 D. L. in 0,1 ccm. Die Be-

P. Ehrlich,

rechnung aus meinem Schema führt zur Zahl 35, ist also nur um
2 D. L. kleiner, als dem Endstadium entsprechen würde, das
vielleicht noch nicht vollständig, aber annähernd erreicht war.
Wahrscheinlich würde, falls die Untersuchung nur etwas später vorgenommen worden wäre, sich der Werth 35 genau vorgefunden haben.

Die von mir aus der Reconstruction gewonnenen Zahlen stehen
in so guter Uebereinstimmung mit den experimentell gewonnenen
Zahlen der Autoren, dass wohl ein Zweifel an der Richtigkeit
meiner Annahme über die Giftconstitution und den Vorgang der
Giftveränderung kaum möglich ist. Damit ist bewiesen, dass das
Toxingebiet auch bei diesem Gifte sich in seinen Umbildungen
genau so verhielt, wie bei den sonstigen bisher untersuchten
Diphtheriegiften.

Ich glaube, dass aus meinen Darlegungen ersichtlich sein
dürfte, dass mein Vorgehen bei den Diphtheriestudien ein durchaus vorsichtiges gewesen ist, und dass die erhobenen Einwände auf
meine Resultate nicht zutreffen. Ich muss daher nach wie vor auf
meinem Standpunkt verharren und möchte meine Anschauungen
über das Diphtheriegift nochmals folgendermaassen präcisiren:

1. Der Diphtheriebacillus erzeugt verschiedene Arten von
Giften, insbesondere Toxine und Toxone.

2. Die Avidität des Diphtherietoxins zum Antitoxin ist eine hohe.

3. Die Abweichungen von der graden Linie, wie sie bei der
graphischen Darstellung der Giftabsättigung zu Tage treten, sind
nicht durch die Annahme eines einheitlichen Giftes von schwacher
Affinität zu erklären. Sie sind vielmehr der Ausdruck der Thatsache, dass in der Giftbouillon Beimengungen verschiedenartiger
Substanzen von Toxoidcharakter enthalten sind.

4. Die verschiedene Avidität der Toxoide ist nicht dadurch zu
erklären, dass ein einheitliches Toxin bei der Toxoidbildung eine

Aviditätsveränderung im positiven und negativen Sinne erfährt, sondern weist darauf hin, dass in der Giftlösung verschiedene Toxine von verschiedener Avidität präformirt sind.

5. Eine Veränderung der haptophoren Gruppe findet bei der Toxoidbildung nicht statt.

6. Die absolute Zahl der in der Immunitätseinheit resp. in der L_0-Giftdose enthaltenen Bindungseinheiten beträgt 200[1]).

Ich bin am Ende meiner Erörterungen. Wenn das Zusammentreffen zweier Richtungen von so besonderer Eigenart, wie sie die mathematisch-physikalische und biologische Betrachtungsweise darstellen, in seiner ersten Phase nicht ohne eine gewisse Interferenz verlaufen ist, so wird das nicht Wunder nehmen können. Das natürliche Bestreben der physikalischen Chemie muss es sein, zum

---

1) Bordet hat in jüngster Zeit die Toxonphänomene durch die Annahme zu erklären versucht, dass das Toxinmolekül Antitoxin in variablen Proportionen binden könnte. Man müsste dementsprechend also mehrere haptophore Gruppen im Toxinmolekül annehmen, deren vollständige Besetzung die Entgiftung, deren vollständige Absättigung aber nur eine Verminderung der Giftigkeit verursachen würde. Antitoxinmengen, die das Toxin nicht vollständig absättigten, sollten es in der Weise abschwächen, dass es nun andersartig wirkte. Es ist auffallend, dass ein so hervorragender Eperimentator wie Bordet sich nicht durch den Versuch von der Richtigkeit dieser Hypothese zu überzeugen versucht hat. Er hätte dann gefunden, dass die Thatsachen eben unvereinbar mit einer solchen Annahme sind. Wir haben ja eingehend erörtert, dass die Toxonwirkungen nichts weniger als übereinstimmend auftreten und auf die grosse Breite der quantitativen Schwankungen (0—300) hingewiesen. Man müsste dann, wenn man Bordet folgen will, wiederum eine ungeheure Mannigfaltigkeit der haptophoren Gruppen der Toxinmoleküle annehmen und gelangte zu einer Hypothese, die weit complicirter wäre, als meine einfach den experimentellen Befunden Rechnung tragenden Anschauungen. Wenn Bordet zur Stütze seiner Auffassung sich auf Versuche mit Complement-Anticomplement bezieht, so muss ich bemerken, dass es sich hierbei um zu complicirte Verhältnisse handelt, als dass es erlaubt wäre, aus ihnen Rückschlüsse auf die weit einfacheren Beziehungen zwischen Toxin und Antitoxin zu ziehen.

Zwecke der Berechnung möglichst wenig Factoren einzuführen, während die biologische Analyse stets der wunderbaren Mannigfaltigkeit der organischen Materie gerecht zu werden versucht. Ich glaube und hoffe aber bestimmt, dass die Vereinigung der beiden Richtungen sehr gut möglich und erspriesslich sein wird. Der Biologe wird sich eben begnügen müssen, der Oekonomie des mathematischen Denkens so weit nachzugeben, dass die Zahl der Voraussetzungen auf das zulässige Minimum beschränkt wird, während andererseits der rechnende physikalische Chemiker der Nothwendigkeit nicht wird entgehen können, diese minimale, sich experimentell ergebende Vielheit zu beachten. Natürlich wird die Aufgabe dadurch ausserordentlich erschwert sein, so dass die Aussieht auf Erfolg davon abhängt, dass erste Autoritäten der physikalisch-chemischen Forschung mit den besten biologisch geschulten Kräften Hand in Hand gehen. In diesem Sinne halte ich es nach wie vor für einen grossen Gewinn, dass ein so hervorragender Führer, wie Svante Arrhenius, ein lebhaftes Interesse an unserem Arbeitsgebiet genommen und sich mit meinem Freunde und Schüler Th. Madsen zu gemeinsamer Arbeit vereinigt hat.

Toxin und Antitoxin.[1)]

Entgegnung auf den neuesten Angriff Gruber's.

Von

Paul Ehrlich.

Es ist nicht leicht und nicht ungefährlich, auf Grund rein literarischer Studien auf einem der experimentellen Forschung zugänglichen Arbeitsfelde Kritik zu üben; wenn irgendwo aber, muss ein solches Vorgehen auf dem Toxingebiet verhängnissvoll werden, welches zu den schwierigsten Problemen der ganzen Immunitätslehre gehört. Nur wer jahrelange Beobachtungen und Erfahrungen gesammelt und sich vorurtheilsfrei der mühevollen Arbeit am Laboratoriumstische gewidmet hat, wird in der Lage sein, sich in dem Wirrwarr von richtigen und falschen Angaben, welche in der Literatur enthalten sind, einigermaassen zu orientiren und das dem Outsider schwer verständliche Material in richtiger Weise zu analysiren. Um so auffälliger ist es, dass Gruber[2)] gerade das Toxingebiet, das er ja nach seinem eigenen Zugeständnisse nur aus Literaturstudien kennt, als Hauptbasis seines Angriffes wählt.

---

1) Separatabdruck aus der Münch. med. Wochenschr. 1903. No. 33 u. 34.
2) M. Gruber und Cl. v. Pirquet: Toxin und Antitoxin. Münch. med. Wochenschr. 1903. No. 28/29.

Solchen Kritikern gegenüber befinde ich mich in der unangenehmen Situation eines Mannes, der mit Blinden über Farben discutiren soll; trotzdem kann ich mich der undankbaren Aufgabe nicht entziehen, wenigstens auf die Hauptpunkte der Gruber'schen Polemik einzugehen, da ich mir nicht verhehlen kann, dass der Angriff Gruber's, welcher auf nicht fachmännisch vorgebildete Kreise berechnet ist, durch die Sicherheit und Schärfe, mit der er unternommen wurde, geeignet sein kann, in weiten Kreisen Verwirrung anzurichten.

Der erste principielle Irrthum, in dem sich Gruber befindet, liegt schon in der Auffassung, dass eine Widerlegung der von mir angenommenen Pluralität der Gifte ohne weiteres den Sturz der Seitenkettentheorie bedeute. Die Seitenkettentheorie geht aber ausschliesslich davon aus, dass die toxinartigen Gifte durch eine haptophore und eine toxophore Gruppe charakterisirt sind, von denen nur die erstere die Verankerung des Toxins besorgt und damit lediglich für die Entstehung der Antitoxine maassgebend ist. Diese Anschauung ist nur die Consequenz der Thatsache, dass bei längerem Stehen der Giftlösung Modificationen entstehen, die ich als Toxoide bezeichnet habe, und welche dadurch charakterisirt sind, dass die haptophore Gruppe erhalten bleibt, während die toxophore Gruppe je nach den Bedingungen eine partielle oder eine vollkommene Schädigung erfährt. Man kann gar nicht selten nachweisen, dass die Toxoidbildung quantitativ verläuft, indem das Bindungsvermögen der Giftbouillon trotz einer erheblichen Einbusse an Toxicität genau dasselbe geblieben ist wie vor der Abschwächung.

Gruber scheint diese Thatsache auf rechnerischem Wege zu bezweifeln, indem er sich ausschliesslich auf meine allererste Publikation, in der natürlich das Beweismaterial noch unvollständig war, bezieht. Es hätte der Billigkeit entsprochen, wenn Gruber lieber

die seither publicirten Arbeiten eingesehen hätte, da er dann ohne
weiteres sich davon hätte überzeugen können, dass diese meine Angabe
durchaus zu Recht besteht. Ich erwähne hier nur eines der von
mir beschriebenen Gifte[1]), bei dem die L†-dosis im Anfang 0,25 ccm,
die letale Dosis 0,0025 ccm betrug. Am Ende der Untersuchung
war L† auf 0,26 ccm, die letale Dosis aber auf 0,004 ccm gestiegen, die in der etwa gleich gebliebenen L†-Menge enthaltenen
tödtlichen Dosen also von 100 auf 65 reducirt. Weiterhin be-
schreibt Madsen[2]) ein Gift, in welchem das Neutralisationsvermögen im Laufe von 2 Jahren constant geblieben war, während
die Toxicität sich um die Hälfte, von 0,02 auf 0,04, vermindert
hatte. Ausserdem beschreiben Arrhenius und Madsen[3]) in ihrer
neuesten Arbeit die Toxoidmodification einer Tetanusgiftlösung, die
darin bestand, dass das Bindungsvermögen erhalten blieb, während
die Giftigkeit sich auf den 6. Theil erniedrigt hatte. Es beruht
also die Verdächtigung meiner quantitativen Angaben ausschliesslich auf einer Vernachlässigung des vorhandenen Thatsachenmate-
rials. Gruber sucht nun diese ihm etwas unbequeme Thatsache
der quantitativen Umbildung in folgender Weise zu deuten:

„Denken Sie sich $^9/_{10}$ der vorhandenen Toxinmoleküle in
Toxoide umgewandelt, so wird die Dosis letalis minima aufs
10 fache erhöht sein müssen, während der L_0-Werth unverändert geblieben ist; dies ist die Hypothese Ehrlich's. Würden
die $^9/_{10}$ Toxinmoleküle ihre Giftigkeit verloren haben, ohne dass
Antitoxin bindende Toxoide entstanden wären, so würde der

1) Deutsche med. Wochenschr. 1898. No. 38.
2) Annales de l'institut Pasteur T. 13, 1899.
3) S. Arrhenius und Th. Madsen, Physical chemistry applied to
toxins and antitoxins. Festskrift verd indxielsen af Statens Serum Institut.
Kopenhagen 1902. Deutsch in Zeitschr. f. physik. Chem. 1903.

L_0-Werth aufs · 10 fache steigen müssen. Wenn aber gleichzeitig mit dem Verluste von $^9/_{10}$ der Giftigkeit die Flüssigkeit
$^9/_{10}$ ihrer Reactionsgeschwindigkeit mit dem Antitoxin verlieren,
die Reactionsconstante um $^9/_{10}$ sich verkleinern würde, so würde
der L_0-Werth seine Grösse unverändert behaupten."

Gruber hätte besser gethan, lieber einige der an und für
sich so leichten Experimente selbst zu machen, als eine solch'
haltlose Annahme in die Welt zu schleudern. Es handelt sich
hier um Versuche, die überhaupt den Anfang der ganzen Prüfungstechnik bilden. Wenn ich im Jahre 1897 [1]) das Gesetz aufstellte,
dass die Vereinigung von Gift und Antikörper in concentrirten
Lösungen schneller verläuft als in verdünnten Lösungen, so war
das eben das Resultat derartiger Studien, die an Diphtherie- und
Tetanustoxin angestellt waren. Ich habe mich bei diesen Studien
überzeugt, dass die Verwandtschaft von Diphtherieantitoxin und
Diphtherietoxin eine weit höhere ist als die des Tetanusantitoxins
zum Tetanustoxin. Die Vereinigung von Diphtherietoxin und -anti-
toxin verläuft sehr schnell und kann man sicher sein, nach 5 bis
10 Minuten vollkommene Bindung zu haben. Ob es sich dabei
um frische, um toxoidarme oder toxoidreiche Gifte handelt, ist
ganz gleichgültig. Ich lasse hier einen Versuch folgen, den ich
jüngst angestellt habe, weil Danysz [2]) behauptete, dass die Neutralisationskraft des Diphtheriegiftes sich bei längerem Stehen
ändere.

Der Versuch wurde mit dem zur staatlichen Bewerthung
dienenden und daher sehr genau eingestellten Standardserum und
Standardgift angestellt. Die Mischung blieb $^1/_4$ Stunde und

---

1) Die Werthbemessung des Diphtherieheilserums. Jena 1897.
2) Annales de l'institut Pasteur 1902.

24 Stunden stehen und war, wie der Versuch zeigte, nicht die geringste Veränderung der Constante durch die Zeit eingetreten. Es muss also wohl bei den Versuchen von Danysz irgend ein Fehler unterlaufen sein. Jedenfalls kann von einer Aenderung der Reactionsgeschwindigkeit bei der Abnahme der Giftigkeit des Diphtherietoxins nicht die Rede sein.

Meerschweinchen I erhält 1 I.-E. Serum + 0,78 Gift (L†) 15 Minuten nach der Mischung: stirbt am 4. Tage.

Meerschweinchen II erhält dieselbe Lösung 24 Stunden nach der Mischung: stirbt am 4. Tage.

Meerschweinchen III: 0,8 Gift, sonst wie I: todt nach $3\frac{1}{2}$ Tagen.

Meerschweinchen IV: 0,8 Gift, sonst wie II: todt nach $3\frac{1}{2}$ Tagen.

Ganz unvereinbar mit der Annahme Grubers ist aber die von mir zuerst nachgewiesene und dann von Madsen und auch von Arrhenius bestätigte Thatsache, dass Prototoxoide vorkommen, d. h. Toxoide, die eine höhere Verwandtschaft zum Antitoxin haben als das Toxin selbst. Es tritt die Anwesenheit der Prototoxoide dadurch in sehr augenfälliger Weise zu Tage, dass man der Giftlösung eine bestimmte Menge Antitoxin zusetzen kann, ohne dass die Giftigkeit auch nur die geringste Einbusse erleidet.

Erwähnen muss ich fernerhin, dass ganz ähnliche Erscheinungen für eine grosse Reihe von anderen Substanzen festgestellt sind. Ich erinnere hier daran, dass das Ricin (Jacoby), das Abrin (Römer), das Staphylotoxin (Wechsberg-Neisser), das Kobragift (Myers, Flexner) Toxoidumwandlungen zeigen. Ferner ist von mir und Morgenroth nachgewiesen worden, dass auch bei Complementen eine Zerstörung des eigentlich wirksamen Theiles,

der zymotoxischen Gruppe, stattfindet, während die haptophore
Gruppe erhalten bleibt. Die Existenz der Complementoide ist von
mir und Sachs[1]) gegen Gruber, der sie als „in Serum schwim-
mende Wünsche" bezeichnet hatte, in scharfer Weise erwiesen worden.
Weiterhin erinnere ich, dass auch bei den Agglutininen und den
Coagulinen ganz ähnliche Vorgänge sich abspielen, indem die
haptophore Gruppe des Agglutinins resp. des Präcipitins erhalten
bleibt, während der agglutinophore Rest zerstört wird. Ueber diese
Erscheinung, die zuerst durch die aus dem Paltauf'schen Laboratorium stammende ausgezeichnete Arbeit von Volk und Eisenberg publicirt wurde, hat sich inzwischen eine grosse Literatur
entwickelt, so dass über die Existenz dieser Stoffe, welche gewöhnlich in der Form von Proagglutinoiden vorkommen, nicht der
geringste Zweifel bestehen kann. Eine neuere Arbeit von Korschun[2]) hat es wahrscheinlich gemacht, dass auch bei Fermenten,
speciell dem Labferment, ähnliches vorkommt. In allen den verschiedenen Fällen scheint es ein Gesetz zu sein, dass die wirklich
functionirende Gruppe weit labiler als die die Verankerung be-
sorgende haptophore Gruppe ist. Es scheint mir daher die Bildung solcher Modificationen eine der sicher bewiesensten Thatsachen
der theoretischen Medicin zu sein.

Es ist ganz unverständlich, wie Gruber glauben konnte, dass
die etwaige Widerlegung der von mir angenommenen Pluralität
der Gifte eine Widerlegung der ganzen Seitenkettentheorie in sich
schliesst[3]). Wie unrichtig ein solcher Schluss ist, geht schon am

---

1) s. S. 303.
2) Zeitschr. f. physiol. Chem. Bd. 37. 1903.
3) Arrhenius und Madsen (l. c.) haben in ihrer sehr interessanten
Arbeit die Frage angeregt, ob die von mir beschriebenen und auf eine Pluralität von Giften bezogenen Absättigungsphänomene auf einer Verschiedenheit

Besten aus der Thatsache hervor, dass ich selbst zur Zeit, als ich
die Theorie aufstellte, das Diphtherietoxin als ein einheitliches Gift
angesehen habe. Erst die späteren Studien haben dann die Ueberzeugung in mir wachgerufen, dass das Diphtheriegift keine einheitliche Substanz sei, sondern aus verschiedenen Varietäten: Proto-
Toxin, Deutero-Toxin, Trito-Toxin, Toxon besteht. Allen diesen
Giftmolekülen vindicire ich aber, wie aus meinen Arbeiten hervorgeht, die gleiche bindende Gruppe; sie unterscheiden sich nur durch
Verschiedenheit des toxophoren Complexes. Es wirken also in
diesem Sinne bei der Erzeugung von Diphtherieantitoxin alle die
geschilderten Varietäten genau in derselben Weise, und es ist der
Ausdruck einer bedauerlichen Verkennung der Thatsachen, wenn
Gruber meint, dass durch die Widerlegung der Pluralität der
Gifte „dem ganzen Spuk der Seitenkettentheorie in aller Stille ein
Ende bereitet sei".

Wie steht es nun aber mit den Beweisen, die Gruber gegen
die Pluralität der Gifte vorbringt? Ich habe diesen Theil der Angriffe Gruber's, die er schon bei seinem literarischen Vorstosse
ins Feld führte, damals ohne specielle Widerlegung gelassen, da
ich annahm, dass für Sachverständige das Unzulängliche seiner
Argumentation auf der Hand liege; aber da Gruber nun von

---

der Gifte beruhen, oder ob sie, wie ihnen wahrscheinlich, nur den Ausdruck
eines Neutralisationsvorgangs zwischen 2 schwach aviden Substanzen darstellen. Ich bemerke heute nur, dass sich meine eigenen Angaben auf das
Diphtherietoxin beziehen, welches zum Antitoxin eine weit höhere Verwandtschaft als das Tetanustoxin hat. Die Untersuchungen der beiden verehrten
Autoren haben eine Fehlerquelle, wie sie bei den Sättigungsversuchen sich
einschleichen können, in dankenswerther Weise klargelegt, aber ich glaube,
dass ihre Auffassung auf das von mir so genau untersuchte Diphtheriegift
nicht zutrifft. An anderer Stelle werde ich Gelegenheit nehmen, ausführlich
auf diese wichtige Frage einzugehen, und hoffe, den Nachweis zu erbringen,
dass der von mir vertretene Standpunkt durchaus zu Recht besteht.

Neuem. auf diese Sache zurückkommt, halte ich es für angezeigt, auf diese Frage zur Klarlegung des Sachverhaltes etwas ausführlicher einzugehen.

Es ist eine wohl bei der Mehrzahl der Gifte vorkommende Erscheinung, dass die Toxicität von der Thierspecies abhängig ist, derart, dass ein bestimmtes Gift für eine Thierart giftiger als für eine andere ist. Bei chemisch definirten Giften, Alkaloiden etc. ist dieses Verhalten. gewöhnlich ein constantes, so dass in den Lehrbüchern der Toxikologie die tödtlichen Dosen pro Kilogramm Körpergewicht der verschiedenen Thierspecies angegeben sind. Auch bei den Bacteriengiften schienen die Verhältnisse im Anfange ähnlich zu liegen, und es sind von hervorragenden Autoren solche Giftigkeitsscalen aufgestellt worden. Als man aber daran ging, verschieden gewonnene Giftlösungen derselben Bacterienart, z. B. die mit verschiedenen Culturen oder in verschiedenen Laboratorien gewonnenen Diphtherietoxine nach dieser Richtung zu untersuchen, zeigte es sich, dass im Gegensatze zu den Alkaloiden die Scala eine schwankende ist. So fand ich, dass ein bestimmtes Gift Meerschweinchen von 250 g in der Dosis von 0,00375—0,004, Kaninchen von 1800 g in der Dosis von 0,009 constant tödtete. Es entspricht das einem Verhältniss von 1 : 2,2—2,4. Bei einem andern Gifte betrug die Zahl 0,003 für Meerschweinchen, 0,004 für Kaninchen, entsprechend einem Verhältniss von 1 : 1,3. Es zeigt sich also, dass bei 2 verschiedenen Giften die Empfindlichkeit der Kaninchen etwa um das Doppelte schwankte.

Weit interessanter und instructiver sind aber die Verhältnisse beim Tetanusgift. Es bestand hier lange ein Streit zwischen v. Behring und Tizzoni. v. Behring hatte angegeben, dass das Tetanusgift auf Kaninchen etwa 150 mal schwächer als auf Mäuse wirkte, während Tizzoni angab, dass ein von ihm be-

reitetes Gift für Kaninchen etwa ebenso toxisch sei wie für Mäuse.
Beide Gifte differirten also in ihrer relativen Kaninchentoxicität
aufs erheblichste. Die Arbeiten von Behring's und Tizzoni's
haben nun mit Sicherheit ergeben, dass die beiderseitigen Gifte,
an Mäusen geprüft, sich vollkommen gleich verhalten, indem eine
bestimmte Giftmenge, sagen wir die auf Mäuse bezogene Gift-
einheit sowohl des v. Behring'schen als auch des Tizzoni'schen
Giftes von der gleichen Antitoxinmenge neutralisirt wird. Die
beiden Gifte erweisen sich also an Mäusen als gleichartig. Prüft
man sie aber an Kaninchen, so tritt die erwähnte colossale Differenz der Wirksamkeit hervor. Aus diesen Thatsachen ergiebt sich
ohne Weiteres, dass die beiden Gifte unmöglich identisch sein
können. Worin ist nun die Differenz zu suchen? Aus der Thatsache, dass die beiden Gifte von demselben Antitoxin neutralisirt
werden, und dass eines der Gifte immunisatorisch ein Antitoxin
erzeugt, welches auch auf das andere Gift wirkt, folgt ohne Weiteres, dass die haptophore Gruppe identisch sein muss. Es muss
dementsprechend sich um eine Verschiedenheit des toxophoren
Complexes handeln, indem das von Behring'sche Gift eine toxophore Gruppe enthält, welche stark auf Mäuse, wenig auf Kaninchen wirkt, während das Tizzoni'sche Gift einen auf beide
Thiere gleich wirkenden Giftrest enthält. Es wäre also hier ein
Unterschied, wie ich denselben zwischen dem Diphtherietoxin und
Toxon statuirt habe. Nun könnte man aber annehmen, dass die
Sache etwa so zu erklären wäre, dass Tizzoni eine ganz andere
Rasse von Bacterien in Händen gehabt habe, die ein ganz anderes
Gift secerniren, als die Marburger Cultur. Auch diese Annahme
ist nicht zutreffend. v. Behring constatirte, dass sein Tetanus-
gift, Kaninchen in grösseren Mengen injicirt, eine erhebliche Ab-
schwächung des Giftwerthes erfährt. Als er nun den Giftrest, wie

er in dem Serum der vergifteten Thiere enthalten war, auf seine
Eigenschaften prüfte, fand er, dass dieses Residualgift die Constanten des Tizzonischen Giftes besitzt. Es geht daraus hervor,
dass auch in dem v. Behring'schen Gift ein gewisser Antheil
der Tizzoni'schen Giftvariation enthalten war, und es muss also
die Marburger Cultur gleichzeitig 2 Giftvariationen erzeugt haben.
Quod erat demonstrandum. Durch Zusammenmischen der beiden
Gifte kann man natürlich neue Gifte erzeugen, die sich Mäusen
gegenüber gleichartig verhalten, an Kaninchen aber innerhalb der
definirten Grenzen jeden beliebigen relativen Giftwerth aufweisen.
Wenn man sich die Mühe nehmen würde, eine grössere Reihe von
originären Giften, wie sie aus verschiedenen Laboratorien stammen,
zu untersuchen, würde man wahrscheinlich entsprechende Unterschiede zwischen ihnen finden.

Wenn wir uns daran erinnern, dass die chemisch einheitlichen
Gifte in der Giftrelation verschiedenen Thieren gegenüber sich
gleichsinnig verhalten, wenn wir uns das eben geschilderte Verhalten des Tetanusgiftes ins Gedächtniss zurückrufen, so ist die
nächstliegende Annahme die, dass Bacteriengifte, welche bei verschiedener Provenienz ein Variiren der Giftrelation zeigen, nicht
einheitlicher Natur seien, sondern aus verschiedenen Componenten
bestehen. Es ist daher ein Zeichen sehr geringer Sachkenntniss,
wenn Gruber äussert: „Das Urtheil über Ehrlich's Bestrebungen
in dieser Richtung ist gesprochen, wenn wir durch v. Behring
erfahren, dass 2 Giftlösungen, die in der Volumeinheit genau
gleichviel + Ms enthalten, d. h. deren Volumeinheit gleichviel
Gramme Maus binnen 4 Tagen tödtet, durchaus verschiedene Gehalte an + Kaninchen, + Taube, + Ziege, + Pferd besitzen
können.“ Gerade Erscheinungen dieser Art sprechen für die Pluralität der Gifte und nicht gegen eine solche.

Ein weiterer Einwand Gruber's beruht auf den interessanten, von Madsen und Dreyer (Zeitschr. f. Hyg. Bd. 37. S. 251) herrührenden Beobachtungen über Toxone, von denen Gruber in seiner dictatorischen Art behauptet, „dass sie vollkommen entscheidend für die Unbrauchbarkeit der Ehrlich'schen Giftanalyse seien, und dass nur völlige Einsichtslosigkeit in Chemie behaupten könne, dass der verschiedene Ausfall bei Meerschweinchen und Kaninchen ausreichend durch die verschiedene Empfindlichkeit der Thiere gegen die Toxine zu erklären sei".

Schon die Prämisse Gruber's ist ganz missverständlich, wenn er sagt:

„Wenn aber das Gift neutralisirt ist, dann wird auch das empfindlichste Thier nichts mehr davon spüren können. Man denke sich eine Mischung von Schwefelsäure und Essigsäure, durch einen successiven Zusatz von Barytwasser neutralisirt. Sobald einmal die ganze Schwefelsäure gebunden ist, wird dann auch das empfindlichste Reagens auf freie starke Mineralsäuren keine Spur davon mehr nachweisen können."

Machen wir uns Gruber's Vergleich einmal klar. Die Schwefelsäure entspricht dem Toxin, das Antitoxin wird durch Alkali repräsentirt. Als Receptoren der Zelle fungirt im Thierkörper entsprechend unserm Vergleiche das Gewebsalkali. Injiciren wir nun einem Thiere eine mit Ammoniak neutralisirte Schwefelsäure, i. e. eine Lösung von Ammonsulfat, so wird es lediglich von der Avidität des Gewebsalkalis abhängen, ob das neutrale Ammonsulfat zerlegt wird und Schwefelsäure unter Freiwerden von Ammoniak in die Gewebe gelangt. Nehmen wir z. B. an, dass das Gewebsalkali einer starken Base, etwa Natriumhydroxyd oder Bariumoxyd, entspräche, so würde das mit der Schwefelsäure zugeführte Ammoniak durchaus nicht im Stande sein, die Vergiftung

hindern zu können; die schwache Base wird eben durch die stärkere
aus dem Salze verdrängt. Im Allgemeinen muss man ja annehmen,
dass das Antitoxin eine höhere Avidität zum Toxin besitzt als die
Gewebsreceptoren, da man nur mit Zuhülfenahme einer solchen
höheren Avidität die schützende Wirkung des Antitoxins erklären
kann. Manche Erscheinungen weisen aber darauf hin, dass die
Avidität der Gewebsreceptoren eine Steigerung erfahren kann. Es
sind dies Ueberlegungen von mir, die lange vor Veröffentlichung
meiner Theorie datiren. Wie wohl Vielen bekannt ist, hatte ich
die Theorie schon Jahre lang vor ihrer Veröffentlichung aufgestellt.
Veranlasst wurde ich zu dieser Zurückhaltung durch das Phänomen
der Ueberempfindlichkeit, d. h. durch den eigenthümlichen Zustand,
in dem immunisirte Thiere trotz eines colossalen Ueberschusses an
Antitoxin doch der Giftwirkung erliegen. Ein Licht in dieses
Dunkel brachte erst die Arbeit von Dönitz, in welcher der Nachweis erbracht wurde, dass das Gift, das unmittelbar nach seiner
Verankerung in den Geweben nur locker gebunden ist, im Laufe
weniger Stunden immer fester verankert wird, so dass es nach
Verlauf einer bestimmten Zeit, die von der Dosis abhängig ist,
und die von wenigen Minuten bis zu 6 Stunden schwanken kann,
durch Antitoxin den Geweben nicht mehr entrissen werden kann.
Es schien diese Thatsache dafür zu sprechen, dass die Avidität
der Gewebsreceptoren unter dem Einflusse der Vergiftung eine
successiv zunehmende Steigerung erfährt, die von einer gewissen
Höhe ab die Antitoxinheilung unmöglich macht. Damit aber war
für mich auch eine Erklärung der Ueberempfindlichkeit gegeben
und so das Hemmniss beseitigt, welches mich von der Publication
meiner Theorie zurückgehalten hatte.

Erwähnen möchte ich, dass viele Jahre später Kretz[1]) ganz

1) Zeitschr. f. Heilk. Bd. 23. 1902.

unabhängig von mir in einer ausserordentlich interessanten Arbeit auf Grund von Versuchen an diphtherie-immunen Pferden genau zu denselben Anschauungen gelangt ist wie ich. Herr Gruber wird natürlich entsprechend seiner Taktik den Schluss ziehen, dass die Steigerung der Gewebsavidität, weil sie mit meiner Theorie übereinstimmt, unmöglich zu Recht bestehen kann, und daher die ganze Sache als etwas absolut Falsches, von dem man am besten gar nicht spricht, bezeichnen. Für den sachlich Unbefangenen bedarf es dagegen keiner Erörterung, dass chemische Gruppen, die am lebenden Protoplasma sitzen, entsprechend der wechselnden Function desselben unmöglich ihre Avidität behalten können, als ob sie von Stein wären.

Wenn wir Anilin als Beispiel nehmen und die Verbindungswärme der NH_2-Gruppe gegenüber einer Säure bestimmen, so werden wir sehen, dass fast alle Substitutionen des Benzolkerns, wie die Einführung einer Amidogruppe, einer Nitrogruppe, einer Sulfogruppe etc. die Avidität in positivem oder negativem Sinne meistens sehr erheblich beeinflussen. Uebt doch selbst die Einführung der denkbar indifferentesten Gruppe, wie des Methylrestes, einen deutlichen und starken Einfluss in Form von Verminderung der Verbindungswärme aus. Unter diesen Umständen würde jeder chemisch Denkende lachen, wenn die Aenderung der Avidität der Zellbestandtheile als etwas überhaupt Undenkbares und Undiscutables hingestellt würde.

Da die Versuche Madsen's und Dreyer's von Gruber nur unvollkommen, d. h. in dem für seine Polemik passenden Theile erwähnt sind, muss ich zunächst noch einige Ergänzungen hinzufügen. Die Autoren arbeiteten mit einem Diphtheriegift, von dem die tödtliche Dosis für Meerschweinchen von 250 g 0,009, für Kaninchen von 1200—1600 g 0,0076 betrug; es waren also die

Kaninchen, auf das Kilo Körpergewicht berechnet, etwa 6 mal so
empfindlich als die Meerschweinchen. Die L_0-dosis, d. h. diejenige
Menge des Giftes, die von einer Immunitätseinheit vollkommen
neutralisirt wird, betrug für das Meerschweinchen 0,6 ccm; ich
bemerke aber ausdrücklich, dass die L_0-dosis in meinem Sinne
sich, wie aus meinen Publicationen ersichtlich ist, ausschliesslich
auf Meerschweinchen bezieht, da dieses nach meinen Ermittelungen
das einzige Thier ist, an dem man dank den günstigen Empfind-
lichkeitsverhältnissen die Constanten des Giftes genau ermitteln
kann. In dem Serum-L_0-Gemisch sind alle Giftantheile, Toxin und
Toxon, vollkommen neutralisirt, so dass man nicht nur die einfache
Menge, sondern auch hohe Multipla derselben Meerschweinchen
injiciren kann, ohne auch nur eine Spur von localer oder allgemeiner Reaction hervorzurufen. Wurde die gleiche Giftmenge, 0,6,
nicht mit einer I.-E., sondern mit $^{167}/_{200}$ I.-E. gemischt, so war
der Toxinantheil so gut wie vollkommen abgesättigt, und es blieben
nur die durch die eintretenden Lähmungen charakterisirten Toxone
zurück. Speciell bei diesem Gift haben nun Madsen und Dreyer
nachgewiesen, dass der Unterschied zwischen Toxin und Toxon ein
qualitativer und nicht ein quantitativer sei. Es zeigte sich, dass
Mischungen von Gift und Antitoxin, die nahe an der Toxinabsätti-
gungsgrenze waren, in kleinen Dosen nur Toxonwirkung ausübten,
wurde aber die Mischung um das 10 fache vergrössert, so trat der
Tod durch Toxin ein[1]).

---

1) Es erklärt sich dies so, dass die Toxonermittelung mit Hülfe einer
I.-E. natürlich nie absolut so genau sein kann, indem kleine residuale Giftmengen, z. B. $^1/_{10}$ Dosis letalis sich der Beobachtung entziehen können. Injicirt man aber ein entsprechendes Multiplum, vielleicht das 10 fache dieser
Mischung, so sind nun in dem Gemisch 10 mal $^1/_{10}$ einer tödtlichen Dosis enthalten.

Wurde aber die Antitoxinmenge etwas vermehrt, so war auch bei dem 10fachen Multiplum nur Toxonwirkung zu constatiren. Aus diesen Daten ergiebt sich, dass das Gift aus ungefähr 167 Toxin-Toxoid- und 33 Toxoneinheiten bestand. Dreyer und Madsen haben nun dasselbe Gift einer eingehenden Untersuchung an Kaninchen unterzogen und hierbei folgendes gefunden: Mischt man 0,6 Gift mit einer I.-E., so ist dieses Gemisch, welches für Meerschweinchen die L_j-dosis darstellt, für Kaninchen noch stark giftig. Will man diese Giftdosis für Kaninchen vollkommen unschädlich machen, so muss man mehr Antitoxin, und zwar $^{240}/_{200}$ I.-E. hinzufügen. Wichtig sind auch die Angaben über das Verhalten von Mischungen, die zwischen diesen Grenzdosen liegen. Ein Gemisch von 0,6 ccm Gift $+$ $^{210}/_{200}$ I.-E. ruft bei Kaninchen nach 16 tägiger Incubation unter Lähmungserscheinungen den am 22. Tage erfolgenden Tod hervor. Sogar eine Mischung von $^{232}/_{200}$ I.-E. bewirkte, mit derselben Giftlösung versetzt, noch eine am 16. Tage eintretende und mehrere Wochen andauernde Lähmung. Ich muss bei diesem wichtigen Verhalten etwas länger verweilen, weil es von grosser Bedeutung für die Auffassung der Giftverschiedenheit ist. Solche überneutralisirte Dosen, die, wie das Gemisch $^{232}/_{200}$ einen nicht unerheblichen Antitoxinüberschuss besitzen, sind natürlich nach Definition der L_0-dosis für Meerschweinchen absolut unschädlich und können in beliebigen Mengen injicirt werden; sie verleihen sogar dank dem überschüssigen Antitoxin dem Thiere passive Immunität und schützen es, in geeigneten Dosen injicirt, vor Diphtheriegift und Diphtheriebacillen. Wenn aber solche Mischungen noch für Kaninchen giftig sind, so besteht eben nur die eine Möglichkeit, dass in dem betreffenden Diphtheriegift eine Substanz vorhanden sein muss, die

ungiftig ist für Meerschweinchen, aber noch auf Kaninchen giftig
wirkt — mein Toxonoid[1]).

Was das Verhalten von partiell abgesättigten Mischungen anbetrifft, so geht aus den Ermittelungen der beiden Autoren hervor,
dass Gemenge, die auf Meerschweinchen nur Toxonwirkung ausüben, bei Kaninchen den Tod und Erscheinungen einer Diphtherie-
vergiftung hervorrufen. Ich glaube, dass man die geschilderten
Erscheinungen in einer den thatsächlichen Verhältnissen entsprechenden Weise am besten durch die Annahme erklären kann, dass wir
mindestens 3 Giftvarietäten unterscheiden, und zwar von verschiedener Avidität und verschiedener Wirksamkeit:

1. das höchst avide Toxin, acut tödtlich für Kaninchen und
Meerschweinchen, für erstere erheblich toxischer;

2. Toxon, Kaninchen acut, Meerschweinchen unter Lähmung
tödtend;

3. Toxonoide, bei Kaninchen Lähmung erzeugend, für Meerschweinchen unschädlich.

Die Thatsache, dass alle 3 Gifte auf Kaninchen stärker wirken
als auf Meerschweinchen, erklärt sich eben aus der absolut höheren
Empfindlichkeit dieser Thiere. Was speciell das Verhalten der
Toxonoide anbetrifft, bei denen zwischen Kaninchen und Meer-

---

1) Ich habe schon im Anfange meiner Untersuchungen, lange vor Madsen
und Dreyer, ganz ähnliche Befunde erhoben. Meine damaligen nicht publicirten, aber sehr ausgedehnten Untersuchungen zeigten mir, dass diese Eigenschaft nicht allen Diphtheriegiften zukommt, indem ich auch Toxine gefunden
habe, bei denen die L_0-dosis genau die gleiche war bei Kaninchen und Meerschweinchen. Es widerlegt auch diese Thatsache die Annahme, als ob das beschriebene Phänomen etwa auf einen unvollständigen Absättigungsvorgang, wie
ihn Arrhenius und Madsen bei der Bindung von Borsäure und Ammoniak
und beider von Tetanolysin und Antilysin erwiesen haben, zurückzuführen sei.
Man müsste dann erwarten, dass das Phänomen bei allen Diphtheriegiften in
gleicher Weise vorhanden wäre, was eben nicht der Fall ist.

schweinchen eine solch colossale Differenz besteht, so haben diese
Verhältnisse in der Toxikologie, speciell auch in der Toxinlehre
vielfache Analoga. So ist z. B. das Heroin, das Acetylderivat des
Morphiums, für Kaninchen weniger giftig als das Morphium, für
Esel aber weit toxischer als dieses. Bei den Toxinen ist es schon
in früherer Zeit von v. Behring angegeben worden, dass bestimmte Toxine durch Jodtrichlorid für verschiedene Thierarten in
ganz divergenter Weise beeinflusst werden. Offenbar handelt es
sich in diesen Fällen, wie ich in meinem Vortrage auf dem Inter-
nationalen medicinischen Congress in Paris schon angedeutet habe,
um incomplette Toxoide, d. h. um Toxoide, in denen nicht der gesammte toxophore Complex zerstört ist, sondern noch Gruppen
davon übrig geblieben sind, die für die eine Thierspecies von hoher,
für die andere von geringer oder gar keiner Giftigkeit sind. Das
früher ausführlich erwähnte Verhalten der Tetanusgifte (Tizzoni
und Behring) in ihren toxophoren Gruppen bietet ja dazu ein vollkommen ausreichendes Analogon.

Aus den obigen Erörterungen geht hervor, dass die Angabe
Gruber's, dass durch die von Madsen und Dreyer ermittelten
Thatsachen meine Theorie ad absurdum geführt ist, absolut nicht
zu Recht besteht. Ich kann sogar sagen, dass diese Ermittelungen,
ebenso wie es bei der vorher erwähnten Variabilität der Giftskala
der Fall war, nur auf dem Boden der Theorie in einer den Thatsachen am einfachsten entsprechenden Weise erklärt werden
können.

Ich gehe nun zu den neueren Versuchen Gruber's über. Dieselben hat Gruber zuerst in einer in der Wiener klin. Wochenschrift kurz vorher (No. 27) erschienenen „Abhandlung" in einer
Form publicirt, die stark an die Scherzartikel der Bierzeitungen

erinnert. Unter Ausschluss der Wissenschaftlichkeit soll der Leser durch eine Briefparodie des Gewährsmannes „Phantasus" überrumpelt und überzeugt werden, dass meine Anschauungen falsch seien. Man muss gerecht sein und feststellen, dass Herr Gruber in karnevalistischer Art nicht ohne Geschick die Feder zu führen versteht. Und wenn es ihm Vergnügen macht, die Gefahren einer mangelhaften Sachkenntniss auf so billige Weise zu umgehen, so sei ihm dieser Ausweg nicht verwehrt. Nur möge er die Spalten der wissenschaftlichen Zeitschriften frei von derartigen Auswüchsen lassen!

Es handelt sich hier um 2 Reihen von Experimenten. Die 1. Reihe ist so sonderbar, dass ich keine Veranlassung genommen habe, diese Versuche zu wiederholen. Dieselbe betrifft die Function der Schwefelsäure als Gift des Rohzuckers und die Antitoxinwirkung, die das Wasser auf diese Function ausübt. Jeder, der nur die oberflächlichste Kenntniss von chemischen Vorgängen hat, weiss ja, dass die Schwefelsäure als solche nicht durch Wasser entgiftet wird; entgiftend wirkt nur das Alkali, das durch Salzbildung die Säure neutralisirt. Ich bin in der Lage, einen weiteren Fall, der die „entgiftende" Wirkung des Wassers sehr schön illustrirt, anfügen zu können. Sehr starke anhydrithaltige Schwefelsäure wirkt auf Eisen zerstörend ein. Fügt man soviel H_2O hinzu, dass in der Lösung das Monohydrat existirt, so ist durch den Wasserzusatz die Angreifbarkeit des Eisens auf einen praktisch gleich Null zu setzenden Werth vermindert; es hat in diesem Falle das Wasser, ganz so, wie es Gruber angiebt, als Antitoxin gewirkt. Fügt man aber der Mischung weitere Mengen Wassers hinzu, so wird nun wieder das Eisen angegriffen, und zwar um so stärker, je mehr Wasser hinzugefügt wird. Wir sehen hier also das sonderbare Resultat, dass das Wasser in kleinen Dosen als

Antitoxin, in grösseren Dosen aber wirkungsbeschleunigend fungirt; gewiss ein interessantes Problem für Dr. Phantasus! — Es ist dies nur ein Specialfall der bis jetzt unerklärt gebliebenen Thatsache, dass die verschiedenen Hydrate der Schwefelsäure resp. deren Mischungen ein ganz ausserordentliches Wechseln der Functionen zeigen. Ich verweise hier auf die ausführliche und grundlegende Arbeit von Knietsch[1]), in der die Aenderungen der Functionen der Schwefelsäure bei verschiedenen Concentrationen und nach verschiedenen Richtungen hin: Schmelzpunkt, spec. Gewicht, spec. Wärme, Lösungswärme, elektrischer Widerstand, Siedepunkt, Dampfdruck, Viskosität, Capillarität, Angreifbarkeit des Eisens, bestimmt und in Form von Curven dargestellt sind. Wer auf die Uebersichtstabelle, die zuerst ein geradezu unentwirrbares Chaos zu sein scheint, einen Blick wirft, dem wird auf den ersten Blick klar werden, dass in diesen complicirten Fragen nur ein eingehendes Studium zu Resultaten führen kann, und dass solche Minutenversuche, wie sie Phantasus-Gruber-Pirquet angestellt haben, ganz werthlos sind. Besonders gilt dies für den Fall Gruber's, in dem es sich um einen absolut dunklen Zersetzungsvorgang handelt, der die Resultante von Oxydation, Wasserentziehung, Spaltung und Sulphurirung darstellt. Ich muss es ablehnen, dass aus solch' rohen Versuchen irgendwie Rückschlüsse auf ein so ganz andersartiges Gebiet gezogen, und dass so grobe Verhältnisse zu den feinstdifferenzirten Vorgängen der Toxin-Antitoxinbindung überhaupt in Analogie gestellt werden. — Ich gehe nun zu den Versuchen Gruber's über, welche die hämolytische Wirkung des Wassers betreffen und daher bei den Fernerstehenden den Eindruck erwecken könnten, als ob sie mit den hämolytischen

---

1) Ber. d. deutsch. chem. Gesellsch. 1901. S. 4069.

Toxinstudien irgend etwas zu thun hätten. Es soll durch sie
der Nachweis geliefert werden, dass das Wasser aus einer Unzahl
verschiedener Gifte besteht. Doch lassen wir Gruber selbst
sprechen:

„Reines Wasser übt einen sehr starken osmotischen Druck
auf die rothen Blutkörperchen aus und führt dadurch zu deren
Quellung und zum Austritt des Hämoglobins. Das Wasser ist·
also ein Toxin für die Erythrocyten, das Kochsalz ein Antitoxin. Abgestufter Zusatz von Kochsalz zum Wasser hebt
dessen Giftigkeit nach und nach auf, indem es successive die
Avidität des Wassers und damit den osmotischen Druck verringert."

Gruber-Pirquet nehmen also an, dass reines Wasser einen
starken osmotischen Druck habe, und dass Kochsalz diesen Druck
verringere. Die Grundlage der ganzen Lehre vom osmotischen
Druck besteht aber in der Thatsache, dass das Wasser als solches
keinen osmotischen Druck besitzt, dass aber die Auflösung von
Salzen einen solchen bedingt. Ich muss auf diesen geradezu er-
schreckenden Mangel der elementarsten Vorstellungen hinweisen
Autoren gegenüber, die sich nicht scheuen, mir, der ich seit Jahr-
zehnten . — und wohl nicht ohne Erfolg — bemüht bin, die
Grossthaten der Chemie verschiedenen Zweigen der Medicin
nutzbar zu machen, „völlige Einsichtslosigkeit in Chemie" vor-
zuwerfen.

Bei der Auflösung der Erythrocyten durch Wasser handelt es
sich bekanntlich um ein Gebiet, das zu den beststudirten der
Medicin gehört. Es ist allgemein bekannt, dass das Wasser als
solches überhaupt kein Gift ist, sondern dass die Wirkung nur
dadurch bedingt wird, dass das Wasser allen lebenden Zellen,
auch den rothen Blutkörperchen, die Salze und andere lösliche

Stoffe in so erheblicher Menge entzieht, dass schon dadurch der Tod der Zelle herbeigeführt wird. Die Quellung der rothen Blutkörperchen beruht auf dem Eindringen von Wasser und begründet sich in der Permeabilität der Grenzmembran einerseits und in der wasserentziehenden Kraft des Wassers andererseits.

Mit demselben Rechte, wie Gruber das Wasser als Gift erklärt, könnte man auch den Stickstoff als Gift ansprechen und Sauerstoff als Gegengift des Stickstoffes, da Thiere in reinem Stickstoff zu Grunde gehen, nach Zuführung von Sauerstoff aber leben. Herrn Dr. Phantasus sei das Stickstoffgift jedenfalls zur weiteren Bearbeitung empfohlen; vielleicht entwirft er uns auch ein Spectrum des Stickstoffgiftes „zum ewigen Gedächtniss".

Trotzdem die ganze Prämisse des Gruber'schen Versuches absolut auf einer vollkommenen Verkennung des Giftbegriffes basirt und daher jeder vernünftigen Grundlage entbehrt, habe ich diese Versuche der Autoren des Scherzes halber einmal nachgemacht. Es hat sich dabei herausgestellt, dass auch die experimentellen Angaben ganz falsch sind. Es wurde zunächst die Concentration von Kochsalz und Rohrzucker bestimmt, bei welchen die Ochsenblutkörperchen völlig intact blieben (für NaCl 0,63 pCt., für Rohrzucker 6,4 pCt.), und dann durch Wasserverdünnung die verschledenen Grade dieser Isotonie ($\frac{1}{10}$, $\frac{2}{10}$ etc.) hergestellt. Jedes Röhrchen enthielt im Ganzen 2 ccm Flüssigkeit und einen Tropfen defibrinirtes Ochsenblut. Ich lasse das Resultat dieser Versuche in der Form eines Spectrums folgen und stelle demselben die Spectra gegenüber, die Gruber bei seinen Versuchen erhalten und die er „zum ewigen Gedächtniss" der Nachwelt überliefert hat. Ob dieses Gedächtniss aber wirklich ein „ewiges" sein dürfte, erscheint mir höchst zweifelhaft.

Wir sehen aus den mitgetheilten Resultaten, dass die Gruber-
schen Versuche durchaus unrichtig sind und dass sie allem wider-
sprechen, was bis jetzt überhaupt über die Auflösung der rothen
Blutkörperchen bekannt ist. Gruber giebt an, dass bei einer
Lösung von $1/_{10}$ Isotonie, die also etwa einem Gehalt von 0,07 pCt.
Kochsalz entspricht, etwa der 5. Theil der Blutkörperchen ungelöst
bleibt. Demgegenüber ist aber von allen Autoren festgestellt worden, dass noch in einer Lösung von 0,03 pCt. Kochsalz die Blutkörperchen der Warmblüter ausnahmslos der Lösung anheimfallen,
derart, dass die Lösung ganz homogen lackfarben erscheint, und
dass auch mikroskopisch keine Spur von rothen Blutkörperchen zu
entdecken ist. Bei diesem Procentgehalt sind aber bei den Versuchen Gruber's mehr als die Hälfte aller Blutkörperchen unge-

„Giftspektrum" des Wassers, von Gruber ermittelt:

mit Kochsalz   mit Rohrzucker

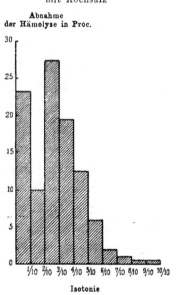
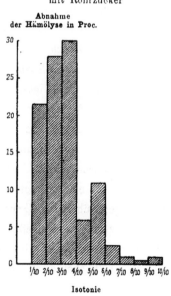

„Giftspektrum" des Wassers, von mir ermittelt:

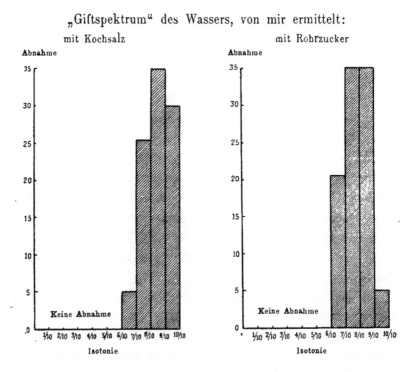

mit Kochsalz   mit Rohrzucker

löst geblieben. Es deutet dies darauf hin, dass bei den Versuchen Gruber's Fehlerquellen der allergröbsten Art unterlaufen sein müssen.

.Was kann man nun aus diesen Curven schliessen? Autoren, die auf dem Standpunkt wie Gruber stehen, würden aus der Thatsache, dass man dem Wassergift eine bestimmte Menge Kochsalz zufügen kann, ohne die Auflösung zü hemmen, folgern, dass das Wassergift auch ein Prototoxoid enthalte, dessen Neutralisirung auf den Gifteffect keinen Einfluss habe. Ein Blick in die ausführliche Literatur hätte aber die Autoren davon überzeugen müssen, dass die Curve als solche absolut nichts zu thun hat mit den Giftwirkungen, sondern dass sie der Ausdruck der specifisch ver-

schiedenen Art der rothen Blutkörperchen ist. Das Blut stellt ja
ein Gemenge verschiedener Altersstufen dar, und es ist daher
nicht überraschend, dass sich dieselben schädigenden Einflüssen
gegenüber ungleichartig verhalten. Es handelt sich hier um eine
Eigenschaft des Protoplasmas der rothen Blutkörperchen, das je
nach dem Alter einen verschiedenen Grad der Vulnerabilität besitzt. Haben denn Gruber-Pirquet nie davon gehört, dass die
so ausserordentlich bedeutsame und vielfach angewandte Untersuchung über die Resistenz des Blutes ausschliesslich auf diesen
Annahmen beruht? Wie in jedem Lehrbuche zu lesen ist, unterscheidet man ja bekanntlich Blutkörperchen von maximaler, minimaler und mittlerer Resistenz, und stellt die Resistenzbreite nichts
weiter dar als die Differenz zwischen maximaler und minimaler
Resistenz.

Wenn also Gruber aus seinen Curven die weitgehendsten
Consequenzen ziehen zu müssen glaubt, dass das Wasser voll
Giften, haptophoren, toxophoren Gruppen stecken soll und ähnl. m.,
wenn er auf diese Weise die Thorheit der Toxinneutralisation beweisen will, so fällt das nur ihm selbst oder seinem Gewährs-
manne Phantasus zur Last. Wenn man Versuche anstellt, die
mit einer bestimmten Frage gar nichts zu thun haben, wenn diese
weiterhin grob falsch angestellt werden und die hierbei erzielten
Resultate ausserdem noch ganz irrig gedeutet werden, so wird es
nicht Wunder nehmen, wenn die abenteuerlichsten Dinge heraus-
kommen, die allerdings in den Rahmen des parodistischen Scherz-
spiels gut passen.

Gruber führt nun noch einen letzten Versuch an, den er
wieder in einer Curve illustrirt, die die Unhaltbarkeit meiner
Theorie zeigen soll. Er betrifft die Thatsache, dass die Hämolyse

des Ochsenblutes durch eine bestimmte Menge specifischen hämolytischen Serums innerhalb $1/2$ Stunde von der Verdünnung abhängig ist. Nun, es bedarf wohl keiner besonderen Betonung,
dass gerade von mir, der ich von Anfang an für die chemische
Natur der Bindung zwischen Toxin und Antitoxin eingetreten bin,
auch der Concentrationsfactor genügend berücksichtigt worden ist.
Gruber sei auf meine erste diesbezügliche Arbeit „Die Werthbestimmung des Diphtherieheilserums" hingewiesen, in der sich
wörtlich der Passus befindet,

„dass die Vereinigung von Gift und Antikörper in concentrirten
Lösungen weit schneller vor sich geht als in dünnen Lösungen",
und weiter, „dass die Wärme den Zusammentritt beschleunigt,
Kälte ihn verlangsamt".

Im Falle Gruber's kann das beschriebene Verhalten um so
weniger Wunder nehmen, als es sich um eine complexe Combination
handelt, die durch die Verbindung Amboceptor-Complement bedingt ist, auf deren leichte Dissociationsfähigkeit wir stets hingewiesen haben. Wenn Herr Gruber etwa meint, dass dieser Versuch mir etwas Neues sein könnte, so bedarf es für den Sachkenner
nicht der Erwähnung, dass es sich hier um die allerbanalsten
Dinge handelt, die jedem Anfänger geläufig sind. Erwähnen möchte
ich aber, dass selbstverständlich die Erscheinung, dass Wasserverdünnung die Wirkung von Hämolysinen aufhebt, absolut weit
davon entfernt ist, eine constante zu sein, sondern, dass sie sich
eben nur auf die Fälle beschränkt, in denen die Verwandtschaft
von Amboceptor und Zelle resp. von Amboceptor und Complement
eine relativ geringfügige ist. Wendet man Gifte an, in denen die
Affinität von Receptor und Zelle eine hohe ist, so wird der Wasserzusatz innerhalb der erwähnten Grenzen praktisch so gut wie ohne
Erfolg bleiben. So fand ich, dass eine bestimmte Menge Cobra-

giftes seine Wirkung in gleicher Weise entfaltete, eb das Volumen
des Wassers 1 oder 15 betrug.

Es würde zu weit führen, auf alle die zahlreichen Entstellungen
und Missverständnisse der Gruber'schen Streitschrift einzugehen.
Eine solche Richtigstellung im Einzelnen würde einen fast vollständigen Abdruck meiner und der aus dem Institut hervorgegangenen
Arbeiten bedingen, die Gruber nur allzu unbekannt zu sein scheinen.
Ich begnüge mich hier mit einer Besprechung der einzelnen Schlusssätze Gruber's. Gruber sagt:

1. „Es liegt kein Grund vor, in den Bacteriengiftlösungen
eine Mehrheit von Giften qualitativ ähnlicher Wirkung, aber
verschiedener Intensität der Giftigkeit und verschiedener Avidität zum Antitoxin anzunehmen."

Ich habe im Vorhergehenden schon eingehend erörtert, dass
diese Auffassung sich eben mit dem vorhandenen Thatsachenmaterial nicht in Einklang bringen lässt. Wenn übrigens, um nur
ein Beispiel herauszugreifen, die Chinarinde 20 verschiedene Alkaloide enthält, wenn das Opium die gleiche Zahl verschiedener
Alkaloide aufweist, wenn nach den Untersuchungen von Flexner
und Noguchi im Schlangengift mindestens 4 verschiedene Gifte
(Hämatoxin, Leukotoxin, Neurotoxin, Endotheliotoxin) vorkommen,
wenn wir das Vorkommen einer Reihe verschiedener Fermente in
der Hefequelle constatiren, so liegt schon a priori keine Veranlassung zu der Annahme vor, dass die Bacterienzellen stets nur
ein einziges giftiges Stoffwechselproduct produciren sollten. Ich
erinnere hier nochmals daran, dass das Secret der Tetanusbacillen
4 distincte Giftstoffe enthält, 2 Varietäten von Tetanospasmin,
mein Tetanolysin und das nach Tizzoni die Cachexie bedingende
Gift, und verweise betreffs des Diphtheriegiftes auf meine obigen
Ausführungen. Meine Annahme mindestens zweier Gifte, Toxine

und Toxone findet, wie ich erwähnen möchte, auch in der rein
klinischen Beobachtung, dass bei gewissen Epidemien Lähmungen
vorherrschend auftreten, eine Bestätigung[1]).

2. „Es liegt kein Grund vor, sich die Wirkungsweise der
Toxone grundsätzlich von der anderer organischer Gifte verschieden vorzustellen."

Nun, das Hauptcharakteristicum der Toxine, die Fähigkeit
der Antikörperbildung, besteht nach wie vor trotz Gruber als
principielles Unterscheidungsmerkmal von allen anderen Giften.
Vor 2 Jahren hatte Gruber noch in Pohl einen Helfer finden
können, dem es angeblich gelungen war, mit Solanin zu immunisiren. Unterdessen haben die Untersuchungen Bashford's[2]) und
Besredka's[3]) ergeben, dass man Antikörper weder gegen Solanin
noch gegen Saponin erzeugen kann, und Pohl selbst ist ja auch
von der Annahme eines specifischen Antisolanins zurückgekommen.
Von den Giften, die von vornherein am ehesten Chancen zu einer
Immunisirung boten, verdient das Morphium an erster Stelle genannt zu werden. In der That wollte kürzlich Hirschlaff[4]) zur
Herstellung eines Anti-Morphiumserums gelangt sein. Indess konnte

---

1) Während im Thierversuch die Toxone gewöhnlich erst in Erscheinung
treten, wenn man die avideren Toxine durch Antitoxin abgesättigt, haben
Dreyer und Madsen (Festskrift, Kopenhagen 1902) auch ein Diphtheriegift
beschrieben, bei dem die Toxone schon bei Injection subletaler Mengen reiner
Giftlösungen durch das Auftreten von Lähmungserscheinungen nachweisbar
waren; es ist dieses Verhalten nach den von Dreyer und Madsen ermittelten
Konstanten dieser Giftbouillon auch nicht wunderbar. Denn während gewöhnlich in älteren Diphtheriegiften etwa 33 Toxonäquivalente auf 167 Toxinäquivalente kommen, entfielen in diesem Gift auf den gleichen Toxinantheil ca.
500 Toxonäquivalente.

2) Archives internationales de Pharmacodynamics. Bd. 8 u. 9.
3) cf. Metschnikoff, L'immunité. Paris 1901.
4) Berl. klin. Wochenschr. 1902.

754 P. Ehrlich,

Morgenroth[1]) zeigen, dass der positive Erfolg der Versuche Hirschlaff's nur ein scheinbarer ist, darauf beruhend, dass die von ihm verwandten Giftdosen, zumal bei Resistenzerhöhung durch Seruminjection, nicht sicher tödtlich sind. Der Satz, dass allen chemisch gut definirten Substanzen die Fähigkeit abgeht, Antitoxine zu erzeugen, besteht also noch heute voll und ganz zu Recht.

Bezüglich der sonstigen Unterschiede zwischen gewöhnlichen Giften und Toxinen möchte ich besonders auf meine ausführlichen Auseinandersetzungen in der v. Leyden'schen Festschrift[2]) und weiterhin auf die Monographie von Overton[3]) verweisen. Es geht daraus hervor, dass die Beziehungen der chemisch definirten Gifte, Alkaloide, Glykoside etc. zum Parenchym auf den Vorgängen fester Lösung oder lockerer Salzbindung beruhen. Entsprechend dem lockeren Charakter der Bindung ist auch ihre Wirkung eine vorübergehende, die den Toxinen eigenthümliche feste Bindung und lange Wirkungsdauer fehlt eben. Ebenso ist die Incubationszeit bei den gewöhnlichen Giften, von wenig Ausnahmen, wie Arsenik, Phosphor, weinsaures Zinnoxydnatrium, Vinylamin, abgesehen, eine seltene Erscheinung, bei den Toxinen die Regel.

Die specifischen Verankerungsvorgänge der Toxine habe ich ganz entsprechend den Anschauungen, welche Emil Fischer für die Fermente entwickelt hat, auf bestimmte sterische Atomgruppirungen (haptophore Complexe) zurückgeführt, die sich nur an Atomgruppen verankern, welche auf sie passen, wie das Schloss zum Schlüssel. Die gewöhnlichen reactionsfähigen Gruppen der

1) Berl. klin. Wochenschr. 1903. No. 21.
2) Berlin, Hirschwald. 1902.
3) Studien über die Narkose. Jena 1901.

organischen Chemie haben ja in der Regel eine vielfache Verwandtschaft. So kann sich die Aldehydgruppe mit Amido-; Hy-
drazin-, Methylengruppen paaren. Die Bindungsfähigkeit ist also
hierbei nicht specifisch beschränkt, sondern erstreckt sich auf eine
grosse Reihe von Verbindungen. Gerade die specifische Verankerungsfähigkeit ist aber das Characteristicum der Toxine und
Fermente.

3. „Der Uebergang der Toxine in ungiftige Verbindungen
(Toxoide) mit unverändert gebliebener Affinität zum Antitoxin
ist möglich, aber nicht strenge bewiesen."

Ich habe schon ausführlich dargelegt, dass die allgemein angenommene Toxoidlehre eines der sichersten Fundamente des
Immunitätsgebietes bildet. Bei Kritikern von der Art Gruber's,
welche, die Anschauungen eines andern blindlings verurtheilend,
ihr Spiel treiben, muss man übrigens zufrieden sein, wenn sie
wenigstens eine Möglichkeit anerkennen.

4. „Toxin und Antitoxin haben schwache chemische Affinitäten und bilden untereinander dissociirbare Verbindungen oder
vielleicht in manchen Fällen Molekülverbindungen in wechselnden
Proportionen. Diese Umstände erklären die lange Incubation
der Giftwirkung und andere auffällige Erscheinungen."

Natürlich kann in einzelnen Fällen die Verwandtschaft
zwischen Toxin und Antitoxin eine geringe sein, aber es ist
durchaus nicht immer der Fall. Zwar ist die Avidität von Tetanustoxin zum Antitoxin, von Complement zum Amboceptor eine
nur geringe, es geht aber dagegen bei anderen Giften — ich erwähne nur das Diphtherietoxin und das Schlangengift — die Reaction mit starker Avidität vor sich, so dass die Absättigungs-
erscheinungen nicht unter dem Bilde der Curve, sondern der
geraden Linie verlaufen.

48*

Nach den Aeusserungen Gruber's könnte es fast den Anschein. erwecken, als ob er die Dissociation zur Erklärung der
Immunitätsvorgänge zum ersten Mal einführe. Ich habe von jeher
betont, dass Amboceptor und Complement locker gebunden sind,
in der Wärme sich vereinigen, in der Kälte aber dissociiren[1].
Da musste ich mich vor $1^1/_2$ Jahren von Gruber[2] mit der
stolzen Erklärung: „Es giebt keine Dissociation durch Kälte" be-
lehren lassen. Damals, hatte es Gruber so eben besser gepasst,
und in fanatischer Kampflust glaubte er, dieses Dogma aufstellen
zu sollen, ohne weiter zu bedenken, dass es mit einfachsten Verhältnissen der Chemie in krassem Widerspruch steht.

Dass von unserer Seite der Dissociation und der Reversibilität
der Reactionen stets gebührende Aufmerksamkeit geschenkt worden
ist, ist selbstverständlich und ich möchte Gruber nur noch darauf aufmerksam machen, dass auch der Satz: „Es handelt sich
bei der Bindung der Amboceptoren um einen reversiblen Process"
sich in einer aus dem Institut hervorgegangenen Arbeit Morgenroth's[3] findet. Im Uebrigen tangiren derartige Fragen die
Seitenkettentheorie als solche in keiner Weise und die ganze Dis-

---

1) Ich citire hier nochmals eine Gruber bereits von Wechsberg (Wien.
klin. Wochenschr. 1901. No. 51) vorgehaltene Stelle meiner und Morgenroth's ersten Mittheilung über die Hämolysine (Berl. klin. Wochenschr. 1899):
„Dieser Versuch spricht ganz eindeutig dafür, dass unter den gewählten Versuchsbedingungen Complement und Immunkörper unabhängig von einander in
der Flüssigkeit bestehen"; und später: „Der Immunkörper geht unter gewissen
Bedingungen mit dem Complement eine lockere chemische, sehr leicht dissociationsfähige Verbindung ein". Bei dieser Sachlage ist es ganz unverständlich, dass Gruber noch heute behauptet, dass die Anticomplementerzeugnng
nach meiner Vorstellung, nach der Amboceptor und Complement fest (!) verbunden seien, unverständlich sei.

2) Münch. med. Wochenschr. 1901. No. 48.

3) Münch. med Wochenschr. 1903.

cussion soll offenbar nur die mir erfreuliche Thatsache verdecken, dass Gruber re vera auf dem Boden meiner Theorie steht.

In der That deckt sich Gruber's Standpunkt, was zunächst die Wirkungsweise der Toxine anbetrifft, in allen wesentlichen Punkten mit dem meinigen. Wir erfahren durch Gruber: „Alle Gifte müssen in der Zelle ‚verankert' werden, und die verankernden Atomgruppen sind wohl überall andere als jene, welche der ganzen Verbindung die Giftigkeit verleihen." Diese Anschauung, die ich seit vielen Jahren zu befestigen bestrebt war, wird heute als ein ganz selbstverständliches Axiom hingestellt. Ich fordere Gruber ausdrücklich auf, mir die Lehrbücher der Toxikologie nachzuweisen, in denen vor mir diese die Gesetze der Giftvertheilung und -wirkung beherrschende Auffassung vertreten wurde. Wenn er sich wieder auf das Buch S. Fränkel's[1]) bezieht, so muss ich bemerken, -dass darin eine gewiss dankenswerthe Darstellung meiner Anschauungen gegeben ist, die aber eben nur eine Zusammenfassung der von mir vorher entwickelten Gesichtspunkte enthält. Ich will sogar Gruber's Gedächtniss zu Hülfe kommen und ihn selbst ein Jahr vor seiner Kriegserklärung, als er von der „genialen Hypothese Paul Ehrlich's, des geistreichsten unter den lebenden Pathologen" sprach, reden lassen. Derselbe Mann, der damals in einem kleinen Werkchen[2]), das nicht ohne Begeisterung für meine Theorie geschrieben ist, angiebt: „Nach Ehrlich sind nur solche Stoffe Gifte, welche mit einem Bestandtheil des Organismus sich chemisch verbinden", ist es der heute verkündet: „dass dies nur neue Worte für eine sehr altbekannte Sache sind".

Ich möchte dem Leser auch die von Gruber mit so beson-

---

1) Die Arzneimittelsynthese. Berlin 1901.
2) Max Gruber, Neuere Forschungen über erworbene Immunität Wien 1900.

derer Vorliebe herangezogene Autorität v. Behring's nicht vorenthalten, der sich nach Aufstellung meiner Theorie folgendermaassen über dieselbe äusserte[1]): „Der Versuch, in das Wesen
dieser geheimnissvollen Dinge einzudringen, schien fast gänzlich
aussichtslos, als in neuester Zeit Professor Ehrlich seine Theorie
bekannt gab, welche geeignet ist, auch dieses Dunkel aufzuhellen."
Gruber zweifelt auch heute nicht daran, „dass die Toxine sehr
complicirt gebaute Körper sind, dass an gewisse Atomcomplexe
n ihnen die toxische Wirksamkeit geknüpft ist und dass möglicherweise Atomcomplexe vorhanden sein müssen, damit das Giftmolekül
verankert wird und die Vergiftung thatsächlich eintritt".

Ich höre die erstaunte Frage, wieso denn Gruber meine
Theorie überhaupt bekämpft, wenn er doch mit ihrer Grundlage,
der Annahme einer selbständigen haptophoren und toxophoren
Gruppe im Giftmolekül einverstanden ist. Ich muss die Antwort
darauf schuldig bleiben. Zwar erfolgt weiterhin die Warnung:
„Man darf nur nicht diese verschiedenen Atomgruppen allzu schwer
personificiren und sich nicht die ganze Vergiftung wie ein Trauer-
spiel mit 4 langen Zwischenacten vorstellen." Aber mit solchen
feuilletonistischen Redensarten wird doch wirklich nichts gewonnen.

In der That verläuft doch die Mehrzahl der Infectionskrankheiten, sowie der Vergiftungen in 3 von jeher getrennten Phasen
(Incubation, Erkrankung, Heilung), und es entspricht wohl nur
einem allgemein empfundenen Causalitätsbedürfniss, wenn man die
Incubation in einfachster Weise durch das unabhängige Wirken der
haptophoren und toxophoren Gruppen erklärt. Dass Gruber heute
die Bindung des Giftes durch die giftempfindlichen Elemente als
etwas Selbstverständliches hinstellt, muss um so mehr Wunder

---

1) Deutsche med. Wochenschr. 1898.

nehmen, als er in seinem ersten Angriff noch besonderen Werth
darauf legte, „zuerst den wichtigen Nachweis erbracht zu haben,
dass die specifischen Immunstoffe von den Bacterien gebunden
werden". Allerdings muss dieser Anspruch Gruber's zurück-
gewiesen werden, da er nur die Thatsache, dass die Agglutinine
bei der Reaction verbraucht werden, erwiesen hat, während auf die
Bedeutung der chemischen Bindung, die mit keiner Giftwirkung
und keinem Verbrauch verbunden zu sein braucht, wie dies besonders die Versuche Morgenroth's über das Abspringen der gebundenen Amboceptoren zeigen, von unserer Seite zuerst mit Nach-
druük hingewiesen worden ist. Den Einwand Gruber's, dass die
lange Incubationszeit durch die schwachen Affinitäten erklärt werde,
muss ich auf's schärfste zurückweisen. Durch die Arbeiten von
Dönitz[1]) und der Heymans'schen Schule[2]) ist auf doppeltem
Wege nachgewiesen, dass die eingeführten Toxine in wenigen Minuten aus der Blutbahn verschwinden. Es kann also von einer
langsamen Bindung, wie sie einer schwachen Affinität entsprechen
würde, gar keine Rede sein. Aber „man versteht nicht, warum
die toxophoren Gruppen, die nun in Wirkungsnähe zum Protoplasma
gebracht sind, nicht sofort ihre Thätigkeit beginnen, sondern sich
erst die Sache noch stundenlang überlegen", meint Gruber. Mit
solchen Fragestellern kann man ernstlich gar nicht discutiren.
Mit demselben Recht könnte man verlangen, dass alle chemischen
Reactionen im Laufe kurzer Zeit sich abspielen, und müsste die
Möglichkeit eines langsamen Reactionsverlaufes leugnen.

Speciell im Toxingebiet hat die langsame Wirkung der toxophoren Gruppe gar nichts Auffälliges, wenn man bedenkt, dass bei

---

1) Deutsche med. Wochenschr. 1897.
2) Decroly et Ronse, Arch. de internat. de Pharmacodynamie. Bd. VI.

gewissen Giften (z. B. dem Botulismusgift) ein Theil Toxin auf 500 Millionen Theile Körpergewicht genügt, um den Tod herbeizuführen und die Schnelligkeit der Wirkung doch in hohem Maasse von der Menge der wirksamen Substanz abhängig ist.

Glaubt Herr Gruber etwa, die Diphtherielähmungen, die ja erst nach Verlauf von Wochen eintreten, dadurch zu erklären, dass sich die Toxone 20 Tage oder länger frei herumtreiben, ehe sie an die Gewebe gelangen, und dann plötzlich ihre Wirkung entfalten? Das heisst doch wirklich die Pyramide auf die Spitze stellen. Für den unbefangenen Leser möchte ich als schlagendsten Beweis für die Bedeutung der Trennung von Giftbindung und Giftwirkung für das Verständniss der Incubation hier nur die Versuche Morgenroth's[1]) über den Tetanus des Frosches erwähnen. Courmont und Doyon haben bekanntlich entdeckt, dass der Frosch nur bei höheren Temperaturen, nicht in der Kälte, der Tetanusvergiftung erliegt. Morgenroth konnte nun den Nachweis erbringen, dass bei niedriger Temperatur das Tetanustoxin zwar gebunden wird, aber keine Giftwirkung ausübt. Lässt man Frösche, denen Tetanustoxin injicirt ist, tagelang im Eisschrank und setzt sie dann höheren Temperaturen aus, so verhalten sie sich genau so, als ob sie eben erst geimpft worden wären. Und trotzdem ist das Toxin schon in der Kälte vom Centralnervensystem gebunden worden; denn, auch wenn einige Tage nach dem Aufenthalt in der Kälte eine das ins Blut injicirte Toxin überreichlich absättigende Menge Antitoxin eingespritzt wird, tritt Tetanus ein, wenn der Frosch nur in die Wärme gebracht wird. Ja, noch mehr! Bringt man Frösche, die nach der Giftinjection einen Tag hoher Temperatur ausgesetzt waren, in den Eisschrank, so er-

---

1) Arch. internat. de Pharmacodynamie. Bd. 7. 1900.

kranken sie nicht; bringt man sie nach Tagen oder Wochen aber wieder in die Wärme zurück, so erkranken sie nach einer abgekürzten Incubationszeit. Sollen noch deutlichere Belege für die langsame Wirkung der toxophoren Gruppe beigebracht werden?

Es ist nicht leicht, gegen alle Ausführungen Gruber's Einwände vorzubringen, da er sich nicht selten einer eigenthümlichen, geradezu irreführenden Taktik bedient. Oft genug kommt er offen oder in klausulirter Form zu denselben Ergebnissen wie ich und erkennt auch wohl Anschauungen, wie ich sie vertrete, als zulässig oder wahrscheinlich an. Aber bald habe ich das Richtige im Grossen Ganzen errathen, bald bin ich mit meiner Annahme nach Gruber's Meinung vielleicht im Recht, aber den strengen Beweis habe ich nicht erbracht. Es liegt ein wahres System in dieser Darstellungsweise, in dem Leser den Eindruck wachzurufen, dass es sich bei meiner Theorie nicht um eine experimentell gestützte, ja in Wahrheit aus dem Experiment hervorgegangene Hypothese handle, sondern um müssige „Phantasiegebilde", denen erst nachträglich Scheinbeweise in Form von unzulänglichen Versuchen angeklebt worden sind. Damit komme ich zum 5. Schlusssatz Gruber's:

5. „Die Antitoxinbildung hat mit der Giftwirkung und der Zellimmunität nichts zu thun."

Wieder werden sich diejenigen, die die Immunitätsliteratur auch nur einigermaassen kennen, überrascht fragen, was dieser unermüdliche Kritiker eigentlich will, wenn er nach dem ruhelosen Anhäufen von vehementen Angriffen und scheinbaren Widerlegungen schliesslich diesen eisernen Bestand meiner Anschauungen als „unser gesichertes Wissen über Toxin und Antitoxin" bezeichnet. Hätte Gruber nur seine Schlussfolgerungen veröffentlicht, so hätte ich eher einen Anhänger als einen Gegner meiner Bestrebungen in dem Autor vermuthen müssen.

Es genügt ja, auf die von mir von Anfang an geforderte Trennung der haptophoren und toxophoren Gruppe im Giftmolekül
einerseits, von Giftbindung und Giftwirkung andererseits hinzuweisen, und nochmals zu betonen, dass die vollständige Unabhängigkeit von Giftwirkung und Antikörperbildung ein von mir und
nicht von Gruber aufgestelltes Princip ist. Schon im Jahre 1898
hat Weigert[1]) in seiner kritischen Zusammenstellung mit Recht
darauf hingewiesen, dass allein der von mir bereits 1897[2]) erbrachte Nachweis der Antitoxinbildung durch ungiftige Toxoide
genügt, um die Unabhängigkeit der Antitoxinbildung von der Giftwirkung festzustellen, und ich selbst habe die ausschliessliche Abhängigkeit der Antitoxinbildung von der haptophoren Gruppe immer
und immer wieder eingehend erörtert. Gruber hätte wenigstens,
nachdem ihn bereits vor $1\frac{1}{2}$ Jahren gelegentlich der Discussion
in der Wiener Gesellschaft der Aerzte Paltauf[3]) auf das Missverständliche seines Einwandes aufmerksam gemacht hat, auf das
erneute Vorbringen der alten Fabel verzichten können. Auf Entstellungen dieser Art werde ich künftighin nicht mehr eingehen.

Nun zu den Gründen, die zur Stütze des von mir übernommenen Hauptsatzes angeführt werden. Ich kann sie natürlich ebenfalls Wort für Wort unterschreiben. Der Satz:

a) „Viele ganz unschädliche Stoffe führen zur Antikörperbildung" ist eben die erste Consequenz meiner Anschauungen und
experimentellen Erfahrungen, und ebenso bedarf die Thatsache:
b) „für gewisse Toxine unempfängliche Thiere bilden trotzdem Antikörper" im Sinne meiner Theorie, wie ich wohl nicht nochmals zu

---

1) Lubarsch-Ostertag's Ergebnisse der pathologischen Anatomie.
IV. Jahrgang.
2) Werthbemessung des Diphtherieheilserums. Klin. Jahrbuch.
3) Wiener klin. Wochenschr. 1901. No. 49.

wiederholen brauche, keiner besonderen Erklärung. Es können
gewisse Thierarten zwar geeignete Receptoren zur Giftbindung und
Antitoxinerzeugung besitzen, ihre Zellen aber der Wirkung der
toxophoren Gruppe gegenüber unempfindlich sein. So scheint es
nach Metschnikoff beim Krokodil gegenüber dem Tetanusgift
der Fall zu sein. Zur Antitoxinbildung ist eben, wie dies schon
vor Jahren besonders Weigert[1]) eingehend erörtert hat, im Sinne
meiner Theorie gar keine Schädigung im klinischen Sinne nothwendig. Ja, bei zu starker Schädigung kann sogar durch die Giftwirkung auf den Leistungskern der Zelle dieser gerade sein Rege-
nerationsvermögen einbüssen. Wenn z. B. ein specifisches Nerven-
gift durch einen passenden Receptor einer indifferenten Zelle (Leber)
verankert wird, so wird man Antikörperbildung durch die Leber
erwarten dürfen, wenn auch die Leberzelle nicht tetanisch erkrankt.
Ich habe in meinem Vortrage auf der Hamburger Naturforscherversammlung[2]) bereits darauf hingewiesen, dass durch die Feststellung der localen Entstehung des Antitoxins an der Stelle der
Zuführung, wie sie Römer aus seinen schönen Abrinversuchen mit
Recht folgert, vielfach die Möglichkeit gegeben ist, durch subcutane
Gifteinführung einen Theil der Antitoxinproduction von den lebenswichtigen Organen abzulenken und in das indifferente Bindegewebe
zu verlegen.

Was nun den weiteren Satz Gruber's anlangt:

c) „trotz reichlicher Antikörperbildung kann Giftempfindlich-
keit bestehen bleiben und zunehmen".

so habe ich das Princip der Ueberempfindlichkeit ja eingehend besprochen und hervorgehoben, dass mich dieser Einwand lange genug

---

1) l. c.
2) Deutsche med. Wochenschr. 1901.

von der Veröffentlichung meiner Theorie zurückgehalten hat. Erst
die Erwägungen einer Aviditätserhöhung und Sprengung der Toxin-
Antitoxin-Verbindung haben mir und Kretz die Möglichkeit, gegeben, auch diese Erscheinungen auf dem Boden der Seitenkettentheorie zu verstehen. Es ist ja möglich, dass unsere Erklärung
vielleicht nur einen Theil der Sache trifft und es sich in Wirklichkeit um viel complicirtere Phänomene handelt. Aber deshalb
die Theorie stürzen zu wollen, hiesse das Wesen einer Theorie ganz
und gar verkennen. Man kann von einer Theorie doch nicht verlangen, dass sie mit einem Male alle verschlungenen Geheimnisse
eines so schwierigen Gebietes enthüllt. Die Theorie soll in erster
Linie heuristischen Werth haben und die Möglichkeit geben, zur
Klärung complicirter Verhältnisse gangbare Bahnen einzuschlagen.
Sie soll den Weg ebnen; ihn zu beschreiten muss dem wissenschaftlichen Forscher oft in mühevoller Arbeit vorbehalten bleiben.
Nur die experimentelle Analyse kann dann die Wissenschaft weiter
fordern, nicht die hochfahrenden Worte einer irreführenden Dialektik.

d) „Zellimmunität kann erworben werden ohne Antikörperbildung."

Auch diese Mittheilung Gruber's ist für mich nicht überraschend. Die Seitenkettentheorie soll ja nur erklären, wie man
sich die Antikörperbildung vorzustellen hat. Aber dass der Organismus nur über diese einzige Waffe verfügt, sich gegen eindringende Schädlinge zu wehren, ist von mir niemals behauptet
worden. Ich verweise hier ganz besonders auf die 6. Mittheilung
über Hämolysine[1], in der ich mit Morgenroth lange vor Gruber's Belehrung hervorgehoben habe, dass durchaus nicht alle
verankerungsfähigen Substanzen Antikörperbildung hervorzurufen

---

[1] Berl. klin. Wochenschr. 1901.

brauchen. Wir haben aber stets betont, dass trotzdem Immunität
entstehen kann[1]), und zwar an erster Stelle durch Receptorenschwund. Wir haben bei unseren Isolysinversuchen die Blutzellen
unempfindlich werden sehen und nachgewiesen, dass diese Unempfindlichkeit auf Receptorenmangel beruht. Wahrscheinlich erklärt
sich ebenso die interessante, von Kossel und Camus und Gley
gefundene Thatsache, dass im Verlaufe der Immunisirung mit Aalblut die Blutkörperchen des Kaninchens eine grosse Widerstandsfähigkeit gegen das Gift erlangen, in einfachster Weise durch die
Annahme einer auf diese Weise erworbenen Zellimmunität.

Natürlich sind damit die Möglichkeiten der Genese der nicht
antitoxischen Immunität nicht erschöpft. Zunächst kann ja unter
dem Einfluss des verankerten Giftes eine Neubildung von Receptoren
eintreten, die so fest an das Protoplasma gekettet sind, dass sie
nicht zur Abstossung gelangen, und die ich und Morgenroth
daher als „sessile Receptoren" bezeichnet haben. Findet die Entwicklung eines solchen Receptorenüberschusses in mehr indifferenten
Systemen, wie dem Bindegewebe statt, so werden die Receptoren
giftablenkend wirken und daher einen mehr oder weniger hohen
Grad von Immunität erzeugen können. Es würde sich dann ein
normales Thier zum immunisirten etwa ebenso verhalten, wie ein
normales Meerschweinchen zum normalen Kaninchen in Bezug auf
die Tetanusvergiftung, indem nach den Untersuchungen von Dönitz und Roux das Meerschweinchen nur im Gehirn über tetanus-
toxinbindende Receptoren verfügt, während das Kaninchen ausserhalb des Centralnervensystems noch etwa 30 mal so viel bindende
Gruppen enthält.

Eine andere Möglichkeit der Zellimmunität, die denkbar ist,

---

1) cf. Schlussbetrachtungen. Nothnagel's Handbuch. Bd. VIII.

kann darin bestehen, dass das Protoplasma von Zellen, die sonst
empfindlich sind, der Wirkung gewisser Gifte nicht mehr unterliegt.
Es würde dieser Immunitätszustand, den ich allerdings für recht
selten halte, dem Mithridatismus, der Giftgewöhnung in dem altbe-
kannten Sinne, entsprechen. Als vierte Möglichkeit müssen wir schliesslich Adaption des Phagocytenapparates im Sinne Metschnikoff's
anführen.   •

Nun ist es selbstverständlich, dass alle diese verschiedenen
Unterarten der Immunität sowohl für sich allein vorkommen, als
auch mannigfach combinirt sein können. So tritt, wie schon erwähnt, bei der Immunisirung mit Aalblut Antitoxin- und Gewebs-
immunität ein. Bei niederen Thieren aber, die, wie wir durch
Metschnikoff wissen, wenig geeignet zur Antitoxinproduction
sind, werden sich eben andere, zur Zellimmunität führende Ab-
wehrvorrichtungen vorwiegend einstellen können. In diesem Sinne
bietet also das Verhältniss der von Gruber angeführten Erscheinung, dass man Frösche gegen Abrin immunisiren kann, ohne
dass sie Antitoxin bilden, keine Schwierigkeit. Für den Frosch
würde es sich eben nur um die Frage handeln, welche Art von Zellimmunität, ob Receptorenschwund, ob sessile Receptoren etc.,
vorliegt[1]).

---

1) Gruber führt als einen erheblichen Einwand gegen meine Theorie
an, dass Madsen bei einem mit Diphtherietoxin immunisirten Kaninchen
Immunität ohne Antitoxin im Blute beobachtet habe. Ich bemerke hier nur,
dass Madsen ein vollkommenes Freisein des Blutes von Antitoxin nicht festgestellt hat, indem er das Serum nur auf $1/10$ I.-E. geprüft hat. Es könnten
also sehr gut kleinere Mengen von Antitoxin, die für die Frage, ob hier vollständiger Mangel an Antitoxin besteht, von grosser Wichtigkeit wären, sehr
gut vorhanden gewesen sein. Uebrigens möchte ich erwähnen, dass bei Diphtherie dieses Verhalten zu den allerseltensten Vorkommnissen gehört. Es sind
ja im Laufe der Jahre in den verschiedensten Instituten eine grosse Reihe von
Diphtherieimmunisirungen, die Hunderte und Tausende von verschiedenen

. Nach meinen obigen ausführlichen Erörterungen brauche ich
wohl dem folgenden Passus der Gruber'schen Zusammenfassung:

e) „Die Antikörperbildung findet an ganz anderen Orten statt,
als die Giftwirkung“,

nichts mehr hinzufügen. Der einsichtige Leser wird ohne
Weiteres erkennen, dass dieser Satz meinen Anschauungen durchaus
nicht widerspricht, indem er nur eine Umschreibung dessen, was
ein Kernpunkt meiner Theorie ist, darstellt. Falsch ist nur die
Verallgemeinerung, dass nämlich allgemein die Antikörperbildung
an anderen Orten als die Giftbildung stattfinden müsse. Wenn
Gruber noch heute behauptet, dass damit meine Theorie durch-
löchert sei, so kennt er eben die Principien meiner Anschauungen
noch immer nicht besser, als vor 2 Jahren, als sich Paltauf[1])
— leider vergeblich — bemühte, ihm diese einfachste Consequenz
der Seitenkettentheorie zum Verständniss zu bringen.

. Ich komme zur 6. Schlussfolgerung Gruber's:

6. „Die specifischen Antikörper sind nicht normale Körperbestandtheile. Sie werden erst nach Einführung der fremden
Stoffe neu gebildet. Diese Neubildung hat den Charakter einer
inneren Secretion.“

Was den ersten Punkt betrifft, so muss man über den ver-
wunderten Mangel an Literaturkenntniss staunen, wenn ein Autor
es unternimmt, solche Behauptungen aufzustellen. Ich kann hier
nur auf die Arbeiten von Pfeiffer, Bordet, Flexner, Kraus,
Bail, Peterssen etc. und auf die von M. Neisser[2]) gegebene
zusammenfassende Uebersicht der im normalen Serum vorkommenden

Thieren betreffen, vorgenommen worden. Ein dem Madsen'schen analoger
Fall ist mir aber bisher weder aus der Literatur, noch aus privaten Mittheilungen bekannt geworden.

1) Wien. klin. Wochenschr. 1901. No. 49.
2) Deutsche med. Wochenschr. 1900.

Antikörper verweisen. Aus der grossen, von Gruber völlig igno-
rirten Literatur über normale Antikörper verschiedenster Art
(Amboceptoren gegen verschiedene Bacterien [Cholera, Typhus,
Milzbrand], Antiamboceptoren, Anticomplemente, Antitoxine, Antifermente etc.) will ich hier nur einige Punkte von besonderem Interesse berühren. Ich meine:

1. das sehr häufige Vorkommen von Diphtherieantitoxin bei
Pferden (Meade, Roux, Bolton, Cobbett). Bei der hohen Pro-
centzahl dieses Vorkommnisses müssen die Versuche, den Antitoxingehalt des Pferdeserums auf eine latent verlaufene Diphtherie
zurückzuführen, als gescheitert gelten. Wenn dieser Befund bei
etwa 30 pCt. der Pferde erhoben worden ist, so kann man doch
wohl nicht annehmen, dass der grossen Zahl von ausgezeichneten
Beobachtern, welche die Thierpathologie vertreten, ein so häufiges
Vorkommen von Diphtherie bei Pferden, das ja auch epidemio-
logisch klar hätte hervortreten müssen, ganz entgangen wäre.
Dass ein einziges Mal von Cobett eine Diphtherieinfection beim
Pferde beobachtet worden ist, dürfte an diesem Umstand nichts
ändern.

2. Erwähne ich die interessante Beobachtung v. Dungern's[1]),
dass das normale Kaninchenserum einen Antikörper gegen den
auf Seeigelspermatozoen wirkenden Giftstoff der Seesterneier enthält. Nun, man wird doch da nicht Gruber zu Liebe annehmen,
dass Kaninchen mit Seesternen und ihren Eiern etwas zu thun
haben.

3. Ist nach Laveran im Blute gesunder Menschen ein Stoff
vorhanden, welcher Trypanosomen abtödtet, während er im Blute
anderer Thiere fehlt und auch durch Immunisirung nie so reichlich

---

1) Zeitschr. f. allgemeine Physiologie. Bd. I. 1901.

erhalten werden kann. Es dürfte dies wohl der Grund dafür sein, dass der Mensch (abgesehen von der in Centralafrika vorkommenden Schlafkrankheit) sich der Trypanosomeninfection gegenüber refractär verhält.

Wenn aber solch' reichlichem Thatsachenmaterial bei der Aufstellung der Thesen über „unser gesichertes Wissen" nicht Rechnung getragen wird, dann ist eine wissenschaftliche Discussien überhaupt ausgeschlossen und wird künftighin besser vermieden.

Was ferner die Auffassung der Antitoxinproduction als Secretion anlangt, so muss ich bemerken, dass diese These nichts anderes, als eine Umschreibung dessen, was ich stets gemeint habe, darstellt. So hat schon Paultauf[1] Gruber gegenüber erklärt: „Nebenbei gesagt, bedeutet ‚Uebertritt' von Protoplasmatheilen ins Blut aber eine Secretion", und ich selbst darf wohl noch eine Stelle eines im Jahre 1899 (!) gehaltenen Vortrages[2] anführen, welche gleichfalls zeigt, dass ich die Antitoxinproduction, wie dies ja besonders durch die Untersuchungon von Salomonsen und Madsen, sowie Roux und Vaillard demonstrirt worden ist, stets als einen secretorischen Vorgang aufgefasst habe; ich sagte damals:

„Or, s'il y a lieu de croire que les Antitoxines doivent leur origine à une sorte de fonction sécrétoire des cellules et ne sont par conséquent nullement étrangères à l'organisme, le rapport spécifique qui les unit ávec leurs toxines n'en devient que plus étrange."

Gerade der secretorische Charakter der Antikörperbildung ist aber unvereinbar mit der alten Anschauung, dass die Antitoxine

1) Wiener klin. Wochenschr. 1901. No. 49.
2) Nur als Referat französich erschienen. La semaine médicale 1899.

770   P. Ehrlich,

. Umwandlungsproducte der Toxine seien, wie sie von Buchner
˙vertreten und auch von Gruber[1]) noch in seinem vorigen Angriffe für möglich gehalten wurde. Ebensowenig, wie man annimmt,
dass etwa die Lipase umgewandeltes Fett, die Amylase umge-
wandelte Stärke ist, ebensowenig kann man glauben, dass die
Antitoxine aus den Toxinen entstehen.

Wie wir gesehen haben, sind die besprochenen Thesen
Gruber's im Wesentlichen nichts anderes, als die Reproduction
meiner Anschauungen, und das Wenige, was abweicht, ist irrthümlich oder beruht auf Missverständnissen einer pauschalen Literatur-
übersicht.

Die beiden letzten Schlusssätze Gruber's enthalten so wenig
Neues, dass es sich kaum verlohnt, noch irgend etwas darüber zu
sagen. Ich lasse sie zur Vervollständigung folgen:

7. „Die Fähigkeit, zur Antikörperbildung Anlass zu geben,
beruht auf besonderen, bisher unbekannten Eigenthümlichkeiten
des chemischen Baues der die Antikörperbildung anregenden
Stoffe. Vorbedingung der Antikörperbildung wie der Giftwirkung
ist chemische Bindung der fremden Stoffe an gewisse Bestandtheile der Zellen.“

Das ist ein kurzes, wenn auch nicht gerade gutes Resumé
der Seitenkettentheorie. Ferner:

8. „Der ungiftigen Verbindung Toxin-Antitoxin fehlt auch
die Fähigkeit Antitoxinbildung anzuregen. Ihr ganzer chemischer Charakter ist schon ein anderer, als der unverbundenen
Stoffe“.

Das gehört wiederum zu den wesentlichen Grundlagen meiner
Theorie und ist in der leichtesten Weise durch die Annahme ver-

---

1) Münch. med. Wochenschr. 1901. No. 47.

ständlich, dass das Antitoxin in dieselbe Gruppe eingreift, welche die Giftverankerung bedingt. Und dass der chemische Charakter der Toxin-Antitoxin-Verbindung ein anderer geworden ist, braucht Herr Gruber wirklich nicht besonders mitzutheilen. Das ist eine façon de parler, die vor einem wissenschaftlich denkenden Leserkreise wenig Eindruck machen dürfte.

Gerade die Annahme, dass die Antitoxine nichts anderes sind, als die abgestossenen, giftbindenden Receptoren, mit der sich unmittelbar ergebenden Censequenz, dass die Verbindung Toxin-Antitoxin ungiftig sein muss, ist der Schlüssel meiner ganzen Theorie. Es handelt sich eben dabei um ein ausserordentlich wichtiges Gesetz, das Weigert und ich mit dem Princip des Blitzableiters analogisirt haben, und das v. Behring in dem Satze zusammengefasst hat: „Dieselbe Substanz im lebenden Körper, welche in der Zelle gelegen, Voraussetzung und Bedingung einer Vergiftung ist, wird Ursache der Heilung, wenn sie sich in der Blutflüssigkeit befindet". Dieses Gesetz ist nicht nur auf die Toxine beschränkt, sondern hat allgemeine Gültigkeit. Ich verweise hier nur auf die Untersuchungen Ransom's, aus denen sich ergeben hat, dass das Cholestearin in den rothen Blutkörperchen die Hämolyse durch Saponin, das Cholestearin des Serums aber zu gleicher Zeit die Hemmung dieser Vergiftung bedingt.

Aber Gruber meint, es wäre nicht bewiesen, dass „dieselbe haptophore Gruppe, die das Toxin an den lebenswichtigen Bestandtheil des Protoplasmas verankert, auch seine Verbindung mit dem Antitoxin herstellt. Vor $1^{1}/_{2}$ Jahren hat er sich klarer über diesen wichtigen Punkt folgendermaassen erklärt[1]):

---

1) Wiener klin. Wochenschr. 1901. No. 50.

„Ehrlich hat vielleicht nachgewiesen, dass das Toxin
durch eine andere haptophore Gruppe als die toxophore an das
Toxin gebunden wird. Aber wo und wie hat er nachgewiesen,
dass das Toxin ausser der toxophoren nur noch eine haptophore Gruppe besitze; eben die, mit welcher das Antitoxin gebunden wird, und dass daher bei allen chemischen Reactionen
des Toxins dieselbe haptophore Gruppe in Wirkung tritt? Von
vornherein kann man im Gegentheile mit Bestimmtheit behaupten, dass das Toxin ein sehr complicirtes Molekül mit vielen
verschiedenen halophoren Gruppen sein muss. Hier, m. H.,
zeige ich Ihnen die Wurzel des Uebels. Die ganze Verirrung der Seitenkettentheorie wäre nicht möglich gewesen ohne
den Missgriff bei der Wahl des Artikels; wenn Ehrlich statt
von der richtig von einer „haptophoren" Gruppe gesprochen
hätte."

Also die Wahl eines Artikels ist mein Fehlers! Ich kann es
ruhig dem Leser überlassen, sich über die Gewichtigkeit dieses
Vorwurfes ein Urtheil zu bilden, möchte aber doch die Sache
nach Gruber's Anschauungen klar zu machen versuchen.

Es besitze also das Gift ausser des toxophoren Complexes
zwei verschiedenartige Gruppen von haptophorer Function; eine
von diesen a, entspräche insofern meiner Voraussetzung, als sie
geeignet wäre, sich mit einem Receptor der Zelle zu verankern.
Durch diese Verankerung entstünde aber nicht eine Ueberproduction
eines auf a eingestellten Receptors, sondern es würde eine andere
Substanz producirt, die auf den zweiten haptophoren Complex des
Toxins b, eingestellt würde und sich mit ihm vereinigen könnte.
Es ist nun ohne Weiteres einleuchtend, dass schon diese ganze
Prämisse Gruber's etwas sehr willkürliches und geradezu un-
natürliches besitzt. Man kann leicht verstehen, dass die Aus-

schaltung einer bestimmten Gruppe die Neubildung der gleichen
Gruppe auslösen kann, entsprechend dem Weigert'schen Grundgesetz der Regeneration, aber wie es kommen soll, dass die Besetzung einer bestimmten Gruppe (a) immer die Neubildung einer
andersartigen Gruppe (b) bedingen soll, ist kaum zu verstehen.
Es bleibt auch durchaus dunkel, warum denn nicht auch ein Theil
des Giftes mit Hülfe seiner haptophoren Gruppe b durch eine in
der Zelle präformirte Substanz, welche kuppelungsfähig ist und
daher als Receptor fungiren kann, verankert wird. Sollte das
Toxin wirklich zwei haptophore Gruppen, a und b, besitzen, so
wäre es wahrscheinlich nnd möglich, dass zwei verschiedene Antitoxine von der Zelle gebildet würden. Das ist aber eine Frage,
die dem Experiment leicht zugängig und hier im Institut seit
Jahren eingehend verfolgt worden ist; es hat sich aber nicht der
mindeste Anhalt dafür ergeben, dass das Diphtherieserum, von
verschiedenen Thierspecies und durch verschiedene Culturen gewonnen, eine solche complexe Zusammensetzung besitzt, wie es
eine Consequenz der Anschauung Gruber's wäre.

Es führt also schon der erste Schritt, den man an der Hand
der Gruber'schen Hypothese versucht, in die Irre. Noch schlimmer
wird die Sache, wenn man sich klar zu machen sucht, in welcher
Weise denn nach dem Gruber'schen Schema das Antitoxin wirken
soll. Der nach Gruber secernirte Antikörper soll im Stande sein,
sich mit einer Nebengruppe des Toxins b zu verbinden; es bleibt
also die Gruppe a, welche die primäre Verankerung des Giftes
besorgt, intact. Es ist bei einer solchen Annahme schwer verständlich, wie denn dann überhaupt eine Antitoxinwirkung eintreten kann. Höchstens könnte man sich die Sache so deuten,
dass durch die Besetzung der Gruppe b das Gift durch irgend
eine Beeinflussung des toxophoren Complexes seine Giftigkeit ver-

lieren würde. Es würde also ein solches Gift durch die Besetzung
von b gewissermaassen zu einem Toxoid werden. Dann müsste
aber nothwendigerweise durch das in b gesättigte Toxin eine
Antitoxinneubildung angeregt werden, wie dies den Toxoiden zukommt. Das ist aber durchaus nicht der Fall, da es eine allgemein bekannte Thatsache ist, dass das durch Antitoxin neutralisirte Toxin einerseits die Giftwirkung, andererseits die antitoxin-
bildende Wirkung vollkommen eingebüsst hat. Diese Thatsache
steht mit der Auffassung der Pluralität der haptophoren Gruppen
in unerklärlichem Widerspruch, lässt sich aber euf dem Boden
meiner Anschauungen durch die Verstopfung der haptophoren Gruppe
des Toixns in der einfachsten und natürlichsten Weise erklären.

Es ergiebt sich hieraus, dass die Annahme Gruber's eben
zu unhaltbaren Consequenzen führt und nur eine unnöthige Ver-
schlechterung meiner Theorie darstellt. Entspricht es ja überhaupt im Allgemeinen den Principien wissenschaftlicher Forschung,
sich auf die einfachsten Erklärungsmöglichkeiten zu beschränken
und complicirtere erst dann heranzuziehen, wenn wirklich eine
Nothwendigkeit dazu vorliegt. Für die Annahme mehrerer haptophorer Gruppen, wie sie Gruber will, liegt aber auch nicht der
mindeste Anlass vor; gegen dieselbe sprechen eine Reihe schwerwiegender Momente.

Damit soll natürlich nicht gesagt sein, dass ausser der haptophoren und toxophoren Gruppe überhaupt keine chemischen Reste
im Toxinmolekül, wie etwa Amido-, Aldehydgruppen etc. enthalten
sein und sich mit anderen Körpern combiniren könnten. Ich be-
streite nur, dass diese Atomcomplexe den specifischen Immuni-
sirungsprocess beeinflussen[1]).

---

1) Die Annahme indifferenter Gruppen, welche Toxine etc. verankern können,
wurde gerade von Anhängern meiner Theorie (Jacoby, v. Dungern) gemacht.

So kann man, um ein chemisches Beispiel anzuführen, durch Diazotiren die verschiedensten Amine in Diazoverbindungen überführen, die entsprechend dem Ausgangsmaterial ausser der Diazogruppe noch beliebige andere reactionsfähige Reste, COH, CN, OH, NO etc., enthalten können. Die specifische Wirkung dieser Stoffe, d. h. die Fähigkeit, Azofarbstoffe zu bilden, ist aber ausschliesslich an die N-N-Gruppe gebunden, während die anderen Gruppen nur Wirkungen auslösen können, die mit dem specifischen Reactionsprocess nichts zu thun haben. In ganz ähnlicher Weise stelle ich mir auch die Constitution der Toxine vor.

Nun noch ein paar Worte über die Stellung der Seitenkettentheorie in der Immunitätslehre! Gruber hat selbst constatirt, dass sie immer weitere Kreise für sich gewonnen hat und ich selbst habe mich Genugthuung gesehen, dass sie in den grossen Lehrbüchern eingehende Berücksichtigung erfährt und von zahlreichen Fachgenossen durch eine Reihe zusammenfassender Darstellungen[1]) einem grösseren Leserkreise zugänglich gemacht worden ist. Und wenn ich noch hinzufüge, dass hunderte von Einzelarbeiten auf ihrem Boden stehen, so ist das wohl eine genügende Bestätigung dafür, dass meine Theorie wohl geeignet ist, die gefundenen Thatsachen zu erklären und neue voraussehen zu lassen. Gruber's Appell[2]): „Die Ehrlich'sche Theorie ist somit eine Verirrung, die so rasch wie möglich vom wissenschaftlichen Schauplatz wieder verschwinden muss", hat also keinen Erfolg gehabt, sondern eher das Gegentheil bewirkt. Die grosse Zahl derer, die fortlaufend und mit Einsatz aller ihrer Kräfte über Immunität arbeiten, wissen am besten, was ihnen frommt, und werden nicht geneigt sein, sich

---

1) Ich verweise hier nur auf diejenigen von Aschoff, v. Dungern, Grünbaum, Levaditi, Sachs, Tavel, Wassermann, Welch.
2) Wiener klin. Wochenschr. 1901. No. 44.

gegen ihre Erfahrung und Ueberzeugung Gesetze von Jemandem vorschreiben zu lassen, der den Mangel an eigener experimenteller Arbeit auf diesem complicirten Gebiete durch flüchtige Literaturstudien zu ersetzen sucht. So meint denn auch Gruber, dass an seinem ersten Misserfolg vielleicht der Umstand schuld trage, „dass einige seiner Erklärungsversuche für einzelnes sich als nicht völlig ausreichend herausstellten". Es ist dies eine milde Umschreibung der Thatsache, dass sich sämmtliche Experimente Gruber's, die gegen meine Anschauungen sprechen sollten, als unrichtig erwiesen haben. Alle diese berichtigenden Arbeiten sind ausführlich mitgetheilt[1]) und in ihnen die Fehlerquellen, denen Gruber anheimgefallen ist, experimentell klargelegt worden. Das Ergebniss war, wie gewöhnlich, dass nach Richtigstellung der Angaben Gruber's seine Angriffspunkte in Stützpunkte meiner Theorie umgewandelt waren. Herr Gruber ist auf diese Feststellungen trotz der geraumen Zwischenzeit mit keinem Worte eingegangen und scheint also jetzt selbst seine Versuche für etwas zu halten, „über das es besser ist, zu schweigen".

Ich bin am Ende. Fast muss ich mich fragen, was eigentlich diese ausführliche Replik auf einen Angriff, dessen fürchterliche Schärfe und bisher ungewohnter Ton fast in eine Bestätigung meiner Anschauungen ausklingen! Aber ich habe mich doch verpflichtet gefühlt, denselben Leserkreis durch die verschlungenen Pfade Gruber's zu führen, die durch die Fülle von Missverständnissen und irreführenden Deutungen geeignet sind, ein aussichtsreiches Forschungsgebiet in Misskredit zu bringen.

---

1) Sachs, Berl. klin. Wochenschr. 1902. No. 9 u. 10. — Ehrlich und Sachs, Ebendas. 1902. No. 21. — Morgenroth und Sachs, Ebendas. 1902. No. 27 u. 35. — Marx, Zeitschr. f. Hygiene. Bd. 40. 1902. — Wechsberg, Wien. klin. Wochenschr. 1902. No. 13 u. 28.

Druck von L. Schumacher in Berlin N. 24.